全国高等教育五年制临床医学专业教材同步习题集

妇产科学

主 编 王泽华 丁依玲
副主编 王世军 郭剑锋

中国健康传媒集团
中国医药科技出版社

内 容 提 要

　　本书是全国高等教育五年制临床医学专业教材《妇产科学》的配套同步习题集，分为 37 章。其紧扣教材的知识点，以国家执业医师考试题型为主体，兼顾各类选拔考试题型，有助于考生自我巩固所学知识和快速测试所学知识的掌握程度。每章试题后均详细附注了每个试题的答案及解析，有利于考生归纳整理掌握所学知识。

　　本书供全国高等教育五年制临床医学专业本科、专科学生和参加医学研究生入学考试的考生使用，也可直接作为医学生准备执业医师考试的模拟练习用书。

图书在版编目（CIP）数据

妇产科学 / 王泽华，丁依玲主编. —北京：中国医药科技出版社，2019.5
全国高等教育五年制临床医学专业教材同步习题集
ISBN 978-7-5214-0529-3

Ⅰ. ①妇⋯　Ⅱ. ①王⋯ ②丁⋯　Ⅲ. ①妇产科学–医学院校–习题集　Ⅳ. ①R71-44

中国版本图书馆 CIP 数据核字（2018）第 242262 号

美术编辑　陈君杞
版式设计　易维鑫

出版　**中国健康传媒集团** | 中国医药科技出版社
地址　北京市海淀区文慧园北路甲 22 号
邮编　100082
电话　发行：010-62227427　邮购：010-62236938
网址　www.cmstp.com
规格　889×1194mm $\frac{1}{16}$
印张　15 ¼
字数　466 千字
版次　2019 年 5 月第 1 版
印次　2019 年 5 月第 1 次印刷
印刷　三河市百盛印装有限公司
经销　全国各地新华书店
书号　ISBN 978-7-5214-0529-3
定价　**45.00 元**

获取新书信息、投稿、为图书纠错，请扫码联系我们。

《全国高等教育五年制临床医学专业教材精编速览》
《全国高等教育五年制临床医学专业教材同步习题集》
出版说明

为满足全国高等教育五年制临床医学专业学生学习与复习需要，帮助医学院校学生学习、理解和记忆教材的基本内容和要点，并进行自我测试，我们组织了国内一流医学院校有丰富一线教学经验的教授级教师，以全国统一制订的教学大纲为准则，围绕临床医学教育教材的主体内容，结合他们多年的教学实践编写了《全国高等教育五年制临床医学专业教材精编速览》与《全国高等教育五年制临床医学专业教材同步习题集》两套教材辅导用书。

本教材辅导用书满足学生对专业知识结构的需求，在把握教材内容难易程度上与相关教材相呼应，编写的章节顺序安排符合教学规律，按照教案形式归纳总结，内容简洁，方便学生记忆，使学生更易掌握教材内容，更易通过考试测试。在《精编速览》中引入"重点、难点、考点""速览导引图""临床病案分析"，使学生轻松快速学习、理解和记忆教材内容与要点；《同步习题集》是使学生对学习效果进行检测，题型以选择题［A 型题（最佳选择题）、B 型题（共用备选答案题）、X 型题（多项选择题）］、名词解释、填空题、简答题、病例分析题为主。每道题后附有答案与解析，可以自测自查，帮助学生了解命题规律与提高解题能力。

本书可供全国高等教育五年制临床医学专业本科、专科学生和参加医学研究生入学考试的考生使用，也可直接作为医学生准备执业医师考试的模拟练习用书。

中国医药科技出版社
2018 年 12 月

编 委 会

前 言

高质量的医学教育是全面提高医学人才培养质量的重要支撑，而教材建设则起着重要的基础性作用。为了体现当前医学教育教学改革和医疗行业发展的要求，突出满足培养应用型、复合型临床医学专业人才的需求，中国医药科技出版社出版了全国普通高等医学院校五年制临床医学专业"十三五"规划教材《妇产科学》。本教材在遵循"三基"（基本理论、基本知识、基本技能）、"五性"（思想性、科学性、先进性、启发性、实用性）的基础上，同时紧密结合医疗行业要求和社会用人需求，注重与国家执业医师资格考试及住院医师规范化培训等相对接。为了使医学生在系统地学习之后，进行自我考核和检测，强化和巩固所学知识，我们编写了全国高等教育五年制临床医学专业教材的配套辅导用书《妇产科学》同步习题集。

《妇产科学》同步习题集以全国高等教育五年制临床医学专业教材为蓝本，以《妇产科学》精编速览为依据，按教材各章节内容排列进行有呼应的编写。同时参考执业医师资格考试大纲让在校学生与执业医师资格考试接轨，帮助医学生进入临床能学以致用，为参加执业医师资格考试早作准备。《妇产科学》同步习题集的题目基本覆盖了目前妇产科考试的各种出题形式和考点内容，题后均附有答案解析，对相关知识点和解题思路进行分析总结，强化学习内容，帮助医学生快速理解本学科学习重点，灵活应用相关医学知识。

本书编者均为来自全国不同区域高等院校的一线骨干教师，既是医学考试的亲历者，也是医学教育的践行者，甚至是各类医学考试试题的审题专家，对教材考察内容和医学生的学习需求有着较为深刻的了解，该辅导教材的编写体现了一定的实用性和代表性。在本书的编写过程中，得到了中国医药科技出版社以及各位编者所在单位领导的大力支持，在此表示感谢。特别感谢张雯、李星艳、陈冰、余志成等从医学生的角度在严苛的"模拟考试做题"中的认真参与和反馈。尽管我们所有编者成员都想尽力做到最好，仍然难免存在不足之处，恳请各校师生和同道们批评指正，有助于我们在再版修订中予以改进。

编者

2018 年 9 月

目　录

第一章　女性生殖系统解剖

【同步习题】

一、选择题

【A 型题】

1. 外阴部外伤后最易发生血肿的部位是
   - A. 大阴唇
   - B. 阴阜
   - C. 阴蒂
   - D. 小阴唇
   - E. 会阴部

2. 18 岁，女学生。骑自行车与三轮车相撞，自觉外阴疼痛难忍并肿胀就诊。根据女性外阴解剖学特点，可能发生的是
   - A. 处女膜破裂
   - B. 大阴唇血肿
   - C. 小阴唇裂伤
   - D. 阴道前庭损伤
   - E. 前庭大腺肿大伴出血

3. 关于女性外生殖器的解剖，不正确的是
   - A. 阴阜皮下有丰富的脂肪组织
   - B. 大阴唇富含神经末梢
   - C. 阴蒂由海绵体构成
   - D. 阴道前庭为两侧小阴唇之间的菱形区域
   - E. 小阴唇为两股内侧的一对纵形皮肤皱襞，表面湿润

4. 关于女性内生殖器解剖，正确的是
   - A. 子宫韧带共有 3 对
   - B. 站立时直肠子宫陷凹为女性腹膜腔最低位置
   - C. 子宫内膜各层均发生周期性变化
   - D. 子宫峡部非孕期长约 2cm
   - E. 阴道穹窿四部中前穹窿最深

5. 卵巢内侧与宫角之间的韧带称为
   - A. 卵巢悬韧带
   - B. 子宫圆韧带
   - C. 宫骶韧带
   - D. 卵巢固有韧带
   - E. 主韧带

6. 防止子宫下垂最主要的韧带是
   - A. 子宫主韧带
   - B. 子宫阔韧带
   - C. 子宫圆韧带
   - D. 宫骶韧带
   - E. 腹股沟韧带

7. 卵巢动静脉通过的韧带是
   - A. 圆韧带
   - B. 主韧带
   - C. 骨盆漏斗韧带
   - D. 阔韧带
   - E. 宫骶韧带

8. 欲行全子宫加双附件切除，不需要切断的韧带是
   - A. 主韧带
   - B. 卵巢固有韧带
   - C. 卵巢悬韧带
   - D. 阔韧带
   - E. 圆韧带

9. 关于子宫韧带的解剖，正确的是
   - A. 圆韧带起于子宫角，止于腹股沟
   - B. 阔韧带富含肌纤维，与子宫体肌纤维相连
   - C. 子宫动静脉从阔韧带上部穿过
   - D. 主韧带横行于宫颈两侧和骨盆侧壁之间
   - E. 卵巢固有韧带使子宫倾向后方

10. 关于子宫的描述，正确的是
    - A. 子宫峡部下端为解剖学内口
    - B. 宫体与宫颈之间最狭窄的部分为子宫峡部
    - C. 幼年时宫体和宫颈的比例是 2:1
    - D. 子宫峡部上端是组织学内口
    - E. 成年女子的子宫长 7～8cm，宽 4～5cm，厚 4～5cm

11. 有关子宫峡部形态学特征的描述，正确的是
    - A. 为子宫较宽的部分
    - B. 非孕时长度约为 1cm
    - C. 上端为组织学内口
    - D. 临产后形成子宫下段达脐平
    - E. 下端为解剖学内口

12. 卵巢表面的组织为
    - A. 卵巢皮质
    - B. 腹膜
    - C. 生发上皮
    - D. 结缔组织
    - E. 卵巢髓质

13. 关于卵巢形态学特征，说法正确的是
    - A. 卵巢表面无腹膜
    - B. 成年妇女卵巢重约 15g
    - C. 卵巢白膜是平滑肌组织
    - D. 髓质内含许多始基卵泡
    - E. 皮质内含血管、神经、淋巴管

14. 受精常发生在以下哪个部位
    - A. 子宫体
    - B. 子宫底
    - C. 输卵管壶腹部
    - D. 输卵管伞端
    - E. 卵巢

15. 下列不是女性生殖器官血液供应主要来源的是

A. 子宫动脉　　　　　B. 髂外动脉
C. 卵巢动脉　　　　　D. 阴道动脉
E. 阴部内动脉

16. 子宫动脉来自
B. 髂总动脉　　　　　A. 腹主动脉
C. 髂内动脉　　　　　D. 肾动脉
E. 髂外动脉

17. 左侧卵巢静脉一般汇入
A. 髂外静脉　　　　　B. 髂总静脉
C. 髂内静脉　　　　　D. 腹主静脉
E. 肾静脉

18. 关于女性生殖器淋巴引流，错误的是
A. 宫颈淋巴大部分汇入髂外淋巴结及骶前淋巴结
B. 阴道下段的淋巴引流主要汇入腹股沟浅淋巴结
C. 宫体两侧淋巴可沿圆韧带入腹股沟浅淋巴结
D. 内生殖器淋巴分髂淋巴、腰淋巴和骶前淋巴组
E. 阴道上段淋巴大部分汇入闭孔淋巴结及髂内淋巴结

19. 不属于骨盆底外层范畴肌肉是
A. 坐骨海绵体肌　　　B. 球状海绵体肌
C. 会阴浅横肌　　　　D. 肛门外括约肌
E. 会阴深横肌

20. 属于骨盆底内层（即盆膈）肌肉的是
A. 坐骨海绵体肌　　　B. 肛门外括约肌
C. 球海绵体肌　　　　D. 肛提肌
E. 会阴深横肌

21. 分娩过程中，衡量胎先露部下降程度的重要标志是
A. 骶骨岬　　　　　　B. 坐骨棘
C. 坐骨结节　　　　　D. 耻骨联合
E. 尾骨尖

22. 判断中骨盆是否狭窄的重要标志是
A. 骶棘韧带宽度
B. 骶结节韧带
C. 坐骨棘连线的长短
D. 骶耻外径
E. 坐骨结节间径

23. 阴道形态学的特点，以下说法正确的是
A. 阴道下端开口于阴道前庭前部
B. 阴道有腺体
C. 阴道下端比阴道上端宽
D. 阴道纤维组织膜与肌层紧密粘连
E. 黏膜层覆以单层鳞状上皮

24. 子宫最狭窄的部分是
A. 组织学内口　　　　B. 子宫颈管

C. 子宫颈外口　　　　D. 解剖学内口
E. 子宫峡部

25. 子宫峡部形态学特征正确的是
A. 上端为组织学内口
B. 为子宫较宽的部分
C. 妊娠期长度不变
D. 非孕期长度约为 2cm
E. 妊娠末期可达 7~10cm，形成子宫下段，成为软产道的一部分

26. 子宫能在盆腔维持正常位置，主要依靠的结构是
A. 子宫韧带及骨盆底肌和筋膜的支托
B. 膀胱和直肠的支托
C. 盆底组织的支托
D. 子宫四对韧带的作用
E. 腹腔内压力的作用

27. 横行于子宫颈两侧和骨盆侧壁之间的韧带是
A. 阔韧带　　　　　　B. 圆切带
C. 宫骶韧带　　　　　D. 主韧带
E. 卵巢固有韧带

28. 输卵管的组织解剖及生理作用的说法正确的是
A. 全长 6~8cm
B. 峡部为输卵管腔最陕窄的部分
C. 伞部有"拾卵"的作用
D. 内层为复层柱状上皮
E. 输卵管肌肉的收缩不受性激素的影响

29. 下列哪一条动脉不是来自阴部内动脉
A. 膀胱下动脉　　　　B. 阴蒂动脉
C. 会阴动脉　　　　　D. 痔下动脉
E. 阴唇动脉

30. 我国临床最多见的女性骨盆类型是
A. 女型骨盆　　　　　B. 扁平型骨盆
C. 男型骨盆　　　　　D. 类人猿型骨盆
E. 混合型骨盆

31. 下列有关骨盆的描述，哪一项是错误的
A. 骶岬是妇科腹腔镜手术的重要标志之一
B. 骨盆由骶骨，尾骨及左右两块髋骨组成
C. 骨盆以耻骨联合上缘，髂耻缘及骶岬上缘的连线为界分为假骨盆和真骨盆两部分
D. 大骨盆是胎儿娩出的骨产道
E. 骶尾关节有一定活动度，分娩时尾骨后移可加大出口前后径

【B型题】
A. 单层高柱状上皮

B. 有纤毛的高柱状上皮

C. 复层鳞状上皮

32. 阴道黏膜上皮为

33. 宫颈黏膜上皮为

A. 女型骨盆　　　B. 男型骨盆

C. 单纯扁平型骨盆　D. 类人猿型骨盆

E. 骨软化症骨盆

34. 骨盆入口呈横椭圆形，入口横径较前后径稍长，耻骨弓较宽，属于

35. 骨盆入口呈扁平椭圆形，骶骨失去正常弯度变直向后翘，骨盆入口横径大于前后径，属于

36. 骨盆入口呈长椭圆形，入口横径小于前后径；耻骨弓较窄；坐骨棘较突出；骶骨后倾，骨盆前窄后宽；骶骨较直，骨盆较深，属于

【X 型题】

37. 下列哪些是外阴的组成部分

A. 阴阜　　　　B. 阴道

C. 阴蒂　　　　D. 大阴唇

E. 阴道前庭

38. 下面哪些韧带维持子宫的前倾位

A. 主韧带　　　　B. 阔韧带

C. 圆韧带　　　　D. 卵巢固有韧带

E. 宫骶韧带

39. 下列哪些动脉源于髂内动脉

A. 卵巢动脉　　　B. 子宫动脉

C. 阴道动脉　　　D. 阴部内动脉

E. 阴唇动脉

40. 下列哪些是骨盆底内层肌

A. 耻尾肌　　　　B. 髂尾肌

C. 骶尾肌　　　　D. 会阴深横肌

E. 会阴浅横肌

二、名词解释

1. 阴道前庭

2. 外阴

3. 阴道后穹窿

4. 真骨盆

三、填空题

1. 女性内生殖器位于真骨盆内，包括_____

2. 子宫峡部上端因解剖上较狭窄，称_____；其下端此处由宫腔内膜转变为宫颈黏膜，称_____

3. 覆盖宫底部和前后面的脏腹膜，在子宫前面形成膀胱子宫陷凹，在子宫后面形成_____

4. 阴道口与肛门之间 3～4cm 厚的楔形软组织，内层为会阴中心腱，又称_____

四、简答题

1. 简述外阴的组成及解剖特点。

2. 简述子宫韧带起止及其作用。

3. 简述女性生殖系统淋巴结分组。

五、案例分析题

　　29 岁妇女，近半年外阴部发现肿块，两日前出现疼痛。查体：体温 38℃，在大阴唇后有一囊性肿物，约 7cm×5cm×4cm 大小，表面红、肿、热、触痛明显，有波动感。

1. 本例最可能的诊断是什么？

2. 本例最恰当的处理是什么？

（郭剑锋）

【参考答案及解析】

一、选择题

【A 型题】

1. A

[解析] 大阴唇含有丰富的血管，外伤后易出血形成血肿。会阴指阴道与肛门之间的软组织。

2. B

[解析] 大阴唇含丰富的血管，外伤后容易发生血肿。处女膜常因性交或剧烈运动而破裂，外伤性破裂少见。小阴唇位于两侧大阴唇内侧，不易裂伤。阴道前庭位于小阴唇内侧，也不易受伤。前庭大腺肿大常见于腺

管口闭塞。

3. E

[解析] 阴阜皮下脂肪组织丰富。大阴唇皮下为疏松结缔组织和脂肪组织，含丰富血管、淋巴管和神经。阴蒂与男性阴茎同源，由海绵体构成。小阴唇是位于两侧大阴唇内侧的一对皮肤皱襞，表面湿润。阴道前庭为两侧小阴唇之间的一菱形区域，前为阴蒂，后为阴唇系带。大阴唇为两股内侧一对纵形皮肤皱襞，内侧面湿润似黏膜，外侧面为皮肤。

4. B

[解析]子宫韧带共有 4 对：圆韧带、阔韧带、主韧带和宫骶韧带。在子宫后面，腹膜沿子宫壁向下，至子宫颈后方及阴道后穹窿再折向直肠，形成直肠子宫陷凹，此为站立位时腹膜腔的最低位置。子宫内膜分为功能层和基底层，仅功能层受卵巢性激素的影响，可发生周期性变化，基底层不受性激素影响。子宫峡部非孕期长约 1cm。阴道穹窿，按其位置分为前、后、左、右 4 部分，后穹窿最深。

5. D

[解析]卵巢内侧（子宫端）以卵巢固有韧带与子宫相连，卵巢外侧（盆壁端）以卵巢悬韧带与盆壁相连。子宫圆韧带起自宫角前面，输卵管近端的稍下方，经腹股沟管止于大阴唇前端。宫骶韧带起自宫体宫颈交界处，向两侧绕过直肠达第 2、3 骶椎前面的筋膜。子宫主韧带又称宫颈横韧带，在阔韧带下部，横行于宫颈两侧和盆侧壁之间。

6. A

[解析]子宫主韧带在阔韧带下方，横行于宫颈两侧和骨盆侧壁之间，固定宫颈位置，保持子宫不致下垂的主要结构；阔韧带位于子宫两侧呈翼状，限制子宫向两侧倾倒；子宫圆韧带和宫骶韧带维持子宫前倾位，腹股沟韧带不维持子宫体位。

7. C

[解析]子宫阔韧带有前后两叶，其上缘游离，内 2/3 部包裹输卵管，外 1/3 部移行为骨盆漏斗韧带或称卵巢悬韧带，骨盆漏斗韧带起自小骨盆侧缘，向内下至卵巢的上端，韧带内有卵巢动静脉穿行，它是术中寻找卵巢动静脉的标志。其余韧带无卵巢动静脉穿行。

8. B

[解析]卵巢固有韧带自卵巢下端连至输卵管与子宫结合处的后下方，子宫全切时，可与子宫、附件一并整块切除，无需切断；主韧带、阔韧带、圆韧带为固定子宫的韧带，需切除；卵巢悬韧带固定卵巢于盆腔，也需切除圆韧带。

9. D

[解析]子宫主韧带在阔韧带下部，横行于子宫颈两侧和骨盆侧壁之间；子宫圆韧带起自子宫角的前面，经腹股沟管止于大阴唇前端。子宫阔韧带含有丰富的血管、神经、淋巴管及大量疏松结缔组织，而非富含肌纤维；子宫动静脉从阔韧带下部穿过；卵巢固有韧带是卵巢的固定装置，不维持子宫后倾。

10. B

[解析]峡部的上端因解剖上狭窄，称为解剖学内口，其下端因在此处子宫内膜转变为宫颈黏膜，称为组织

学内口。成年女子的子宫长 7～8cm，宽 4～5cm，厚 2～3cm。宫体与子宫颈的比例因年龄而异，幼年期为 1:2，妇女为 2:1，老年期为 1:1。

11. B

[解析]子宫峡部在非孕期长约 1cm；子宫体与子宫颈之间最狭窄的部分为子宫峡部。子宫峡部上端为解剖学内口，下端为组织学内口；妊娠期逐渐变软变长变薄，扩展为宫腔的一部分，临产后伸展形成子宫下段，不会达脐平。

12. C

[解析]卵巢表面无腹膜，由单层立方上皮覆盖，称为生发上皮。

13. A

[解析]卵巢表面无腹膜，由单层立方上皮覆盖，称为生发上皮；成年妇女卵巢重 50～70g；上皮的深面有一层致密纤维组织，称为卵巢白膜；髓质由丰富的血管、神经、淋巴管等构成；皮质由各级发育卵泡、黄体组成。

14. C

[解析]输卵管壶腹部管腔宽大，受精常发生于此。

15. B

[解析]女性生殖系统血液供应不来源于髂外动脉。

16. C

[解析]子宫动脉起自髂内动脉。

17. E

[解析]左侧卵巢静脉汇入左肾静脉，右侧汇入下腔静脉。

18. A

[解析]宫颈淋巴大部分汇入髂内淋巴结及闭孔淋巴结；阴道下段淋巴主要汇入腹股沟浅淋巴结；宫体两侧淋巴沿圆韧带汇入腹股沟浅淋巴结；女性内生殖器淋巴分为髂淋巴、腰淋巴和骶前淋巴组。阴道上段淋巴大部分汇入髂内淋巴结及闭孔淋巴结，小部分汇入髂外淋巴结，并经宫骶韧带汇入骶前淋巴结。

19. E

[解析]会阴深横肌属于骨盆底中层肌肉组成。

20. D

[解析]骨盆底内层由提肛肌及内外面各覆一层筋膜组成。

21. B

[解析]坐骨棘是分娩时衡量胎先露部下降程度的重要标志。

22. A

[解析]骶棘韧带宽度即坐骨切迹宽度，是判断中骨盆

是否狭窄的重要指标。

23. D

[解析] 阴道下端开口于阴道前庭后部，阴道无腺体，阴道上端比阴道下端宽，黏膜层由非角化复层鳞状上皮覆盖。

24. E

[解析] 子宫体与子宫颈之间形成最狭窄的部分，称子宫峡部。

25. E

[解析] 子宫峡部为子宫体与子宫颈之间最狭窄的一部分，上端为解剖学内口，下端为组织学内口，在非孕期长约 1cm；妊娠末期形成子宫下段可伸展至 7～10cm，成为软产道的一部分。

26. A

[解析] 子宫的正常位置依靠子宫韧带及骨盆底肌和筋膜的支托，任何原因引起的盆底组织结构破坏或功能障碍均可致子宫脱垂。

27. D

[解析] 主韧带又称宫颈横韧带，在阔韧带的下部，横行于宫颈两侧和骨盆侧壁之间。圆韧带起于子宫角的前面，输卵管近端的稍下方，向前外伸展达两侧骨盆壁，经腹股沟管止于大阴唇前端，阔韧带是位于子宫两侧的翼状双层腹膜皱襞，自子宫侧缘向两侧延伸达盆壁；宫骶韧带起自子宫体和子宫颈交界处后面的上侧方，向两侧绕过直肠达第 2、3 骶椎前面的筋膜；卵巢固有韧带将卵巢与子宫相连。

28. C

[解析] 输卵管全长 8～14cm；输卵管的间质部管腔最窄；伞部管口处有许多指状突起，有"拾卵"作用；内层为黏膜层，由单层高柱状上皮覆盖；输卵管肌肉的收缩和黏膜上皮细胞的形态，分泌及纤毛摆动，均受性激素的影响而有周期性变化。

29. A

[解析] 阴部内动脉分成 4 支，即痔下动脉、会阴动脉、阴唇动脉、阴蒂动脉。

30. A

[解析] 女型骨盆最常见，为女性正常骨盆，我国妇女占 52%～58.9%。

31. D

[解析] 真骨盆又称小骨盆，是胎儿娩出的骨产道。

【B型题】

32. C；33. A

[解析] 阴道黏膜为复层鳞状上皮，宫颈黏膜为单层高柱状上皮。

34. A；35. C；36. D

【X型题】

37. ACDE

[解析] 阴道属于女性内生殖器。

38. CE

[解析] 圆韧带和宫骶韧带维持子宫前倾位，主韧带防止子宫下垂，阔韧带限制子宫向两侧倾倒，卵巢固有韧带不维持子宫体位。

39. BCDE

[解析] 卵巢动脉是腹主动脉的分支。

40. ABC

[解析] 耻尾肌、髂尾肌和骶尾肌均是提肛肌，是骨盆底内层肌的组成部分；会阴浅横肌属于外层骨盆底，会阴深横肌属于中层骨盆底结构。

二、名词解释

1. 两侧小阴唇之间的菱形区域，前为阴蒂，后为阴唇系带。内有前庭球、前庭大腺、尿道口、阴道口和处女膜。

2. 即女性外生殖器，指生殖器外露的部分，位于两股内侧间，包括阴阜、大阴唇、小阴唇、阴蒂和阴道前庭。

3. 阴道环绕宫颈周围的部分成为阴道穹窿，按其位置分为前、后、左、右四部分，其中后穹窿最深，与盆腔最低部位的直肠子宫陷凹紧密相邻，临床上可经此处穿刺或引流。

4. 以耻骨联合上缘、髂耻缘及骶岬上缘的连线为界，在骨盆分界线之下，为盆腔的一部分，上口为骨盆入口，下口为骨盆出口，上、下口之间为骨盆腔，前壁为耻骨联合和耻骨支，后壁为骶骨和尾骨，两侧为坐骨、坐骨棘和骶棘韧带。

三、填空题

1. 阴道、子宫、输卵管和卵巢

2. 解剖学内口　组织学内口

3. 直肠子宫陷凹

4. 会阴体

四、简答题

1. 女性外生殖器又称外阴，包括阴阜、大阴唇、小阴唇、阴蒂和阴道前庭。阴阜为耻骨联合前方的皮肤隆起，皮下脂肪组织丰富；大阴唇为一对皮肤皱襞，内侧面湿润似黏膜，皮下为疏松结缔组织和脂肪组织，含丰富的血管、淋巴管和神经；小阴唇是位于大阴唇内侧的一对薄皮肤皱襞，湿润无毛，富含神经末梢，非常敏感；阴蒂由海绵体组织构成，具有勃起性，分为阴蒂头、体、脚三部分；阴道前庭为两侧小阴唇之间的菱形区域，前为阴蒂，后为阴唇系带。内有前庭球、前庭大腺、尿道口、阴道口和处女膜。

2. 圆韧带呈圆索状，起自宫角前面，止于大阴唇前端，维持子宫呈前倾；阔韧带位于子宫两侧呈翼状，限制子宫向两侧倾倒。宫体两侧的阔韧带中有丰富的血管、神经、淋巴管，称为宫旁组织。子宫动静脉和输尿管均从阔韧带基底部穿过；主韧带（宫颈横韧带）在阔韧带下方，横行于宫颈两侧和骨盆侧壁之间，固定宫颈位置，保持子宫不致下垂的主要结构；宫骶韧带起自子宫体与子宫颈交界处的后方，止于第2、3骶椎前面的筋膜，维持子宫前倾位置。

3. 女性淋巴结分为外生殖器淋巴结和盆腔淋巴结。

外生殖器淋巴结分为腹股沟浅淋巴结和腹股沟深淋巴结，盆腔淋巴结分为髂淋巴组、腰淋巴组和骶前淋巴组。

五、案例分析题

1. 本例最可能的诊断是前庭大腺脓肿。前庭大腺位于大阴唇后部，腺管向内侧开口于阴道前庭后方小阴唇与处女膜之间的沟内。正常情况下不能触及此腺，病原体侵入可引起炎症，因腺管口闭塞，可形成囊肿或脓肿。本例近半年外阴部发现肿块，两日前出现疼痛，查体：体温38℃，在大阴唇后有一囊性肿物，约7cm×5cm×4cm大小，表面红、肿、热、触痛明显，有波动感，已形成脓肿。

2. 已形成脓肿，最恰当的处理是需切开引流并用抗生素控制感染。

第二章　女性生殖系统生理

一、选择题

【A型题】

1. 关于女性一生各阶段的生理特点，下列说法正确的是
   A. 女性新生儿出生后有少量阴道流血考虑有病变
   B. 第二性征的出现标志着青春期的开始
   C. 女性50岁后机体逐渐老化，进入老年期
   D. 儿童期卵泡处于静止不动状态
   E. 女性一生各阶段中性成熟期时间最长

2. 关于卵泡的发育与成熟，正确的是
   A. 临近青春期或青春期后，颗粒细胞增生，细胞内的FSH受体增多
   B. 在FSH的作用下，卵泡间质细胞分为三层卵泡膜细胞
   C. 在孕激素的作用下，颗粒细胞膜上合成FSH受体
   D. 卵泡膜细胞内的芳香化酶将雄激素转变为雌激素
   E. 每一月经周期中有5～10个生长卵泡发育成熟

3. 卵泡的生长过程不包括
   A. 始基卵泡
   B. 窦前卵泡
   C. 窦状卵泡
   D. 排卵前卵泡
   E. 闭锁卵泡

4. FSH的生理作用不包括
   A. 促进卵泡生长发育
   B. 激活颗粒细胞上的芳香化酶
   C. 刺激卵泡膜细胞合成雄烯二酮
   D. 选择优势卵泡
   E. 在月经前募集窦状卵泡

5. 关于卵巢的生理正确的是
   A. 卵泡期一般是固定的
   B. 随着卵泡的逐渐发育与成熟，宫颈黏液量由多变少
   C. 排卵后阴道上皮细胞开始脱落
   D. 排卵后由于孕激素的作用，基础体温呈低温相
   E. 在黄体期，输卵管节律性收缩振幅增加

6. 卵子自卵巢排出后未受精，黄体开始萎缩是在排卵后的

   A. 4～5天
   B. 9～10天
   C. 11～12天
   D. 3～14天
   E. 15～16天

7. 28岁，月经周期为28天，有排卵的妇女于月经周期第17天刮宫，子宫内膜镜检属于
   A. 增生早期
   B. 增生晚期
   C. 分泌早期
   D. 分泌晚期
   E. 排卵期

8. 子宫内膜腺上皮细胞底部出现含糖原小泡，相当于子宫内膜周期中的哪一期
   A. 排卵期
   B. 分泌早期
   C. 分泌晚期
   D. 月经前期
   E. 月经期

9. 月经来潮后，子宫内膜再生来自下列哪一层
   A. 基底层
   B. 功能层
   C. 致密层
   D. 海绵层
   E. 子宫内膜下层

10. 月经周期为32日的妇女，其排卵时间
    A. 本次月经来潮后14日左右
    B. 本次月经干净后14日左右
    C. 下次月经来潮前14日左右
    D. 两次月经周期中间
    E. 不能确定

11. 月经周期的长短取决于
    A. 卵泡期的长短
    B. 月经期的长短
    C. 黄体期的长短
    D. 上一次月经周期的长短
    E. 黄体退化为白体的时间

12. 排卵期的宫颈黏液，正确的是
    A. 量少
    B. 黏稠
    C. 水分少
    D. 拉丝度大
    E. 镜下可见椭圆体

13. 宫颈黏液涂片干燥后，镜下可见典型羊齿状结晶，是受哪种激素影响
    A. 促卵泡素
    B. 促黄体素
    C. 催乳素
    D. 雌激素
    E. 孕激素

14. 了解子宫内膜周期性变化最可靠的方法是

A. 宫颈黏液涂片检查

B. 测定血清雌激素值

C. 测定基础体温曲线

D. 阴道脱落细胞涂片检查

E. 子宫内膜病理检查

15. 关于卵泡的生长与发育哪项是错误的

A. 始基卵泡包含 1 个卵母细胞与四周一层棱形细胞

B. 新生儿有 100 万个始基卵泡，一生中只有 400～500 个发育成熟

C. 颗粒细胞分泌黏多糖在卵泡周围形成透明带

D. 卵母细胞与周围颗粒细胞组成放射冠

E. 卵丘内含有卵细胞

16. 关于卵巢的周期性变化，下述哪项是错误的

A. 临近青春期始基卵泡开始发育

B. 卵泡内膜细胞在排卵后变为黄体细胞

C. 排卵后 7～8 天黄体发育达最高峰

D. 卵子受精后，黄体继续开始退化，逐渐形成白体

E. 排卵前，LH 峰使初级卵母细胞完成第一次减数分裂

17. 下列哪项经常不能反映雌激素分泌水平

A. 宫颈黏液涂片呈典型羊齿状结晶

B. 宫颈黏液呈透明蛋清样变化

C. 子宫内膜呈增殖期变化

D. 阴道脱落细胞中大部分为角化细胞

E. 基础体温呈高温相

18. 关于月经的临床表现，下述哪项是错误的

A. 月经周期从月经完后第一天算起

B. 经血一般不凝，是含有纤维蛋白溶酶的作用

C. 一次月经出血量 20～60ml

D. 正常月经周期为 21～35 天，平均为 28 天

E. 经血含有子宫内膜碎片、宫颈黏液及脱落的阴道上皮细胞

19. 正常月经周期时，如果想了解内膜发生分泌反应的情况，最好是在月经周期的什么时候取内膜检查

A. 7～9 天　　　　 B. 10～12 天

C. 13～15 天　　　 D. 19～22 天

E. 27～28 天

20. 下述哪种激素能使阴道上皮细胞所含糖原增加，维持阴道弱酸性环境

A. FSH　　　　　　 B. LH

C. 雄激素　　　　　 D. 雌激素

E. 孕激素

21. 雌孕激素对丘脑下部及脑垂体前叶的反馈是

A. 雌激素—负反馈　孕激素—正反馈

B. 雌激素—正反馈　孕激素—负反馈

C. 雌激素—负反馈　孕激素—负反馈

D. 雌激素—正负反馈　孕激素—负反馈

E. 雌激素—负反馈　孕激素—正负反馈

22. 下述哪项与正常月经周期相符（28 天周期）

A. 月经第 9 天血 E_2 较低水平，卵巢排卵，子宫内膜增殖中期，宫颈黏液有羊齿状结晶出现

B. 月经第 14 天血 E_2、P 高峰，卵巢排卵，子宫内膜呈分泌期，宫颈黏液见羊齿状结晶

C. 月经第 14 天血 E_2、FSH、LH 均有高峰，卵巢排卵，子宫内膜增殖晚期，宫颈黏液见典型羊齿状结晶

D. 月经第 22 天，血 E_2 较低、P 高峰，卵巢黄体形成，子宫内膜分泌晚期，宫颈黏液见椭圆体，BBT 出现高温相

E. 月经第 27 天，血 E_2、P 低水平，卵巢白体形成，子宫内膜增殖早期，宫颈黏液椭圆体，BBT 出现高温相

23. 关于卵细胞的发育哪项是错误的

A. 始基卵泡在儿童期多数退化

B. 在生育期内只有 400～500 个卵泡完成发育成熟

C. 成熟卵泡排卵时初级卵母细胞完成第一次成熟分裂，排出第一极体

D. 始基卵泡至青春期仅仅剩下 30 万～40 万个

E. 含半数染色体的卵子和精子结合后，成为含有正常染色体数的受精卵

24. 子宫内膜组织间质水肿在何期最明显

A. 增殖早期　　　　 B. 增殖中期

C. 增殖晚期　　　　 D. 分泌早期

E. 分泌中期

25. 若月经周期是 25 天，估计排卵应在月经周期第几天

A. 第 1 天　　　　　 B. 第 8 天

C. 第 11 天　　　　　 D. 第 14 天

E. 第 25 天

26. 有关雌激素的生理作用，下列哪些是正确的

A. 使子宫内膜呈增生期变化

B. 促进水钠排泄

C. 降低子宫平滑肌对缩宫素的敏感性

D. 促进乳腺腺泡发育

E. 使宫颈口闭合

27. 正常月经中期 LH 和 FSH 急剧升高，LH 峰是由什

　么触发的

    A. 孕酮的迅速升高　B. 泌乳素迅速升高

    C. 雌二醇迅速升高　D. FSH 迅速升高

    E. 雄激素的迅速升高

28. 排卵后卵泡颗粒细胞的黄素化和血管化主要是哪些因素导致的

    A. FSH，LH　　　　B. FSH，E_2

    C. LH，VEGF　　　D. P，FSH

    E. E_2，P

29. 子宫颈黏液受激素影响发生周期变化中哪项正确

    A. 雌激素使黏液分泌量增加，拉丝度长

    B. 孕激素使黏液分泌量减少，拉丝度长

    C. 雌激素使黏液变为黏稠，拉丝度短

    D. 孕激素使黏液涂片出现羊齿状结晶

    E. 雌激素使黏液涂片出现椭圆体

30. 雌、孕激素对阴道黏膜上皮的周期性变化中哪项错误

    A. 孕激素促进表层细胞脱落

    B. 雌激素使细胞内富有糖原

    C. 雌激素使阴道上皮增生

    D. 雌激素减少阴道杆菌分解糖原的作用

    E. 雌激素使表层细胞角化

31. 关于月经调节机制哪项错误

    A. 黄体期的孕激素高峰对中枢为负反馈

    B. 促卵泡素增多可使卵泡发育成熟

    C. 卵泡成熟时出现孕激素高峰

    D. 排卵时雌激素高峰对周期中枢为正反馈

    E. 黄体期雌激素高峰对中枢为负反馈作用

32. 下列哪项不能提示有排卵

    A. 基础体温测定呈双相

    B. 子宫颈黏液见羊齿状结晶

    C. 子宫内膜呈分泌期变化

    D. 卵巢内黄体形成

    E. 阴道脱落细胞检查多为中层或角化前细胞

33. 关于卵巢，下列哪项正确

    A. 分泌雌激素和孕激素

    B. 卵巢血供主要来自子宫动脉

    C. 卵巢白膜就是腹膜

    D. 髓质内含数以万计的原始卵泡

    E. 皮质内不含卵泡

34. FSH 的生理作用，下列哪项不正确

    A. 促进卵泡的发育

    B. 通过颗粒细胞的芳香化酶，促进雌二醇的合成

    C. 选择优势卵泡

    D. 与雌激素协同，诱导颗粒细胞产生 LH 受体

    E. 刺激卵泡膜细胞合成孕激素

35. 下列关于卵巢性激素说法错误的是

    A. 胆固醇是合成雄烯二酮的前身物质

    B. 卵巢在排卵前以 Δ^4 途径合成雌激素

    C. 雌酮和雌二醇能相互转化

    D. 睾酮是合成雌二醇的前身物质

    E. 雄烯二酮是合成雌二醇的前身物质

36. 属于雌激素的生理作用是

    A. 降低妊娠子宫对催产素的敏感性

    B. 使子宫内膜增生

    C. 使宫颈黏液减少变稠，拉丝度减少

    D. 使阴道上皮细胞脱落加快

    E. 通过中枢神经系统有升温作用

37. 属于雌激素的生理作用是

    A. 使宫颈口闭合

    B. 抑制输卵管肌节律性收缩的振幅

    C. 协同 FSH 促进卵泡发育

    D. 促进低密度脂蛋白的合成

    E. 促进水和钠排泄

38. 属于孕激素的生理作用是

    A. 使宫颈口闭合

    B. 使子宫内膜增生

    C. 促进乳腺腺管发育

    D. 使阴道上皮细胞增生

    E. 使宫颈黏液拉丝度加大

39. 属于孕激素的生理作用是

    A. 使增生期子宫内膜转化为分泌期

    B. 促使子宫发育及肌层变厚

    C. 使乳腺腺管增生

    D. 使阴道上皮细胞增生、角化

    E. 促使水钠潴留

40. 关于雌激素、孕激素的周期性变化，下列哪项正确

    A. 雌激素有一个高峰

    B. 孕激素有两个高峰

    C. 雌激素第二个高峰值高于第一个高峰

    D. 孕激素在月经前 2 天达到高峰

    E. 黄体成熟时，孕激素达最高峰

41. 子宫内膜从增生期变为分泌期的主要因素是

    A. 促性腺激素释放激素的作用

    B. FSH 与 LH 的作用

    C. 雌激素和孕激素的共同作用

    D. 雌激素的作用

    E. 孕激素的作用

42. 关于雌激素、孕激素的作用机制，下列哪项正确
    A. 靶组织的细胞膜上有雌激素细胞膜受体
    B. 雌二醇大部分以游离状态存在
    C. 雌二醇能透过细胞膜进入细胞质与细胞质受体结合
    D. 孕激素通过细胞膜受体而发挥作用
    E. 孕酮分泌增多后，子宫对缩宫素敏感性增加

43. 关于性激素合成的表述，下列哪项不正确
    A. 孕激素是雌激素的前身
    B. 甾体激素的原料是胆固醇
    C. 孕激素的合成经过Δ^5途径
    D. 雄激素是雌激素的前身
    E. 睾酮转化为雌二醇，雄烯二酮转化为雌酮

44. 关于子宫内膜，下述哪项是错误的
    A. 月经来潮时子宫内膜致密层剥脱
    B. 子宫内膜分功能层与基底层
    C. 内膜基底层无周期性变化
    D. 子宫内膜为柱状上皮
    E. 子宫内膜有腺体、间质与血管

45. 性激素合成途径中，孕酮在 17α–羟化酶的作用下转化成
    A. 孕烯醇酮   B. 17α–羟孕烯醇酮
    C. 17α–羟孕酮   D. 雄烯二酮
    E. 脱氢表雄酮

46. 成年女性正常排卵月经来潮是由于
    A. 体内雌激素撤退出血
    B. 体内孕激素撤退出血
    C. 体内雌孕激素撤退出血
    D. 体内雌激素突破出血
    E. 体内雌孕激素突破出血

【B 型题】
    A. 雌激素   B. 孕激素
    C. 雄激素   D. 催乳素
    E. 促性腺激素释放激素

47. 含 18 个碳原子的是
48. 含 19 个碳原子的是
49. 含 21 个碳原子的是
50. 十肽的是
51. 198 个氨基酸组成的是

【X 型题】
52. 关于下丘脑–垂体–卵巢轴，下列正确的是
    A. 不受大脑中枢的调节

    B. 分泌促性腺激素释放激素
    C. 分泌 FSH 和 LH
    D. 大量孕激素对下丘脑有负反馈作用
    E. 大量雌激素对下丘脑既有正反馈作用也有负反馈作用

53. 卵泡排卵前的生长过程包括以下哪些
    A. 闭锁卵泡   B. 始基卵泡
    C. 窦前卵泡   D. 窦状卵泡
    E. 排卵前卵泡

54. FSH 的生理作用包括
    A. 激活颗粒细胞中的芳香化酶
    B. 促进卵泡生长发育
    C. 刺激卵泡膜细胞合成雄烯二酮
    D. 对优势卵泡的选择
    E. 诱导颗粒细胞生成 LH 受体

55. 排卵与下列哪些因素相关
    A. 排卵时卵泡直径可达到 18～22mm
    B. 卵泡中前列腺素上升
    C. 排卵前 LH 高峰形成
    D. 与卵泡液中的蛋白溶酶有关
    E. 排卵前 FSH 上升

56. 月经周期及其激素调节的叙述正确的是
    A. 子宫内膜的变化与月经周期的变化是对应的
    B. 月经的周期性变化受卵巢激素的影响
    C. 排卵前雌激素对垂体产生正反馈作用
    D. 月经前雌激素和孕激素对中枢产生负反馈作用
    E. 卵巢的周期性变化受下丘脑、垂体的影响

57. 关于卵巢黄体形成及退化的过程正确的是
    A. 一般在排卵后 7～8 日黄体形成达到高峰
    B. 若卵子未受精，黄体一般在排卵后 9～10 日开始退化
    C. 黄体是由排卵后，塌陷的卵泡壁形成的
    D. 若未受精，黄体退化后逐渐形成白体
    E. 若未受精，黄体退化后雌孕激素水平降低

二、名词解释
1. 月经（menstruation）
2. 月经周期（menstrual cycle）
3. 卵巢周期（ovarian cycle）
4. 排卵（ovulation）
5. 下丘脑–垂体–卵巢轴（hypothalamic-pituitary-ovarian axis，HPO）
6. 青春期（puberty）
7. 第二性征

三、填空题

1. 卵巢的主要功能为_____和_____。
2. 雌激素、孕激素和雄激素均属于_____。卵巢激素的合成原料是_____。
3. 雌激素的合成受两细胞－两促性腺激素的作用，分别是由_____细胞和_____细胞在_____和_____激素的共同作用下完成。
4. 月经是生殖功能_____的标志之一。第一次月经称为_____。
5. 卵巢周期性变化可分为_____、_____和_____。
6. 女性的雄激素主要来源于_____，少量来源于_____。
7. 子宫内膜在卵巢激素的影响下呈现周期性变化，分为 3 期：_____、_____和_____，发生周期性变化的是内膜的_____。
8. 宫颈黏液在卵巢激素的影响下发生周期性的变化，

雌激素影响下，黏液结晶为_____形状，排卵后在孕激素的作用下，黏液结晶渐模糊，出现_____形状。

9. 下丘脑分泌_____，促进垂体分泌_____、_____，进一步刺激卵巢卵泡发育，分泌_____、_____、_____。

四、简答题

1. 试述女性第二性征的特点。
2. 月经血的特征是什么？
3. 试述卵巢的功能。
4. 简述卵巢的周期性变化。
5. 试述生育年龄妇女雌激素的周期性变化。
6. 在生理作用上雌、孕激素有哪些协同作用和拮抗作用。

（胡丽娜　李　敏）

【参考答案及解析】

一、选择题

【A 型题】

1. E

[解析] 女性新生儿出生后因从母体接收的女性激素水平迅速下降，可出现阴道流血现象；月经初潮是青春期开始的重要标志；女性 60 岁后机体逐渐老化，进入老年期；儿童期卵泡可大量自主生长，但仅仅发育到窦前卵泡阶段就萎缩、退化。

2. A

[解析] 颗粒细胞内出现 FSH 受体，不是在细胞膜出现 FSH 受体；卵巢间质组织分为两层，即卵泡外膜细胞和卵泡内膜细胞；生育期每月有一批卵泡被募集，但是只有一个优势卵泡可完全发育成熟并排卵；卵巢雌激素的合成是由卵泡膜细胞与颗粒细胞在 FSH 和 LH 的共同作用下完成，在卵泡膜细胞上 LH 和 LH 受体结合是将胆固醇转变为睾酮和雄烯二酮，在颗粒细胞上与 FSH 与 FSH 受体结合激活芳香化酶，将睾酮和雄烯二酮分别转化为雌二醇和雌酮，不是在卵泡膜细胞上。

3. E

[解析] 始基卵泡是卵巢的基本生殖单位，从胚胎形成后卵泡即进入自主发育与闭锁的轨道，根据卵泡的生长过程变化，分为四个阶段：始基卵泡、窦前卵泡、窦状卵泡和排卵前卵泡。

4. C

[解析] FSH 是促卵泡生成素，所以在募集窦状卵泡、选择优势卵泡、促进卵泡生长发育上具有作用。在卵泡膜细胞上 LH 和 LH 受体结合是将胆固醇转变为睾酮和雄烯二酮，不是 FSH 的作用；在颗粒细胞上与 FSH 受体结合激活芳香化酶，将睾酮和雄烯二酮分别转化为雌二醇和雌酮。

5. C

[解析] 卵巢的生理周期中，黄体期一般是固定的，14 天左右，卵泡期长短与卵泡发育快慢有关；随着卵泡发育，雌激素分泌增加，宫颈黏液分泌量逐渐增多，雌激素使阴道上皮细胞角化，排卵后孕激素作用下，阴道上皮细胞开始脱落，孕激素分泌增加，基础体温升高约 0.5℃，呈高温相、抑制输卵管节律性收缩的振幅。

6. B

[解析] 排卵后，卵泡壁塌陷，形成许多皱襞，卵泡壁的颗粒细胞和卵泡内膜细胞向内侵入，周围由卵泡外膜细胞包围，形成黄体，排卵后 7～8 日（相当于月经周期 22 日左右）黄体功能达到高峰，若卵子未受精，则黄体在排卵后 9～10 日开始萎缩退化，逐渐形成白体。

7. C

[解析] 周期 28 天的妇女，月经周期的第 15～19 天为分泌早期，此期间内膜腺体更长，弯曲更明显，腺上

皮细胞开始出现含糖原的核下空泡，是分泌早期的组织学特征。

8. B

[解析] 分泌早期，月经周期的第 15～19 天，此期间内膜腺体更长，弯曲更明显，腺上皮细胞开始出现含糖原的核下空泡，是分泌早期的组织学特征。

9. A

[解析] 子宫内膜功能层是胚胎植入的部位，受卵巢激素变化的调节，具有周期性增殖、分泌和脱落性变化。基底层在月经后再生并修复子宫内膜创面，重新形成子宫内膜功能层。

10. C

[解析] 月经周期中，黄体期一般比较恒定，维持在 14 天左右，卵泡期随着卵泡发育的快慢而变化，所以排卵时间一般在下次月经来潮前 14 天。

11. A

[解析] 月经周期中，黄体期一般比较恒定，维持在 14 天左右，卵泡期随着卵泡发育的快慢而变化，所以月经周期长短取决于卵泡期的时间。

12. D

[解析] 排卵期雌激素增加，雌激素作用下，宫颈黏液分泌量增加，拉丝度可达到 10cm 以上，显微镜下可见羊齿状植物叶结晶，至排卵期最典型。

13. D

[解析] 雌激素作用下，宫颈黏液分泌量增加，拉丝度可达到 10cm 以上，显微镜下可见羊齿状植物叶结晶，至排卵期最典型。

14. E

[解析] 子宫内膜周期性变化分为月经期、增殖期、分泌期，这是随着下丘脑-垂体-卵巢轴调节的卵巢周期性变化分泌的雌孕激素而变化的，雌激素作用下内膜增殖，孕激素作用下内膜发生分泌反应，通过内膜的病理检查能准确地了解这种周期变化。

15. D

[解析] 放射冠是直接围绕卵细胞的一层颗粒细胞，呈放射状排列，不包含卵母细胞。透明带是放射冠和卵细胞之间的一层很薄的透明膜，是由颗粒细胞分泌的黏多糖形成的。卵母细胞及其外面的透明带、放射冠和卵丘共同形成卵冠丘复合体；胚胎 16 周至出生后 6 个月，单层梭形前颗粒细胞围绕着停留于减数分裂双线期的初级卵母细胞形成始基卵泡，这是女性的基本生殖单位，也是卵细胞储备的唯一形式，胎儿期卵泡不断闭锁，出生时仅仅剩下 100 万～200 万个，儿童期多数退化，至青春期仅仅剩下 30 万～40 万个，女性一

生中一般只有 400～500 个卵泡发育成熟排卵。

16. D

[解析] 排卵前，LH 峰使初级卵母细胞完成第一次减数分裂，排出第一极体，成熟为次级卵母细胞，次级卵母细胞随即进行第二次减数分裂，并停滞于第二次减数分裂中期，称为成熟卵子，具备受精能力。卵子受精后，黄体继续发育形成妊娠黄体，分泌雌孕激素，维持妊娠。

17. E

[解析] 基础体温呈高温相主要是排卵后，孕激素升高的结果。在雌激素作用下，子宫内膜增殖，同时宫颈黏液增多，拉丝度长，呈透明蛋清样，阴道上皮细胞增殖角化。

18. A

[解析] 月经出血第一天为月经周期的开始，而不是月经完后第一天；正常月经量 20～60ml；月经周期长短因人而异，一般为 21～35 天，平均为 28 天；月经血中含有子宫内膜碎片、宫颈黏液及脱落的阴道上皮细胞、前列腺素及大量的纤维蛋白溶酶，因纤维蛋白溶酶的溶解作用，月经血不凝。

19. D

[解析] 卵巢排卵后，孕激素分泌，作用于内膜使内膜产生分泌反应，常常在排卵后黄体开始形成，至 22 天黄体达到高峰，所以在 19～22 天检测内膜，结果比较可靠。

20. D

[解析] 雌激素的作用可以使阴道上皮细胞增生角化，细胞内糖原含量增加，维持阴道弱酸性环境；孕激素加快阴道上皮细胞的脱落，角化细胞减少，中层细胞增多；FSH 和 LH 则使卵泡生长发育并排卵。

21. D

[解析] 小剂量的雌激素对下丘脑起负反馈作用，大剂量雌激素既可以产生正反馈，也可以产生负反馈。孕激素对下丘脑起负反馈作用。

22. C

[解析] 一个月经周期中，分为月经期（第 1～4 天）、增殖期（第 5～14 天）、分泌期（第 15～28 天），增殖期分为早（周期的 5～7 天）、中（周期的 8～10 天）、晚（周期的 11～14 天）3 期，分泌期分为早（周期 15～19 天）、中（周期 20～23 天）、晚（周期 24～28 天）3 期；周期为 28 天时，排卵一般在第 14 天；雌激素在月经第 7 日开始分泌量增加，于排卵前形成第一个高峰，排卵后 7～8 日时又形成一个高峰；孕激素在卵泡期一直处于较低水平，排卵后黄体分泌孕激素，至排

卵后 7~8 日黄体高峰时孕激素形成高峰,以后逐渐下降;BBT 在排卵后升高 0.3~0.5℃,在黄体高峰期后,开始下降。

23. C

[解析]排卵前,LH 峰使初级卵母细胞完成第一次减数分裂,排出第一极体,而不是排卵时才发生第一次减数分裂;次级卵母细胞随即进行第二次减数分裂,并停滞于第二次减数分裂中期,称为成熟卵子,具备受精能力。

24. E

[解析]内膜的分泌活动在月经中期 LH 峰后的第 7 天(分泌中期)左右达到高峰,此期最突出的特点是子宫内膜更加疏松、水肿,该变化主要是雌孕激素使子宫内膜前列腺素增加,毛细血管通透性增加,螺旋小动脉进一步增生并弯曲。

25. C

[解析]一般黄体期比较恒定,约 14 天,所以周期 25 天时,排卵多在第 11 天。

26. A

[解析]雌激素可以使子宫内膜增殖,宫颈口松弛,宫颈黏液分泌增加,变稀薄;促进水钠潴留;促进子宫肌细胞增生肥大,增加子宫平滑肌对缩宫素的敏感性;促进乳腺腺管发育,不是腺泡发育。

27. C

[解析]排卵前雌激素达到第一个高峰,诱发正反馈作用,使 LH 峰产生,诱发排卵。

28. C

[解析]排卵后卵泡液流出,卵泡腔内压力下降,卵泡壁塌陷,形成许多皱襞,卵泡壁的卵泡颗粒细胞和卵泡内膜细胞向内侵入,周围由卵泡外膜细胞包围,卵泡颗粒细胞和卵泡内膜细胞在 LH 的作用下进一步黄素化,分别形成颗粒黄体细胞和卵泡膜黄体细胞,在 VEGF 的作用下颗粒细胞血管化。

29. A

[解析]雌激素使黏液分泌量增加,变稀薄,透明蛋清样,拉丝度长,有利于精子穿透,涂片呈羊齿状结晶;孕激素使宫颈黏液变黏稠,拉丝度短,涂片呈椭圆体。

30. D

[解析]排卵前,雌激素作用下阴道上皮底层细胞增生,表层细胞角化,角化细胞内含有糖原,经过寄生在阴道内的阴道杆菌分解成乳酸,保持阴道酸性环境;排卵后孕激素促进表层细胞脱落。

31. C

[解析]卵泡成熟时孕激素高峰尚未出现,在排卵后 7~

8 日黄体形成高峰期才出现孕激素高峰。在调节机制上,排卵前出现雌激素高峰,对下丘脑-垂体-卵巢轴起正反馈作用,让 FSH 和 LH 出现高峰,进一步促进卵泡成熟和排卵;在黄体期,孕激素和雌激素对中枢为负反馈。

32. B

[解析]子宫颈黏液见羊齿状结晶只能提示有雌激素作用,不能表明有孕激素作用,所以不能提示有排卵。而其余四项均为孕激素作用的结果,所以能够提示排卵。

33. A

[解析]卵巢的主要血供来自骨盆漏斗韧带中的卵巢动脉,卵巢的皮质内含有原始卵泡,髓质主要为纤维结缔组织,卵巢血管穿行于此;卵巢表面不被腹膜覆盖,由单层立方上皮覆盖称生发上皮。

34. E

[解析]FSH 是促卵泡生成素,在选择优势卵泡、促进卵泡生长发育上具有作用。在卵泡膜细胞上 LH 和 LH 受体结合是将胆固醇转变为睾酮和雄烯二酮,在颗粒细胞上 FSH 与 FSH 受体结合激活芳香化酶,将睾酮和雄烯二酮分别转化为雌二醇和雌酮,而不是合成孕激素。

35. B

[解析]雌激素的合成是由卵泡膜细胞和颗粒细胞在 FSH 和 LH 的共同作用下完成:LH 与卵泡膜细胞 LH 受体结合使胆固醇形成睾酮和雄烯二酮,所以胆固醇是雄烯二酮的前身物质;FSH 与颗粒细胞上的 FSH 受体结合后激活芳香化酶,将睾酮和雄烯二酮分别转化为雌二醇和雌酮,所以这两者是雌二醇和雌酮的前身物质;雌酮和雌二醇之间可以互相转化;卵巢在排卵前以△5途径合成雌激素。

36. B

[解析]雌激素能升高子宫对催产素的敏感性,使子宫内膜增生,使宫颈黏液增多,拉丝度增加,使阴道上皮增厚,细胞角化;孕激素既有通过中枢的升温作用,也有使阴道上皮细胞脱落加快的作用,雌激素没有这种作用。

37. C

[解析]雌激素使宫颈口松弛,增加输卵管节律性收缩,增加水钠潴留,协同 FSH 促进卵泡发育;抑制低密度脂蛋白合成,促进高密度脂蛋白合成,降低胆固醇水平。

38. A

[解析]孕激素使宫颈口闭合,宫颈黏液分泌减少,变黏稠;使子宫内膜发生分泌反应,促进乳腺腺泡发育,使阴道上皮细胞脱落加快。

39. A

[解析] 孕激素使宫颈口闭合，宫颈黏液分泌减少，变黏稠；使子宫内膜发生分泌反应，促进乳腺腺泡发育，使阴道上皮细胞脱落加快，促进水钠排泄。

40. E

[解析] 一个月经周期中，雌激素有两个高峰，分别是排卵前和黄体高峰期，但是第一个高峰高于第二个高峰值，孕激素在黄体高峰期大概排卵后7天达到最高峰。

41. E

[解析] 雌激素促进子宫内膜增殖，孕激素使子宫内膜由增生期转为分泌期。

42. C

[解析] 甾体激素具有脂溶性，在细胞膜上是没有雌二醇受体的，主要通过扩散方式进入细胞内，与胞质受体结合，形成激素-胞质受体复合物，受体蛋白发生构型变化和热休克蛋白解离，从而使激素-胞质受体复合物获得进入细胞核内的能力，并由胞质转移至核内，与核受体结合，形成激素-核受体复合物，从而引发DNA的转录过程，生成特异的mRNA，在胞质核糖体内翻译，生成蛋白质，发挥相应的生物效应，所以雌二醇大部分是复合体，而不是游离状态；孕激素使子宫肌层对缩宫素不敏感。

43. C

[解析] 孕激素是21个碳原子，雄激素是19个碳原子，雌激素为18个碳原子，所以在合成过程中的顺序是胆固醇-孕酮-雄激素-雌激素。孕激素在体内经过△⁴途径合成。

44. A

[解析] 子宫内膜分为3层：致密层、海绵层和基底层，致密层和海绵层对性激素敏感，在卵巢性激素的影响下发生周期性的变化，又称为功能层，所以月经时子宫内膜的致密层和海绵层都脱落；基底层紧贴肌层，对卵巢激素不敏感，无周期性变化。

45. C

[解析] 在激素合成的△⁴途径中，孕酮在17α-羟化酶的作用下转化成17α-羟孕酮，进一步转化为雄烯二酮。

46. C

[解析] 月经来潮前黄体萎缩，雌孕激素下降，子宫内膜失去雌孕激素支持而撤退性出血。

【B型题】

47. A；48. C；49. B；50. E；51. D

[解析] 甾体激素根据碳原子数目分为3组：21-碳类固醇，包括孕酮，基本结构是孕烷核；19-碳类固醇，包括所有雄激素，基本结构是雄烷核；18-碳类固醇，包括雌二醇、雌酮、雌三醇，基本结构是雌烷核。促性腺激素释放激素是下丘脑弓状核神经细胞分泌的一种十肽激素。催乳素是由腺垂体分泌的由198个氨基酸组成的多肽激素。

【X型题】

52. BCDE

[解析] 下丘脑-垂体-卵巢轴受大脑中枢调节，下丘脑分泌促性腺激素释放激素，促进垂体分泌FSH和LH，大量孕激素对该轴起负反馈作用，大量的雌激素在排卵前为正反馈作用，在黄体期起负反馈作用。

53. BCDE

[解析] 始基卵泡是卵巢的基本生殖单位，从胚胎形成后卵泡即进入自主发育与闭锁的轨道，根据卵泡的生长过程变化，分为四个阶段：始基卵泡、窦前卵泡、窦状卵泡和排卵前卵泡。

54. ABDE

[解析] FSH由垂体分泌，具有选择、促进卵泡发育的作用，也能激活颗粒细胞芳香化酶，合成与分泌雌二醇。但刺激卵泡膜细胞合成雄烯二酮是LH的作用。

55. ABCDE

[解析] 卵泡排卵的机制尚不清楚，可能与FSH、LH峰的形成，卵泡中前列腺素促进卵泡壁释放蛋白溶酶，刺激卵巢平滑肌收缩有关，一般排卵前卵泡直径18～22mm。

56. ABCDE

[解析] 下丘脑-垂体-卵巢轴发挥调节作用，激素水平呈周期性变化，排卵前雌激素对垂体产生正反馈作用，FSH和LH产生高峰，促进卵泡成熟及排卵，但在月经前，雌孕激素产生负反馈，FSH和LH下降，避免过早的优势卵泡被选择出来。子宫内膜对卵巢产生的激素敏感，也发生周期性的变化，表现为排卵前增殖性变化，排卵后分泌性变化。

57. ABCDE

[解析] 在一个月经周期中，排卵后，塌陷的卵泡壁形成黄体，黄体逐渐发育，在排卵后7～8日达到高峰，如果未受精，黄体在排卵后9～10日退化，同时雌孕激素下降，下一次月经来潮，黄体逐渐转变成白体。

二、名词解释

1. 是指伴随卵巢周期性变化而出现的子宫内膜周期性脱落及出血。

2. 正常月经具有周期性，月经出血第1日为月经周期的开始，两次月经第1日的间隔时间为一个月经周期。

3. 从青春期开始到绝经前，卵巢在形态和功能上发生周期性变化称为卵巢周期。

4. 卵细胞及包绕其周围的卵丘颗粒细胞一起被排出的过程，称为排卵。

5. 月经周期的调节主要涉及下丘脑、垂体和卵巢，三者之间相互调节，相互影响，构成一个完整而协调的神经内分泌系统，称为下丘脑－垂体－卵巢轴。

6. 从儿童到成人的转变期，是女性生殖器官、内分泌、体格逐渐发育到成熟的阶段，世界卫生组织规定的青春期为10～19岁。

7. 除生殖器官以外，女性乳房发育、阴毛及腋毛生长、骨盆发育（其横径大于前后径）、胸部及肩部皮下脂肪增多、音调变高等，均显现出女性特有体征称为第二性征。

三、填空题

1. 生殖功能，内分泌功能

2. 甾体激素，胆固醇

3. 卵泡外膜细胞，卵泡内膜细胞，FSH，LH

4. 成熟，月经初潮

5. 卵泡的发育及成熟，排卵，黄体形成及退化

6. 肾上腺，卵巢

7. 增生期，分泌期，月经期，功能层

8. 羊齿状结晶，椭圆体

9. 促性腺激素释放激素，卵泡刺激素，黄体生成素，雌激素，孕激素，雄激素

四、简答题

1. 除生殖器官以外，女性乳房发育、阴毛及腋毛生长、骨盆发育（其横径大于前后径）、胸部及肩部皮下脂肪增多、音调变高等，均显现出女性特有体征。

2. 月经血呈暗红色，其内除了血液外，还含有子宫内膜碎片、宫颈黏液、脱落的阴道上皮细胞、前列腺素及来自子宫内膜的大量纤维蛋白溶酶。因纤维蛋白溶酶的溶解作用，月经血不凝固，在出血量多时可以出现血凝块。

3. 卵巢主要有两种功能，分别是产生并排出卵子的生殖功能和分泌女性激素的内分泌功能。

4. 卵泡的发育及成熟；排卵；黄体形成及退化。

5. 卵泡开始发育时，雌激素分泌量很少，至月经第 7 日雌激素分泌迅速增加，雌激素在排卵前分泌逐渐增加，至排卵前达到第一个高峰，排卵后暂时下降1～2 日，黄体开始分泌雌激素，循环中雌激素又逐渐上升，至黄体高峰期形成第二个高峰，后一个高峰较第一高峰平坦，黄体萎缩时，雌激素逐渐下降，至月经期最低。

6. 协同作用：在雌激素作用的基础上，孕激素进一步促进女性生殖器和乳房的发育，为妊娠做准备。
拮抗作用：雌激素促进子宫内膜增生和修复，孕激素限制子宫内膜增生，使增生的子宫内膜转化为分泌期；其他，如在子宫收缩、输卵管蠕动、宫颈黏液变化、阴道上皮细胞角化和脱落以及水钠潴留与排泄等方面也表现为拮抗作用。

第三章　妊娠生理

一、选择题

【A 型题】

1. 卵子受精是在输卵管的哪个部位
   - A. 伞部
   - B. 伞部与壶腹部连接处
   - C. 壶腹部与峡部连接处
   - D. 峡部与间质部连接处
   - E. 间质部

2. 妊娠期母体血容量的改变，下列哪项不正确
   - A. 妊娠 32～34 周达高峰
   - B. 血容量于妊娠 6～8 周开始增加
   - C. 妊娠期血液处于高凝状态，血小板数轻度增加
   - D. 妊娠期血红蛋白平均值低于非妊娠期
   - E. 妊娠期白细胞增加，以中性粒细胞为主

3. 关于胎盘生乳素，正确的是
   - A. 是糖蛋白激素
   - B. 随着妊娠的进展及胎盘的增大，其分泌量逐渐减少
   - C. 有胰岛素拮抗作用
   - D. 由合体滋养细胞分泌
   - E. 胎盘功能低下时，其浓度增大

4. 正常孕足月胎儿的脐带平均长度约为
   - A. 30cm
   - B. 40cm
   - C. 55cm
   - D. 60cm
   - E. 70cm

5. 以下属于胎儿循环系统的特点的是
   - A. 有两条脐静脉、两条脐动脉
   - B. 静脉导管血含氧量最高，脐动脉含氧量最低
   - C. 入右心的为含氧量最低的静脉血
   - D. 胎儿体内无纯动脉血，而是动静脉混合血
   - E. 注入肺的血液含氧量及营养较丰富

6. 下列哪项激素不参与母体乳腺发育
   - A. 生长激素
   - B. 孕激素
   - C. 垂体催乳素
   - D. 雌激素
   - E. 促性腺激素释放激素

7. 妊娠时，孕妇血清中人绒毛膜促性腺激素高峰出现在
   - A. 2～3 周
   - B. 8～10 周
   - C. 14～16 周
   - D. 24～28 周
   - E. 32～34 周

8. 下列哪项不属于胎盘功能
   - A. 营养物质的供应
   - B. 气体交换
   - C. 合成功能
   - D. 防御功能
   - E. 保护胎儿

9. 有关受精过程正确的是
   - A. 受精后第 5 天受精卵分裂称为实心细胞团的桑葚胚
   - B. 精子获能是精子通过女性生殖道时接触子宫内膜白细胞，而解除顶体酶上的去获能因子
   - C. 卵子受精发生于输卵管的峡部
   - D. 受精后的第 8 天进入宫腔，第 10 天开始植入
   - E. 受精卵着床时透明带尚未消失

10. 妊娠期乳房变化正确的是
    - A. 大量雌激素刺激乳腺腺泡发育
    - B. 大量孕激素刺激乳腺腺管发育
    - C. 乳头增大，乳晕变黑
    - D. 泌乳由垂体催乳激素调节
    - E. 初乳为淡黄色浓稠液体

11. 对于胎盘功能错误的是
    - A. 在胎盘内进行物质交换的部位主要在血管合体膜
    - B. 免疫球蛋白 G 的分子量较大不能通过胎盘
    - C. 胎儿体内的葡萄糖均来自母体
    - D. 母儿间通过简单扩散进行氧气、二氧化碳交换
    - E. 胎盘的合成功能细胞为合体滋养细胞

12. 根据胎儿身长判定妊娠周数
    - A. 妊娠 20 周末，胎儿身长 25cm
    - B. 妊娠 24 周末，胎儿身长 30cm
    - C. 妊娠 28 周末，胎儿身长 31cm
    - D. 妊娠 32 周末，胎儿身长 34cm
    - E. 妊娠 40 周末，胎儿身长 45cm

13. 关于人绒毛膜促性腺激素（hCG）正确的是
    - A. 参与母胎界面的免疫调节机制，以免胚胎滋养层被母体淋巴细胞攻击
    - B. 有与黄体生成素相似的β亚基

C. 在妊娠早期替代垂体 FSH 功能，促使妊娠黄体发育

D. 来自绒毛膜、蜕膜与羊膜的上皮细胞

E. 在妊娠期 12 周达到高峰

14. 下列关于羊水及其功能，错误的是

    A. 胎儿的肺泡分泌羊水

    B. 羊水可促进胎肺的发育

    C. 胎儿尿液为羊水的重要来源

    D. 羊水呈酸性，破膜后羊水冲洗阴道，减少感染的机会

    E. 妊娠足月时羊水量约为 400ml

15. 正常情况下，于妊娠期间不增加的凝血因子是

    A. 凝血因子 II   B. 凝血因子 VIII

    C. 凝血因子 IX   D. 凝血因子 X

    E. 凝血因子 XI

16. 妊娠 12~14 周起，出现的子宫不规则、无痛性收缩称为

    A. Montgomery 结节

    B. Hegar 征

    C. Braxton Hicks 收缩

    D. 仰卧位低血压综合征

    E. 生理性缩腹环

17. 植入后的子宫内膜称为

    A. 蜕膜   B. 胎膜

    C. 基膜   D. 黏膜

    E. 基蜕膜

18. 下列哪项是底蜕膜的作用

    A. 构成胎盘母体面

    B. 合成激素和酶

    C. 排泄胎儿代谢产物

    D. 构成胎盘的胎儿部分

    E. 分泌孕激素

19. 羊水的 pH 值约为

    A. 9.0   B. 8.2

    C. 7.2   D. 7.0

    E. 6.2

20. 下列关于羊水，哪一项正确

    A. 胎儿的消化道是吸收羊水的重要途径

    B. 妊娠 32~34 周羊水量最多，后逐渐减少

    C. 妊娠中期以后主要由母体血清经胎膜进入羊膜腔的透析液

    D. 脐带华通胶不能吸收羊水

    E. 妊娠中期以后，羊水逐渐变为高渗

21. 关于胎儿呼吸系统，正确的是

A. 妊娠 12 周时出现能使羊水进出呼吸道的呼吸运动

B. 胎儿期羊水进出呼吸道，肺泡分泌羊水

C. 肺泡 I 型细胞内的板层小体能合成肺泡表面活性物质

D. 甲状腺激素可刺激肺泡表面活性物质的产生

E. 通过检测羊水中胆红素的含量，可判断胎肺成熟度

22. 下列关于受精卵的叙述，错误的是

A. 依靠输卵管蠕动和输卵管纤毛推动被送入宫腔

B. 在输卵管运送期间发生减数分裂

C. 经桑葚胚发育为早期胚泡

D. 最外层是滋养层

E. 滋养细胞穿透侵入子宫内膜、囊胚完全埋入子宫内膜中完成着床

23. 下列哪项不是受精卵着床的必要条件

A. 透明带消失

B. 囊胚细胞滋养细胞分化出合体滋养细胞

C. 囊胚和子宫内膜同步发育且功能协调

D. 孕妇体内分泌足够量的孕酮

E. 受精卵可任意时间着床

24. 正常妊娠期间肾功能应有下列哪项变化（较非孕时）

A. 肾血流量增加，肾小球滤过率增加

B. 肾血流量增加，肾小球滤过率不变

C. 肾血流量不变，肾小球滤过率增加

D. 肾血流量不变，肾小球滤过率略降低

E. 肾血流量减少，肾小球滤过率增加

25. 受精卵着床大约是在受精后的

A. 第 2 天   B. 第 12~13 天

C. 第 6~7 天   D. 第 9 天

E. 第 3~4 天

26. 正常妊娠 32 周末，胎儿的体重大致为

A. 1700g   B. 2000g

C. 1200g   D. 2500g

E. 1000g

27. 足月妊娠的胎盘大体结构，下列哪一项不正确

A. 重量为 450~650g

B. 胎盘母体面被绒毛膜隔成若干浅沟，分成母体叶

C. 胎盘由胎儿面的羊膜和叶状绒毛膜以及母体面的底蜕膜组成

D. 呈圆形或椭圆形，中间厚，边缘薄

E. 胎儿血和母血不直接相通，之间存在母胎界面，有胎盘屏障作用

28. 关于胎膜，下列哪项不正确
    A. 胎膜含甾体激素代谢所需的多种酶活性
    B. 含多量花生四烯酸的磷脂
    C. 含催化磷脂生成游离花生四烯酸的溶酶体
    D. 胎膜在分娩中起到一定作用
    E. 胎膜与羊膜合为一体，不能分开

29. 孕妇心排出量在哪段时间达高峰
    A. 孕 12～20 周   B. 孕 20～28 周
    C. 孕 28～30 周   D. 孕 30～32 周
    E. 孕 32～34 周

30. 受精卵形成后的细胞分裂称
    A. 卵裂   B. 无丝分裂
    C. 减数分裂   D. 成熟分裂
    E. 以上都不是

31. 下列关于脐带的叙述，错误的是
    A. 脐带中包含两根脐动脉和一根脐静脉
    B. 孕足月时，平均脐带长度为 55cm
    C. 脐带杂音的频率与胎心音相同
    D. 脐带表面覆盖有羊膜
    E. 脐动脉的氧分压高于脐静脉

32. 大约在产后多久，孕妇血清中不能测出人绒毛膜促性腺激素的表达
    A. 1 天   B. 2 天
    C. 2 周   D. 3 天
    E. 1 周

33. 下列哪项属于人绒毛膜促性腺激素的作用
    A. 刺激毛发生长
    B. 刺激雌激素的分泌作用
    C. 维持妊娠黄体
    D. 促进胎儿的生长发育
    E. 促使绒毛发生水泡样改变

34. 下列关于人胎盘生乳素（HPL），错误的是
    A. 妊娠 5～6 周用放免法可在母体血浆中测出
    B. 可促进乳腺腺泡发育
    C. 通过脂解作用，抑制母体对葡萄糖的摄取，使多余葡萄糖运送给胎儿，成为胎儿主要的能源来源
    D. 产后 2 周缓慢下降
    E. 通过促进胰岛素生成，增加蛋白合成

35. 下列关于胎盘分泌的激素的描述，错误的是
    A. 胎盘功能不良时，母血中缩宫素酶低值
    B. 雌激素在妊娠早期由卵巢黄体产生，妊娠 10 周

后主要来源于胎盘

    C. 妊娠期动态监测耐热性碱性磷酸酶可作为评估胎盘功能的一项指标
    D. 孕激素在妊娠 8～10 周后主要来源于胎盘合体滋养细胞，母血中孕酮值随妊娠进展而逐渐增高
    E. 妊娠时孕激素与雌激素拮抗作用

36. 妊娠中晚期，羊水的主要来源是
    A. 胎儿的尿液   B. 胎儿肺的分泌液
    C. 羊膜的透析   D. 脐带表面的透析
    E. 母体的血清

37. 垂体所分泌的激素在妊娠期的变化，下列哪项是正确的
    A. 促性腺激素分泌增加
    B. 垂体催乳素增加
    C. 促黑色素细胞激素减少
    D. 促甲状腺素减少
    E. 促肾上腺皮质激素减少

38. 关于胎儿血循环特点，下列哪项是错误的
    A. 脐静脉含氧量较高
    B. 脐动脉含氧量较高
    C. 注入肺及身体下半部的血液含氧量较低
    D. 注入肝、心、头部及上肢的血液含氧量较高
    E. 胎儿体内无纯动脉血，而是动静脉混合血，各部位血氧含量程度不同

39. 关于妊娠期外阴、阴道的改变，下列哪项是错误的
    A. 外阴部充血，皮肤增厚
    B. 阴道脱落细胞增加，分泌物增多
    C. 阴道 pH 值降低，有利于致病菌生长而易感染
    D. 阴道黏膜充血水肿呈紫蓝色，皱襞增多，伸展性增加
    E. 大小阴唇色素沉着，大阴唇内血管增多及结缔组织变松软

40. 母体与羊水的交换主要是通过
    A. 胎盘   B. 胎膜
    C. 脐带   D. 胎儿泌尿道
    E. 胎儿呼吸道

41. 妊娠期母体生殖系统的变化下述哪项是错误的
    A. 足月妊娠时子宫血流量平均为 500ml/min
    B. 子宫峡部到孕足月时可达 7～10cm
    C. 妊娠期卵巢增大
    D. 宫颈间质细胞可有蜕膜反应
    E. 阴道的酸度降低

42. 胎盘由以下哪项组织组成
   A. 叶状绒毛膜+包蜕膜+羊膜
   B. 叶状绒毛膜+底蜕膜+真蜕膜
   C. 叶状绒毛膜+包蜕膜+真蜕膜
   D. 叶状绒毛膜+底蜕膜+羊膜
   E. 叶状绒毛膜+真蜕膜+底蜕膜

43. 受精后第几天，晚期囊胚透明带消失，之后开始着床
   A. 第3天　　　　　B. 第4天
   C. 第5～6天　　　D. 第6～7天
   E. 第8～10天

44. 正常妊娠满28周末胎儿体重大致为
   A. 500g　　　　　B. 1000g
   C. 1500g　　　　D. 2000g
   E. 2500g

45. 妊娠期不产生雌激素的部位是
   A. 胎儿肝脏　　　B. 胎儿肾上腺
   C. 胎盘　　　　　D. 母体肾上腺
   E. 母体卵巢

46. 下列哪项不是受精卵着床必须具备的条件
   A. 透明带消失
   B. 囊胚细胞滋养细胞分化出合体滋养细胞
   C. 子宫内膜迅速发生蜕膜样变
   D. 囊胚和子宫内膜同步发育并相互配合
   E. 孕妇体内有足够数量的孕酮

47. 妊娠期子宫的变化，错误的是
   A. 足月妊娠时子宫血流量为500～700ml/min
   B. 足月妊娠子宫血流量 80%～85%供应胎盘，10%～15%供应子宫蜕膜层，5%供肌层
   C. 妊娠期 Braxton Hicks 收缩，宫内压力为1.3～2.0kPa（10～15mmHg）
   D. 子宫肌细胞肥大，胞浆内充满具有收缩活性的肌动蛋白与肌浆球蛋白
   E. 子宫肌壁厚度由非孕时的约1cm至足月时增加1倍

【B型题】
   A. 6～8周　　　　B. 第10周
   C. 第32～34周　　D. 第34～36周
   E. 第30周

48. 妊娠期母体血容量达到高峰的时间为
49. 妊娠期母体血容量开始增加的时间为
50. 妊娠期母体心排出量开始增加的时间为

   A. 简单扩散　　　B. 易化扩散
   C. 主动运输　　　D. 滤过作用
   E. 通过血管合体膜裂隙或通过细胞膜内陷吞噬

51. 葡萄糖
52. 氨基酸、水溶性维生素
53. 氧气、二氧化碳、水、钠、钾电解质

   A. 第3天　　　　　B. 第4天
   C. 第6～7天　　　D. 第2天
   E. 第9～10天

54. 受精卵分裂成苜胚在受精后
55. 受精卵进入宫腔在受精后
56. 受精卵开始着床在受精后

   A. 25周　　　　　B. 28周
   C. 30周　　　　　D. 35周
   E. 40周

57. 羊水内出现肺表面活性物质的时间是
58. 羊水内肺表面活性物质迅速增加的时间是

   A. 1500ml　　　　B. 100ml
   C. 400ml　　　　　D. 800ml
   E. 1000ml

59. 妊娠38周羊水量约为
60. 妊娠40周羊水量约为
61. 妊娠20周羊水量约为

【X型题】
62. 妊娠期子宫变化，下列哪些是正确的
   A. 足月妊娠时，子宫增大容量约为5L
   B. 子宫增大主以子细胞数目增加为主，伴有肌细胞的肥大
   C. 自妊娠12～14周起出现的无痛性子宫收缩称为 Braxton Hicks 收缩
   D. 妊娠时在激素的作用下，宫颈充血水肿，呈紫蓝色
   E. 妊娠8周后，子宫超出盆腔可在耻骨联合上方触及

63. 妊娠期循环系统的变化，下列哪些是正确的
   A. 妊娠期心脏向左、上、前方移位，心浊音界扩大，心尖搏动左移1～2cm
   B. 心排出量自妊娠10周逐渐增加，至妊娠32～34周达高峰
   C. 妊娠早期及中期血压偏低，晚期轻度升高

D. 临产后第二产程，心排出量显著增加

E. 妊娠期收缩压升高 10～15mmHg，舒张压一般无变化

64. 妊娠期血液系统的变化，下列哪些是正确的
    A. 妊娠期血液处于高凝状态，血细胞比容升高
    B. 妊娠期网织红细胞轻度增多
    C. 妊娠期白细胞计数 7～8 周开始增加，32～34 周达顶峰
    D. 血浆蛋白自妊娠早期开始降低，主要是白蛋白
    E. 凝血因子Ⅱ、Ⅴ、Ⅶ、Ⅷ、Ⅸ、Ⅹ增加，血小板数轻度减少

65. 妊娠期泌尿系统的变化，下列哪些是正确的
    A. 在孕激素的作用下，输卵管蠕动减弱，尿流减慢
    B. 与非孕期相比肾血浆流量约增加 35%，肾小球滤过率约增加 50%
    C. 妊娠期孕妇由于右旋子宫压迫输尿管，易发生右侧的急性肾盂肾炎
    D. 肾小管对葡萄糖再吸收能力不相应增加，约 15% 孕妇饭后出现糖尿
    E. 肾小球超滤可导致母体血清肌酐、尿素氮和尿酸水平降低

66. 妊娠期内分泌系统的变化，下列哪些是正确的
    A. 妊娠期腺垂体增大。嗜酸性粒细胞增多肥大，称"妊娠细胞"
    B. 妊娠期间由于雌、孕激素抑制下丘脑及腺垂体，FSH、LH 分泌减少，卵泡发育减少，也不排卵
    C. 肾上腺皮质醇分泌增加 3 倍，但无功能亢进表现
    D. 催乳激素从妊娠 7 周开始增多，至分娩前达高峰，约 150μg/L，促进乳腺发育
    E. 甲状腺均匀增大，也无功能亢进

67. 妊娠期母体新陈代谢的变化，下列哪些是正确的
    A. 孕妇基础代谢率（BMR）自孕中期逐渐升高，至妊娠晚期可增高 15%～20%
    B. 妊娠期肠道吸收脂肪能力增强，但因孕期高消耗，血脂降低
    C. 妊娠期糖原储备减少，当能量消耗过度，脂肪分解加速可发生酮血症
    D. 妊娠期胰岛功能旺盛，孕妇空腹血糖水平较非孕时低

E. 妊娠早期体重无明显变化，至妊娠足月时体重平均增加约 12.5kg

68. 妊娠期增加的心排出量主要供应孕妇哪些器官
    A. 孕妇大脑   B. 孕妇肾脏
    C. 胎盘   D. 子宫
    E. 乳房

69. 对于受精卵，下列哪些项是恰当的
    A. 在输卵管运行期间分裂成桑葚胚期
    B. 依靠输卵管蠕动和纤毛推动被运送到子宫腔
    C. 经桑葚胚发育成晚期囊胚
    D. 最外层是滋养层
    E. 着床于子宫内膜海绵层

二、名词解释

1. 精子获能
2. 顶体反应
3. 受精卵着床
4. 蒙氏结节
5. Braxton Hicks 收缩

三、填空题

1. 受精着床需经过_____、_____、_____三个阶段。
2. 精子获能的主要部位是在_____和_____。
3. 受精卵着床的部位是_____。
4. 按蜕膜与囊胚的部位关系，将蜕膜分为_____、_____、_____。
5. 受精后_____小时分裂为_____个细胞的实心细胞团，称桑葚胚（morula）。
6. 胚胎是指_____。
7. 妊娠_____周起胎儿开始出现吞咽及排尿功能。
8. 胎儿的脐带内含有_____条血管，_____条脐动脉，_____脐静脉。
9. 胎盘由_____、_____、_____三部分构成。
10. 妊娠_____周血清浓度达高峰，产后_____周内消失。
11. 胎盘功能包括_____、_____、_____、_____。
12. 与底蜕膜接触的绒毛，因营养丰富发育良好，称为_____。与包蜕膜接触的绒毛因血供少而逐渐退化，称为_____，参与形成胎膜。绒毛之间的间隙称为绒毛间隙，绒毛末端悬浮于充满母血的绒毛间隙中的称游离绒毛，长入底蜕膜中的称_____。
13. 正常足月妊娠羊水量为_____。

四、简答题

1. 简述妊娠期母体循环系统的改变。
2. 简述受精卵着床的必要条件。
3. 简述羊水的吸收。
4. 简述 hCG 的功能。
5. 简述人胎盘生乳素的功能。
6. 简述胎盘的功能。
7. 简述羊水的功能。
8. 妊娠期母体生殖系统的变化有哪些？

（丁依玲 喻 玲）

【参考答案及解析】

一、选择题

【A 型题】

1. C

[解析] 受精部位通常在输卵管的壶腹部与峡部连接处。

2. C

[解析] 妊娠期循环血容量 32～34 周达高峰，平均增加 1450ml，其中血浆约为 1000ml，红细胞约为 450ml，血液相对稀释。妊娠期血小板数轻度减少。

3. D

[解析] 人胎盘生乳素由合体滋养细胞合成，随着妊娠的进展分泌量持续增加，至妊娠 34～36 周达高峰，直至分娩，产后迅速降低，约在产后 7 小时即不能测出。

4. C

[解析] 妊娠足月胎儿的脐带长 30～100cm，平均约为 55cm。

5. D

[解析] 胎儿脐带内有一条脐静脉、两条脐动脉。胎儿体内无纯动脉血，而是动静脉混合血。进入肝、心、头部及上肢的血液含氧量较高且营养较丰富，注入肺、下肢的血液含氧量较少。静脉导管是脐静脉的分支，直接注入下腔静脉，是胎儿血液循环系统含氧量最高的部分；胎儿血液经全身后，最后再经脐动脉进入胎盘与母血进行交换。

6. E

[解析] 母体乳腺发育受垂体催乳激素、胎盘生乳素、雌激素、孕激素、生长激素及胰岛素的影响。

7. B

[解析] hCG 在受精后 7 日即可在孕妇血、尿中检测出。至妊娠 8～10 周血清浓度达最高峰，持续约 10 日后迅速下降。妊娠中晚期血清浓度仅为峰值的 10%，分娩后若无胎盘残留，约在产后 2 周内消失。

8. E

[解析] 胎盘的功能包括：气体交换、营养物质供应及胎儿代谢产物的排出、屏障功能、合成功能、免疫功能。

9. B

[解析] 卵子停留在输卵管等待受精；精子获能主要发生在输卵管和宫腔；受精后 50 小时为 8 细胞阶段，至受精后 72 小时分裂成 16 个细胞的实心细胞团的桑葚胚。透明带消失是受精卵着床的必要条件之一。

10. C

[解析] 妊娠期胎盘分泌大量雌激素刺激乳腺腺管发育，孕激素刺激乳腺腺泡发育。乳腺发育完善还需垂体催乳素、人胎盘生乳素、胰岛素、皮质醇等参与。妊娠末期可有少量淡黄色稀薄液体溢出称为初乳。

11. B

[解析] IgG 能通过胎盘。

12. B

[解析] 妊娠 24 周末胎儿身长 30cm，妊娠 28 周末胎儿身长 35cm，妊娠 32 周末胎儿身长 40cm，妊娠 40 周末胎儿身长 50cm。

13. A

[解析] hCG 由 α、β 亚基组成，α 亚基结构与垂体分泌的黄体生成素基本相似。妊娠 8～10 周血清浓度达最高峰，持续约 10 日后迅速下降。hCG 全部由胎盘绒毛膜的合体滋养层产生。妊娠中晚期血清浓度仅为峰值的 10%，分娩后若无胎盘残留，约在产后 2 周内消失。

14. E

[解析] 妊娠中期胎儿尿液是羊水的重要来源，妊娠晚期胎肺参与羊水的生成。胎儿的吞咽或吸入羊水可促进胎儿呼吸道、消化道发育；妊娠足月羊水量约为 800ml，过期妊娠羊水量明显减少，可至 300ml 以下。

15. E

[解析] 妊娠期血液处于高凝状态，凝血因子 Ⅱ、Ⅴ、Ⅶ、Ⅷ、Ⅸ、Ⅹ 增加，仅凝血因子 Ⅺ 及 Ⅻ 降低。

16. C

[解析] 妊娠 12～14 周起，出现的子宫不规则、无痛性收缩称为 Braxton Hicks 收缩。

17. A

[解析] 受精卵着床后子宫内膜发生蜕膜变，与囊胚极

滋养层接触的称为底蜕膜。

18. A

[解析] 底蜕膜构成胎盘的母体面，羊膜是胎盘的胎儿部分。胎盘的功能包括排泄胎儿代谢产物、合成激素和酶等。

19. C

[解析] 羊水的比重为 1.007～1.025，呈中性或弱碱性，pH 值约为 7.20，内含水分、无机盐及有机物质。羊水中含大量激素和酶。

20. A

[解析] 妊娠早期的羊水主要来自母体血清经胎膜进入羊膜腔的透析液；妊娠中期以后，胎儿尿液称为羊水的主要来源，使羊水的渗透压逐渐降低。妊娠期羊水量逐渐增加，妊娠 38 周约为 1000ml，此后羊水量逐渐减少。

21. B

[解析] 妊娠 11 周 B 型超声可见胎儿胸壁运动，妊娠 16 周时出现能使羊水进出呼吸道呼吸道的呼吸运动。肺泡 Ⅱ 型细胞内的板层小体能合成肺泡表面活性物质；通过检测羊水中卵磷脂及磷脂酰甘油值，可以判定胎肺成熟度。

22. B

[解析] 受精后 30 小时，受精卵随着输卵管蠕动和输卵管上皮纤毛推动向宫腔方向移动，同时开始进行有丝分裂（称为卵裂）。

23. E

[解析] 子宫有一个极短的窗口期允许受精卵着床。

24. A

[解析] 妊娠期肾脏略大，肾血流量比非孕时约增加 35%，肾小球滤过率约增加 50%。

25. C

[解析] 在受精后第 6～7 日，囊胚透明带消失之后植入子宫内膜的过程为受精卵着床。

26. A

[解析] 正常妊娠 32 周末，胎儿体重约为 1700g，身长 40cm，皮肤深红，面部毳毛已脱落。出生后加强护理可存活。

27. B

[解析] 固定绒毛的滋养层细胞与底蜕膜共同形成绒毛间隙的底，称为蜕膜板。从此板向绒毛膜伸出蜕膜间隔，将胎盘母体面分成肉眼可见的 20 个左右母体叶。

28. E

[解析] 胎膜由外层的平滑绒毛膜和内层的羊膜组成。

29. E

[解析] 妊娠期心排出量约自妊娠 8～10 周开始增加，至妊娠 32～34 周达高峰。

30. A

[解析] 受精后 30 小时，受精卵随着输卵管蠕动和输卵管上皮纤毛推动向宫腔方向移动，同时开始进行有丝分裂（称为卵裂）。

31. E

[解析] 脐带表面有羊膜覆盖呈灰白色，内有一条脐静脉、两条脐动脉。胎儿的静脉血经脐动脉到绒毛毛细血管网，与绒毛间隙中的母血进行物质交换，经脐静脉回流胎儿，因此脐静脉的含氧量较高，氧分压高于脐动脉。

32. C

[解析] hCG 早期增长快，约每 2 天倍增一次，妊娠 8～10 周血清浓度达高峰，持续约 10 日迅速下降。至妊娠中晚期血清浓度仅为峰值的 10%，产后 2 周内消失。

33. C

[解析] hCG 的生理功能包括：①支持黄体；②诱发排卵；③促进雌激素与孕酮的生成；④抑制淋巴细胞的免疫性，以免胚胎滋养层被攻击；⑤促胎儿睾丸分泌睾酮，刺激甲状腺活性。

34. D

[解析] 妊娠 5～6 周用放免法可在母体血浆中测出，至妊娠 34～36 周达高峰并维持至分娩，产后 7 小时即测不出。

35. E

[解析] 孕激素与雌激素协同作用，共同参与母体各系统的生理变化。母血中缩宫素酶、热性碱性磷酸酶（HSAP）均可作为胎盘功能的评估指标。

36. A

[解析] 妊娠早期主要为母体血清经胎膜进入羊膜腔的透析液；妊娠中期以后，羊水量主要通过生成胎儿尿液和肺液形成，其中胎儿尿液是最主要的来源，近足月的胎儿每天排出尿液 400～1200ml。

37. B

[解析] 妊娠黄体及胎盘分泌的大量雌、孕激素，对下丘脑及腺垂体的负反馈作用使促性腺激素（FSH 及 LH）分泌减少；垂体催乳素在妊娠 7 周开始增多，随妊娠进展逐渐增量，妊娠足月分娩前达高峰，催乳素促进乳房发育，为产后泌乳作准备；促黑色素细胞激素的分泌增多，使孕妇皮肤色素沉着；促甲状腺素、促肾上腺皮质激素分泌增加，但无甲状腺或肾上腺皮质功能亢进的表现。

38. B

[解析]胎儿体内无纯动脉血，而是动静脉混合血，进入肝、心、头部及上肢的血液含氧量较高及营养较丰富以适应需要，注入肺及身体下半部的血液含氧量及营养相对较少。

39. C

[解析]妊娠期外阴部充血，皮肤增厚，大小阴唇色素沉着，大阴唇内血管增多及结缔组织松软，故伸展性增加，有利于胎儿通过；妊娠期阴道黏膜变软，水肿充血呈紫蓝色（Chadwick 征），阴道皱襞增多，周围组织变疏松，肌肉细胞肥大，伸展性增加，有利于分娩时胎儿的通过，阴道脱落细胞及分泌物增多呈白色糊状，阴道上皮细胞含糖原增加，乳酸含量增多，使阴道 pH 降低，不利于致病菌生长，有利于防止感染。

40. B

[解析]母儿间的液体交换主要通过胎盘，每小时360ml，母体与羊水的交换主要通过胎膜，每小时400ml，羊水与胎儿间主要通过胎儿消化管、呼吸道、泌尿道及角化前皮肤进行交换。

41. E

[解析]妊娠期子宫血管扩张、增粗，子宫血流量增加，以适应胎儿－胎盘循环的需要，孕早期子宫血流量为50ml/min，主要供应子宫肌层和蜕膜，妊娠足月时子宫血流量为450～650ml/min，其中80%～85%供应胎盘；子宫峡部是位于子宫体与子宫颈之间最狭窄的组织结构，非孕时长 1cm，妊娠后子宫峡部变软，逐渐伸展拉长拉薄，临产后伸展至 7～10cm，成为产道一部分，称为子宫下段；妊娠期卵巢于妊娠 6～7 周前产生大量雌孕激素，以维持妊娠；妊娠期阴道上皮细胞含糖原增加，乳酸含量增多，使阴道 pH 降低，有利于防止感染。

42. D

[解析]胎盘由胎儿部分的羊膜和叶状绒毛膜以及母体部分的底蜕膜构成。

43. D

[解析]受精后第 5～6 日，晚期囊胚的透明带消失，总体积迅速增大，继续分裂发育，晚期囊胚形成。

44. B

[解析]28 周末，胎儿身长约 35cm，顶臀长 25cm，体重约 1000g。

45. D

[解析]卵巢于妊娠 6～7 周前产生大量雌孕激素，以维持妊娠，妊娠 10 周之后由胎盘取代；胎儿肾上腺皮质能产生大量甾体激素，与胎儿肝、胎盘、母体共同完成雌三醇的合成。

46. C

[解析]受精卵着床必须具备的条件是：透明带消失；囊胚细胞滋养细胞分化出合体滋养细胞；囊胚和子宫内膜同步发育并相互配合；孕妇体内有足够数量的孕酮。

47. E

[解析]子宫肌壁厚度非孕时约 1cm，至妊娠中期逐渐增厚达 2～2.5cm，至妊娠末期又逐渐变薄为 1～1.5cm 或更薄。

【B 型题】

48. C；49. A；50. B

[解析]妊娠期母体血容量自孕 6～8 周开始增加，心排出量自妊娠 10 周逐渐增加，至妊娠 32～34 周达高峰，持续至分娩；临产后第二产程，心排出量显著增加。

51. B；52. C；53. A

[解析]胎盘物质交换的方式有：①简单扩散：物质通过细胞质膜从高浓度区扩散至低浓度区，不消耗能量。如氧气、二氧化碳、水、钠、钾电解质等；②易化扩散：物质通过细胞质膜从高浓度区向低浓度区扩散，不消耗能量，但需特异性载体转运，如葡萄糖的转运；③主动运输：物质通过细胞质膜从低浓度逆方向扩散至高浓度区，需要消耗载能量及特异性载体转运，如氨基酸、水溶性维生素及钙、铁等；④其他：较大物质可通过细胞质膜裂隙，或通过细胞膜内陷吞噬后，继之膜融合，形成小泡向细胞内移动等方式转运，如大分子蛋白质、免疫球蛋白等。

54. A；55. B；56. C

[解析]受精后 72 小时分裂为 16 个细胞的实心细胞团，称桑葚胚（morula），桑葚胚进一步发育，形成早期囊胚。受精后第 4 日早期囊胚进入宫腔，继续分裂发育成晚期胚囊。在受精后第 6～7 天受精卵开始着床。

57. A；58. D

[解析]胎龄 15 周时，可在细支气管测得肺表面活性物质（PS）蛋白 B（SP－B）和 C（SP－C）的 mRNA，胎龄 24～25 周开始合成磷脂和活性 SP－B，以后 PS 合成量逐渐增多，但直到胎龄 35 周左右 PS 的量才迅速多。因此胎龄小于 35 周的早产儿易发生 RDS，并且，胎龄越小发生率越高。

59. E；60. D；61. C

[解析]妊娠早期羊水量逐渐增多，为无色澄清液体。妊娠 10 周羊水量约为 30ml，妊娠 20 周量约为 400ml。妊娠 38 周后羊水量逐渐减少。妊娠 38 周羊水量约为1000ml，妊娠 40 周约为 800ml。

【X型题】

62. ACD

[解析] 子宫增大主要是由于肌细胞的肥大、延长，也有少量肌细胞数目的增加及结缔组织增加。妊娠 12 周以后子宫超出盆腔，可在耻骨联合上方触及。Braxton Hicks 收缩自妊娠 12～14 周起，持续至妊娠晚期，其特点是稀发、不规律、不对称，通常宫缩时宫腔压力为 5～25mmHg，无痛感。

63. ABCD

[解析] 妊娠期舒张压降低 10～15mmHg，收缩压一般无变化，故 E 错误。

64. BDE

[解析] 妊娠期血液处于高凝状态，由于血液稀释，血红蛋白值约为 110g/L，血细胞比容降至 0.31～0.34。白细胞计数于妊娠 7～8 周开始轻度增加，30 周达高峰，约为（5～12）×10^9/L，有时可达 15×10^9/L；分娩及产褥期可进一步增加，有时可达 25×10^9/L，以中性粒细胞增多为主。

65. ABCD

[解析] 由于肾小球的超滤，代谢产物尿素、肌酐等排泄增多，其血清浓度低于非孕期。24 周前尿酸水平也降低，但 24 周后开始上升，至孕末期多与孕前相同，与肾小管对尿酸盐的吸收增加及胎儿尿酸产生增多有关。故 E 是错误的，其余均正确。

66. ABCDE

[解析] 垂体增生肥大明显，但 FSH、LH 分泌减少，卵巢内卵泡不再发育成熟，也不排卵；催乳激素从妊娠 7 周开始增多，至分娩前达高峰，约 150μg/L，促进乳腺发育；肾上腺皮质醇分泌增加 3 倍，但无功能亢进表现；醛固酮增加但不致引起水钠潴留；睾酮分泌增加，孕妇阴毛腋毛增多增粗；甲状腺均匀增大，也无功能亢进。

67. ACDE

[解析] 妊娠期肠道吸收脂肪能力增强，血脂较孕前增加 50%，母体脂肪储备增多。

68. CDE

[解析] 增加的心排出量主要供应子宫、胎盘和乳房。孕早期和非孕状态一样，子宫占 2%～3%，乳房占 1%，肾脏占 20%，大脑占 10%等。妊娠晚期子宫的血供上升至 17%，乳房上升至 2%，内脏血流供应所占百分比下降，但由于总心排出量增加，内脏器官的绝对血流量增加 50%。

69. ABCD

[解析] 晚期囊胚表面滋养细胞穿透侵入子宫内膜、内 1/3 肌层及血管，囊胚完全埋入子宫内膜中且被内膜覆盖。

二、名词解释

1. 当精子经宫颈管进入子宫腔及输卵管腔时，其顶体表面的糖蛋白被生殖道分泌物中的 α、β 淀粉酶降解，同时顶体膜结构中的胆固醇与磷脂比率和膜电位发生变化，降低顶体膜稳定性，此时的精子具有受精能力，即精子获能。

2. 获能的精子与卵子相遇，精子头部的外膜与顶体前膜融合、破裂，释放出顶体酶，溶解卵子外围的放射冠和透明带，称顶体反应。

3. 受精后第 6～7 天晚期囊胚透明带消失后逐渐埋入且被子宫内膜所覆盖的过程。

4. 妊娠期乳晕颜色加深，其外围的皮脂腺肥大形成散在的结节状隆起，称为蒙氏结节。

5. 自妊娠 12～14 周起，子宫出现不规则无痛性收缩，称 Braxton Hicks 收缩。

三、填空题

1. 定位　黏附　侵入

2. 子宫　输卵管

3. 输卵管壶腹部

4. 底蜕膜　包蜕膜　真蜕膜

5. 72　16

6. 受精后 8 周内的人胚

7. 20

8. 3　2　1

9. 羊膜　叶状绒毛膜　底蜕膜

10. 8～10　2

11. 代谢功能　合成功能　防御功能　免疫功能

12. 叶状绒毛膜　平滑绒毛膜　固定绒毛

13. 800～1000ml

四、简答题

1. 妊娠期增大的子宫使膈肌升高，心脏向左、上、前方移位，心脏容量至妊娠末期约增加 10%，心率于妊娠晚期休息时每分钟增加 10～15 次。心排出量自妊娠 10 周逐渐增加，至妊娠 32～34 周达高峰，持续至分娩，左侧卧位测量心排出量较未孕时约增加 30%。妊娠早期及中期血压偏低，妊娠 24～26 周后血压轻度升高。一般收缩压无变化，舒张压因外周血管扩张、血液稀释及胎盘形成动静脉短路而轻度降低，使脉压增大。

2. 透明带消失；囊胚细胞滋养细胞分化出合体滋养细胞；囊胚和子宫内膜同步发育且功能协调；孕妇体内分泌足够量的孕酮；子宫有一个极短的窗口期允许受精卵受精。

3. ①约 50%由胎膜完成。②胎儿吞咽羊水，足月妊娠胎儿每日可吞咽羊水 500～700ml。③脐带每小时能吸收羊水 40～50ml。④20 孕周前，胎儿角化前皮肤有吸收羊水的功能，但量很少。

4. ①维持月经黄体寿命，使月经黄体增大成为妊娠黄体，增加甾体激素的分泌以维持妊娠。②促进雄激素芳香化转化为雌激素，同时能刺激孕酮的形成。③抑制植物血凝素对淋巴细胞的刺激作用，hCG 能吸附于滋养细胞表面，以免胚胎滋养层被母体淋巴细胞攻击。④刺激胎儿睾丸分泌睾酮，促进男胎性分化。⑤能与母体甲状腺细胞 TSH 受体结合，刺激甲状腺活性。

5. ①促进乳腺腺泡发育，刺激乳腺上皮细胞合成乳白蛋白、乳酪蛋白和乳珠蛋白，为产后泌乳作准备。②有促进胰岛素生成作用，使母血胰岛素值增高。③通过脂解作用提高游离脂肪酸、甘油浓度，以游离脂肪酸作为能源，抑制对葡萄糖的摄取，使多余葡萄糖运送给胎儿，称为胎儿的主要能源，也成为蛋白质合成的能源来源。④抑制母体对胎儿的排斥作用。hPL 是通过母体促进胎儿发育的"代谢调节因子"。

6. （1）物质交换功能：气体交换即氧交换，二氧化碳交换；营养物质供应，供给胎儿发育所需要的所有营养物质；排除胎儿体内的代谢产物。

（2）防御功能：尽管胎盘的屏障作用极为有限，但对有些细菌、病原体和药物有一定的屏障功能。

（3）合成功能：如人绒毛膜促性腺激素、人胎盘生乳素、雌激素、孕激素、缩宫素酶、耐热性碱性磷酸酶、细胞因子与生长因子。

（4）免疫功能：使母体能容收、不排斥胎儿，具体机制目前尚不清楚。

（5）其他功能：①贮藏功能。如人妊娠初期，胎盘生长很快。大量的营养物质（蛋白质、糖原、钙、铁等）贮存于胎盘细胞内，以供胎儿生长需要。②调节功能。胎盘有相当于肝脏的功能，不仅能贮备营养，而且有调节作用，发育后期，胎儿肝脏逐渐生长发育完备，胎盘的代谢调节功能才逐渐减退以至消失。胎盘还能改造及合成一些物质，行使消化道、肺、肾、肝和内分泌腺的多种功能，而且能调节这些功能来保护胎儿和母体，使妊娠顺利进行。

7. 羊水的主要功能是保护胎儿及母体。

（1）保护胎儿：①保持羊膜腔内恒温。②有利于胎儿的体液平衡。③避免胎儿受挤压，防止胎体畸形、胎肢粘连及胎儿窘迫。④临产宫缩时，羊水能使压力均匀分布；促进胎儿消化道和肺发育。

（2）保护母体：①减少因胎动所致的不适感。②前羊水囊在临产后可扩张宫颈及阴道。③破膜后羊水冲洗阴道减少感染机会。

8. ①宫体：逐渐增大变软，妊娠 12 周后增大子宫逐渐均匀对称并超出盆腔，在耻骨联合上方可触及。②妊娠晚期的子宫右旋，与乙状结肠在盆腔左侧占据有关。③子宫腔容量、子宫重量均增加，自妊娠 12～14 周起，出现不规律无痛性子宫收缩，称为 Braxton Hicks 收缩。④子宫峡部：位于宫体之间最狭窄部位。非孕时长 1cm，临产后伸展至 7～10cm，成为产道一部分，此时称为子宫下段。⑤宫颈：充血、水肿、紫蓝色及变软。

第四章 妊娠诊断

一、选择题

【A型题】

1. 最常见的胎先露为
   A. 肩先露　　　B. 面先露
   C. 臀先露　　　D. 枕先露
   E. 复合先露

2. 下列哪一项不能用来估算孕周
   A. 测量子宫的长度值
   B. 早孕反应开始出现的日期
   C. 测量腹围值
   D. 末次月经
   E. 自觉胎动的日期

3. 在孕妇腹壁听诊，下列哪种声音与胎心音频率一致
   A. 脐带杂音　　　B. 子宫杂音
   C. 胎盘血流杂音　D. 腹主动脉音
   E. 胎动杂音

4. 女性，28岁，已婚未育。月经推迟10天，有早孕反应就诊，下列哪一项辅助检查诊断宫内妊娠最可靠
   A. 尿妊娠试验
   B. B型超声检查
   C. 基础体温测定
   D. 宫颈黏液涂片干燥后镜检
   E. 阴道脱落细胞学检查

5. 胎儿身体纵轴与母体纵轴的关系称为
   A. 胎方位　　　B. 胎先露
   C. 骨盆轴　　　D. 胎产式
   E. 胎体轴

6. 正常妊娠20周末，子宫底高度位于
   A. 脐上一指　　　B. 脐下一指
   C. 平脐　　　　　D. 脐上两指
   E. 脐下两指

7. 最先进入骨盆入口平面的胎儿部分为
   A. 胎方位　　　B. 胎产式
   C. 骨盆轴　　　D. 胎体轴
   E. 胎先露

8. 以下哪项是黑加征的表现
   A. 子宫增大变软

B. 乳头和乳晕颜色加深，乳头周围有多个褐色小结节
   C. 子宫呈前倾位
   D. 子宫峡部柔软，宫颈与宫体似不相连
   E. 子宫颈部充血变软，呈紫蓝色

9. 足月妊娠时胎心音的正常范围
   A. 每分钟60~100次　B. 每分钟80~120次
   C. 每分钟110~140次　D. 每分钟110~160次
   E. 每分钟140~180次

10. 关于妊娠诊断正确的是
    A. 黑加征是宫体呈球形，宫颈着色
    B. 停经是确诊妊娠的症状
    C. 体内hCG高峰在停经40~50天
    D. 黑加征是确诊妊娠的征象
    E. 体内hCG高峰在妊娠8~10周

11. 早孕出现最早、最具代表的症状是
    A. 乳房胀痛　　　B. 停经
    C. 恶心呕吐　　　D. 尿频
    E. 腹痛

12. 妊娠37周的孕妇，产前检查发现胎背位于母体腹部左侧，胎心音位于左上腹，宫底可触及浮球感，诊断胎方位为
    A. LOT　　　　B. LOP
    C. LOA　　　　D. LSA
    E. RSA

13. 年轻女性，26岁，平时月经不规律，1~3个月1次，停经50天时查尿hCG阳性，现停经13周，宫底脐上两横指，多普勒未闻及胎心，应选择下列哪一项检查方法
    A. 尿hCG　　　　B. X线
    C. 超声检查　　　D. 胎儿监护
    E. 胎儿心电图

14. 下列哪项不能作为确诊中期妊娠的依据
    A. 听诊时，胎心音清晰可闻
    B. 自觉胎动
    C. 触诊时又胎头浮球感
    D. B超示胎儿骨骼影

E. A 型超声示有胎心及胎动反射波

15. 哪项诊断不用尿妊娠试验
  A. 早期妊娠   B. 异位妊娠
  C. 过期妊娠   D. 先兆流产
  E. 葡萄胎

16. 中期妊娠是指
  A. 12～28 周   B. 13～27 周
  C. 14～27 周   D. 13～28 周
  E. 11～28 周

17. 下列各胎方位的指示点哪项是错误的
  A. LOA—枕骨   B. LMA—颏骨
  C. LSA—臀部   D. RSCA—肩胛骨
  E. ROA—枕骨

18. 关于正常妊娠哪项是错误的
  A. 孕吐多出现在妊娠第 6 周前后
  B. 自觉胎动多自妊娠第 20 周左右开始
  C. 免疫学妊娠试验于妊娠第 8～10 周时阳性率最高
  D. 超声多普勒在停经 5 周时即可听到胎心音
  E. 胎心在妊娠 16 周可以听到

【B 型题】
  A. Hegar sign   B. 蒙氏结节
  C. Chadwick 征   D. 乳腺增生
  E. Braxton Hicks 收缩

19. 妊娠 12～14 周起出现的无痛性子宫收缩

20. 妊娠期阴道黏膜变软，水肿充血呈紫蓝色

21. 妊娠 6～8 周因宫颈变软，子宫峡部极软，双合诊检查时感觉宫颈与宫体似不相连

22. 妊娠期乳晕外围皮脂腺肥大形成散在的结节状隆起

  A. 胎方位   B. 胎产式
  C. 胎先露   D. 胎姿势
  E. 胎心音

23. 胎儿身体纵轴与母体纵轴的关系

24. 胎儿先露部的指示点与母体骨盆的关系

25. 最先进入骨盆入口的胎儿部分

  A. LOA   B. ROA
  C. ROT   D. LOP
  E. ROP

26. 胎头矢状缝在骨盆入口右斜径上，小囟门在骨盆的左前方

27. 胎头矢状缝在骨盆入口左斜径上，大囟门在骨盆的右前方

  A. 妊娠 12 周末   B. 妊娠 16 周末
  C. 妊娠 20 周末   D. 妊娠 24 周末
  E. 妊娠 28 周末

28. 宫底位于耻骨联合上 2～3 横指

29. 宫底位于脐耻之间

30. 宫底位于脐上 3 横指

  A. 早期妊娠   B. 中期妊娠
  C. 晚期妊娠   D. 异位妊娠
  E. 葡萄胎

31. 停经 2 个月，阴道少许出血，伴腹痛，子宫无明显增大，可能的诊断是

32. 停经 2 个月，阴道出血 1 周，子宫明显大于孕月，B 超未见胎心搏动，应诊断为

【X 型题】

33. 下列哪些可作为早孕的诊断依据
  A. 停经   B. 早孕反应
  C. Hegar sign   D. B 型超声检查
  E. 胎心监护

34. 下列哪些可用于孕中晚期的评估诊断
  A. 胎心监测   B. B 型超声检查
  C. 四步触诊   D. 胎动
  E. 胎心音

35. 下列关于早孕的描述，正确的是
  A. 停经是妊娠最早的症状，但不是妊娠特有的症状
  B. 通常停经 6 周开始出现早孕反应，孕 12 周后逐渐缓解
  C. 孕期乳房增大，乳晕颜色加深，乳晕周围出现蒙氏结节
  D. 行双合诊检查子宫峡部极软，感觉宫颈与宫体部相连，称黑加征
  E. 早孕期前倾增大的子宫在盆腔内压迫膀胱容易导致尿频

36. 与胎心率一致的杂音有
  A. 脐带血流音   B. 胎儿血流音
  C. 子宫血流音   D. 腹主动脉音
  E. 胎盘血流音

37. 初产妇停经 8 周时，可以出现下列哪些现象
  A. 晨起恶心、呕吐 B. 乳晕着色

C. 尿频　　　　　　　D. 出现妊娠纹

E. 阴道壁和宫颈呈紫蓝色

二、名词解释

1. 早孕反应

2. 黑加征（Hegar sign）

3. 胎产式

4. 胎先露（fetal presentation）

5. 复合先露

6. 胎方位

7. 胎姿势

三、填空题

1. 妊娠全过程共 40 周，分为 3 个周期，妊娠_____以前称为早期妊娠，妊娠_____称为中期妊娠，妊娠_____称为晚期妊娠。

2. 枕先露以_____、面先露以_____、臀先露以

_____、肩先露以_____为指示点。

3. 正常妊娠时，妊娠_____周可用多普勒胎心听诊仪探测到胎心音；妊娠_____周可用一般听诊器经孕妇腹壁能够听到胎心音。胎心音速度较快，正常_____次。

4. 早起妊娠诊断的病史、症状与体征包括_____、_____、_____和_____。

5. 妊娠妇女一般于_____周开始自觉胎动，正常胎动每小时_____次。

四、简答题

1. 简答早期妊娠诊断的辅助方法。

2. 什么叫胎方位？枕先露有哪几种方位？

3. 试述胎儿心音的正常值及特点。

（丁依玲　喻　玲）

【参考答案及解析】

一、选择题

【A 型题】

1. D

[解析] 胎先露中最常见的为头先露，头先露中又以枕先露最常见。

2. C

[解析] 腹围受到皮下脂肪等影响，一般不作为估算孕周的指标。

3. A

[解析] 脐血流的杂音与胎心音频率是一致的。腹主动脉杂音与母体心音搏动一致。

4. B

[解析] hCG 阳性可以诊断妊娠，而超声检查宫腔内出现孕囊可以确定宫内妊娠。

5. D

[解析] 胎儿身体纵轴与母体纵轴的关系称为胎产式。

6. B

[解析] 正常妊娠时孕 16 周末宫底位于脐耻之间；孕 20 周末宫底位于脐下 1 横指；孕 24 周末宫底位于脐上 1 横指；孕 28 周末宫底位于脐上 3 横指。

7. E

[解析] 最先进入骨盆入口平面的胎儿部分称为胎先露。

8. D

[解析] 妊娠 6～8 周，宫体饱满，前后径增大呈球形。

因宫颈变软，子宫峡部极软，双合诊检查时感觉宫颈与宫体似不相连，称黑加征（Hegar sign）。

9. D

[解析] 孕足月时，胎儿的胎心音正常范围为每分钟 110～160 次。

10. E

[解析] 停经是最早出现的症状，但不是妊娠的特有症状；黑加征不能确诊妊娠。

11. B

[解析] 早孕期会出现恶心、呕吐等早孕反应，乳房胀痛、增大等症状，但停经是妊娠最早、最重要的症状。

12. D

[解析] 胎背位于母体腹部左侧，胎心音位于左上腹，宫底可触及浮球感，胎方位应为：左骶前（LSA）。

13. C

[解析] 月经不规律，有停经史且尿 hCG（+），现停经 13 周，子宫增大，宫底于脐上 2 横指，但多普勒未闻及胎心，此时应进行超声检查判断是否为宫内活胎及孕龄。

14. B

[解析] 第 14～27 周末称为中期妊娠，初产妇于妊娠 20 周感到胎动，经产妇略早。

15. C

[解析] 第 13 周末之前称为早期妊娠，第 14～27 周末称为中期妊娠，第 28 周及其后称为晚期妊娠，妊娠达

到或超过 42 周尚未分娩者称为过期妊娠。

16. B

[解析] 第 14～27 周末称为中期妊娠。

17. C

[解析] 最先进入骨盆入口的胎儿部分称为胎先露，枕先露以枕骨、面先露以颏骨、臀先露以骶骨、肩先露以肩胛骨为指示点，LSA 为左骶前，先露为骶骨。

18. D

[解析] 妊娠 6 周，B 超可见胚芽和原始心管搏动，妊娠 12 周用多普勒胎心听诊仪可探测到胎心，妊娠 18～20 周用一般听诊器经孕妇腹壁可听到胎心音。

【B 型题】

19. E；20. C；21. A；22. B

[解析] 黑加征（Hegar sign）是指停经 6～7 周时，双合诊检查子宫峡部极软，感觉宫颈与宫体之间似不相连。蒙氏结节是指妊娠妇女乳晕周围皮脂腺增生出现深褐色结节。Chadwick 征是指妊娠期阴道黏膜变软，水肿充血呈紫蓝色。Braxton Hicks 收缩是指妊娠 12～14 周起出现的无痛性子宫收缩。

23. B；24. A；25. C

[解析] 胎儿在子宫内的姿势称为胎姿势。胎体纵轴与母体纵轴之间的关系称为胎产式。最先进入骨盆入口的胎儿先露部称为胎先露。胎儿先露部的指示点与母体骨盆的关系称为胎方位。胎心音是指胎儿心跳的声音，正常 110～160 次/分。

26. A；27. D

[解析] LOA 枕左前，ROA 枕右前，ROT 枕右横，LOP 枕左后，ROP 枕右后。

28. A；29. B；30. E

[解析] 不同孕周的宫底高度：12 周末耻骨联合上 2～3 横指；16 周末脐耻之间；20 周末脐下 1 横指；24 周末脐上 1 横指；28 周末脐上 3 横指；32 周末脐与剑突之间；36 周末剑突下 2 横指；40 周末脐与剑突之间或略高。

31. D；32. E

[解析] 有停经史，阴道流血伴腹痛，但子宫未见明显增大，此时应考虑异位妊娠的可能性大。停经史，阴道流血，但子宫明显增大而 B 超未见胎心搏动，此时应考虑葡萄胎可能性大。

【X 型题】

33. ABCD

[解析] 胎心监护是孕妇中晚期评估胎儿宫内的状况的主要检测手段，不是早孕的诊断依据。

34. ABCDE

[解析] 孕中晚期可通过病史、体征、检查等手段来诊断。病史症状包括停经、腹部增大、胎动等。体征包括子宫增大、胎动、触摸胎体、听诊胎心音等。辅助检查包括超声等。

35. ABCDE

[解析] 早孕期的症状及体征包括停经、早孕反应、尿频、乳房变化、妇科检查特殊体征黑加征等。

36. AB

[解析] 胎心音应与子宫杂音、腹主动脉音、脐带杂音相鉴别。

37. ABCE

[解析] 妊娠纹是妊娠子宫增大后孕妇腹壁皮肤张力加大，皮肤弹性纤维断裂，呈多量紫色或淡红色不规律平行略凹陷的条纹，一般出现在妊娠晚期。

二、名词解释

1. 妊娠妇女于孕早期出现畏寒、头晕、乏力、嗜睡、食欲不振或厌油、恶心、晨起呕吐等现象，多在停经 12 周左右自行消失。
2. 妊娠 6～8 周宫颈变软，子宫峡部极软，感觉子宫颈与子宫体似不相连。
3. 胎体纵轴与母体纵轴之间的关系。平行属于纵产式，垂直属于横产式，交叉为斜产式，多可转为纵产式。
4. 最先进入骨盆入口的胎儿部分称为胎先露。
5. 头先露或臀先露与胎手或胎足同时入盆，称为复合先露。
6. 胎儿先露部指示点与母体骨盆的关系。
7. 胎儿在子宫内的姿势。正常姿势为胎头俯屈，颏部贴近胸壁，脊柱略弯曲，四肢屈曲交叉于胸腹前。

三、填空题

1. 12 周　13～27 周末　第 28 周末
2. 枕骨　颏骨　骶骨　肩胛骨
3. 12　18～22　110～160
4. 停经　早孕反应　尿频　乳房变化
5. 18～20　3～5

四、简答题

1. 早期妊娠诊断的辅助方法包括：①超声检查：B 超检查快速准确，最早确定妊娠的依据是妊娠囊，在孕囊内见到胎心搏动可确定活胎。②妊娠试验：妊娠后 7～9 天可用放射免疫法测定孕妇血 hCG，临床上多用早早孕试纸。③宫颈黏液检查：涂片干燥后光镜下见到排列成行的椭圆体而未见羊齿植物叶状结晶可能性很大。④基础体温：双相体温，高温相持续 18 天不见下降，早孕可能性大。

2. 胎儿先露部的指示点与母体骨盆的关系称为胎方位。枕先露共有6种胎方位,分别为:枕左前(LOA)、枕左横(LOT)、枕左后(LOP)、枕右前(ROA)、枕右横(ROT)、枕右后(ROP)。

3. 胎儿心音呈双音,似钟表嘀嗒声,速度较快,每分钟 110～160 次,在胎儿背部所在处听得最清楚,应与子宫杂音、腹主动脉音、脐带杂音相鉴别。

第五章　异常妊娠

一、选择题

【A 型题】

1. 流产时妊娠产物可完整排除且出血不多的情况，常见于妊娠

　　A. 8 周内　　　　　　　B. 12 周

　　C. 8～12 周　　　　　D. 20 周内

　　E. 早期

2. 关于稽留流产，下列哪项错误

　　A. 应作凝血功能检查

　　B. 子宫小于 12 周者，进行钳刮术

　　C. 术前 5 天用孕激素，以提高子宫肌对缩宫素的敏感性

　　D. 凝血功能异常者，给予相应处理，待凝血功能改善后再行引产或刮宫

　　E. 子宫大于 12 周者，用缩宫素促进宫腔内容物排出

3. 不全流产有活动性出血伴休克，应如何处理

　　A. 立即刮宫

　　B. 输液输血纠正休克

　　C. 先抗感染再清宫

　　D. 纠正休克及抗感染同时清宫

　　E. 肌注催产素，促残留胚胎组织排出

4. 28 岁女性，3 年未孕，用促排卵药后停经 50 天，近 10 天有呕吐、恶心不适，近日出现少量阴道流血，以下处理哪项错误

　　A. 卧床休息　　　　　B. 必要时抗感染治疗

　　C. 破膜引产　　　　　D. 口服维生素 E

　　E. 注射黄体酮

5. 关于流产合并感染的处理，下列哪项是错误的

　　A. 立即刮宫以清除宫腔内容物，同时给广谱抗生素

　　B. 原则上先抗生素控制感染，再行清宫

　　C. 出血多者在静脉应用抗生素同时取出宫内大块残留以减少出血，感染控制后再行清宫术

　　D. 患者出现感染性休克，应积极抗休克

　　E. 如出现盆腔脓肿应做切开引流术

6. 36 岁经产妇，10 年前分娩一儿重 4300 克。随后两次妊娠分别在 20 周及 26 周时破膜不久流产。最可能造成两次流产的原因是

　　A. 染色体异常　　　　B. ABO 血型不合

　　C. 宫颈内口松弛　　　D. 子宫肌瘤

　　E. 卵巢黄体功能不足

7. 停经 50 天，有早孕反应，尿妊娠试验（＋），3 天前开始少量阴道流血，今早流血增多，并腹痛加剧，随时排出一块组织后流血减少。妇科检查：阴道内少量血液，宫口未开，子宫前位，稍大，双附件（－），其处理方案应首选

　　A. 立即清宫　　　　　B. 催产素注射

　　C. 观察无特殊处理　　D. hCG 测定

　　E. 抗生素治疗

8. 异位妊娠常见的着床部位是

　　A. 卵巢　　　　　　　B. 输卵管

　　C. 子宫颈　　　　　　D. 子宫角

　　E. 腹腔

9. 输卵管妊娠发病部位最多见于

　　A. 输卵管峡部　　　　B. 输卵管壶腹部

　　C. 输卵管伞端　　　　D. 输卵管间质部

　　E. 输卵管峡部和壶腹部交界处

10. 输卵管妊娠最常见的原因是

　　A. 输卵管发育异常　　B. 子宫内膜异位症

　　C. 慢性输卵管炎　　　D. 输卵管结扎手术后

　　E. 宫内节育器放置后

11. 输卵管壶腹部妊娠，其最常见的结局是

　　A. 输卵管妊娠流产

　　B. 输卵管妊娠破裂

　　C. 胚胎可发育至 3 个月以上

　　D. 易继发盆腔感染

　　E. 最易继发腹腔妊娠

12. 确诊为输卵管妊娠破裂、失血性休克，应采取的紧急措施是

　　A. 用升压药物　　　　B. 输血

　　C. 立即剖腹探查　　　D. 纠正休克后手术

　　E. 边抗休克，边手术探查

13. 下列哪项是诊断异位妊娠的金标准

　　A. 病史，腹部检查及阴道检查

B. 后穹窿穿刺

C. 尿妊娠试验

D. 腹腔镜检查

E. 诊断性刮宫

14. 诊断异位妊娠破裂，最简单可靠的方法是

    A. 病史、腹部检查及阴道检查

    B. 后穹窿穿刺

    C. 尿妊娠试验

    D. B超

    E. 诊断性诊刮

15. 患者23岁，因停经40天，尿妊娠试验（+）。在当地医院行药物流产，术后7天一直少量阴道流血，今晨突然晕倒在地。查体：体温36.9℃，脉搏120次/分，血压80/50mmHg，下腹压痛、反跳痛。妇科检查：宫颈举痛，子宫前位，稍大，漂浮感，右附件区有一不规则包块，软。最可能的诊断是

    A. 人流不全   B. 右附件炎

    C. 阑尾炎   D. 输卵管妊娠破裂

    E. 宫颈粘连

16. 停经11周，阴道少量出血10天，2天前阴道流血增多，下腹阵痛，伴有妊娠组织排出。昨起发热，今体温38.5℃，血压80/50mmHg，心率122次/分。阴道检查：外阴有多量流血，宫口开，容一指，子宫口处可触及妊娠组织，子宫6周大小，有压痛（++），附件稍增厚，压痛（+），腹软，无肌紧张及反跳痛，血红蛋白70g/L，白细胞16×10⁹/L，中性0.90，该患者诊断为

    A. 难免流产   B. 不全流产

    C. 完全流产   D. 不全流产伴感染

    E. 完全流产伴感染

17. 对于子宫角妊娠，下列哪项不恰当

    A. 可引起严重腹腔内出血

    B. 常见于妊娠中期发生破裂

    C. 可经阴道分娩

    D. 超声检查有助于诊断

    E. 应尽早手术

18. 不是输卵管妊娠化学药物治疗的指征是

    A. 输卵管妊娠包块直径≤4cm

    B. 血β－hCG＜2000U/L

    C. 无明显内出血征象

    D. 输卵管妊娠未发生破裂或流产

    E. 停经周数≤10周

19. 妊娠10周出现阵发性下腹痛，大量阴道出血伴小块组织物排出，并发生失血性休克，应首先考虑

    A. 先兆流产   B. 难免流产

    C. 不全流产   D. 完全流产

    E. 稽留流产

20. 急诊输卵管妊娠破裂的手术原则是

    A. 尽量吸出腹腔血液作自体输血

    B. 切除子宫

    C. 进行对侧输卵管整形术

    D. 切除患侧附件

    E. 尽快钳夹出血处，切除患侧输卵管

21. 对于输卵管间质部妊娠的术式，下列哪项恰当

    A. 行子宫角部楔形切除术

    B. 行子宫次全切除术

    C. 行患侧输卵管切除术

    D. 行子宫角部楔形切除及患侧输卵管切除术

    E. 行子宫角部楔形切除及患侧附件切除术

22. 关于卵巢妊娠，下列哪项是错误的

    A. 双侧输卵管必须正常

    B. 囊胚必须种植于卵巢

    C. 卵巢与囊胚必须经卵巢固有韧带系于子宫

    D. 囊胚壁上有卵巢组织

    E. 大多发育超过3个月

23. 关于异位妊娠子宫的变化，下列哪项是错误的

    A. 子宫刮出物呈蜕膜反应

    B. 子宫刮出物见A－S反应

    C. 子宫刮出物见蜕膜组织和少量绒毛

    D. 子宫刮出物呈分泌期并伴有蜕膜样反应

    E. 子宫刮出物呈碎片蜕膜，镜下未见滋养细胞

24. 下列哪项不是急性输卵管妊娠破裂的表现

    A. 阴道大量流血

    B. 移动性浊音阳性

    C. 下腹部明显压痛和反跳痛

    D. 宫颈举痛，子宫漂浮感

    E. 休克、晕厥

25. 对于输卵管妊娠与流产，下列哪项不恰当

    A. 输卵管妊娠可于后穹窿穿刺抽出不凝血

    B. 流产表现为下腹阵发性坠痛

    C. 流产出现休克时其程度与外出血不成比例

    D. 两者尿hCG均可阳性

    E. 宫颈举痛为输卵管妊娠的典型体征

26. 输卵管间质部妊娠，下列哪项不恰当

    A. 一侧宫角突出

    B. 子宫与停经月份完全相符

    C. 子宫不对称

    D. 尿hCG阳性

E. 破裂所致征象类似于子宫破裂

27. 孕 8 周初孕妇，数日前开始下腹正中隐痛，伴少量阴道出血，至今仍断续出血。妇科检查：宫颈光滑，宫口未开，无举痛，子宫前倾前屈，如孕 8 周，软，附件（—），目前最有价值的检查是

A. 尿雌三醇测定　　B. 血 hCG 定量

C. 超声检查　　　　D. 尿 hCG

E. 甲胎蛋白

28. 关于习惯性流产，下列哪项是错误的

A. 每次流产往往发生在相同妊娠月份

B. 临床过程和一般流产相同

C. 自然流产连续发生两次或以上者

D. 病因之一与染色体异常有关

E. 晚期习惯性流产常因宫颈内口松弛引起

29. 关于流产的治疗原则，以下哪项错误

A. 先兆流产于妊娠早期可肌注黄体酮

B. 难免流产可行吸宫术

C. 不全流产应尽快清宫

D. 感染性流产抗感染及刮宫应同时进行

E. 子宫内口松弛症应在妊娠 16~22 周时行子宫颈内口缝扎术

30. 先兆流产的处理下列哪项是错误的

A. 卧床休息　　　　B. 给予维生素 E 治疗

C. 应用镇静药物　　D. 定期阴道检查

E. 定期 hCG 测定

31. 习惯性晚期流产最常见的原因是

A. 孕卵发育异常　　B. 黄体功能不全

C. 甲状腺功能不足　D. 染色体异常

E. 子宫颈内口松弛

32. 关于自然流产的症状，下列哪项是错误的

A. 妊娠 12 周后，先阴道流血后腹痛

B. 晚期流产一般出血不多

C. 妊娠 8~12 周阴道流血较多

D. 妊娠 8 周前出血不多

E. 妊娠 8 周后不完全流产较多

33. 妊娠早期流产的主要原因是

A. 生殖器官异常　　B. 母体全身疾病

C. 遗传基因缺陷　　D. 外界不良因素

E. 免疫因素

34. 下列哪项不是稽留流产严重出血的原因

A. 妊娠子宫血运丰富特易出血

B. 胎盘机化，粘连宫壁，易致残留

C. 稽留日久，易发生凝血功能障碍

D. 雌激素不足，子宫对催产素不敏感，易宫缩不良

E. 胚胎组织粘连宫壁，刮宫易致子宫穿孔

35. 关于难免流产，下列哪项不恰当

A. 宫口扩张

B. 由先兆流产发展而来

C. 仅有部分可能继续妊娠

D. 子宫大小可与停经周数相符

E. 一旦确诊应尽早使胚胎组织完全排出

【B 型题】

27 岁已婚妇女，停经 82 天，阴道少量量流血 5 天，伴发热 3 天，昨日阴道排出一块肉样组织，今晨突然大量阴道流血。查血压 80/60mmHg，体温 38.2℃，脉搏 116 次/分，子宫如妊娠 2 个月大、有压痛，宫口通过一指松，阴道分泌物明显臭味。血常规：WBC 20.5×10^9/L，Hb 68g/L

36. 诊断考虑为感染合并

A. 先兆流产　　　　B. 难免流产

C. 不全流产　　　　D. 稽留流产

E. 完全流产

37. 除抗休克外，还需进行的紧急处理

A. 大量输血，输液

B. 注射子宫收缩药

C. 抗生素大剂量静脉滴注

D. 钳夹出宫腔内残留妊娠产物

E. 立即进行彻底清宫

A. 先兆流产　　　　B. 难免流产

C. 不全流产　　　　D. 完全流产

E. 稽留流产

38. 停经 50 天，阴道流血 3 小时，宫口开，胎囊堵塞于宫颈口内

39. 停经 4 个月，子宫如孕 3 个月大小，未闻及胎心

40. 停经 2 个月，排出肉样组织一块，宫口闭，子宫如正常大小

41. 停经 80 天，少量阴道流血 3 天，宫口未开，胎膜未破，子宫如孕 80 天大小

42. 停经 50 天，排出肉样组织一块，宫口开，子宫略小于孕月

A. 立即清宫　　　　B. 卧床休息

C. 检查凝血功能　　D. 无需特殊处理

E. 抗炎后清宫

43. 先兆流产

44. 不全流产

45. 完全流产

46. 稽留流产

47. 流产合并感染

A. 停经、腹痛、阴道流血、后穹窿穿刺抽出不凝血

B. 停经、腹痛、阴道流血及阴道排出组织

C. 月经后半期下腹痛，阴道少量流血，尿妊娠试验阴性，后穹窿穿刺抽出不凝血

D. 右下腹痛，体温血象高，子宫双附件无异常

E. 人流后下腹痛，宫颈举痛，体温血象高，后穹窿穿刺抽出洗肉样水

48. 流产

49. 输卵管妊娠

50. 输卵管炎

51. 黄体破裂

52. 阑尾炎

A. 异位妊娠　　　　B. 稽留流产

C. 先兆流产　　　　D. 急性盆腔炎

E. 急性阑尾炎

53. 患者，女，24 岁。停经 17 周，1 个月来间断少量阴道出血，检查腹部无明显压痛、反跳痛，子宫颈口未开，子宫增大如孕 8 周

54. 患者，女，30 岁。停经 56 天，阴道淋漓出血半个月，下腹痛半肛门坠胀感，出冷汗半天，应考虑为

【X 型题】

55. 复发性流产的病因有

A. 子宫黏膜下肌瘤　　B. 宫腔纵隔

C. 宫颈内口松弛　　　D. 黄体功能不全

E. 免疫功能紊乱

56. 患者，女，26 岁。停经 40 天测尿妊娠试验阳性，停经 50 天证实宫内早孕，有心管搏动，停经 4 个月感胎动，停经 5 个月子宫停止增大。查体：子宫如孕 4 个月大小，B 超未见胎心。此患者应密切观察

A. 出凝血时间

B. 凝血酶原时间

C. 红细胞容积和血红蛋白

D. 纤维蛋白原

E. 胆红素

57. 输卵管妊娠的病因包括

A. 输卵管炎症

B. 输卵管发育不良或功能异常

C. 子宫肌瘤或卵巢肿瘤压迫

D. 输卵管手术

E. 放置宫内节育器后

58. 子宫颈口松弛而致反复晚期流产的特点是

A. 在妊娠早期出现

B. 流产前阵痛明显

C. 破膜后胎儿立即娩出

D. 娩出新鲜、无畸形发育的正常胎儿

E. 发病前常无症状

59. 关于宫颈妊娠，下列哪些正确

A. 指受精卵着床在宫颈管内

B. 多见于经产妇

C. 妇科检查发现膨大的宫颈上方为正常大小的子宫

D. 可刮宫，必要时切除子宫

E. 易误诊为难免流产

60. 输卵管妊娠发展到一定时期，将会发生以下结局

A. 输卵管妊娠流产

B. 输卵管妊娠破裂

C. 陈旧性宫外孕

D. 继发性腹腔妊娠

E. 阔韧带妊娠

二、名词解释

1. 流产

2. 复发性流产

3. 难免流产

4. 异位妊娠

5. A－S 反应

6. 陈旧性宫外孕

7. persistent ectopic pregnancy（持续性宫外孕）

三、填空题

1. 流产的主要症状是＿＿＿＿和＿＿＿＿。

2. 根据流产时间分类，流产可分为＿＿＿＿和＿＿＿＿。

3. 流产的三种特殊情况为＿＿＿＿、＿＿＿＿和＿＿＿＿。

4. 输卵管妊娠发展到一定程度，可发生＿＿＿＿和＿＿＿＿两种结局。

5. 异位妊娠的症状有＿＿＿＿、＿＿＿＿、＿＿＿＿和＿＿＿＿。

四、简答题

1. 简述先兆流产和难免流产的鉴别要点。

2. 异位妊娠的鉴别诊断。

3. 简述各型流产的处理原则。

4. 简述异位妊娠药物治疗的适应证。

5. 简述异位妊娠手术治疗的适应证。

五、病例分析题

1. 患者，女，34 岁。因"停经 50$^+$天，阴道流血 4 天，下腹痛 2$^+$小时"于 2017 年 5 月 25 日 1am 于急诊就诊。患者末次月经 2017 年 4 月 2 日，停经 35 天自测尿妊娠试验阳性，无明显早孕反应。4 天前无诱因出现阴道流血，暗红色，量少，每天约用 1 片卫生护垫，在社区诊所予"黄体酮"保胎治疗（具体不详），未见好转。2$^+$小时前无诱因出现左下腹胀痛，呈持续性，渐加重。遂由家人送至我院就诊。

既往体健，月经正常，孕 $_2$产 $_1$流 $_1$。

查体：T 36.4℃，P 110 次/分，R 24 次/分，BP 80/50mmHg，贫血貌，心率 110 次/分，律齐无杂音。腹肌紧张，有压痛及反跳痛。妇科检查：外阴正常，阴道通畅，阴道内可见少许暗红色血迹，宫颈常大，光滑，质中，宫口闭，宫颈有抬举痛，后穹窿饱满。宫体前位，增大如孕 40$^+$天大小，质中，压痛，左附

件区压痛明显，因患者不配合，双合诊不满意。

门诊资料：BRHb 75g/L，WBC 15.0×10^9/L，N 0.78，L 0.22，plt 146×10^9/L。

尿妊娠试验：阳性。

问题：（1）诊断及诊断依据。

（2）还需做什么检查？

（3）处理原则是什么？

2. 患者，女，32 岁，已婚。突然左下腹痛伴有阴道少量出血 1 天急诊就诊。自述 2 个月前曾行妇科检查均正常。末次月经不清楚。查体：面色苍白，心率 110 次/分，血压 80/60mmHg。辅助检查：超声提示子宫正常大小，左侧 4cm×4cm×3cm 非均质包块，盆腔大量积液，尿 hCG（−）。

问题：（1）可能的诊断有哪些，诊断依据是什么？

（2）为明确诊断，可行的检查有哪些？

（3）处理措施是什么？

（丁依玲　喻　玲）

【参考答案及解析】

一、选择题

【A 型题】

1. A

[解析] <8 周者，绒毛发育不成熟，与子宫蜕膜联系不牢固，妊娠物可完全排出，出血不多；8～12 周者，绒毛发育茂盛，与子宫蜕膜联系较牢固，妊娠物部分排出，影响子宫收缩，导致大量出血。

2. C

[解析] 稽留流产术前 5 天可用雌激素，以提高子宫肌对缩宫素的敏感性。

3. D

[解析] 不全流产确诊后应尽快清宫，有休克者，应输血、输液纠正休克，同时抗生素预防感染。

4. C

[解析] 该患者的初步诊断是先兆流产，其治疗包括卧床休息、黄体酮及维生素 E 保胎治疗，如阴道流血时间长，可予抗生素预防感染。

5. A

[解析] 流产合并感染的治疗原则是积极控制感染，尽快清宫宫内残留物。如感染未控制情况下清宫，容易造成感染扩散。

6. C

[解析] 根据患者病史，可以了解到患者第一次分娩巨大儿，可能引起了宫颈损伤，故引起第 2 次妊娠流产，根据临床表现，考虑为宫颈内口松弛，又称宫颈机能不全。

7. C

[解析] 根据患者病史，停经后查尿妊娠阳性，可诊断为早孕，3 天前阴道少量流血，考虑先兆流产，今日流血量增多并出现了腹痛症状，阴道排出组织后流血减少，妇科检查宫颈口已闭，子宫稍大，符合完全流产的诊断，一般不需要特殊处理，可行 B 超检查，明确宫腔内有无妊娠组织残留。

8. B

[解析] 输卵管是异位妊娠最为常见的着床部位，占异位妊娠的 95%。

9. B

[解析] 输卵管妊娠中，壶腹部妊娠最多见，约占 78%。

10. C

[解析] 慢性输卵管炎症是输卵管妊娠常见的原因，分为输卵管黏膜炎和输卵管周围炎。

11. A

[解析] 输卵管壶腹部妊娠，其受精卵在输卵管黏膜皱襞内种植，由于蜕膜形成不完整，发育中的囊胚常向管腔突出，最终突破包膜而出血，妊娠产物排出到腹腔引起输卵管妊娠流产。

12. E

[解析] 由于输卵管间质部管腔周围肌层较厚，血运丰富，破裂后症状极为严重，在短时间内可急性失血性休克危及生命，故一旦发生输卵管妊娠破裂、失血性休克，则需立即在纠正休克的同时手术探查。

13. D

[解析] 腹腔镜是诊断异位妊娠的金标准。

14. B

[解析] 后穹窿穿刺出不凝血是诊断异位妊娠最简单可靠的方法。

15. D

[解析] 患者停经后测尿妊娠试验阳性，当地医院诊断宫内早孕，行药物流产后一直阴道流血，休克血压，有腹膜刺激征，子宫漂浮感，考虑腹腔内出血，右附件有一包块，考虑为右侧输卵管妊娠破裂。患者无发热、宫腔操作史，暂不考虑附件炎可能。

16. D

[解析] 患者停经后阴道流血 10 天，3 天前阴道流血增多，有腹痛及妊娠组织排出体征，妇科检查见宫口有妊娠组织，血常规示中度贫血，考虑不全流产。今晨出现发热、休克症状，妇科检查子宫小于孕周，盆腹腔有压痛、反跳痛等盆腔炎体征，考虑阴道血时间长，导致的盆腔感染。

17. C

[解析] 子宫角妊娠靠近输卵管间质部，血运丰富，破裂常发生在 12 周之后，一旦破裂，犹如子宫破裂，症状极严重，短时间内出现低血容量休克症状，后果严重。

18. E

[解析] 异位妊娠化学药物治疗指征：无药物治疗禁忌证、输卵管妊娠包块直径≤4cm、血β-hCG<2000U/L、无明显内出血征象、输卵管妊娠未发生破裂或流产。

19. C

[解析] 不全流产是指部分妊娠物排出宫腔，还有部分残留于宫腔内或嵌顿于宫颈口处，或胎儿排出后胎盘滞留宫腔或嵌顿于宫颈口，影响子宫收缩，导致大量出血，甚至发生休克。

20. E

[解析] 输卵管妊娠的手术治疗分为保守手术和根治手术，需视患者情况决定。如输卵管妊娠破裂急诊手术，需钳夹出血处，切除患侧输卵管。

21. D

[解析] 输卵管间质部妊娠应争取在破裂之前做手术，手术应作子宫角部楔形切除及患侧输卵管切除，必要时切除子宫。

22. E

[解析] 卵巢妊娠的诊断标准不包括胚胎发育的时间。

23. C

[解析] 异位妊娠和子宫妊娠一样，合体滋养细胞产生 hCG 维持黄体生长，使甾体激素分泌增加，致使月经停止来潮，子宫内膜呈分泌期改变，出现蜕膜反应，但无绒毛组织，若胚胎死亡已久，内膜可呈增生期改变，有时可见 A-S 反应。

24. A

[解析] 输卵管妊娠破裂因输卵管肌层血管丰富，短期内可发生大量腹腔内出血，出血较多移动性浊音可呈阳性，时使患者出现休克晕厥，破裂之前常腹痛剧烈，破裂后下腹部有明显压痛反跳痛，盆腔检查因加重对腹膜的刺激可出现举痛、摇摆痛，出血多时子宫有漂浮感。

25. C

[解析] 流产出现休克时程度与外出血呈正比，而输卵管妊娠其程度与外出血不呈正比。

26. B

[解析] 输卵管间质部妊娠时，子宫大小与停经月份基本相符，但子宫不对称，一侧角部突出，破裂所致征象类似于子宫破裂。

27. C

[解析] 行超声检查了解妊娠部位及孕囊、胚芽及心管搏动的情况。

28. C

[解析] 习惯性流产是指同一性伴侣连续 3 次及 3 次以上的自然流产。

29. D

[解析] 感染性流产治疗原则是控制感染的同时尽快清除宫内残留物，若阴道流血不多，先选用广谱抗生素 2~3 日，待感染控制后再行刮宫，若阴道流血多，静脉滴注抗生素及输血的同时，先钳夹出残留大块组织，使出血减少，切不可用刮匙全面搔刮宫腔，以免感染扩散。

30. D

[解析] 先兆流产的治疗：卧床休息，禁性生活，必要时给予对胎儿危害小的镇静剂，黄体功能不全可口服或肌注黄体酮、口服维生素 E 治疗，定期监测血 hCG 及孕酮。

31. E

[解析] 晚期习惯性流产最常见原因是子宫颈内口松弛，早期习惯性流产最常见原因是胚胎染色体异常。

32. A

[解析] 孕 8 周之前的流产，胚胎多先死亡，随后发生底蜕膜出血并与胚胎绒毛分离，此时胚胎绒毛发育不成熟，与子宫蜕膜联系尚不牢固，胚胎绒毛易与底蜕膜分离，出血不多；孕 8~12 周的流产，胚胎绒毛发育茂盛，与底蜕膜联系牢固，流产的妊娠物不易完整排出，部分妊娠物滞留宫腔，影响子宫收缩，导致出血较多；孕 12 周之后的流产，胎盘已完全形成，流产时先出现腹痛，然后排出胎儿、胎盘，胎儿在宫腔内死亡过久，被血块包围，形成血样胎块而引起出血不止。晚期流产时，其临床经过与早产类似，胎儿娩出后胎盘娩出，出血不多。

33. C

[解析] 早期流产的原因主要是胚胎或胎儿染色体异常。

34. A

[解析] 妊娠子宫血运丰富不是稽留流产严重出血的原因。

35. C

[解析] 难免流产是指流产不可避免，在先兆流产的基础上，宫颈口已扩张，有时可见妊娠物堵塞于宫颈口，子宫大小与停经周数基本相符或略小，一旦确诊应尽早使胚胎组织完全排出。

【B 型题】

36. C

[解析] 不全流产为难免流产继续发展，部分妊娠物排出体外，部分残留于子宫腔内或嵌顿于宫颈口处，影响子宫收缩，导致大量出血，甚至发生失血性休克，妇科检查见宫颈口正扩张，子宫小于停经周数。

37. D

[解析] 患者有发热，体温增高，脉搏加快，阴道分泌物明显臭味，白细胞总数 WBC 20.5×10^9/L，说明有流产感染，感染控制前不应行彻底清宫。但现大出血，可先钳挟出宫腔内残余物，以利于宫缩及减少阴道流血。

38. B；39. E；40. D；41. A；42. C

[解析] 停经后阴道流血，可考虑流产，如妊娠产物未排出，宫口闭，考虑先兆流产。先兆流产有两种结局，继续妊娠，或者发展为难免流产。难免流产表现为宫口开，妊娠产物堵塞于宫颈口，但未排出。难免流产者如果妊娠物部分排出，则为不全流产，此时妇科检查发现子宫小于孕周，宫颈口可有妊娠物残留。如难免流产妊娠物完全排出，则为完全流产，此时宫口

闭，子宫如正常大小。

43. B；44. A；45. D；46. C；47. E

[解析] 先兆流产有继续妊娠要求者：①休息、禁性生活；②酌情用药，甲状腺功能减退者可口服小剂量甲状腺片，黄体功能不全者可给予孕激素治疗，尤其适用于有促排卵和应用辅助生殖技术病史者；③复查超声和血 β-hCG。无继续妊娠要求，或超声提示胚胎发育不良，血 β-hCG 持续不升甚至下降，提示流产不可避免者，人工流产终止妊娠。不全流产一经确诊，应及时行吸宫术或钳刮术，以清除宫腔内残留组织；有休克者，应输血输液纠正休克，给予抗生素预防感染。完全流产如无感染征象，一般不需要特殊处理。稽留流产凝血功能正常：可使用雌激素，提高子宫对缩宫素敏感性，随后行清宫术或引产；若术中发现粘连紧密，一次无法完全清除干净，可于 5~7 日后再次清宫，尽量避免损伤子宫。凝血功能异常：先纠正凝血功能异常，再行清宫或引产。流产合并感染应积极控制感染，尽快清除宫内残留物。

48. B；49. A；50. E；51. C；52. D

[解析] 流产和异位妊娠均有停经、腹痛、阴道流血的临床表现，两者间鉴别诊断最简单可靠的方法是后穹窿穿刺，如后穹窿穿刺出不凝血，则考虑异位妊娠可能。黄体破裂一般发生在月经的后半期，部分患者后穹窿亦可穿刺不凝血，尿妊娠试验是鉴别黄体破裂和异位妊娠最简单的方法。阑尾炎典型的症状是转移性右下腹痛，麦氏点压痛及反跳痛，子宫附件无异常。人流后出现的腹痛及血象高则考虑宫腔操作后导致的输卵管炎。

53. B；54. A

[解析] 异位妊娠三联征：停经、腹痛、阴道流血。稽留流产是胚胎或胎儿死亡后滞留在宫腔内未能及时排出，特点为早孕反应消失，子宫不再增大反而缩小。检查宫口未开，子宫小于孕周，质地不软，未闻及胎心。

【X 型题】

55. ABCDE

[解析] 复发性流产一般分为早期流产和晚期流产，引起早期复发性流产的主要原因包括黄体功能不足、染色体异常、免疫紊乱、甲状腺功能低下等，晚期复发性流产的主要原因包括宫颈机能不全、子宫畸形、子宫肌瘤等。

56. ABD

[解析] 从病史可诊断患者为稽留流产，稽留流产时间长，可导致患者凝血功能异常，因此，需严密监测患者

凝血功能。

57. ABCDE

58. CDE

[解析] 子宫颈机能不全流产前无明显腹痛等临床症状，在妊娠中期多见。

59. ABCDE

[解析] 受精卵着床和发育在宫颈管内者称为宫颈妊娠，极罕见，多见于经产妇，有停经史及早孕反应，妊娠一般很少维持至 20 周，主要症状为无痛性阴道流血或血性分泌物；诊断标准是妇科检查发现在膨大的宫颈上方为正常大小子宫，妊娠产物完全在宫颈管内，分段诊刮宫腔内未发现任何妊娠物；本病易误诊为难免流产，超声可协助诊断；确诊后可行搔刮宫颈管术或吸刮宫颈管术。

60. ABCDE

[解析] 输卵管妊娠结局：输卵管妊娠流产、输卵管妊娠破裂、陈旧性宫外孕、继发性腹腔妊娠。阔韧带妊娠属于继发性腹腔妊娠的一种。

二、名词解释

1. 流产是指妊娠不足 28 周、胎儿体重不足 1000g 而终止者。

2. 指同一性伴侣连续 3 次及 3 次以上发生自然流产，以往称之为习惯性流产。

3. 流产不可避免，由先兆流产发展而来。表现为阴道流血增多，腹痛加重或破膜。妇科检查宫口开，有时可见胚胎组织或胎囊堵塞于宫颈口内，子宫大小与停经周数相符或略小。

4. 受精卵在子宫体腔以外的部位着床发育的妊娠称异位妊娠（ectopic pregnancy），习惯称宫外孕。

5. 异位妊娠若胚胎死亡已久，子宫内膜在甾体激素的刺激下发生过度增生和分泌的反应，镜检可见内膜腺体上皮细胞增生、增大，边界不清，腺细胞排列成团突入腺腔，细胞极性小时，核肥大、深染，细胞质有空泡，称为 A−S 反应。

6. 输卵管妊娠流产或破裂，若长期反复的内出血所形成的盆腔血肿不消散，血肿机化变硬并与周围组织粘连，临床上称之为陈旧性宫外孕。

7. 输卵管妊娠行保守手术后，残余滋养细胞有可能继续生长，再次发生出血，引起腹痛等，称为持续性宫外孕。

三、填空题

1. 停经　阴道流血

2. 早期流产　晚期流产

3. 稽留流产　复发性流产　流产合并感染

4. 输卵管妊娠流产　输卵管妊娠破裂

5. 停经史　腹痛　阴道流血　晕厥与休克　腹部包块

四、简答题

1. 先兆流产时，阴道少量流血和（或）下腹痛，宫口未开，胎膜未破；难免流产时，阴道流血增多，阵发性腹痛加重，胎膜破裂，阴道流水，宫口已扩张，有时见胚胎组织或胎囊堵塞于宫颈口内。

2. 异位妊娠的鉴别诊断见下表。

	输卵管妊娠	流产	急性输卵管炎	急性阑尾炎	黄体破裂	卵巢囊肿蒂扭转
停经	多有	有	无	无	多无	无
腹痛	突然撕裂样剧痛，自下腹一侧开始向全腹扩散	下腹中央阵发性坠痛	两下腹部持续性疼痛	持续性腹痛，从上腹开始经脐周转至右下腹	下腹一侧突发性疼痛	下腹一侧突发性疼痛
阴道流血	量少，暗红色，可有蜕膜管型排出	开始量少，后增多，鲜红色，有小血块或绒毛排出	无	无	无或有如月经量	无
休克	程度与外出血不成正比	程度与外出血成正比	无	无	无或有轻度休克	无
体温	正常，有时低热	正常	升高	升高	正常	稍高
盆腔检查	宫颈举痛，直肠子宫凹有肿块	无宫颈举痛，宫口稍开，子宫增大变软	抬举宫颈时两侧下腹疼痛	无肿块触及，直肠指检右侧高位压痛	无肿块触及，一侧附件压痛	宫颈举痛，卵巢肿块边缘清晰，蒂部触痛明显
白细胞计数	正常或稍高	正常	升高	升高	正常或稍高	稍高
血红蛋白	下降	正常或稍低	正常	正常	下降	正常
阴道后穹窿穿刺	可抽出不凝血	阴性	可抽出渗出液或脓液	阴性	可抽出血液	阴性
hCG	多为阳性	多为阳性	阴性	阴性	阴性	阴性
B超	一侧附件低回声区，其内有妊娠囊	宫内可见妊娠囊	两侧附件低回声区	子宫附件区无异常回声	一侧附件低回声区	一侧附件低回声区，边缘清晰，有条索状蒂

3. ①先兆流产：以保胎为治疗原则；②难免流产：促使胚胎和胎盘组织及早排出，防止出血和感染；③不全流产：立即清宫以清除宫腔内残留组织，若出血时间较长，应同时用抗生素预防感染；④完全流产：不需特殊处理；⑤稽留流产：应尽早使胎儿和胎盘排出，以防发生凝血功能障碍，术前做好凝血功能检查及输血准备，有凝血功能障碍者应尽早处理，待凝血功能好转后行引产或刮宫。

4. ①输卵管妊娠未发生破裂或流产（患者无明显疼痛）；②输卵管妊娠包块直径≤4cm；③血β-hCG<2000IU/L；④生命体征平稳，无明显内出血；⑤无严重肝肾疾患或凝血机制障碍。

5. ①生命体征不稳定或有腹腔内出血征象者；②诊断不明确者；③异位妊娠有进展者（如血β-hCG处于高水平，附件区大包块等）；④随诊不可靠者；⑤期待治疗或药物治疗禁忌证者。

五、病例分析题

1.（1）诊断：左输卵管妊娠破裂；失血性休克；失血性贫血（中度）。诊断依据：有停经、腹痛、阴道流血病史，尿妊娠试验阳性，考虑为流产或异位妊娠；有腹腔出血体征，子宫增大小于孕周，左附件区有压痛提示病变部位在附件。

（2）进一步检查：B超，后穹窿穿刺。

（3）处理原则：纠正休克同时急诊手术探查，手术可采取切除患侧输卵管，术后纠正贫血，预防感染。

2.（1）可能的诊断有：①左侧输卵管妊娠：育龄期女性，有腹痛、阴道少量流血史，面色苍白、血压降低、心率加快等失血性休克表现，2个月前妇科检查正常。超声提示左侧附件区非均质包块，盆腔大量积液，虽尿hCG阴性，但不能排除该诊断；②黄体破裂：有突然腹痛史，伴阴道少量流血，面色苍白、血压降低、心率加快等失血性休克表现，B超提示左侧附件区非均质包块，盆腔大量积液，尿hCG阴性，考虑可能为黄体破裂。

（2）进一步检查：血常规、凝血功能、血hCG等生化检查；阴道后穹窿穿刺。

（3）处理原则为：后穹窿穿刺确定腹腔内出血，补血补液等纠正休克同时急诊手术探查，迅速控制出血部位，根据术中探查情况决定手术方式。术后纠正贫血，预防感染。

第六章　妊娠特有疾病

第一节　妊娠期高血压疾病

一、选择题

【A型题】

1. 初产妇孕 36 周，早孕时血压 90/60mmHg，近一周来头痛伴视物不清 1 天，突然全身抽搐一次，急诊入院。查体：神志尚清，血压 150/90mmHg，LOA，胎心 148 次/分，下述处理哪项正确
   A. 静滴硫酸镁同时剖宫产
   B. 静滴催产素引产
   C. 积极治疗，24 小时内行剖宫产
   D. 积极控制抽搐，病情稳定后终止妊娠
   E. 控制抽搐，稳定病情，至孕 37 周终止妊娠

2. 硫酸镁治疗妊娠期高血压疾病剂量过大时，最早出现的毒性反应是
   A. 头晕、血压过低　　B. 呼吸减慢
   C. 心率减慢　　　　　D. 膝反射减退或消失
   E. 尿量过少

3. 妊娠期高血压疾病最基本的病理生理改变是
   A. 前列素/血栓素 A 平衡失调
   B. 过度水钠潴留
   C. 全身小血管痉挛
   D. 血液浓缩
   E. 高凝状态

4. 关于 HELLP 综合征，下列描述错误的是
   A. 溶血
   B. 肝酶升高
   C. 血小板减少
   D. 常与特发性血小板减少性紫癜并存
   E. 可与妊娠期高血压性疾病并存

5. 初产妇，孕 38 周、头痛、呕吐伴自觉胎动减少一天来院。血压 180/110mmHg，尿蛋白（+++），胎心 130 次/分，宫颈管未消失，OCT 呈频繁晚期减速，最适合的处理是
   A. 静滴硫酸镁与肼屈嗪控制病情
   B. 硫酸镁+降压+扩容疗法控制病情

   C. 积极治疗，48 小时未能控制病情则行剖宫产
   D. 破膜+静滴催产素引产
   E. 积极药物治疗同时立即剖宫产

6. 重度子痫前期孕妇于孕晚期出现腹痛及阴道流血，最可能的疾病为
   A. 胎盘早剥　　　　　B. 边缘性前置胎盘
   C. 宫颈癌　　　　　　D. 子宫破裂
   E. 脐带帆状附着前置血管破裂

7. 重度子痫前期患者，血压应高于或等于
   A. 140/100mmHg　　　B. 150/100mmHg
   C. 150/100mmHg　　　D. 160/100mmHg
   E. 160/110mmHg

8. 26 岁初孕妇，于妊娠 34 周出现头痛、视物模糊等自觉症状，查血压 180/100mmHg，尿蛋白（++），眼底动静脉比为 1:2，视网膜水肿。本例诊断应是
   A. 轻度子痫前期　　　B. 重度子痫前期
   C. 子痫　　　　　　　D. 妊娠合并原发性高血压
   E. HELLP 综合征

9. 下列哪项不是妊娠期高血压疾病的并发症
   A. 脑溢血　　　　　　B. 视网膜脱落
   C. 肾衰竭　　　　　　D. 巨大儿
   E. 胎盘早剥

10. 初孕妇，过去体健，孕 37 周突发头痛、呕吐，继之抽搐三次（每次约 1min）。入院查体：神志清，瞳孔等大，对光反应好，血压 150/110mmHg，水肿（++），蛋白尿（++），何种疾病可能性最大
    A. 妊娠合并癫痫　　　B. 妊娠并颅内出血
    C. 产前子痫　　　　　D. 妊娠合并癔病性抽搐
    E. 妊娠合并蛛网膜下腔出血

11. 妊娠期高血压疾病患者，解痉首选何种药物
    A. 地西泮　　　　　　B. 硫酸镁
    C. 东莨菪碱　　　　　D. 654-2
    E. 冬眠 1 号

12. 引起子痫抽搐的主要原因是
    A. 血内尿素氮、肌酐升高
    B. 脑小动脉痉挛，脑水肿
    C. 颅内出血

D. 内毒素

E. 代谢性酸中毒

13. 妊娠期高血压疾病患者 24 小时尿蛋白定量达到下列哪项标准为重度子痫前期

　　A. 大于等于 1g 　　　B. 大于等于 3g

　　C. 大于等于 2g 　　　D. 大于等于 5g

　　E. 大于等于 10g

14. 硫酸镁中毒时血清镁离子浓度为

　　A. >0.75mmol/L 　　　B. >1.7mmol/L

　　C. >3.5mmol/L 　　　D. >2.0mmol/L

　　E. >4.0mmol/L

15. 以下哪项不是重度子痫前期的生化改变

　　A. 尿酸增高

　　B. 尿素氮增高

　　C. 二氧化碳结合力降低

　　D. 血浆蛋白降低

　　E. 低血钾

16. 妊娠期高血压病疾病患者肾小球滤过率及肾血流量较正常孕妇

　　A. 略有增加 　　　B. 降低和减少

　　C. 无明显差别 　　　D. 差别很大

　　E. 差别难以预测

17. 重度子痫前期孕妇应用硫酸镁治疗时，尿量每小时不应少于

　　A. 20ml 　　　B. 25ml

　　C. 30ml 　　　D. 35ml

　　E. 40ml

18. 重度子痫前期产后需扩容治疗，查体：脉搏 80 次/分，血红蛋白 130g/L，血清总蛋白 56g/L，白蛋白 20g/L，血钾、钠、氯值正常，肝肾功能正常，选用下列何项扩容剂较好

　　A. 低分子右旋糖酐 　B. 白蛋白

　　C. 全血 　　　D. 平衡液

　　E. 5% 葡萄糖液

19. 女，28 岁，初孕，孕 32 周因全身水肿及头痛来诊，妊娠前即有面部及下肢水肿。查体：血压 160/110mmHg，尿蛋白（+++），水肿（+），下列诊断哪种可能性大

　　A. 重度子痫前期

　　B. 妊娠合并肾炎

　　C. 妊娠合并原发性高血压

　　D. 慢性肾炎基础上并发重度子痫前期

　　E. 原发性高血压基础上并发重度子痫前期

20. 孕 38 周，重度子痫前期，头痛，血压 150/100mmHg，尿蛋白（++），宫底剑突下 2 横指，枕左前位，先露半固定，胎头位置、骨盆正常，胎心音 144 次/分，宫口未开，此时首选下列何项处理措施

　　A. 立即剖腹产 　　　B. 硫酸镁解痉治疗

　　C. 大量利尿药 　　　D. 立即催产素滴注引产

　　E. 大量降压药

21. 子痫前期孕妇应用硫酸镁治疗时，呼吸每分钟不应少于

　　A. 12 次/分 　　　B. 16 次/分

　　C. 18 次/分 　　　D. 20 次/分

　　E. 22 次/分

22. 下列关于重度子痫前期的处理哪项错误

　　A. 充分休息

　　B. 严格限制食盐摄入

　　C. 精神过度紧张可给予地西泮口服

　　D. 每日测量血压

　　E. 每周 2 次进行尿常规检测

23. 妊娠期高血压患者不宜使用哪种药物降压

　　A. 拉贝洛尔 　　　B. 硝苯地平

　　C. 尼卡地平 　　　D. 卡托普利

　　E. 甲基多巴

24. 关于硫酸镁解痉治疗的作用机制，以下哪项错误

　　A. 抑制运动神经末梢乙酰胆碱释放

　　B. 抑制内皮素合成

　　C. 降低平滑肌细胞内钙离子水平

　　D. 提高孕妇胎儿血红蛋白亲和力

　　E. 刺激血管内皮细胞合成血栓素 A2

25. 既往有过子痫前期病史的女性再次妊娠后预防子痫前期，以下哪项正确

　　A. 口服硝酸甘油 　　B. 口服硝苯地平

　　C. 口服地西泮 　　　D. 口服小剂量阿司匹林

　　E. 口服 DHA

26. 子痫前期治疗中哪项不恰当

　　A. 充分休息 　　　B. 降压治疗

　　C. 镇静解除紧张 　　D. 硫酸镁预防子痫

　　E. 常规利尿

27. 早发型重度子痫前期以多少孕周为界

　　A. 26 周 　　　B. 28 周

　　C. 32 周 　　　D. 34 周

　　E. 37 周

28. 以下哪项结果在 HELLP 综合征时明显升高

　　A. 肝酶升高 　　　B. 尿酸升高

　　C. 血小板升高 　　D. 白细胞

　　E. 血红蛋白

29. HELLP 综合征最有效的治疗手段是
    A. 终止妊娠　　　　B. 给予硫酸镁
    C. 输注血小板　　　D. 血浆置换
    E. 肾上腺皮质激素

30. HELLP 综合征孕妇，血小板 $30 \times 10^9/L$，属于哪一分类
    A. Ⅰ级　　　　　　B. Ⅱ级
    C. Ⅲ级　　　　　　D. 轻型
    E. 重型

31. 重度子痫期治疗用于预防抽搐发生的药物是
    A. 地西泮　　　　　B. 硫酸镁
    C. 尼卡地平　　　　D. 地塞米松
    E. 甘露醇

32. 重度子痫期治疗用于控制血压的药物是
    A. 地西泮　　　　　B. 硫酸镁
    C. 尼卡地平　　　　D. 地塞米松
    E. 甘露醇

33. 重度子痫期治疗用于改善脑水肿的药物是
    A. 地西泮　　　　　B. 硫酸镁
    C. 尼卡地平　　　　D. 地塞米松
    E. 甘露醇

34. 重度子痫期治疗用于镇静的药物是
    A. 地西泮　　　　　B. 硫酸镁
    C. 尼卡地平　　　　D. 地塞米松
    E. 甘露醇

35. 重度子痫期治疗用于促胎肺成熟的药物是
    A. 地西泮　　　　　B. 硫酸镁
    C. 尼卡地平　　　　D. 地塞米松
    E. 甘露醇

【B 型题】

女，41 岁。G_3P_2，孕 21 周，全身水肿，血压 200/120mmHg。24 小时蛋白尿 10g。白蛋白水平 20g/L。超声提示脐血流舒张末期反向。

36. 最可能的诊断是
    A. 重度子痫前期　　B. 慢性高血压
    C. 肾炎　　　　　　D. SLE
    E. 肝炎

37. 紧急处理错误的是
    A. 静滴硫酸镁　　　B. 静脉降压
    C. 减少声光刺激　　D. 行肝肾功能、电解质检查
    E. 立即行剖宫产术，终止妊娠

38. 进一步的处理哪项恰当
    A. 经治疗病情略稳定，可继续妊娠至足月

B. 经治疗病情继续恶化，应继续积极治疗
C. 经治疗病情略稳定，建议终止妊娠
D. 期待至 28 周终止妊娠
E. 期待至 34 周终止妊娠

【X 型题】

39. HELLP 综合征的特点错误的为
    A. 溶血　　　　　　B. 肝酶升高
    C. 肌酐升高　　　　D. DIC
    E. 血小板减少

40. HELLP 综合征可出现以下哪些情况
    A. DIC　　　　　　B. 胎盘早剥
    C. 急性肾衰　　　　D. 肝包膜下血肿
    E. 溶血性尿毒症性

41. 硫酸镁预防子痫发生的注意事项有哪些
    A. 膝腱反射存在
    B. 呼吸≥16 次/分
    C. 收缩压≥160mmHg 和（或）舒张压≥110mmHg
    D. 尿量≥25ml/h（即≥600ml/d）
    E. 备有 10%葡萄糖酸钙

42. 妊娠期高血压疾病的高危因素有
    A. 高龄
    B. 肥胖
    C. 既往妊娠期高血压病史
    D. 合并肾炎
    E. 合并 SLE

43. 32 周重度子痫前期孕妇，以下哪些情况提示需尽快终止妊娠
    A. 蛋白尿（++）　　B. 肝功能明显升高
    C. 羊水过少　　　　D. 胎儿脐血流反向
    E. 血小板计数 $20 \times 10^9/L$

二、名词解释

1. 妊娠期高血压（gestational hypertension）
2. 子痫前期（preeclampsia）
3. 慢性高血压合并子痫前期（chronic hypertension with superimposed preeclampsia）
4. HELLP 综合征

三、填空题

1. 子痫前期孕妇，当收缩压_____和（或）舒张压_____可诊断为重度子痫前期。
2. 尿蛋白≥_____g/24h 或尿蛋白/肌酐比值≥0.3，或随机尿蛋白≥_____定义为蛋白尿。
3. 血清镁离子有效治疗浓度为_____mmol/L，超过_____mmol/L 即可出现中毒症状。

4. 子痫前期预防抽搐使用硫酸镁的必备条件是_____、_____、_____、_____。

5. HELLP 综合征血管内溶血的证据有：外周血涂片见破碎红细胞、球形红细胞；胆红素≥20.5μmol/L（即1.2mg/dl）；_____轻度下降；_____水平升高。

四、简答题

1. 简述重度子痫前期的临床表现。

2. 简述子痫前期终止妊娠时机。

3. 简述妊娠期高血压疾病的降压治疗原则和常用药物。

五、病例分析题

1. 患者，女，36 岁。已婚未育，$G_1P_0A_0$，平素月经规律，因停经 33 周，双下肢肿 1 个月入院，头痛 2 天。入院后检查：T 36℃，P104 次/分。BP160/100mmHg。实验室检查血常规基本正常，尿蛋白（+++），B 超提示"晚孕，单活胎"。

问题：

（1）该患者最有可能的诊断。

（2）补充该患者入院第一天的辅助检查。

（3）制定该患者治疗方案。

第二节　妊娠期肝内胆汁淤积症

一、选择题

【A 型题】

1. 关于妊娠期肝内胆汁淤积综合征下列叙述不恰当的是
    A. 临床上以皮肤瘙痒和黄疸为特征
    B. 是妊娠中晚期特有并发症
    C. 此病对孕妇的危害大于对胎儿的危害
    D. 病因目前尚不清楚
    E. 发病率与季节有关，冬季高于夏季

2. 妊娠期肝内胆汁淤积症最主要的特异性实验室证据是
    A. 血清 ALT 升高　　　B. 血清 AST 升高
    C. 血清胆汁酸升高　　　D. 血清胆红素升高
    E. 血尿酸升高

3. 妊娠期肝内胆汁淤积症的一线治疗药物是
    A. 熊去氧胆酸　　　B. S－腺蛋氨酸
    C. 还原型谷胱甘肽　　　D. 多烯磷脂酰胆碱
    E. 地塞米松

【B 型题】

25 岁经产妇，妊娠 28 周出现皮肤瘙痒，巩膜轻微发黄 10 余日，无其他不适。血压 128/84mmHg，前次妊娠有同样病史，于产后黄疸自行消退。ALT 160U/L。

4. 本例最可能的诊断是
    A. 妊娠期高血压疾病引起肝损害
    B. 急性病毒性肝炎
    C. 妊娠期急性脂肪肝
    D. 妊娠期肝内胆汁淤积症
    E. 药物性肝炎

5. 上述孕妇若怀疑是妊娠期肝内胆汁淤积症，为确诊应做的检查是
    A. 血清结合胆红素　　　B. 血胆固醇
    C. 血清胆酸　　　D. 尿胆原
    E. 白/球蛋白比值

6. 该患者经确诊为妊娠期肝内胆汁淤积症，对母儿的主要影响不包括
    A. 血压升高　　　B. 胎儿窘迫
    C. 早产　　　D. 死胎
    E. 围生儿死亡率增高

孕妇，28 岁，妊娠 30 周。近日腹部皮肤瘙痒，无黄疸，无皮疹。饮食、睡眠良好，大小便如常。胆汁酸 18μmol/L，AST 90U/L，ALT 45U/L。

7. 考虑患者的诊断为
    A. 急性病毒性肝炎　　　B. 妊娠期急性脂肪肝
    C. 药物性肝损害　　　D. 妊娠期胆酸淤积
    E. HELLP 综合征

8. 目前适宜的治疗方案为
    A. 立即终止妊娠
    B. 入院促肺成熟后终止妊娠
    C. 无需处理，严密监测
    D. 门诊给予熊去氧胆酸口服，并监测胆汁酸和肝功能变化
    E. 入院治疗，尽量延长至足月

9. 门诊口服熊去氧胆酸治疗 2 周后，皮肤瘙痒加重，复查胆汁酸水平 37μmol/L。该如何处理
    A. 立即终止妊娠
    B. 入院促肺成熟治疗
    C. 计数胎动，严密监护胎儿
    D. 增加 S 腺苷蛋氨酸的治疗
    E. 动态监测肝功能：肝汁酸水平

10. 患者治疗后 1 周，瘙痒无明显改善，有不规则下腹坠胀，胎动减少，NST 呈无反应型，复查胆汁酸 52μmol/L。超声提示：宫颈长度 3.2cm。该如何处理
    A. 促宫颈成熟后引产
    B. 等待自然临产
    C. 立即剖宫产终止妊娠

D. 缩宫素诱发宫缩引产

E. 等待足月

【X 型题】

11. 胆汁酸淤积症对胎儿的影响包括

    A. 胎儿颅内出血　　B. 胎死宫内

    C. 胎肺成熟延迟　　D. 新生儿低血糖

    E. 围生儿死亡率增高

二、名词解释

妊娠期妊娠期肝内胆汁淤积症（intrahepatic cholestasis of pregnancy，ICP）

三、填空题

妊娠期胆汁淤积症的主要临床表现为_____，血_____升高，为该病的主要实验室指标。还需排除其他导致肝功能异常和皮肤瘙痒的疾病。

四、简答题

试述妊娠期胆汁淤积症终止妊娠的指征。

五、病例分析题

患者，女，33 岁，$G_3P_1A_1$。平素月经规律，因停经 36 周，皮肤瘙痒 10 天，巩膜黄染 2 天入院。3 年前，妊娠 28 周，不明原因死胎。

入院后检查：面部、巩膜轻度黄染，腹部皮肤有搔抓痕，无皮疹。P 74 次/分，BP 120/75mmHg。实验室检查：胆汁酸水平≥70μmo/L，ALT 88U/L，AST 69U/L。B 超提示"晚孕，单活胎"。NST 见不规则宫缩，晚期减速频发。宫高 32cm，腹围 95cm。胎心 132 次/分。可及宫缩 20 秒/5 分，宫颈口未开，先露−2cm。

思考：

1. 该患者最有可能的诊断是什么？

2. 制定该患者治疗方案。

第三节　妊娠期糖尿病

一、选择题

【A 型题】

1. 关于妊娠期糖代谢的说法以下错误的是

    A. 胎儿从母体摄取葡萄糖增加

    B. 孕期肾血流量及肾小球滤过率均增加

    C. 肾小管对糖的再吸收相应增加

    D. 雌激素和孕激素增加母体对葡萄糖的利用

    E. 孕妇空腹血糖低于非孕妇，血糖水平随妊娠进展而降低

2. 妊娠 24 周进行以下检测，哪项符合妊娠期糖尿病诊断标准

    A. FPG 5.4mmoL/L

    B. OGTT 1h 9.6mmoL/L

    C. OGTT 2h 7.6mmoL/L

    D. 餐后 2h 5.6mmoL/L

    E. HbAlc 5.2%

3. 妊娠期糖尿病患者血糖控制合理值错误的为

    A. 餐前≤5.3mmol/L

    B. 餐后 2 小时血糖值＜8.5mmol/L

    C. 夜间血糖不低于 3.3mmol/L

    D. HbA1c 宜＜5.5%

    E. FPG 宜控制在 3.3～5.6mmol/L

4. GDM 关于能量摄入量的建议以下错误的是

    A. 能量供应妊娠早期应保证不低于 1500kcal/d

    B. 妊娠晚期不低于 1800kcal/d

    C. 建议少量多餐、定时定量进餐

    D. 早、中、晚三餐的能量应控制在每日摄入总能量的 10%～15%、30%、30%

    E. 除三餐外严禁加餐

5. 30 岁，妊娠期糖尿病。饮食运动控制血糖良好，关于终止妊娠，以下哪项处理适宜

    A. 胎动正常，胎儿监护良好，38 周住院催引产

    B. 胎动正常，胎儿监护良好，39 周直接剖宫产

    C. 胎动正常，胎儿监护良好，预产期前入院，评估引产条件

    D. 胎动正常，胎儿监护良好，40 周入院剖宫产

    E. 胎动正常，胎儿监护良好，38 周剖宫产

6. 35 岁，妊娠期糖尿病。经产妇，39^{+2} 周，使用胰岛素控制血糖良好，关于终止妊娠，以下哪项处理适宜

    A. 胎动正常，胎儿监护良好，41 周后入院评估，条件良好，催引产

    B. 胎动正常，胎儿监护良好，40 周直接剖宫产

    C. 胎动正常，胎儿监护良好，期待直到自然临产

    D. 胎动正常，胎儿监护良好，直接入院剖宫产

    E. 胎动正常，胎儿监护良好，入院评估，条件良好催引产

7. 孕妇，女，37 岁，$G_3P_1A_1$，3 年前生育一女，出生体重 4200g。此孕 30 周，超声检查羊水过多。考虑羊水过多最可能原因为

    A. 妊娠期糖尿病　　B. 特发性羊水过多

    C. 妊娠期高血压　　D. 帆状胎盘附着

    E. 急性羊水过多

8. 关于妊娠期糖尿病孕妇产后的监测，正确的是

A. 产后血糖迅速恢复，不必继续监测

B. 应用胰岛素的产妇，恢复正常饮食后，胰岛素用量不变

C. 胰岛素用量应减少至分娩前的 1/2

D. GDM 患者于产后即行 OGTT

E. 因血糖升高，不宜母乳喂养

9. 38 岁孕妇，妊娠 27 周，前次有不明原因死胎史，门诊检查空腹血糖 5.0mmol/ L，尿糖（+），既往无糖尿病病史。应该进行哪项下列检查

A. 复测尿常规　　　B. 复测空腹血糖

C. 随机血糖监测　　D. 糖化血红蛋白检查

E. OGTT

10. 上述孕妇 OGTT 检测结果为 FPG 5.0mmol/L，1h 11.6mmol/L，2h 9.6mmol/L。此患者的最可能诊断为

A. 糖耐量受损

B. 妊娠期糖尿病

C. 2 型糖尿病合并妊娠

D. 1 型糖尿病合并妊娠

E. 空腹血糖受损

11. 经控制饮食，适量运动，该孕妇空腹血糖水平 5.0mmol/L，餐后血糖 7mmol/L，尿常规：酮体（+++）。最适宜用以下哪种治疗

A. 二甲双胍

B. 拜糖平

C. 胰岛素

D. 血糖控制良好，继续饮食运动控制

E. 格列本脲

12. 患者妊娠至 38 周，监测血压 150/100mmHg，蛋白尿（++），空腹血糖 7.5mmol/L，羊水指数 5.5cm。NST 反应型。目前最恰当的处理为

A. 立即剖宫产

B. 控制血糖、血压，期待至预产期

C. 补液治疗，并复测羊水量

D. 促肺成熟后等待自然临产

E. 控制血糖、血压，催引产

13. 患者 29 岁。1 型糖尿病患者，孕 30 周，恶心、呕吐、呼吸急促 5 小时，胎动消失半天。患者恶心呕吐的原因最可能的是

A. 妊娠反应　　　B. 肝功能不良

C. DKA　　　　　D. 1 型糖尿病血糖控制不佳

E. 妊娠期高血压

14. 为明确诊断，最有价值的实验室检查为

A. 血糖、血气、尿常规

B. 血酮体、电解质

C. 肝肾功能

D. OGTT

E. 心电图

15. 该患者的动脉血气分析：pH 7.2，剩余碱 BE −4mmol/L，K^+ 5.0mmol/L，下列哪些处理方式不正确

A. 立即给予胰岛素，降低血糖，纠正酸中毒

B. 立即剖宫产

C. 给予碳酸氢钠纠正酸中毒

D. 小剂量胰岛素持续静脉给药

E. 控制血糖后引产

【X 型题】

16. 针对患者情况，妊娠期间应对其进行以下哪些监测

A. 胎儿羊水量　　　B. 胎儿生长发育

C. 控制并血糖监测　D. 监测血压

E. 监测胆汁酸

17. 糖尿病对妊娠的影响以下正确的是

A. 娠期糖尿病的孕妇发展为子痫前期的危险性增高

B. 妊娠期糖尿病增加了羊水过多的发生率

C. 妊娠期糖尿病易并发感染性疾病

D. 妊娠期糖尿病的巨大儿发生率增高，相关难产、产伤、产后出血发生率增高

E. 再次妊娠时糖尿病复发率增高，远期患 2 型糖尿病、心血管疾病、糖尿病肾病风险增加

18. 妊娠期糖尿病产妇新生儿应注意以下哪些方面的问题

A. 新生儿呼吸窘迫综合征

B. 新生儿低血糖

C. 新生儿低血钙

D. 新生儿高胆红素血症

E. 新生儿肾病

19. 妊娠可使原有糖尿病加重，以下表述正确的是

A. 妊娠可使糖尿病视网膜病变进展风险增加

B. 妊娠可以使原有糖尿病肾损害加重

C. 妊娠期血糖变化复杂易发生低血糖或血糖过高

D. 妊娠期由于拮抗胰岛素物质增加，胰岛素用量增加

E. 妊娠期如胰岛素不足，酮症酸中毒风险增加

20. 妊娠前未进行过血糖检查的孕妇，BMI 32，首次产前检查查血糖升高达到以下任何一项标准应诊断糖尿病合并妊娠

A. FPG≥7.0mmol/L

B. 75g OGTT，服糖后 2 小时血糖≥11.1mmol/L

C. 餐后 2 小时血糖≥6.7mmol/L

D. 有典型的高血糖症状或高血糖危象，同时随机血糖≥11.1mmol/L

E. HbA1c≥6.5%

二、名词解释

妊娠期糖尿病（gestational diabetes mellitus，GDM）

三、填空题

1. 孕妇具有 GDM 高危因素或者医疗资源缺乏地区，建议妊娠 24～28 周首先检查_____。当≥_____mmoL/L，可以直接诊断 GDM。

2. 75g OGTT 的诊断标准：服糖前及服糖后 1、2 小时血糖值应分别低于 _____、_____、_____mmol/L。任何一项血糖值达到或超过上述标准即诊断为 GDM。

3. 妊娠期糖尿病患者血糖应控制餐前≤5.3mmol/L。餐后 2 小时血糖值_____mmol/L，夜间血糖不低于_____mmol/L。HbA1c 宜<5.5%。

四、简答题

1. 试述妊娠期糖尿病 75g OGTT 的诊断标准。

2. 试述糖尿病合并妊娠的诊断标准。

3. 试述妊娠合并糖尿病的分期。

4. 试述妊娠期糖尿病孕妇的终止妊娠时机。

五、病例分析题

患者，女，33 岁，G₃P₁A₁。平素月经规律，孕 32 周，发现血糖升高 1 个月余。既往无糖尿病病史。孕 28 周 OGTT：6.0mmol/L，11.3mmol/L，9.0mmol/L。饮食运动控制血糖。一周来监测空腹血糖 5.3～7.1mmol/L。

问题：

（1）还要进行哪些检查？

（2）为制定该患者控制血糖方案。

第四节　妊娠剧吐

一、选择题

【A 型题】

1. 关于妊娠剧吐说法以下错误的是

A. 孕期前 3 个月的严重的恶心呕吐，不能进食

B. 呕吐呈持续状态，并伴有体重较妊娠前减轻≥5%

C. 缺乏维生素 B₆ 可并发妊娠期 Wernicke 脑病

D. 性激素尤其是雌激素可能与发病有关

E. 可能 hCG 与水平升高有关

2. 关于妊娠剧吐，以下正确的是

A. 挑食，轻度恶心呕吐

B. 多在晨起时呕吐严重

C. 频繁恶心呕吐，不能进食

D. 多在妊娠 12 周前后消失

E. 不影响生活工作，不需要特殊治疗

3. 妊娠期剧吐的患者每日维持尿量至少达

A. 1000ml　　B. 500ml

C. 300ml　　D. 200ml

E. 100ml

4. 妊娠剧吐的特殊并发症是

A. 甲状腺功能亢进　　B. Wernicke 脑病

C. 甲状腺功能减退　　D. 先兆流产

E. 肾上腺功能减退

【X 型题】

5. 妊娠剧吐患者经积极治疗 3～4 周，仍有下列情况危及孕妇生命时，需考虑终止妊娠

A. 症状未见好转，尿蛋白强阳性

B. 伴有发热，体温 38℃以上，脉率增快，大于 120 次/分

C. 出现黄疸、肝肾功能受损

D. 长期低血钾、酸中毒不能纠正

E. 并发妊娠期 Wernicke 脑病

6. 妊娠剧吐需与以下哪些情况进行鉴别

A. 多胎妊娠　　B. 葡萄胎

C. 肝炎　　D. 胃肠炎

E. 胆囊炎

7. 妊娠剧吐住院治疗的治疗方案包括

A. 立即终止妊娠

B. 静脉补液

C. 补充多种维生素

D. 纠正脱水和电解质紊乱

E. 合理使用止吐药物，防治并发症

8. 妊娠剧吐患者的尿液检查需关注哪些项目

A. 尿上皮细胞　　B. 尿比重

C. 尿酮体　　D. 尿蛋白

E. 尿白细胞

二、简答题

1. 试述妊娠剧吐的终止妊娠指征。

2. 试述妊娠剧吐的补液治疗原则。

三、病例分析题

患者，女，22 岁，G₁P₀。因孕 8 周，呕吐 2 周，不能进食 3 天，搀扶入院。停经 5 周查尿 hCG（+），2

周前出现恶心呕吐，逐渐加重，频繁。呕吐 10 余次每日。3 天来无法进食，呕吐咖啡渣样物。既往体健。

入院后检查，T37.6℃，P120 次/分，R20 次/分，BP90/60mmHg。患者口唇、皮肤干燥、眼窝略凹陷。双肺呼吸音清，心律齐，心率 120 次/分。超声提示早孕，胚胎存活。

问题：

（1）根据上述资料，该患者的初步诊断及诊断依据是什么？

（2）针对患者目前情况，应进行哪些检查及处理？

（赵　茵）

【参考答案及解析】

第一节　妊娠期高血压疾病

一、选择题

【A 型题】

1. D

［解析］控制子痫后即可终止妊娠。

2. D

［解析］硫酸镁可抑制中枢神经系统，松弛骨骼肌，中毒后最早反应为膝反射减退或消失。

3. C

［解析］妊娠期高血压疾病的基本病理生理变化为全身小血管痉挛。

4. D

［解析］HELLP 综合征为溶血、肝酶水平升高及血小板降低，可与重度子痫前期的严重并发症并存。

5. E

［解析］重度子痫前期患者，胎儿频繁晚期减速，为解除胎儿窘迫情况，应在控制病情基础上，立即剖宫产。

6. A

［解析］重度子痫前期造成全身血管严重痉挛，当发生胎盘后血管破裂出血时，即发生胎盘早剥。

7. E

［解析］血压超过 160/110mmHg 可诊断重度子痫前期。

8. B

［解析］晚期出现高血压超过 160/110mmHg，伴有头痛、视物模糊等自觉症状，尿蛋白（++），眼底血管痉挛且视网膜水肿是典型的重度子痫前期表现。

9. D

［解析］妊娠期高血压疾病患者，全身小动脉痉挛，可造成脑部、肝、肾、胎盘等多脏器灌流不足，导致一系列症状。巨大儿是妊娠期糖尿病的常见合并症。

10. C

［解析］患者既往体健，排除癫痫。孕期高血压基础上发生抽搐，排除癫病。抽搐发作后，神志清楚、瞳孔等大、对光反应好，排除颅内出血、蛛网膜下腔出血。提示无颅内出血可能。故诊断为产前子痫。

11. B

［解析］硫酸镁是子痫治疗的一线药，也用于子痫的预防。

12. B

［解析］重度子痫前期患者发生严重的脑血管痉挛、水肿可导致子痫。

13. C

［解析］尿蛋白 2g/24h 或随机尿蛋白（++），诊断为重度子痫前期。

14. C

［解析］血清镁离子浓度如果超过 3.5mmol/L 即可发生中毒。

15. E

［解析］重度子痫前期导致肾功能受损，可以发生高血钾，而非低血钾。

16. B

［解析］妊娠期高血压疾病患者血管痉挛，肾血流量减少，肾小球滤过率下降。

17. B

［解析］使用硫酸镁治疗，尿量每小时不应少于 25ml，24 小时不少于 600ml。

18. B

［解析］重度子痫前期产后，各脏器功能尚好，无心衰，存在明显低蛋白血症，最佳扩容方案为白蛋白输注。

19. A

［解析］结合病史、临床表现及体征、辅助检查，考虑重度子痫前期。

20. B

［解析］病史、临床表现及体征、辅助检查，考虑重度子痫前期。应首选硫酸镁解痉预防子痫发生。随后再终止妊娠。

21. B

[解析]硫酸镁可抑制呼吸,呼吸过慢基础上使用可能加重呼吸抑制。因此应用硫酸镁治疗时,呼吸每分钟不应少于16次/分。

22. B

[解析]重度子痫前期孕妇饮食管理应包括充足的蛋白质、热量,不限盐和液体。全身水肿者适度限制盐摄入。

23. D

[解析]卡托普利为ACEI类降压药物,妊娠期使用存在致畸风险。

24. E

[解析]镁离子可刺激血管内皮细胞合成前列环素,抑制内皮素合成,降低机体对血管紧张素Ⅱ的反应,从而缓解血管痉挛状态。血栓素A_2是血管内皮收缩因子,其产生增加可以导致收缩因子和舒张因子比例失调,致使血压升高。

25. D

[解析]推荐对存在子痫前期复发风险的孕妇,可在12~16周开始服用小剂量阿司匹林预防子痫前期的再发。

26. E

[解析]子痫前期的治疗不主张常规使用利尿剂。当出现全身水肿、急性心衰、肺水肿、血容量过多伴肺水肿可予以应用。

27. D

[解析]34周前发病者称早发型,其后发病者称晚发型。

28. A

[解析]HELLP综合征以溶血、肝酶水平升高及低血小板计数为特点。

29. A

[解析]HELLP综合征最有效的治疗手段是终止妊娠。一般不主张期待治疗,即使胎龄较小,也应进行相应处理,稳定病情后48小时终止妊娠。

30. A

[解析]记忆型题。根据血小板减少程度将HELLP综合征分3级:Ⅰ级血小板≤50×10^9/L;Ⅱ级 50×10^9/L<血小板,<100×10^9/L;Ⅲ级 100×10^9/L<血小板,<150×10^9/L。

31. B

[解析]记忆题。

32. C

[解析]尼卡地平为钙离子拮抗剂用于控制血压。

33. E

[解析]甘露醇可以达到脱水,降低颅内压,改善脑水肿作用。

34. A

[解析]地西泮为常用镇静药物。

35. D

[解析]地塞米松为常用的促肺成熟药物。

【B型题】

36. A

[解析]21周,高血压,伴有严重的水肿、大量蛋白尿,提示重度子痫前期。

37. E

[解析]重度子痫前期患者首先应解痉、降压稳定病情。

38. C

[解析]高龄经产妇,重度子痫前期患者病情严重,孕周仅21周,超声提示脐血流舒张末期反向,提示胎儿宫内明显供血不足。稳定病情后建议终止妊娠。

【X型题】

39. CD

[解析]HELLP综合征以溶血、肝酶升高及血小板减少为特点。

40. ABCD

[解析]HELLP综合征典型症状为全身不适、右上腹疼痛、恶心、呕吐等表现,但高血压、蛋白尿表现不典型。严重者可表现为DIC、胎盘早剥、急性肾衰竭、肺水肿、肝包膜下或实质出血。

41. ABDE

[解析]记忆型题,使用硫酸镁的必备条件。

42. ABCDE

[解析]子痫前期高危因素包括:年龄≥40岁、体重指数(BMI)≥28kg/m²、子痫前期家族史(母亲或姐妹)、既往子痫前期病史,以及存在的内科病史或隐匿存在(潜在)的疾病(包括高血压病、肾脏疾病、糖尿病和自身免疫性疾病如系统性红斑狼疮、抗磷脂综合征等);初次妊娠、妊娠间隔时间≥10年、此次妊娠收缩压≥130mmHg或舒张压≥80mmHg(孕早期或首次产前检查时)、孕早期24h尿蛋白定量≥0.3g或尿蛋白持续存在(随机尿蛋白++>1次及以上)、多胎妊娠等也是子痫前期发生的风险因素。妊娠期高血压疾病特别是重度子痫前期孕妇,计划再生育者有复发风险。

43. BCDE

[解析]重度子痫前期发生母儿严重并发症者,需要稳定母体状况后尽早在24h内或48h内终止妊娠,不考虑是否完成促胎肺成熟。严重并发症包括重度高血压不可控制、高血压脑病和脑血管意外、子痫、心功能

衰竭、肺水肿、完全性和部分性 HELLP 综合征、DIC、胎盘早剥和胎死宫内。当存在母体器官系统受累时，评定母体器官系统累及程度和发生严重并发症的紧迫性以及胎儿安危情况综合考虑终止妊娠时机：例如，血小板计数<100×10⁹/L、肝酶水平轻度升高、肌酐水平轻度升高、羊水过少、脐血流反向、胎儿生长受限等，可同时在稳定病情和严密监护之下尽量争取给予促胎肺成熟后终止妊娠；蛋白尿及其程度虽不单一作为终止妊娠的指征，却是综合性评估的重要因素之一。

二、名词解释

1. 妊娠 20 周后首次出现高血压，收缩压≥140mmHg 和（或）舒张压 ≥90mmHg，于产后 12 周内恢复正常；尿蛋白检测阴性。收缩压≥160mmHg 和（或）舒张压≥110mmHg 为重度妊娠期高血压。

2. 妊娠 20 周后出现血压≥140mmHg 和（或）舒张压≥90mmHg，伴有蛋白尿≥0.3g/24h，或尿蛋白/肌酐比值≥0.3 或随机尿蛋白（＋）。

3. 慢性高血压孕妇，孕 20 周前无蛋白尿，孕 20 周后出现尿蛋白≥0.3g/24h 或随机尿蛋白≥（＋）；或孕 20 周前有蛋白尿，孕 20 周后尿蛋白定量明显增加；或出现血压进一步升高等重度子痫前期的任何一项表现。

4. HELLP 综合征以溶血、肝酶水平升高及低血小板计数为特点，是妊娠期高血压疾病的严重并发症。可以发生在子痫前期临床症状出现之前。多数发生在产前。典型症状为全身不适、右上腹疼痛、体质量骤增、脉压增大。少数孕妇可有恶心、呕吐等消化系统表现，但高血压、蛋白尿表现不典型。确诊主要依靠实验室检查。

三、填空题

1. ≥160mmHg　≥110mmHg

2. 0.3　＋

3. 1.8～3　3.5

4. 膝腱反射存在　呼吸≥16 次/分　尿量≥25ml/h（即≥600ml/d）　备有 10%葡萄糖酸钙

5. 血红蛋白　LDH

四、简答题

1. ①血压持续升高：收缩压≥160mmHg 和（或）舒张压≥110mmHg；②持续性头痛、视觉障碍或其他中枢神经系统异常表现；③持续性上腹部疼痛及肝包膜下血肿或肝破裂表现；④肝酶异常：血丙氨酸转氨酶（ALT）或天冬氨酸转氨酶（AST）水平升高；⑤肾功能受损：尿蛋白 2.0g/24h；少尿（24h 尿量<

400ml 或每小时尿量<17ml）或血肌酐 106μmol/L；⑥低蛋白血症伴腹水、胸水或心包积液；⑦血液系统异常：血小板计数呈持续性下降并低于100×10⁹/L；微血管内溶血，表现有贫血、黄疸或血乳酸脱氢酶（LDH）水平升高；⑧心力衰竭；⑨肺水肿；⑩胎儿生长受限或羊水过少、胎死宫内、胎盘早剥等。

2. （1）妊娠期高血压疾病、病情未达重度的子痫前期孕妇：可期待至孕 37 周以后。

（2）重度子痫前期孕妇：妊娠不足 26 周经治疗病情危重者建议终止妊娠。

（3）孕 26 周至不满 28 周患者：根据母胎情况及当地母儿诊治能力决定是否可以行期待治疗。

（4）孕 28～34 周，如病情不稳定，经积极治疗病情仍加重，应终止妊娠；如病情稳定，可以考虑期待治疗，并建议转至具备早产儿救治能力的医疗机构。

（5）≥孕 34 周孕妇，可考虑终止妊娠。

（6）子痫控制病情后即可终止妊娠。

3. 降压治疗的目的是预防心脑血管意外和胎盘早剥等严重母胎并发症。收缩压≥160mmHg 和（或）舒张压≥110mmHg 的高血压孕妇应进行降压治疗；收缩压≥140mmHg 和（或）舒张压≥90mmHg 的高血压患者也可应用降压药。常用降压药物有 α、β肾上腺素能受体阻滞剂，如拉贝洛尔；钙离子通道阻滞剂，如硝苯地平、尼莫地平、尼卡地平；α肾上腺素能受体阻滞剂，如酚妥拉明、硝酸甘油、硝普钠等。

五、病例分析题

1. （1）第 1/0 胎孕 33 周待产，重度子痫前期。

（2）肝肾功能电解质，输血前检查，血型，NST，眼科会诊。

（3）一般治疗，适度休息，注意饮食。硫酸镁解痉，降压，地塞米松促胎肺成熟。严密监护母亲及胎儿情况，适时扩容，利尿。如病情不稳定，经积极治疗病情仍加重，应终止妊娠；如病情稳定，可以考虑期待治疗，并建议转至具备早产儿救治能力的医疗机构。

第二节　妊娠期肝内胆汁淤积症

一、选择题

【A 型题】

1. C

[解析] 妊娠期肝内胆汁淤积症（ICP）临床上主要危害胎儿，围生儿的病死率高。常见并发症有胎膜早破、急性

胎儿宫内窘迫、早产。并可发生无法预测的死胎、死产、新生儿颅内出血、新生儿神经系统后遗症等不良结局。

2. C

[解析]血清总胆汁酸（TBA）测定是诊断 ICP 的最主要实验室指标。

3. A

[解析]熊去氧胆酸（UDCA）：治疗 ICP 的一线药物，用于缓解瘙痒，降低血清学指标，延长孕周。S-腺蛋氨酸（SAMe）：为 ICP 二线药物。地塞米松：可缓解瘙痒症状，但长期应用增加儿感染的风险。仅用于妊娠 34 周前，预防早产儿呼吸窘迫的发生。还原型谷胱甘肽和多烯磷脂酰胆碱为护肝药物。

【B 型题】

4. D

[解析]临床表现典型。妊娠 28 周左右出现皮肤瘙痒，轻度黄疸等症状有既往病史，于产后黄疸自行消退。故诊断妊娠期肝内胆汁淤积症。

5. C

[解析]血清胆酸增高是妊娠期肝内胆汁淤积症的特征性变化。

6. A

[解析]妊娠期肝内胆汁淤积症临床上主要危害胎儿，围生儿的病死率高。常见并发症有胎膜早破、急性胎儿宫内窘迫、早产。并可发生无法预测的死胎、死产、新生儿颅内出血、新生儿神经系统后遗症等不良结局。

7. D

[解析]28 岁孕妇，现孕 30 周，晚孕期，首发症状为腹部皮肤瘙痒，胆汁酸升高，肝酶轻度升高，首选考虑妊娠期胆汁淤积症。

8. D

[解析]患者有皮肤瘙痒症状，但总胆汁酸小于 20μmol/L，肝功能轻度升高。无明显的宫缩和胎儿窘迫变现，病情稳定，可门诊口服熊去氧胆酸治疗，并定期产检。

9. A

[解析]ICP 治疗及管理目标为延长孕周、加强宫内监测、监测肝功、胆汁酸水平，监护胎儿情况。治疗中熊去氧胆酸为一线药，S-腺苷蛋氨酸为二线药，地塞米松缓解瘙痒症状，预防早产儿呼吸窘迫发生。

10. C

[解析]患者经治疗无好转，胆汁酸升高至 52μmol/L。病情加重。有不规则宫缩，且胎动减少，NST 呈无反应型。高度怀疑胎儿窘迫。故应立即剖宫产终止妊娠。

【X 型题】

11. ABE

[解析]妊娠期肝内胆汁淤积症临床上主要危害胎儿，围生儿的病死率高。胎儿会突然死亡。由于疾病影响母体脂溶性维生素的吸收，如维生素 K 吸收障碍，肝脏依赖维生素 K 合成不足导致凝血因子减少，新生儿体内维生素 K 不足而出血机会增加。但不影响胎肺，也不导致低血糖。

二、名词解释

妊娠期妊娠期肝内胆汁淤积症（ICP）是一种重要的妊娠期并发症，临床上以皮肤瘙痒和血清胆汁酸升高为特点，主要导致围生儿死亡率增加。

三、填空题

皮肤瘙痒　胆汁酸

四、简答题

妊娠期胆汁淤积症终止妊娠应根据患者具体情况、有无妊娠合并症以及孕周和胎儿情况等综合评估。产前总胆汁酸水平≥40μmo/L 是预测围生儿结局不良的良好指标。轻度 ICP（血清总胆汁酸≥10～40μmol/L）在妊娠 38～39 周左右终止妊娠。重度 ICP（血清总胆汁酸≥40μmol/L）在妊娠 34～36 周终止妊娠。

五、病例分析题

1. 第 3/1 胎孕 36 周先兆早产，胎儿窘迫，妊娠期肝内胆汁淤积症。

2. 进行血尿常规，肝肾功能电解质，肝炎病毒全套，输血前检查，血型等相关检查。地塞米松促胎肺成熟，术前准备，尽快手术终止妊娠。进行早产儿救治及转诊准备。

第三节　妊娠期糖尿病

一、选择题

【A 型题】

1. C

[解析]孕期肾血流量及肾小球滤过率均增加，但肾小管对糖的再吸收不能相应增加，导致部分孕妇排糖量增加。

2. A

[解析]75g OGTT 的诊断标准：服糖前及服糖后 1、2 小时血糖值应分别低于 5.1、10.0、8.5mmol/L。任何一项血糖值达到或超过上述标准即诊断为 GDM。

3. B

[解析]妊娠期糖尿病患者血糖应控制餐前≤5.3mmol/L。餐后 2 小时血糖值 6.7mmol/L，夜间血糖不低于 3.3mmol/L。HbA1c 宜<5.5%。

4. E

[解析] 妊娠期糖尿病患者的能量摄入量推荐：能量供应妊娠早期应保证不低于 1500kcal/d，妊娠晚期不低于1800kcal/d。少量多餐、定时定量进餐。早、中、晚三餐的能量应控制在每日摄入总能量的 10%～15%、30%、30%，每次加餐的能量可以占 5%～10%，有助于防止餐前过度饥饿。其中碳水化合物占 50%～60%、蛋白质 15%～20%、脂肪 25%～30%。妊娠期维生素和矿物质的需求相应增加，建议妊娠期有计划地增加富含维生素和矿物质的食物。

5. C

[解析] 妊娠期糖尿病孕妇终止妊娠时间：无需胰岛素治疗而血糖控制在正常范围的孕妇，严密监测到预产期考虑引产。需要胰岛素治疗的孕妇，如血糖控制良好，严密监测下到妊娠 39 周后终止妊娠；血糖控制不满意者入院治疗，评估后决定终止妊娠时机。

6. E

[解析] 妊娠期糖尿病孕妇终止妊娠时间：无需胰岛素治疗而血糖控制在正常范围的孕妇，严密监测到预产期考虑引产。需要胰岛素治疗的孕妇，如血糖控制良好，严密监测下到妊娠 39 周后终止妊娠；血糖控制不满意者入院治疗，评估后决定终止妊娠时机。

7. A

[解析] 孕妇既往有巨大儿分娩病史。此孕 30 周羊水过多，可能与妊娠期糖尿病有关。

8. C

[解析] 妊娠期糖尿病孕妇建议产后 24～72 小时内继续监测血糖水平。对仍需应用胰岛素的产妇，恢复正常饮食后，监测血糖，调整胰岛素的用量。胰岛素用量应减少至分娩前的 1/2。对 GDM 患者于产后 6～12 周进行随访。鼓励母乳喂养。

9. E

[解析] 该孕妇高龄、既往不明原因死胎病史，为妊娠期糖尿病的高危因素。尿糖+不能反映孕妇真实的血糖状态。虽然空腹血糖正常，但仍应进行 OGTT 检测，排查有无 GDM。

10. B

[解析] 糖筛查试验有条件的医疗机构应在妊娠 24～28 周以及 28 周后首次就诊时行口服葡萄糖耐量试验（OGTT）。诊断标准：服糖前及服糖后 1、2 小时血糖值应分别低于 5.1、10.0、8.5mmol/L。任何一项血糖值达到或超过上述标准即诊断为 GDM。

11. C

[解析] 妊娠期糖尿病孕妇调整饮食后随血糖达标，但

出现饥饿性酮症，增加热量摄入后血糖又超过妊娠期标准者，应及时加用胰岛素治疗。胰岛素为所有降糖药物中最安全和有效的方式。

12. E

[解析] 妊娠期糖尿病孕妇于孕晚期并发妊娠期高血压疾病，且羊水少。已达 38 周，可考虑终止妊娠，胎儿监护良好，首先考虑催引产分娩。

13. C

[解析] 妊娠期糖尿病酮症酸中毒 DKA 是一种可以危及孕妇胎儿生命安全的急性代谢综合征，是产科急危重症。主要表现为高血糖、高血酮、严重脱水和代谢性酸中毒。如酸中毒失代偿，可出现恶心、呕吐、口干、嗜睡、呼吸深快、呼气有烂苹果味，甚至严重脱水、尿少、血压下降、心率加快等表现。

14. A

[解析] 血糖、血气分析、尿常规酮体检测有助于明确诊断妊娠期糖尿病酮症酸中毒 DKA。

15. B

[解析] 在监测血气、血糖、电解质的同时给予胰岛素降低血糖，纠正代谢和电解质紊乱，改善循环，去除诱因。一旦血糖稳定，引产。

【X 型题】

16. ABCD

[解析] ①孕期孕妇的血糖控制是糖尿病管理的基石。血糖监测：如血糖变化，每月测定糖化血红蛋白含量。并发症监测：如子痫前期、肾病、感染、甲状腺功能异常。②胎儿监测：妊娠中期进行产前筛查、胎儿超声心动图检查、孕晚期定期进行超声检查，监测胎儿发育，判定胎儿的生长速度，了解有无巨大儿或生长受限的发生。

17. ABCDE

[解析] 记忆型题。

18. ABCD

[解析] 妊娠期糖尿病的新生儿将面临以下风险：①新生儿呼吸窘迫综合征发生率高；②代谢系统并发症：新生儿低血糖和低血钙是常见的并发症；③血液系统并发症包括红细胞增多症、高黏血症、高胆红素血症等；④心肌病：肥厚性心肌病的发生风险增加；⑤远期：新生儿成年后发生肥胖、糖耐量异常和代谢综合征的风险增加；⑥其他：易发生低铁血症和低镁血症。

19. ABCDE

[解析] 妊娠导致糖尿病发病率增加：孕妇体内拮抗胰岛素样物质增加，如果胰岛素分泌不足，则难以维持正常糖代谢，导致 GDM 发生。妊娠使原有糖尿病加重，

糖代谢变化更加复杂，应用胰岛素治疗的糖尿病孕妇如胰岛素使用不当，可能会出现血糖异常，严重者甚至导致低血糖昏迷及酮症酸中毒。妊娠使糖尿病肾损害加重，导致肾功能下降。妊娠使糖尿病血糖控制不佳，或并发高血压，视网膜病变可能进展。伴有增殖性视网膜病变的孕妇分娩期则可能出现急性视网膜出血。

20. ABDE

[解析] 糖尿病合并妊娠的诊断，符合以下 2 项中任意一项者，可确诊。

（1）妊娠前已确诊为糖尿病的患者。

（2）妊娠前未进行过血糖检查的孕妇，尤其存在糖尿病高危因素者，首次产前检查时需明确是否存在糖尿病，妊娠期血糖升高达到以下任何一项标准应诊断①FPG≥7.0mmol/L；②75g OGTT，服糖后 2 小时血糖≥11.1mmol/L；③有典型的高血糖症状或高血糖危象，同时随机血糖≥11.1mmol/L；④糖化血红蛋白（HbAlc）≥6.5%。

二、名词解释

妊娠后发生或首次出现的糖尿病，称为妊娠期糖尿病。

三、填空题

1. 空腹血糖 5.1

2. 5.1 10.0 8.5mmol/L

3. 6.7 3.3

四、简答题

1. 75gOGTT 的诊断标准：服糖前及服糖后 1、2 小时血糖值应分别低于 5.1、10.0、8.5mmol/L。任何一项血糖值达到或超过上述标准即诊断为 GDM。

2. 符合以下 2 项中任意一项者，可确诊

（1）妊娠前已确诊为糖尿病的患者。

（2）妊娠前未进行过血糖检查的孕妇，尤其存在糖尿病高危因素者，首次产前检查时需明确是否存在糖尿病，妊娠期血糖升高达到以下任何一项标准应诊断。①FPG≥7.0mmol/L；②75g OGTT，服糖后 2 小时血糖≥11.1mmol/L；③有典型的高血糖症状或高血糖危象，同时随机血糖≥11.1mmol/L；④糖化血红蛋白（HbAlc）≥6.5%。

3. 依据患者发生糖尿病的年龄、病程以及是否存在血管并发症等进行分期（White 分类法），有助于判断疾病的严重程度及预后。

A 级：妊娠期出现或发现的糖尿病。

B 级：显性糖尿病，20 岁以后发病，病程<10 年。

C 级：发病年龄在 10～19 岁，或病程达 10～19 年。

D 级：10 岁以前发病，或病程≥20 年，或合并单纯性视网膜病。

F 级：糖尿病肾病。

R 级：眼底有增生性视网膜病变或玻璃体出血。

H 级：冠状动脉粥样硬化性心脏病。

T 级：有肾移植史。

4. 无需胰岛素治疗而血糖控制在正常范围的孕妇：严密监测到预产期考虑引产。需要胰岛素治疗的孕妇，如血糖控制良好：严密监测到妊娠 39 周后终止妊娠；血糖控制不满意者入院治疗，评估后决定终止妊娠时机。

五、病例分析题

1. 根据 OGTT 结果以及 1 周来的空腹血糖数值，该患者可诊断妊娠期糖尿病。故应监测母亲和胎儿情况。

（1）孕妇监测：血糖监测如血糖变化。并发症监测如子痫前期、肾病、感染、甲状腺功能异常。应进行血压、尿常规、血常规、肝肾功能、甲状腺功能的检查。

（2）胎儿监测：妊娠中期进行产前筛查、胎儿超声心动图检查、孕晚期定期进行超声检查，监测胎儿发育，判定胎儿的生长速度，了解有无巨大儿或生长受限的发生。

2. 妊娠期糖尿病患者血糖控制标准：血糖应控制餐前≤5.3mmol/L。餐后 2 小时血糖值 6.7mmol/L，夜间血糖不低于 3.3mmol/L。HbA1c 宜<5.5%。患者经饮食运动无法控制血糖，应加用胰岛素或降糖药物。建议胰岛素初始使用从小剂量开始，逐渐达到血糖控制目标。

第四节　妊娠剧吐

一、选择题

【A 型题】

1. C

[解析] 妊娠剧吐严重时可因缺乏维生素 B_1 可并发妊娠期 Wernicke 脑病。

2. C

[解析] 通常认为孕期前 3 个月的轻度恶心呕吐症状是正常妊娠的生理反应。然而，部分孕妇出现严重的恶心呕吐，不能进食，导致体液失衡、电解质及代谢障碍甚至威胁生命的情况称为妊娠剧吐。

3. A

[解析] 妊娠期剧吐的患者防止脱水、电解质紊乱及酸碱失衡，尿量维持在 1000ml 以上。

4. B

[**解析**]妊娠期剧吐严重时可因维生素 B_1 摄入不足导致 Wernicke 脑病。

【X 型题】

5. ABCDE

[**解析**] 记忆型题。

6. ABCDE

[**解析**] 妊娠剧吐是临床诊断，需排查其他原因造成的恶心、呕吐。

7. BCDE

[**解析**]妊娠剧吐患者应首先考虑积极治疗，如治疗 3～4 周，仍有下列情况危及孕妇生命时，考虑终止妊娠。①症状未见好转，尿蛋白强阳性；②伴有发热，体温 38℃ 以上，脉率增快，大于 120 次/分；③出现黄疸、肝肾功能受损；④长期低血钾、酸中毒不能纠正；⑤并发妊娠期 Wernicke 脑病。

8. BCD

[**解析**] 妊娠剧吐患者应注意尿量、尿比重、尿酮体、尿蛋白，评估患者脱水情况，有无能量摄入不足造成的脂肪动员，以及肾脏损害。

二、简答题

1. 患者经积极治疗 3～4 周，仍有下列情况危及孕妇生命时，需考虑终止妊娠。

①症状未见好转，尿蛋白强阳性；②伴有发热，体温 38℃ 以上，脉率增快，大于 120 次/分；③出现黄疸、肝肾功能受损；④长期低血钾、酸中毒不能纠正；⑤并发妊娠期 Wernicke 脑病。

2. 孕妇出现脱水、电解质紊乱及酸碱失衡时需入院治疗。禁食，根据化验结果，纠正并发症，3～5 小时内静脉输注 2000ml 乳酸林格液，并补充适量的电解质及维生素（如氯化钾、维生素 C、维生素 B_1 和 B_6），尿量维持在 1000ml 以上。若患者不能进食，可选择鼻饲管或中心静脉全胃肠外营养。恢复进食时，试食少量流食，以碳水化合物为主，同时调整补液量。

三、病例分析题

1. 该患者的初步诊断为早孕，妊娠剧吐。诊断依据是：妊娠后出现频繁呕吐，不能进食。排除其他导致呕吐的肝病、胃肠道疾病，符合妊娠剧吐临床表现。超声提示宫内早孕。体征表现为脱水相，心率快，血压偏低，体温略高。

2. 应进一步进行动脉血气分析，了解酸碱失衡情况。纠正并发症，改善脱水、电解质紊乱及代谢性酸碱失衡等。避免触发因素如过热、过湿、气味、噪音、视觉或躯体运动。针灸治疗，心理治疗等。症状无明显缓解时可以考虑使用维生素 B_6 或维生素 B_6 - 多拉西敏复合制剂治疗。禁食，根据化验结果，纠正并发症，3～5 小时内静脉输注 2000ml 乳酸林格液，并补充适量的电解质及维生素（如氯化钾、维生素 C、维生素 B_1 和 B_6），尿量维持在 1000ml 以上。若患者不能进食，可选择鼻饲管或中心静脉全胃肠外营养。恢复进食时，试食少量流食，以碳水化合物为主，同时调整补液量。妊娠剧吐患者经积极治疗 3～4 周，仍有严重情况危及孕妇生命时，需考虑终止妊娠。

第七章　妊娠合并内外科疾病

【同步习题】

一、选择题

【A型题】

1. 妊娠合并心脏病中最常见的类型是
   A. 风湿性心脏病
   B. 妊娠期高血压疾病性心脏病
   C. 先天性心脏病
   D. 贫血性心脏病
   E. 围生期心肌病

2. 心脏病孕妇最危险的时期是
   A. 妊娠35～38周　　B. 妊娠32～34周
   C. 妊娠24～27周　　D. 妊娠28～31周
   E. 产褥期7天之后

3. 25岁，G_1P_0。孕38周，风湿性心脏病，心功能 I - II 级，胎儿估计2700g，分娩期处理正确的是
   A. 剖宫产术
   B. 应助产缩短第二产程
   C. 等待自然分娩
   D. 忌用吗啡
   E. 肌注麦角新碱预防产后出血

4. 病毒性肝炎合并妊娠的处理，下列哪项是错误的
   A. 早期妊娠应行人工流产，中期妊娠一般不主张终止妊娠
   B. 近预产期应使用维生素 K_1 并备新鲜血
   C. 应预防感染
   D. 产时应常规选用对肝脏无害的抗生素
   E. 临产期间应及时加用肝素预防 DIC 发生

5. 不宜妊娠，心脏病妊娠后风险类型为高危型的类型为
   A. 房间隔缺损　　B. 室间隔缺损
   C. 肺动脉病变　　D. 三尖瓣病变
   E. 肺动脉高压

6. 34岁，初孕妇。妊娠32周，口服葡萄糖耐量试验 OGTT 3 项阳性，诊断为妊娠合并糖尿病，经控制饮食后尿糖（±）。首选的处理措施是
   A. 继续控制饮食，监测血糖
   B. 胰岛素治疗
   C. 行人工破膜术终止妊娠
   D. 缩宫素静滴引产

   E. 立即行剖宫产术

7. 妊娠期急性阑尾炎最显著的特点是
   A. 起病急
   B. 进展快
   C. 容易并发穿孔
   D. 阑尾位置改变，诊断困难
   E. 容易并发腹膜炎

8. 妊娠合并急性阑尾炎的治疗原则是
   A. 广谱抗生素治疗
   B. 一旦确诊，予抗生素治疗的同时立即行手术治疗
   C. 退热治疗
   D. 应及时终止妊娠
   E. 保胎治疗

9. 某孕妇停经3个月，近日出现恶心、呕吐、腹胀。查体：肠鸣音亢进呈金属音，可闻及气过水声，处理原则应是
   A. 保守治疗包括禁食、胃肠减压，纠正水电解质紊乱
   B. 行人工流产
   C. 尽早行剖腹探查术
   D. 予维生素 B_1 肌内注射
   E. 予维生素 B_6 治疗呕吐

10. 妊娠与急性胆囊炎及胆石病的互相影响，正确的是
    A. 在雌激素影响下，胆囊及胆管平滑肌松弛使胆囊排空缓慢
    B. 妊娠期胆汁中胆固醇成分增多
    C. 孕激素降低胆囊黏膜对钠的调节，影响胆囊浓缩功能
    D. 妊娠期胆结石发病率明显增高
    E. 胆石病多见于妊娠早期

11. 30岁初孕妇，停经3个月，进食油腻食物后突发性右上腹绞痛，疼痛可放射至右肩，伴恶心呕吐。查体：右上腹压痛、肌紧张，Murphy 征阳性。血常规白细胞逐渐升高。此时的处理原则是
    A. 应用护肝利胆片行保守治疗
    B. 应用广谱抗生素保守治疗
    C. 积极抗感染同时，手术摘除胆囊

D. 禁食、胃肠减压，纠正水、电解质紊乱

E. 行人工流产

12. 关于妊娠合并甲状腺功能亢进，下列说法正确的是

    A. 是剖宫产的适应证

    B. 是终止妊娠的指征

    C. 容易造成过期妊娠

    D. 重症易引起流产、死胎

    E. 甲亢于妊娠期可明显缓解

13. 甲型肝炎传播途径正确的是

    A. 粪-口传播　　　　B. 母-婴传播

    C. 血液传播　　　　D. 性传播

    E. 体液传播

【B 型题】

A. 妊娠期高血压疾病并发症

B. 妊娠合并糖尿病易并发

C. 妊娠合并心脏病易并发

D. 妊娠合并重症肝炎易并发

E. 妊娠合并前置胎盘

14. 胎盘早剥

15. 巨大儿

16. 急性肾功能不全

A. 妊娠合并重症肝炎

B. 妊娠期药物性肝损害

C. 妊娠期高血压疾病引起的肝损害

D. 妊娠期肝脏的生理变化

E. 妊娠期肝内胆汁淤积症

17. 妊娠 28 周左右出现全身瘙痒、轻度黄疸，产后迅速消退，再次妊娠常复发

18. 有 ALT、AKP 轻度升高，伴高血压、蛋白尿及水肿，妊娠结束迅速恢复

19. 孕期服用红霉素数天，后出现黄疸，并有 ALT 升高、皮疹及嗜酸性粒细胞增高

20. 妊娠期出现严重的呕吐，黄疸迅速加深，全身出现出血倾向及肝功能明显异常

21. 妊娠 7 个月余，血清碱性磷酸酶为正常值的 2 倍，血清总蛋白低于 60g/L

A. 髂嵴下 2 横指

B. 髂嵴水平

C. 右髂前上棘至脐连线中外 1/3 处

D. 髂嵴上 2 横指

E. 达胆囊区

22. 妊娠早期，阑尾位于

23. 妊娠 3 个月末，阑尾位于

24. 妊娠 8 个月末，阑尾位于

25. 产后 10 日，阑尾位于

【X 型题】

26. 重度子痫前期产妇分娩后易发生产后血循环衰竭的原因是

    A. 大量使用解痉药　　B. 大量使用降压药

    C. 血液浓缩　　　　　D. 腹压突然下降

    E. 血浆内钠离子增多

27. 27 岁初产妇，孕 29 周，诊断考虑妊娠合并急性肾盂肾炎，其治疗原则是

    A. 卧床休息

    B. 保持每日尿量在 1500ml 以上

    C. 首选对革兰阳性杆菌有效，同时对胎儿、新生儿无不良影响的抗生素

    D. 若为无症状性菌尿，药物治疗为 2 周一个疗程

    E. 若为症状性肾盂肾炎，药物治疗为 4 周一个疗程

28. 下列关于妊娠合并心脏病患者的处理正确的是

    A. 心功能Ⅰ～Ⅱ级者，可以妊娠

    B. 心功能Ⅲ～Ⅳ级，不宜妊娠

    C. 心功能Ⅰ～Ⅱ级、胎儿不大、胎位正常、宫颈条件良好者，可考虑经阴道分娩

    D. 对有产科指征及心功能Ⅲ～Ⅳ级者，应择期剖宫产

    E. 妊娠合并心脏病患者在产褥期，若产后建议哺乳

29. 巨幼细胞贫血处理正确的是

    A. 孕期可口服叶酸，10～20mg 口服，每日 3 次；或可肌注治疗

    B. 有神经系统症状者，应及时补充维生素 B_{12}

    C. 血红蛋白＜80g/L 时，可少量间断输新鲜血或浓缩红细胞

    D. 分娩时避免产程延长，预防产后出血，预防感染

    E. 治疗效果不显著，应检查有无缺铁，应同时补给铁剂

30. 下列哪些属于妊娠期急性胰腺炎的特点

    A. 血栓的风险增加

    B. DIC 的风险增加

    C. 易致肺微循环障碍

    D. 上腹疼痛，进食后加重，弯腰时减轻，多伴有恶心、呕吐

    E. 可出现肾灌注进一步减少，导致肾功能的衰竭

二、名词解释

1. 特发性血小板减少性紫癜（ITP）

2. 围生期心肌病

3. 缺铁性贫血

4. 巨幼细胞贫血

5. 再生障碍性贫血

三、填空题

1. 心脏病孕妇的危险时期分别为妊娠_____、_____、_____，此时心脏负荷最重，极易发生心衰。

2. 妊娠期血容量增加，心脏负荷增加，始于妊娠第 6 周，妊娠_____达高峰，较妊娠前增加_____，产后_____逐渐恢复正常。

3. 急性胰腺炎根据病理特点分为_____及_____。

4. 妊娠各期均可发生急性阑尾炎，_____多见、_____少见。

5. 甲型肝炎主要通过_____；乙型肝炎主要通过_____、_____、_____传播，_____是最重要的传播途径；丙型肝炎主要通过_____、_____、_____传播等途径传播。

6. 缺铁性贫血（iron deficiency anemia，IDA），孕妇患者应补充铁元素_____mg/d，Hb<_____g/L 者建议输血。

7. 再生障碍性贫血的血常规检查应符合以下三项中两项：血红蛋白<_____g/L；血小板<_____×10^9/L；中性粒细胞绝对值（ANC）<_____×10^9/L。

8. 特发性血小板减少性紫癜（ITP）主要表现是_____和_____。

9. 妊娠期急性胰腺炎患者血清淀粉酶增高超过正常的_____倍即可确诊为本病。一般发病后_____小时开始升高，_____小时达高峰，_____小时后开始下降，持续_____天。

四、简答题

1. 试述妊娠合并心脏病的心功能分级。

2. 妊娠合并贫血的诊断标准及分类是怎么样的？

3. 试述妊娠合并阑尾炎的特点及治疗原则。

4. 试述妊娠合并急性胰腺炎的特点及治疗原则。

5. 试述妊娠合并心力衰竭的诊断。

6. 试述妊娠合并病毒性肝炎的分类、临床表现及处理原则。

7. 试述妊娠合并特发性血小板减少性紫癜的诊断及处理。

8. 述请描述心脏病患者适宜妊娠与否的条件。

（陈敦金）

【参考答案及解析】

一、选择题

【A 型题】

1. C

[解析] 目前在妊娠合并心脏病的患者中，先天性心脏病占 35%～50%，位居第一。其余依次为风湿性心脏病、妊娠期高血压疾病性心脏病、围生期心肌病、贫血性心脏病及心肌炎等。

2. B

[解析] 妊娠合并心脏病总血容量较非妊娠期增加，32～34 周达高峰，较妊娠前增加 30%～45%，此后维持在较高水平，产后 2～6 周逐渐恢复正常。妊娠合并心脏病心衰易发时期为妊娠 32～34 周、分娩期及产后 3 日。

3. B

[解析] 若心功能 I-II 级、胎儿不大、胎位正常、宫颈条件良好者，可考虑在严密母胎监护下阴道分娩。第二产程应避免用力屏气加腹压，应行会阴侧切术、胎头吸引术或产钳助产术，尽可能缩短第二产程，在围分娩期应做好预防产后出血及感染。

4. E

[解析] 妊娠晚期严密监测凝血功能，伴有 DIC 者严密监护可酌情使用肝素，但产前 4 小时至产后 12 小时内不宜使用肝素钠，以免发生产后出血。

5. E

[解析] 按照妊娠合并心脏病患者妊娠后的风险度，将心脏病分为 3 类，其中高危型包括肺动脉高压、主动脉狭窄瓣膜受损、马方综合征伴瓣膜受损。

6. A

[解析] 对于未足月，OGTT 阳性的妊娠期患者，孕期饮食控制血糖正常者，最佳治疗方案即是继续饮食控制。

7. D

[解析] 妊娠期阑尾炎有两个特点：一个是早期诊断比较困难，二是炎症容易扩散。妊娠合并急性阑尾炎最显著的特点是：阑尾位置改变，诊断困难。阑尾的位置在妊娠初期与非妊娠期相似，其根部位于右髂前上棘至脐连线中外 1/3 处（麦氏点）；随着妊娠子宫逐渐增大，盲肠位置上升，阑尾尾部随之向上、向外、向后移位，妊娠 3 个月末阑尾位于髂嵴下 2 横指；妊娠 5

个月在骼嵴水平；妊娠 8 个月末阑尾上升至骼嵴上 2 横指；产后 10～12 天，阑尾恢复至非妊娠时的位置。

8. B

[解析]妊娠期急性阑尾炎不主张保守治疗。一旦确诊，应在积极抗感染治疗的同时，立即手术治疗，尤其在妊娠中、晚期。

9. A

[解析]该孕妇诊断为"肠梗阻"，妊娠期肠梗阻治疗原则是纠正肠梗阻引起的水电解质紊乱及酸碱失衡。

10. B

[解析]在孕激素作用下，胆囊排空能力减弱；雌激素影响胆囊浓缩功能；妊娠期胆汁淤积易致胆固醇沉积形成结石；妊娠期胆石病并不增多；胆石病可发生于妊娠各个时期，但更多见于妊娠晚期。

11. C

[解析]该孕妇诊断为"胆囊炎"妊娠期胆囊炎处理原则基本上与非孕期相似，以手术治疗摘除胆囊为主。

12. D

[解析]药物能控制的甲亢对妊娠和分娩一般没有明显影响，故可以阴道分娩，有产科指征方采用剖宫产。轻症或药物可控制的甲亢病例，不需终止妊娠。甲亢与过期妊娠无关。妊娠加重心脏负担，故不能缓解甲亢症状，只会加重甲病病情。

13. A

[解析]各型肝炎病毒病原体传播途径：①甲型肝炎主要通过粪口传播。②乙型肝炎主要通过母婴、血液及性传播，母婴传播是最重要的传播途径。③丙型肝炎主要通过母婴、血液（输注血制品、注射、器官移植、血液透析、纹身等）及性传播等途径传播。④丁型肝炎病毒（HDV）需伴随 HBV 存在。丁型肝炎病毒（HDV）是一种缺陷性 RNA 病毒，必须依赖 HBV 重叠感染引起肝炎。传播途径与 HBV 相同，经体液、血液或注射途径传播。与 HBV 相比，母婴传播较少见。⑤戊型肝炎主要通过粪口传播。

【B型题】

14. A；15. B；16. D

[解析]胎盘早剥孕妇并发妊娠期高血压疾病，尤其是重度子痫前期、慢性高血压、慢性肾脏疾病或全身血管病变者居多，主要由于底蜕膜螺旋小动脉痉挛或硬化，引起远端毛细血管缺血坏死甚至破裂出血，血液在底蜕膜层与胎盘之间形成胎盘后血肿，导致胎盘与宫壁分离。妊娠合并糖尿病孕妇因孕妇血糖高，胎儿长期处于母体高血糖所致的高胰岛素血症环境中，促进蛋白、脂肪合成和抑制脂解作用，导致躯体过度发

育，其发生率高达 25%～42%。妊娠合并重症肝炎患者病程中常会出现多种并发症，主要有凝血功能障碍、肝性脑病、肝肾综合征、感染等，当出现肝肾综合征时，肌酐及尿素氮升高。

17. E；18. C；19. B；20. A；21. D

[解析]妊娠期肝内胆汁淤积症（intrahepatic cholestasis of pregnancy，ICP）是一种发生在妊娠晚期，少数发生在 25 周之前，以瘙痒及黄疸为特点的疾病，分娩后数日内症状消失，胆酸升高明显，转氨酶可有轻度升高；胆红素正常或升高，血清病毒学检查抗原和抗体均阴性；肝活检主要为胆汁淤积。伴高血压、蛋白尿及水肿，ALT、AKP 轻度或中度升高，胃肠道症状不明显，妊娠结束迅速恢复。对肝脏有损害的药物有氯丙嗪、异丙嗪、苯巴比妥类镇静药、甲巯咪唑、异烟肼、利福平、磺胺类、四环素等，药物性肝损害均有服药史而无病毒性肝炎史，服药后迅速出现黄疸及转氨酶的升高，可伴有皮疹、皮肤瘙痒，嗜酸性粒细胞增多，孕期肝脏负担较重，孕妇因服药发生肝损害或黄疸者较非孕期多见，停药后多可恢复。消化道症状严重，黄疸迅速加深，出现肝臭气味及凝血功能障碍，肝功能明显异常。妊娠期血液稀释，白蛋白减少，正常妊娠时可出现碱性磷酸酶轻度升高。

22. C；23. A；24. D；25. C

[解析]阑尾的位置在妊娠初期与非妊娠期相似，其根部位于右髂前上棘至脐连线中外 1/3 处（麦氏点）；随着妊娠子宫逐渐增大，盲肠位置上升，阑尾尾部随之向上、向外、向后移位，妊娠 3 个月末阑尾位于骼嵴下 2 横指；妊娠 5 个月在骼嵴水平；妊娠 8 个月末阑尾上升至骼嵴上 2 横指；产后 10～12 天，阑尾恢复至非妊娠时的位置。

【X型题】

26. ABCD

[解析]重度子痫前期产妇多伴有血液浓缩，血容量不足，分娩后，腹部压力突然下降，内脏血管扩张，回心血量减少，有效血循环更加不足，加之治疗上大量使用解痉降压药而使血管扩张，因此容易发生产后血循环衰竭。

27. ADE

[解析]妊娠期急性肾盂肾炎，孕妇应卧床休息，并取侧卧位，左右轮换，减少子宫对输尿管的压迫，使尿液引流通畅，持续高热时要积极采取降温措施，鼓励孕妇多饮水以稀释尿液，每天保持尿量达 2000ml 以上，不能耐受口服液体及药物，故应给予补液及胃肠外给药。应给予有效的抗生素治疗抗感染，一般应持续用

药 10～14 天疗程，结束后每周或定期尿培养。

28. ABCD

[解析] 妊娠合并心脏病患者可以妊娠条件：心脏病变较轻，心功能 I-II级；妊娠合并心脏病患者不宜妊娠条件：心脏病变较重、心功能 III-IV级、既往有心力衰竭史、有肺动脉高压、右向左分流型先天性心脏病、严重心律失常、风湿热活动期、心脏病并发细菌性心内膜炎、急性心肌炎等，妊娠期极易发生心力衰竭，不宜妊娠。妊娠合并心脏病患者的分娩期处理：心功能 I-II级、胎儿不大、胎位正常、宫颈条件良好者，可考虑经阴道分娩，注意缩短第二产程时间。对有产科指征及心功能 III-IV级者，应择期剖宫产。妊娠合并心脏病患者在产褥期，若心功能 III级及以上者，不宜哺乳。

29. ABCDE

[解析] ①孕期可予以叶酸 10～20mg 口服，每日 3 次，或每日肌注叶酸 10～30mg，直至症状消失、贫血纠正为止。再改为预防性治疗量维持疗效。若治疗效果不显著，应检查有无缺铁，应同时补给铁剂。有神经系统症状者，单独用叶酸有可能使神经系统症状加重，应及时补充维生素 B_{12}。②维生素 B_{12} 100μg 每日一次肌注，连续 14 天后改为每周 2 次，直至血红蛋白恢复正常。③血红蛋白<60g/L 时，可少量间断输新鲜血或浓缩红细胞。④分娩时避免产程延长，预防产后出血，预防感染。

30. ABCDE

[解析] ①血栓及 DIC 的风险增加。胰酶激活凝血因子 VIII、VI，使血小板凝集，损害血管内膜，妊娠期高凝状态会加重这种血管内膜的损伤，增加血栓及 DIC 的风险。②易致急性呼吸窘迫综合征（ARDS）。急性胰腺炎时释放卵磷脂酶，可分解肺泡表面活性物质，使气体交换明显下降。肺微循环障碍，致肺间质水肿、出血、肺泡塌陷融合，妊娠期膈肌升高加重肺部改变，易致 ARDS，并成为该病致死的主要原因之一。③肾功能损害加重。胰酶产生的蛋白分解产物，加重了肾脏的负担。妊娠期血液高凝状态，增大的子宫压迫肾脏，使肾灌注进一步减少，导致肾功能的衰竭。④妊娠期急性胰腺炎。通常以上腹疼痛，进食后加重，弯腰时减轻，多伴有恶心、呕吐主要症状，可伴有发热、黄疸和消化道出血，伴有这些症状强烈预示有出血坏死性胰腺炎存在。轻型者仅有腹部膨隆，中上腹压痛。

二、名词解释

1. 是指外周血血小板计数减少的良性血液系统疾患，是一种自身免疫性疾病。

2. 指既往无心脏病史，于妊娠最后 3 个月至产后 6 个

月内的扩张性心肌病，出现心肌收缩功能障碍和充血性心力衰竭。

3. 妊娠期最常见的贫血，指妊娠期因铁缺乏所致的贫血，Hb<110g/L。

4. 是叶酸或维生素 B_{12} 缺乏引起 DNA 合成障碍导致的贫血。

5. 再生障碍性贫血，简称再障，由多种病因、多种发病机制引起的一种骨髓造血功能衰竭症，是以全血细胞（红细胞、白细胞、血小板）减少为主要表现的一组综合征。

三、填空题

1. 32～34 周后　分娩期、产后 3 天内
2. 32～34 周　30%～45%　2～6 周
3. 急性水肿性胰腺炎　急性坏死出血性胰腺炎
4. 妊娠早中期　分娩期及产褥期
5. 粪口传播　母婴　性　血液　母婴传播　母婴　性　血液
6. 100～200　70
7. 100　50　1.5
8. 皮肤黏膜出血　贫血
9. 3　2～12　24　48～72　3～5

四、简答题

1. 根据 NYHA 心功能分级，依患者生活能力状况，心功能分为 4 级。

I 级：一般体力活动不受限制。

II 级：一般体力活动轻度受限制，活动后心悸、轻度气短、休息时无症状。

III 级：一般体力活动明显受限制，休息时无不适，轻微日常工作即感不适、心悸、呼吸困难，或既往有心力衰竭史。

IV 级：一般体力活动严重受限制，不能进行任何体力活动，休息时有心悸、呼吸困难等心力衰竭表现。

2. 世界卫生组织推荐，妊娠期血红蛋白浓度<110g/L 及血细胞比容<0.33 可诊断为妊娠合并贫血。根据 Hb 水平可分为轻度贫血（100～109g/L）、中度贫血（70～99g/L）、重度贫血（40～69g/L）和极重度贫血（<40g/L）。

3. 妊娠合并阑尾炎的特点是：妊娠合并阑尾炎的体征不明显，炎症容易扩散、病情发展快、易发生坏死、穿孔及腹膜炎，发生穿孔及继发弥漫性腹膜炎者较非孕期增加 1.5～3.5 倍。

治疗原则是：妊娠期急性阑尾炎不主张保守治疗。一旦确诊，应在积极抗感染的同时，立即手术治疗，尤其在妊娠中晚期。如一时难以诊断，又高度怀疑，应放宽手术指征，以免延误病情。在临床处理时，

做好与患者及家属的沟通，告知手术目的，同时也要告知即使及时手术，仍有 9%～15% 的患者发生死胎、流产或者早产。

4. 妊娠合并急性胰腺炎的特点是：

（1）血栓及 DIC 的风险增加。胰酶激活凝血因子Ⅷ、Ⅵ，使血小板凝集，损害血管内膜，妊娠期高凝状态会加重这种血管内膜的损伤，增加血栓及 DIC 的风险。

（2）易致急性呼吸窘迫综合征（ARDS）。急性胰腺炎时释放卵磷脂酶，可分解肺泡表面活性物质，使气体交换明显下降。肺微循环障碍，致肺间质水肿、出血、肺泡塌陷融合，妊娠期膈肌升高加重肺部改变，易致 ARDS，并成为该病致死的主要原因之一。

（3）肾功能损害加重。胰酶产生的蛋白分解产物，加重了肾脏的负担。妊娠期血液高凝状态，增大的子宫压迫肾脏，使肾灌注进一步减少，导致肾功能的衰竭。

治疗原则是：

妊娠合并急性胰腺炎多数为轻型，以保守治疗为主，多可获得较好临床效果。

1）非手术治疗

（1）胃肠减压。保持胃内空虚、减轻腹胀、减少胃酸分泌，给全胃肠动力药可减轻腹胀。

（2）补充液体防止休克。全部经静脉补充液体，电解质和热量（依靠完全肠外营养），以维持循环稳定和电解质平衡，改善微循环保证胰腺血流灌注，提供需要的基本能量，减少对胎儿的不良影响。

（3）解痉止痛。首先哌替啶，禁用吗啡，以免引起 Oddis 括约肌痉挛。

（4）抗感染治疗。在不明确感染病原体之前，宜采用广谱抗生素控制感染，再进一步通过细菌培养、药敏选用敏感抗生素。

（5）抑制胰酶分泌。如生长抑素，H_2 受体拮抗剂等。

2）手术治疗适用于保守治疗无效，虽经合理支持治疗而临床症状继续恶化者。重症胆源性胰腺炎伴壶腹部嵌顿结石，合并胆道梗阻感染者，应急诊手术或早期手术解除梗阻；急性反应期腹腔内大量液体渗出，腹内压增高，迅速出现多脏器功能受损者应尽早手术，清除坏死组织，充分引流。少数严重病例合并呼吸功能障碍、低血压、低血钙时或胰腺穿刺有暗红色血液，则死亡率高，需转重症监护病房抢救。

3）产科处理。妊娠合并急性胰腺炎并不是引产、分娩的指征，但如保守治疗未见好转，应考虑终止妊娠，并以保全孕妇的生命为首要目标，终止妊娠的方法选择对母体影响最小者。

早中期妊娠合并轻型者经适当保胎治疗常能顺利维持妊娠；妊娠晚期轻型胰腺炎可在保守治疗下自然分娩，但需加强胎儿监护，出现胎儿窘迫时应尽早行剖宫产术，术中放置腹腔引流，而不扰动胰腺。对于重症胰腺炎患者，应把孕妇的生命安全作为选择治疗方式的依据。如保守治疗有效可维持妊娠，否则在外科治疗的同时终止妊娠。如估计胎儿不能存活或已胎死宫内，病情允许可予引产，对病情较重或估计胎儿有存活希望的，应尽早剖宫产。

5. 妊娠合并任何种类的心脏病患者，严重时均可发展至心力衰竭，严重的二尖瓣狭窄或主动脉病变可导致左心衰竭，严重的肺动脉高压使右心负荷增加或合并三尖瓣病变可导致右心衰竭。若出现下述症状与体征，应考虑为早期心力衰竭。

（1）轻微活动后即有胸闷、气急、疲劳和心悸。

（2）夜间常因胸闷而坐起呼吸。

（3）休息时心率大于 100 次/分，呼吸大于 20 次/分。

（4）肺底部出现少量持续性湿啰音。

若病情进一步加重，可出现心悸及呼吸困难加重、食欲不振、恶心、腹胀、咯血或血性泡沫痰，并出现下列体征。

（1）心界明显扩大，心率增快，肺动脉瓣区心音亢进，出现奔马律或心律失常。

（2）颈静脉怒张，肝大，肝颈静脉回流征阳性，肝区压痛。

（3）肺底部有持续性湿啰音。

（4）出现胸水、腹水及心包积液等。

6.（1）分类：根据病毒类型分为甲型、乙型、丙型、丁型、戊型等。

（2）临床表现：可表现为身体不适、全身酸痛、畏寒、发热等流感样症状；乏力、纳差、尿色深黄、恶心、呕吐、腹部不适、右上腹疼痛、腹胀、腹泻等消化系统症状。皮肤和巩膜黄染、肝区叩痛。肝脾肿大，因妊娠期受增大子宫的影响，常难以被触及。甲型、乙型、丁型病毒性肝炎黄疸前期的症状较为明显，而丙型、戊型病毒性肝炎的症状相对较轻。

（3）处理原则：①妊娠前咨询：育龄期女性应常规检测 HBV 标志物，若无抗体者应进行常规乙肝肝炎疫苗接种，以预防妊娠期感染 HBV；感染 HBV 的育龄女性应进行肝功能、血清 HBV-DNA 低水平以及肝脏 B 超检查。最佳受孕时机时肝功能正常，血清 HBV-DNA 低水平、肝脏 B 超无特殊改变。孕前若有抗病毒指征，药物首选干扰素。②妊娠期处理：非重型肝炎主要采用护肝、对症、支持疗法。治疗期间严密检测肝功能、凝血功能等指标。重型肝炎：a. 护肝、对症等处理，同时预防凝血功能障碍、肝性脑病、肝肾综合征及感染等并发症。b. 产科处理：早期识别，及时转运。适时终止妊娠：待凝血功能、白蛋白、胆红素、转氨酶等重要指标改善并稳定 24 小时左右，或在治疗过程中出现胎儿窘迫、胎盘早剥或临产等产科情况。分娩方式的选择及子宫切除的问题：宜主动选择有利时机，采用剖宫产方式终止妊娠。必要时同时行子宫次全切除术。

7. 诊断：①临床主要表现是皮肤黏膜出血和贫血。轻者仅有四肢及躯干皮肤的出血点、紫癜及瘀斑、鼻出血、牙龈出血，严重者可出现消化道、生殖道、视网膜及颅内出血。脾脏不大或轻度增大。②实验室检查血小板低于 $100×10^9$/L。一般血小板低于 $50×10^9$/L 时才有临床症状。骨髓检查，巨核细胞正常或增多，成熟型血小板减少。血小板抗体测定大部分阳性。③应排除其他引起血小板减少的疾病，如再生障碍性贫血、药物性血小板减少、妊娠合并 HELLP 综合征、遗传性血小板减少。

处理：①妊娠期处理：ITP 患者一旦妊娠一般不必终止妊娠，只有当严重血小板减少未获缓解者，在妊娠早期就需要用肾上腺皮质激素治疗者，可考虑终止妊娠。妊娠期间治疗原则与单纯 ITP 患者相同，用药时尽可能减少对胎儿的不利影响。除支持疗法、

纠正贫血外，可根据病情予肾上腺皮质激素、输入丙种球蛋白、脾切除及输血小板等治疗。免疫抑制剂及雄激素在妊娠期不主张使用。

（2）分娩期处理：分娩方式原则上主张以阴道分娩为主。若行剖宫产，手术创口大，增加出血危险。剖宫产手术指征：血小板$<50×10^9$/L，有出血倾向，胎儿头皮血或胎儿脐血证实胎儿血小板$<50×10^9$/L。产前或术前应用大剂量皮质激素，氢化可的松 500mg 或地塞米松 20～40mg 静脉注射，并准备好新鲜血或血小板，防止产道裂伤，认真缝合伤口。

（3）产后处理：妊娠期应用皮质激素治疗者，产后应继续应用。孕妇常伴有贫血及抵抗力低下，产后应预防感染。产后立即抽新生儿脐带血检测血小板，并动态观察新生儿血小板是否减少。必要时给予新生儿泼尼松或免疫球蛋白。ITP 不是母乳喂养的禁忌证，但母乳中含有抗血小板抗体，是否母乳喂养视母亲病情及胎儿血小板情况而定。

8. 有心脏病患者应根据心脏病种类、病变程度、是否需手术矫治、心功能级别及医疗条件等，综合判断耐受妊娠的能力。

（1）可以妊娠：心脏病变较轻，心功能 I- II 级。

（2）不宜妊娠：心脏病变较重、心功能 III-IV 级、既往有心力衰竭史、有肺动脉高压、右向左分流型先天性心脏病、严重心律失常、风湿热活动期、心脏病并发细菌性心内膜炎、急性心肌炎等，妊娠期极易发生心力衰竭，不宜妊娠。

第八章　妊娠合并性传播疾病

一、选择题

【A型题】

1. 以下哪项不是淋球菌的传播途径
   A. 性接触传播　　　　B. 空气传播
   C. 分泌物污染物品　　D. 分娩过程传播新生儿
   E. 胎膜早破上行感染

2. 淋病治疗首选药物是
   A. 头孢曲松钠　　　　B. 青霉素
   C. 阿昔洛韦　　　　　D. 多西环素
   E. 红霉素

3. 孕期淋病的最佳治疗药物首选
   A. 青霉素　　　　　　B. 苄星青霉素
   C. 第三代头孢菌素　　D. 喹诺酮类
   E. 林可霉素

4. 妊娠合并早期梅毒治疗首选
   A. 青霉素　　　　　　B. 红霉素
   C. 庆大霉素　　　　　D. 喹诺酮类
   E. 林可霉素

5. 妊娠合并早期梅毒治疗，若青霉素过敏，选用
   A. 青霉素　　　　　　B. 红霉素
   C. 庆大霉素　　　　　D. 喹诺酮类
   E. 青霉素脱敏后治疗

6. 以下哪项可为梅毒治愈后血清结果
   A. RPR+ TPPA−　　　B. RPR+ TPPA+
   C. RPR+　　　　　　D. RPR−TPPA+
   E. TPPA+

7. 对于妊娠合并梅毒下列哪项叙述是不恰当
   A. 早期梅毒的孕妇可通过胎盘传给胎儿
   B. 早期表现为皮肤损害，晚期能侵犯心血管等重要脏器
   C. 梅毒病原体不会在胎儿内脏和组织中繁殖
   D. 妊娠合并梅毒引起死胎、早产与胎盘病变有关
   E. 非梅毒螺旋体抗原血清试验是梅毒常规筛查方法

8. 梅毒的主要传播途径为
   A. 接吻　　　　　　　B. 输血
   C. 衣物　　　　　　　D. 饮食
   E. 性交

9. 妊娠期患梅毒影响哪项不对
   A. 流产　　　　　　　B. 胎盘水肿
   C. 死胎　　　　　　　D. FGR
   E. 妊娠期高血压

10. 淋菌的特征有
    A. 革兰染色阳性菌
    B. 为单球菌
    C. 对复层鳞状上皮有亲和力
    D. 孕妇感染淋菌并不多见
    E. 淋菌表面有菌毛

11. 不是淋病对新生儿影响的是
    A. 结膜炎　　　　　　B. 肺炎
    C. 淋菌性败血症　　　D. 黏膜炎
    E. 围生儿死亡率高

12. 梅毒的胎盘病理表现不为
    A. 胎盘大而苍白
    B. 与胎儿重量比为 1:4
    C. 光镜下见粗大、苍白"杵状"绒毛
    D. 胎盘小呈鲜红色
    E. 见"袖套"现象

13. 引起梅毒的病原体是
    A. 苍白螺旋体　　　　B. 钩端螺旋体
    C. HIV　　　　　　　D. HSV
    E. CMV

14. 孕妇感染梅毒正确的是
    A. 青霉素过敏孕妇，首选脱敏和脱敏后青霉素治疗
    B. 潜伏期梅毒无症状可不治疗
    C. 中期妊娠发现确诊，应予以引产
    D. 可以不治，因乳汁中无梅毒
    E. 四环素有效

15. 淋病的传播途径哪项不正确
    A. 性接触感染　　　　B. 接触淋菌患者衣物
    C. 产道感染　　　　　D. 输血感染
    E. 与淋病患者共用便盆

16. 妊娠早期淋菌感染对胎儿影响有
    A. 流产　　　　　　　B. 皮疹
    C. 哈钦森齿　　　　　D. 神经性耳聋

E. 肝脾肿瘤

17. 诊断女性生殖道淋病，取材的最佳部位是

　　A. 阴道口　　　　　　B. 宫颈管

　　C. 阴道　　　　　　　D. 宫颈阴道部

　　E. 阴道穹窿

18. 对于淋病，哪项恰当

　　A. 急性下生殖道感染的首要症状是急性宫颈炎

　　B. 无症状者无传染性

　　C. 成人淋病的80%由性接触传播

　　D. 可通过血行传播引起弥漫性腹膜炎

　　E. 分泌物培养阳性方可确诊

19. 淋病于妊娠期间治疗恰当的是

　　A. 肌注青霉素效果佳

　　B. 多合并支原体感染应给予抗支原体药物

　　C. 临床症状消失为止

　　D. 青霉素过敏可选喹诺酮类药物

　　E. 用药必须足量、及时

20. 淋病孕妇娩出的新生儿不会发生

　　A. 淋菌性关节炎　　　B. 脑膜炎

　　C. 败血症　　　　　　D. 死亡

　　E. 鞍鼻

21. 淋病孕妇娩出的新生儿应预防性应用

　　A. 甲硝唑　　　　　　B. 多西环素

　　C. 青霉素　　　　　　D. 头孢曲松钠

　　E. 四环素

22. 导致尖锐湿疣

　　A. HIV　　　　　　　B. HAV

　　C. HBV　　　　　　　D. HPV

　　E. HSV

23. 新生儿感染尖锐湿疣主要通过以下哪种途径

　　A. 宫内垂直传播　　　B. 软产道

　　C. 乳汁　　　　　　　D. 羊水

　　E. 尿布

24. 妊娠合并尖锐湿疣的表述哪项不恰当

　　A. 宫内垂直传播危险

　　B. 妊娠期病灶增殖迅速

　　C. 分娩前生殖道病变广泛，应手术终止妊娠

　　D. 新生儿感染大多通过软产道

　　E. 极易导致胎儿宫内感染

25. 生殖器疱疹由哪种病原体引起

　　A. HIV　　　　　　　B. HAV

　　C. HBV　　　　　　　D. HPV

　　E. HSV

26. 妊娠期沙眼衣原体感染首选治疗药物是

　　A. 多西环素　　　　　B. 喹诺酮类

　　C. 四环素　　　　　　D. 阿奇霉素

　　E. 青霉素

27. 孕妇，21岁，已婚。孕20周，因白带多、外阴疼痛、尿痛2天就诊，1周前有性生活史。妇查前庭充血、阴道有大量脓性分泌物，挤压阴道前壁尿道口有脓液流出，宫颈充血水肿，有脓性分泌物流出。子宫、附件（—）。该患者最可能的诊断是

　　A. 妊娠合并外阴化脓性感染

　　B. 妊娠合并淋病

　　C. 妊娠合并滴虫阴道炎

　　D. 妊娠合并梅毒

　　E. 妊娠合并巨细胞病毒感染

28. 孕妇，23岁，已婚。孕20周，外阴瘙痒、白带增多1周。既往有不洁性生活史。妇科检查：外阴皮肤黏膜潮红，阴唇后联合处见簇状增生粉色小乳头样软疣，片状。该患者最可能的诊断是

　　A. 妊娠合并霉菌性阴道炎

　　B. 妊娠合并淋病

　　C. 妊娠合并滴虫阴道炎

　　D. 妊娠合并梅毒

　　E. 妊娠合并尖锐湿疣

29. 淋菌最易导致新生儿易发

　　A. 哈钦森齿　　　　　B. 喉乳头瘤

　　C. 视网膜脉络膜炎　　D. 水疱疹

　　E. 新生儿淋菌结膜炎

30. 尖锐湿疣孕妇的新生儿易发

　　A. 楔状齿　　　　　　B. 喉乳头瘤

　　C. 视网膜脉络膜炎　　D. 水疱疹

　　E. 新生儿淋菌结膜炎

31. 巨细胞病毒感染孕妇娩出的新生儿可能发生

　　A. 楔状齿　　　　　　B. 喉乳头瘤

　　C. 视网膜脉络膜炎　　D. 水疱疹

　　E. 新生儿淋菌结膜炎

32. 生殖器疱疹孕妇娩出的新生儿可能发生

　　A. 楔状齿　　　　　　B. 喉乳头瘤

　　C. 视网膜脉络膜炎　　D. 水疱疹

　　E. 新生儿淋菌结膜炎

【B型题】

　　孕妇，28岁，35周，尿频、尿急、尿痛3天，伴阴道脓性分泌物增多。查体：尿道口和宫颈口均可见脓性分泌物。

33. 确诊的最佳检查为

A. 白带常规　　　　B. 尿常规

C. 血培养　　　　　D. 血清学抗体检测

E. 分泌物培养

34. 最可能的诊断是

A. 妊娠合并滴虫性阴道炎

B. 妊娠合并梅毒

C. 妊娠合并尖锐湿疣

D. 妊娠合并淋病

E. 妊娠合并巨细胞感染

35. 下列哪项治疗最适合

A. 普鲁卡因青霉素　　B. 苄星青霉素

C. 头孢曲松钠　　　　D. 喹诺酮类

E. 林可霉素

【X 型题】

36. HIV 的主要传播途径有

A. 性接触　　　　　B. 血液传播

C. 软产道　　　　　D. 母乳

E. 握手

二、名词解释

1. 性传播疾病（sexually transmitted diseases，STD）

2. 潜伏期梅毒

三、填空题

1. 梅毒螺旋体仍可通过胎盘感染胎儿，引起_____。新生儿也可在分娩通过_____时受传染，但不属于先天梅毒。

2. 梅毒早期主要表现为_____、_____、全身皮肤黏膜损害（梅毒疹、扁平湿疣、脱发及口、舌、咽喉或生殖器黏膜红斑、水肿和糜烂等）；晚期表现为永久性皮肤黏膜损害，可侵犯_____、_____等多种组织器官而危及生命。

3. HSV 属双链 DNA 病毒，分 HSV-1 和 HSV-2 两型。原发性生殖器疱疹多系_____引起。

四、简答题

1. 试述妊娠合并淋病的临床表现。

2. 试述梅毒对胎儿的危害。

3. 试述梅毒分期。

五、病例分析题

患者，女，26 岁。全身情况良好，无不适，性伴侣患有梅毒。行孕前检查：体格检查无阳性发现。行梅毒抗体筛查：结果为 RPR（+）1:4，TPPA（+），TPHA（+），TPAb（+）。

问题：初步诊断和诊断依据，进一步该如何治疗随访？

（赵　茵）

【参考答案及解析】

一、选择题

【A 型题】

1. B

[解析] ①性接触感染：主要的感染途径；②间接接触感染：通过淋菌分泌物污染物品感染；③产道感染：新生儿多在分娩通过软产道时被传染。妊娠期、分娩期易发生淋病播散，引起子宫内膜炎、输卵管炎，严重者可致播散性淋病。

2. A

[解析] 淋病治疗以抗生素治疗为主，原则是及时、足量、规范、彻底，同时治疗性伴侣。进行其他 STD 的检查。首选药物以第三代头孢菌素为主，如头孢曲松钠 125mg。

3. C

[解析] 以抗生素治疗为主，原则是及时、足量、规范、彻底，同时治疗性伴侣。进行其他 STD 的检查。首选药物以第三代头孢菌素为主，如头孢曲松钠 125mg。

4. A

[解析] 治疗孕妇梅毒目的在于预防或减少先天梅毒的发生。原则为早期明确诊断、及时治疗、用药足量、疗程规则。首选青霉素，规范治疗。

5. E

[解析] 妊娠合并梅毒如青霉素过敏，首选脱敏和脱敏后青霉素治疗。

6. D

[解析] 快速血浆反应素试验（RPR），可行定性和定量检测，用于筛查和疗效判断。梅毒螺旋体颗粒凝集试验（TPPA）测定血清特异性 IgG 抗体，用于证实试验。RPR- TPPA+提示早期感染，或既往感染。

7. C

[解析] 孕期梅毒感染发现、治疗越晚，先天性梅毒发生率越高。

8. E

[解析] 性接触直接传播是梅毒最主要的传播途径。

9. E

[解析] 梅毒经胎盘感染胎儿引起流产、早产、死胎、死产或胎儿生长受限。梅毒感染的胎盘大而苍白，胎盘重量与胎儿之比达 1:4。

10. E

[解析] 淋菌为革兰阴性双球菌，对柱状上皮及移行上皮黏膜有亲和力，常隐匿于泌尿生殖道引起感染。孕妇感染多见。

11. D

[解析] 妊娠合并淋病可导致早产和胎儿宫内感染。表现为宫内生长受限、胎儿窘迫，甚至导致死胎、死产。引起新生儿易患淋菌性结膜炎或败血症。

12. D

[解析] 梅毒感染的胎盘大而苍白，胎盘重量与胎儿之比达 1:4。

13. A

[解析] 记忆型题。

14. A

[解析] 妊娠合并梅毒的治疗原则是早期明确诊断、及时治疗、用药足量、疗程规则。首选青霉素，规范治疗。青霉素过敏孕妇，首选脱敏和脱敏后青霉素治疗。

15. D

[解析] 淋病的传播途径有：①性接触感染：主要的感染途径。②间接接触感染：通过淋菌分泌物污染物品感染。③产道感染：新生儿多在分娩通过软产道时被传染。

16. A

[解析] 记忆型题。

17. B

[解析] 淋菌培养是诊断淋病的金标准；应做宫颈分泌物的淋菌涂片及培养。分泌物涂片检出中性粒细胞内有革兰阴性双球菌，可做初步诊断。

18. E

[解析] ①50%～70%无临床症状，易被忽略，但仍具传染性。②主要症状有阴道脓性分泌物增多，外阴瘙痒或灼热，偶有下腹痛。④上行感染可引起输卵管炎、子宫内膜炎、宫外孕和不孕症等。也可有尿道炎和前庭大腺炎等症状。淋菌培养是诊断淋病的金标准；应做宫颈分泌物的淋菌涂片及培养。分泌物涂片检查中性粒细胞内有革兰阴性双球菌，可做初步诊断。

19. E

[解析] 首选药物应为第三代头孢，因耐药菌株增多，多合并衣原体感染，应加用治疗衣原体药物，治愈必须经 3 次培养阴性，孕期禁用喹诺酮类药物。

20. E

[解析] 鞍鼻为先天性梅毒儿表现。

21. D

[解析] 淋病产妇娩出的新生儿，应尽快使用 0.5%红霉素眼膏预防淋菌性眼炎，并预防性使用头孢曲松。

22. E

[解析] 尖锐湿疣是由人乳头瘤病毒（HPV）感染引起的鳞状上皮疣状增生病变。

23. B

[解析] 胎儿通过产妇软产道时感染。

24. A

[解析] 孕妇主要经性接触直接传播。孕妇感染 HPV 可传染给新生儿，一般认为是胎儿通过产妇软产道时感染。而非垂直感染。

25. E

[解析] 记忆型题。

26. D

[解析] 妊娠期 CT 感染首选阿奇霉素 1g，单次顿服。

27. B

[解析] 妊娠合并淋病的临床表现：50%～70%无临床症状，易被忽略，但仍具传染性。主要症状有阴道脓性分泌物增多，外阴瘙痒或灼热，偶有下腹痛。妇科检查可见宫颈水肿、充血等宫颈炎表现。上行感染可引起输卵管炎、子宫内膜炎、宫外孕和不孕症等。也可有尿道炎和前庭大腺炎等症状。

28. E

[解析] 妊娠合并尖锐湿疣的临床表现：症状常不明显，可有外阴瘙痒、灼痛或性交后疼痛不适。体征：病变多发生在性交时易受损之部位如阴唇后联合、小阴唇内侧、阴道前、尿道口等部位。尖锐湿疣生长迅速，数目多，体积大，多区域，多形态。病灶初为散在或呈簇状增生粉色或白色小乳头状疣，柔软而细的指样突起。病灶增大后互相融合呈鸡冠状或菜花状或桑葚状。

29. E；30. B；31. C；32. D

【B 型题】

33. E；34. D；35. C

[解析] 淋病 ①50%～70%无临床症状，易被忽略，但仍具传染性。②主要症状有阴道脓性分泌物增多，外阴瘙痒或灼热，偶有下腹痛。④上行感染可引起输卵管炎、子宫内膜炎、宫外孕和不孕症等。也可有尿道炎和前庭大腺炎等症状。淋菌培养是诊断淋病的金标准；应做宫颈分泌物的淋菌涂片及培养。分泌物涂片检查中性粒细胞内有革兰阴性双球菌，可做初步诊断。

【X型题】

36. ABCD

［解析］HIV可存在于感染者的体液，艾滋病患者及HIV携带者均具有传染性。性接触直接传播是主要的传播途径。血液传播。母婴传播：经胎盘、软产道可感染胎儿；母乳喂养感染新生儿。

二、名词解释

1. 是一组以性行为为主要传播途径的传染病，我国重点监测的STD有梅毒、淋病、艾滋病、生殖道衣原体感染、尖锐湿疣和生殖器疱疹等，其中前三种疾病被列为乙类传染病。

2. 潜伏期梅毒系指梅毒未经治疗或用药量不足，无临床症状，梅毒血清反应阳性且没有其他可以引起梅毒血清反应阳性的疾病存在，脑脊液正常者。

三、填空题

1. 先天梅毒　软产道

2. 硬下疳　硬化性淋巴结炎　心血管　神经系统

3. HSV-2

四、简答题

1. ①50%～70%无临床症状，易被忽略，但仍具传染性；②主要症状有阴道脓性分泌物增多，外阴瘙痒或灼热，偶有下腹痛；③妇科检查可见宫颈水肿、充血等宫颈炎表现；④上行感染可引起输卵管炎、子宫内膜炎、宫外孕和不孕症等。也可有尿道炎和前庭大腺炎等症状。

2. 经胎盘感染胎儿引起流产、早产、死胎、死产或胎儿生长受限。梅毒感染的胎盘大而苍白，胎盘重量与胎儿之比达1:4。孕期梅毒感染发现、治疗越晚，先天梅毒发生率越高。先天梅毒儿占死胎30%左右，即使幸存，病情也较重。

3. ①后天性梅毒：以潜伏梅毒多见，一期梅毒、二期梅毒较少见。早期主要表现为硬下疳、硬化性淋巴结炎、全身皮肤黏膜损害（梅毒疹、扁平湿疣、脱发及口、舌、咽喉或生殖器黏膜红斑、水肿和糜烂等）；晚期梅毒表现为永久性皮肤黏膜损害，可侵犯心血管、神经系统等多种组织器官而危及生命。②先天性梅毒：以2岁为界，分为早期和晚期先天性梅毒。

五、病例分析题

1. 初步诊断：潜伏期梅毒。

2. 诊断依据：患者有性伴侣感染史，无任何梅毒性的临床症状和体征。梅毒血清试验双阳性。考虑潜伏期梅毒可能性大。

3. 治疗原则：早期明确诊断、及时治疗、用药足量、疗程规则。首选青霉素，规范治疗。丈夫应同时进行检查和治疗。治疗药物主要为青霉素，如水剂青霉素、普鲁卡因青霉素、苄星青霉素。随诊：梅毒患者在经过正规治疗以后，头3个月应当每月复查一次RPR的滴度，以后为每3个月复查一次RPR，第2年每半年复查一次RPR。随访观察一般在2～3年的时间。如果每次检测的RPR的滴度呈现不断下降的趋势，说明抗梅毒治疗是有效的。如果连续3次结果都是阴性，则可以认为该患者的梅毒已经治愈。随访期间不宜妊娠。

第九章　胎儿异常与多胎妊娠

一、选择题

【A 型题】

1. 连续测 12 小时的胎动总数，提示为胎儿窘迫的是
   A. 15 次以下　　　　　B. 10 次以下
   C. 20 次以下　　　　　D. 30 次以下

2. 最可能导致胎儿生长受限的主要危险因素是
   A. 子宫发育畸形
   B. 两次刮宫史
   C. 母体双阴道单子宫
   D. 孕妇年龄小于 35 岁

3. 巨大儿经阴道分娩的常见并发症不包括
   A. 产程延长　　　　　B. 产后出血
   C. 头盆不称　　　　　D. 羊水栓塞

4. 诊断胎儿窘迫的可靠依据是
   A. 胎儿头皮血 pH7.28
   B. 胎心监护出现频发晚期减速
   C. 胎动时胎心率 170 次/分
   D. 胎心监护出现多个变异减速

5. 我国诊断巨大胎儿的最低体重标准是
   A. 3000g　　　　　　B. 3500g
   C. 4000g　　　　　　D. 4500g

6. 孕妇 30 岁，妊娠 38 周，近 2 天自觉腹胀。检查：腹型较妊娠月份大，骨盆外测量正常，胎头浮，跨耻征（+）。B 超提示胎儿双顶径约 11cm，应诊断为
   A. 巨大胎儿　　　　　B. 羊水过多
   C. 双胎妊娠　　　　　D. 胎头高直位

7. 胎心变化中与胎儿窘迫无关的是
   A. 胎心率>160 次/分
   B. 胎心率<110 次/分
   C. 胎心早期减速
   D. 胎心率频发重度变异减速

8. 急性胎儿窘迫的重要临床征象不包括
   A. 胎心率异常　　　　B. 胎动减少
   C. 羊水胎粪污染　　　D. 胎儿头皮血 pH<7.20

9. 25 岁，初产妇。妊娠 38 周，规律宫缩 12 小时，自然破膜 8 小时，宫口开大 3cm，胎心率 110 次/分，胎心监护有多个晚期减速出现。本例正确处置应是
   A. 急查尿雌激素/肌酐比值

B. 吸氧，严密观察产程进展
C. 静脉滴注缩宫素，加速产程
D. 立即行剖宫产术

10. 关于死胎正确的说法是
    A. 妊娠 24 周后胎儿在子宫内死亡
    B. 听不到胎心是可确诊为死胎
    C. 一旦确诊为死胎应尽快引产
    D. 胎儿死亡 4 天尚未排出，必须行凝血功能检查

11. 女，23 岁。妊娠 22 周，胎动消失 2 天。B 超检查：胎心消失，无胎动。目前适宜的处理方法是
    A. 等待自然流产　　　B. 利凡诺引产
    C. 给予破膜后清宫　　D. 剖宫产

12. 单卵双胎约占双胎妊娠的
    A. 1/2　　　　　　　B. 2/3
    C. 1/3　　　　　　　D. 2/5

13. 双胎妊娠的并发症不包括
    A. 产后出血　　　　　B. 产程延长
    C. 巨大胎儿　　　　　D. 妊娠期高血压疾病

【B 型题】

初产妇，25 岁，妊娠 35 周，既往贫血病史，身材矮小，因头晕乏力，胎动减少来院就诊。测血压 100/60mmHg，面色苍白，水肿，外周血红蛋白 7.0g/L，尿蛋白弱阳性，腹围 78cm，宫高 25cm，体重 40 千克。

14. 应首先考虑的诊断是
    A. 妊娠合并肝硬化　B. 妊娠合并贫血
    C. 胎儿生长受限　　D. 妊娠合并肾炎

15. 确诊诊断后首选治疗措施是
    A. 左侧位，吸氧　　B. 纠正贫血
    C. 营养支持　　　　D. 立即终止妊娠

16. 胎儿在子宫内急性缺氧初期表现为胎动
    A. 减弱　　　　　　B. 增强
    C. 次数减少　　　　D. 频繁

17. 胎儿在子宫内急性缺氧晚期或慢性缺氧时胎动
    A. 减弱　　　　　　B. 增强
    C. 次数减少　　　　D. 频繁

18. 临产已 20 小时，血压 150/100mmHg，宫缩 45 秒，

间隔 3 分钟, 胎心 116 次/分, S+3, 宫口开全, 羊水黄绿色, 出现频发晚期减速, 此时应采取的措施是

A. 肌注尼可刹米　　B. 静脉滴注缩宫素

C. 产钳术助产　　　D. 立即行剖宫产术

【X 型题】

19. 慢性胎儿窘迫的病因主要有

A. 母体血液含氧量不足

B. 子宫胎盘血管硬化、狭窄、梗死

C. 胎儿严重的心血管疾病等

D. 脐带异常如脐带绕颈等

20. 双胎妊娠的常见并发症包括

A. 羊水过多　　　B. 产后出血

C. 过期妊娠　　　D. 胎盘早剥

二、名词解释

1. 巨大胎儿

2. 胎儿生长受限

3. 胎儿窘迫

4. 死胎

5. 胎儿先天畸形

三、填空题

1. 一次妊娠宫腔内同时有两个或两个以上胎儿称为_____。

2. 小于孕龄儿 (SGA) 可分为:_____、_____、_____三种情况。

3. 发生率占胎儿畸形的首位的是_____。

四、简答题

1. 简述多胎妊娠孕妇的并发症。

2. 简述多胎妊娠围产儿的并发症。

3. 简述巨大胎儿对产妇及胎儿的影响。

4. 简述急性胎儿宫内窘迫的处理。

5. 简述慢性胎儿宫内窘迫的处理。

6. 简述双胎妊娠终止妊娠的指征。

五、病例分析题

患者, 女性, 27 岁, 以"停经 35+5 周, 胎动频繁 6 小时"为主诉入院, 平素月经规律, 停经 40 余天确定妊娠, 超声推算孕周与停经日期相符。妊娠 22 周左右行超声检查, 未发现明显畸形。孕期常规产前检查, 未见异常。现妊娠 35+5 周, 6 小时前自觉胎动频繁, 无明显间歇, 遂于我院就诊。现无腹痛, 无阴道流血及流液, 二便正常。既往健康, 孕 2 产 1, 于 3 年前自然分娩, 现存一子, 体健。体格检查, 生命体征平稳, 发育正常, 神志清晰。产科检查: 宫高 32cm, 腹围 100cm, LOA, 胎头未入盆。胎心: 170 次/分, 可扪及频繁胎动, 未触及宫缩。消毒内诊: 宫颈未消未开。

1. 为进一步明确诊断, 需要哪些辅助检查?

2. 行产科彩超提示: 胎儿脐带绕颈两周, 其余未见异常。确定诊断后, 治疗方案是什么?

(孙敬霞)

【参考答案及解析】

一、选择题

【A 型题】

1. B

[解析] 胎儿窘迫指胎儿在子宫内因急性或慢性缺氧危及其健康和生命的综合征。正常规律的胎动是胎儿健康的重要标准, 胎动频繁或减少是胎儿安危的一个早期预警指标。在急性缺氧早期胎儿可能出现胎动过频, 急性缺氧晚期或慢性缺氧时胎儿出现胎动减少甚至消失, 严重时导致胎死宫内。正常胎动为>30 次/12 小时, 若胎动<10 次/12 小时为胎动减少, 提示胎儿缺氧。

2. A

[解析] 胎儿生长受限的原因包括孕妇因素、胎儿因素、胎盘因素、脐带因素等, 其病因复杂, 其中子宫发育畸形是其病因之一, BCD 均不属于胎儿生长受限的危险因素。

3. D

[解析] 胎儿体重≥4000g 称为巨大胎儿, 巨大儿经阴道分娩, 使子宫过度扩张, 导致子宫收缩乏力, 产程延长, 易引起产后出血。巨大儿经阴道分娩头盆不称的发生率明显增加。羊水栓塞不是巨大儿经阴道分娩的并发症, 羊水栓塞多见于宫缩过强、胎膜破裂、宫颈或宫体裂伤。

4. B

[解析] 诊断胎儿窘迫酸中毒的标准为胎儿头皮血 pH<7.20, 正常值为 7.25～7.35, 故不答 A。胎心监护出现频发晚期减速, 提示胎儿窘迫, 故答案为 B。正常胎心率为 110～160 次/分, 受胎动、宫缩、触诊等因素影响, 胎心率可有一过性变化, 散发的、短暂的胎心率加速是无害的。因此胎动时出现一过性胎心率 170 次/分为正常反应。变异减速提示宫缩时脐带受压, 可

迅速恢复正常，因此变异减速不是胎儿窘迫的诊断指标，只有频发重度变异减速才提示宫内窘迫。

5. C

[解析] 巨大胎儿是指胎儿体重≥4000g，目前欧美国家定义为胎儿体重≥4500g。

6. A

[解析] 正常足月儿双顶径为 9.3cm，若胎体巨大，双顶径＞10cm，股骨长≥8cm，腹围＞33cm，应考虑巨大胎儿。本例腹围增大（自觉腹胀，腹形较妊娠月份大）、B 超提示胎儿双顶径 11cm，应诊断为巨大胎儿（A）。羊水过多常发生于妊娠 20～24 周，孕妇感腹胀，呼吸困难，不能平卧，子宫大于妊娠月份，但胎儿双顶径不大。双胎妊娠 B 超容易确定。胎儿高直位不会出现胎儿双顶径＞10cm。

7. C

[解析] 正常胎心率 110～160 次/分，胎心率变化是急性胎儿窘迫的一个重要征象。胎儿窘迫早期，缺氧较轻时胎心率在无宫缩时加快，可＞160 次/分，胎儿宫内窘迫晚期，缺氧严重时胎心率常＜110 次/分。胎心频发重度变异减速提示胎儿窘迫。胎儿早期减速是宫缩时胎头受压，脑血流一时性减少的表现，是无伤害性的，故答 C。

8. C

[解析] 胎心率＜100 次/分，伴频发晚期减速，提示急性胎儿宫内窘迫。在急性缺氧早期胎儿可能出现胎动过频，急性缺氧晚期或慢性缺氧时胎儿出现胎动减少甚至消失，严重时导致胎死宫内。10%～20%的分娩中会出现羊水胎粪污染，羊水胎粪污染不是胎儿窘迫的征象。诊断胎儿窘迫酸中毒的标准为胎儿头皮血 pH＜7.20，正常值为 7.25～7.35。

9. D

[解析] 第一产程潜伏期是指临产至宫口开大 3cm。本例宫口开大 3cm，处于第一产程潜伏期末。胎心监护可见多个晚期减速，说明急性胎儿窘迫，应立即剖宫产术终止妊娠，以免胎死宫内。

10. C

[解析] 妊娠 20 周后胎儿在子宫内死亡称为死胎。听不到胎心并不能确诊死胎，B 超检查可确诊死胎。死胎一经确诊应尽早引产。死胎可导致 DIC，胎死宫内 4 周以上未排出者应行凝血功能检查。

11. B

[解析] 患者 B 超示胎心消失，无胎动，应诊断为死胎。死胎一经确诊应尽早引产。死胎在宫腔内停留过久，可导致凝血功能障碍，故不答 A。对于孕 22 周的死胎，

应行引产而不是清宫。死胎应尽量经阴道分娩，剖宫产仅限于特殊情况下使用。

12. C

[解析] 由一个受精卵分裂形成的双胎妊娠，称为单卵双胎，约占双胎妊娠的 30%。

13. C

[解析] 双胎妊娠可导致胎儿生长受限，而不是巨大儿。经阴道分娩的双胎妊娠平均产后出血量不少于 500ml，与子宫过度膨胀导致产后宫缩乏力有关。若胎位为臀头位，则胎头交锁易导致难产，导致产程延长。双胎妊娠并发症妊娠期高血压疾病比单胎妊娠多 3～4 倍。

【B 型题】

14. C

[解析] 宫高低于正常第 10 个百分位数时，应考虑胎儿宫内生长受限（FGR），准确率 85%以上。胎儿发育指数＝子宫长度（cm）−3×（月份+1）。指数在−3～+3 之间为正常，＜−3 提示可能为 FGR。正常情况下，孕 35 周宫高一般为（30.8±2.06）cm，第 10 个百分位为 29.0cm。本例宫高仅为 25cm，胎儿发育指数为−5，应诊断为胎儿生长受限。虽然孕妇有贫血表现，但不能解释题干所述全部症状。

15. D

[解析] 对于胎儿生长受限，越早治疗效果越好，一般妊娠 32 周前开始治疗疗效较佳，妊娠 36 周后疗效差。患者现妊娠 35 周，治疗效果较差，应首选终止妊娠。

16. D

[解析] 胎儿窘迫指胎儿在子宫内因急性或慢性缺氧危及其健康和生命的综合征。正常规律的胎动是胎儿健康的重要标准，胎动频繁或减少是胎儿安危的一个早期预警指标。在急性缺氧早期胎儿可能出现胎动过频。

17. C

[解析] 胎儿窘迫指胎儿在子宫内因急性或慢性缺氧危及其健康和生命的综合征。正常规律的胎动是胎儿健康的重要标准，胎动频繁或减少是胎儿安危的一个早期预警指标。急性缺氧晚期或慢性缺氧时胎儿出现胎动减少甚至消失，严重时导致胎死宫内。

18. C

[解析] 胎心率出现频发晚期减速提示急性胎儿宫内窘迫，应立即结束分娩，以免胎死宫内。快速结束分娩的原则：若 S≥+3，应行产钳助产，经阴道分娩；若 S≤+2，应行剖宫产术终止妊娠。本例 S+3，宫口开全，应行产钳助产，尽快结束分娩。尼可刹米为呼吸兴奋剂，常用于呼吸骤停；静滴缩宫素常用于治疗协调性宫缩乏力。

【X 型题】

19. ABC

[解析] 慢性胎儿窘迫的病因主要包括母体血液含氧量不足，如合并先心病或心功能不全等；子宫胎盘血管硬化、狭窄、梗死，如妊娠期高血压疾病、妊娠期糖尿病等；胎儿严重的心血管疾病、胎儿畸形等；脐带异常如脐带绕颈、脐带真结、脐带扭转等为急性胎儿窘迫的病因。

20. ABD

[解析] 双胎妊娠羊水过多发生率约为12%，较单胎高。经阴道分娩的双胎妊娠平均产后出血量不少于500ml，与子宫过度膨胀导致产后宫缩乏力有关。双胎妊娠易导致早产，而不是过期妊娠，约 50%的双胎妊娠并发早产。胎盘早剥是双胎妊娠产前出血的主要原因。

二、名词解释

1. 指胎儿体重达到或超过4000g。

2. 指无法达到其应有生长潜力的小于孕龄儿。严重的胎儿生长受限被定义为胎儿的体重小于第3百分位，同时伴有多普勒血流的异常。

3. 指胎儿在子宫内因急性或慢性缺氧危及其健康和生命的综合征。

4. 妊娠 20 周后，胎儿在子宫内死亡，称为死胎。胎儿在分娩过程中死亡，称为死产，也是死胎的一种。

5. 胎儿先天畸形是指胎儿在子宫内发生的结构异常。

三、填空题

1. 多胎妊娠

2. 正常的 SGA、异常的 SGA、胎儿生长受限

3. 中枢神经系统的缺陷

四、简答题

1. ①贫血：双胎妊娠孕妇对铁及叶酸的需要量增加，加上其体内血浆容量较单胎妊娠时明显增加而引起血液相对稀释而导致贫血。双胎妊娠并发贫血是单胎妊娠的2.4 倍。妊娠期贫血对孕妇及胎儿均可造成不良影响，如贫血性心脏病、妊娠期高血压疾病、胎儿生长迟缓、胎儿宫内窘迫、产后出血及产褥感染等并发症。②妊娠期高血压疾病：双胎妊娠并发妊娠期高血压疾病高达40%，是单胎妊娠的 4 倍。往往发生时间早、病情较严重。由于多胎妊娠孕妇血容量增多，子宫张力大，更容易出现胎盘早剥及孕妇心力衰竭等并发症。③羊水过多：双胎中羊水过多的发生率约为 10%，其中单卵双胎比双卵双胎高 4 倍。出现羊水过多应注意排除神经系统及胎儿消化道等畸形。④肝内胆汁淤积：发生率是单胎的 2 倍。⑤双胎妊娠由于子宫过于膨大，子宫肌纤维过

度延伸，产程中易致子宫收缩乏力而导致产程延长，易发生产后出血。⑥当合并羊水过多时，由于子宫腔内压力增高，容易发生胎膜早破及脐带脱垂。⑦双胎妊娠时，每个胎儿常较单胎儿小，易发生胎位异常，第一个胎儿娩出后，而第二个胎儿活动范围大，容易转成横位。⑧分娩时，当第一个胎儿娩出后，宫腔容积突然缩小，胎盘附着面骤然缩小，故可能发生胎盘早剥，直接威胁第二个胎儿的生命和产妇的安全。⑨当第一个胎儿为臀位，第二个胎儿为头位分娩时，第一个胎头尚未娩出，第二个胎头已降至骨盆腔内时，易发生两个胎头的颈部交锁而造成难产，但临床少见。上述情况，多发生在胎儿较小而骨盆腔较大者，或单羊膜囊双胎或者第二个胎儿胎膜早破者。

2. ①早产：约 50%双胎妊娠并发早产，其风险为单胎妊娠的 7～10 倍，多因胎膜早破或宫腔内压力过高及严重母儿并发症所致。②脐带异常：单羊膜囊双胎易脐带互相缠绕、扭转，可致胎儿死亡。脐带脱垂也是双胎常见并发症，多发生在双胎胎位异常或胎先露未衔接出现胎膜早破时，以及第一胎儿娩出后，第二胎儿娩出前，是胎儿急性缺氧死亡的主要原因。③胎头交锁及胎头碰撞：前者多发生在第一胎儿为臀先露、第二胎儿为头先露者，分娩时第一胎儿头部尚未娩出，而第二胎儿头部已入盆，两个胎头颈部交锁，造成难产；后者两个胎儿均为头先露，同时入盆，引起胎头碰撞难产。④胎儿畸形：双绒毛膜双胎和单绒毛膜双胎妊娠胎儿畸形的发生率分别单胎妊娠的 2 倍和 3 倍。有些畸形为单卵双胎所特有，如联体双胎、无心畸形等。

3. 对产妇的危害：①由于巨大儿的胎头大而硬，往往胎头会在骨盆入口处"搁浅"，再加上胎儿身体过胖或肩部脂肪过多，同时并发肩难产，则困难更大，常需施行剖宫产。②分娩过程中由于阴道过度伸张或撕裂易造成子宫脱垂。③分娩期的延长、子宫收缩不良造成产后大出血甚至死亡。④造成产道撕裂伤，不但阴道裂伤，重者甚至发生子宫和膀胱破裂。⑤剖宫产术后引发的伤口感染、腹腔粘连、子宫内膜异位等症，都有可能直接或间接导致产妇及新生儿的死亡。

对胎儿的影响：①巨大儿由于身体过胖、肩部过宽，通常会卡在骨盆里，通过勉强的牵拉过程易引发骨骼损伤，有时因为时间的延长，还会发生窒息，甚至死亡。神经麻痹，在处理过程中发生新生儿臂丛神经麻痹、面神经麻痹、肩丛神经瘫痪，严重的可

能导致终身残疾。②巨大儿易发生低血糖、红细胞增多症、高胆红素血症和其他疾病。③医学研究证明，剖宫产的新生儿因未经产道挤压，不易适应外界环境的骤变，不能及时排出呼吸道液体，肺部的并发症明显高于顺产分娩者。④巨大儿中发生先天性心脏病、无脑儿等畸形的比例高于一般正常体重儿，并且在长大后患肥胖症的概率也较大，将成为糖尿病、高血压等多种疾病的易患人群。

4.（1）宫口开全，胎先露部已达坐骨棘平面以下 3cm 者，应尽快助产经阴道娩出胎儿。

（2）宫颈尚未完全扩张，胎儿窘迫情况不严重，可予吸氧（面罩供氧），通过提高母体血氧含量，以改善胎儿血氧供应。同时嘱产妇左侧卧位，观察 10 分钟，若胎心率变为正常，可继续观察。若因使用催产素宫缩过强造成胎心率异常减缓者，应立即停止滴注。病情紧迫或经上述处理无效者，应立即行剖宫产结束分娩。

5. 应针对病因，视孕周、胎儿成熟度和窘迫的严重程度决定处理。①能定期作产前检查者，估计胎儿情况尚可，应使孕妇多取侧卧位休息，争取胎盘供血改善，延长孕周数。②情况难以改善，接近足月妊娠，估计在娩出后胎儿生存机会极大者，可考虑行

剖宫产。距离足月妊娠越远，胎儿娩出后生存可能性越小，应将情况向家属说明，尽量保守治疗以期延长孕周数。预后较差。③终止妊娠指征：妊娠近足月或胎儿已成熟，胎动减少，胎盘功能进行性减退或 OCT 出现频繁的晚期减速或重度变异减速，或胎儿生物物理评分≤3 分。

6. ①合并急性羊水过多，引起压迫症状，如呼吸困难，严重不适等；②母体合并严重并发症，如子痫前期或子痫，不允许继续妊娠时；③胎儿畸形；④已达预产期尚未临产，胎盘功能逐渐减退或羊水减少者。

五、病例分析题

1. 患者体格检查无明显异常，产科检查提示宫高腹围与孕周相符，胎儿大小发育正常。胎心快，胎动频繁，提示急性胎儿窘迫。宫颈条件不成熟，提示短时间内无法经阴道分娩。因此，目前主要全面评估胎儿状况及产前胎儿监护，包括 NST、BPP、胎儿超声等，排除胎儿畸形的同时确定急性胎儿窘迫的病因。

2. 患者 LOA 枕左位妊娠，胎动频繁，超声提示脐带绕颈两周，胎儿窘迫的诊断及病因明确，胎儿孕周超过 34 周，已具备良好的体外生存能力，应当积极处理，及时终止妊娠。孕妇宫颈未成熟，引产的可能性小，建议剖宫产终止妊娠。

第十章　胎盘胎膜疾病

第一节　前置胎盘

一、选择题

【A 型题】

1. 与发生前置胎盘关系最小的病因是
   A. 受精卵滋养层发育迟缓
   B. 胎盘面积过大
   C. 曾患产褥感染
   D. 此次患子痫前期
   E. 多次行人工流产术

2. 前置胎盘患者腹部检查结果正确的是
   A. 耻骨联合上方听到胎盘杂音
   B. 不易发生胎位异常
   C. 胎位不易扪清
   D. 胎心常听不清
   E. 妊娠末期胎头多数已衔接

3. 前置胎盘时阴道流血的特征是
   A. 有痛性阴道流血
   B. 无痛性阴道流血
   C. 阴道流血常与外伤有关
   D. 宫缩时阴道流血停止
   E. 阴道流血量与贫血程度不成正比

4. 不属于前置胎盘的临床表现的是
   A. 胎先露下降受阻
   B. 无痛性阴道流血
   C. 子宫张力高，胎心音不易闻及
   D. 子宫下段可闻及胎盘血流音
   E. 宫缩呈间歇性

5. 胎盘附着于子宫下段，下缘到达宫颈内口，其边缘与宫颈内口边缘重叠，宫颈内口未被胎盘组织覆盖，为哪种类型前置胎盘
   A. 完全性前置胎盘　　B. 部分性前置胎盘
   C. 边缘性前置胎盘　　D. 低置胎盘
   E. 胎盘植入

6. 26 岁初孕妇，孕 38 周，晚 10 时突然无痛性阴道大出血入院，血压 80/60mmHg，子宫软，胎位枕左前，

胎心 160 次/分，此时的最佳处理是
   A. 立即输血，纠正休克
   B. 输血同时行刮宫产术
   C. 输血同时行阴道检查及人工破膜
   D. 立即做 B 型超声检查
   E. 行无应激试验

7. 28 岁经产妇，孕 37 周，阴道无痛性多量流血 5 小时入院，查血压 80/60mmHg，脉搏 102 次/分，无宫缩，宫底在剑突下 2 指，臀先露，胎心 94 次/分。本例最可能的诊断是
   A. 前置胎盘　　　　B. 正常产程
   C. 先兆临产　　　　D. 胎盘早剥
   E. 先兆子宫破裂

8. 34 周妊娠，初产妇，确诊为前置胎盘，出血多。血压 70/50mmHg，宫口开大 4cm，先露 "-2"，胎心尚好。正确的处理应是
   A. 剖宫产　　　　　B. 产钳术
   C. 人工破膜　　　　D. 头皮钳牵引
   E. 胎头吸引术

9. 29 岁经产妇，孕 36 周，早晨起床时发现阴道流血，量中等，无腹痛，为确诊需参考的辅助检查结果是
   A. 血压高
   B. 子宫有局限性压痛
   C. 胎心听不清
   D. B 型超声见胎盘下缘部分覆盖宫颈内口
   E. 贫血程度与阴道流血量不相符

10. 38 岁经产妇，妊娠 36 周，阴道无痛性流血 3 小时入院。查血压 90/60mmHg，脉搏 110 次/分。无宫缩，宫底在剑突下 2 指，臀先露。胎心 120 次/分，骨盆外测量正常。本例最可能的诊断是
    A. 前置胎盘　　　　B. 胎盘早剥
    C. 先兆临产　　　　D. 正常产程
    E. 先兆子宫破裂

11. 28 岁初孕妇，妊娠 34 周，自觉头晕、视物模糊一周，经治疗 5 日未见显效。今晨 4 时突然出现腹痛并逐渐加重，呈持续状，检查腹部发现子宫板状硬。本例最可能的诊断是

A. 前置胎盘　　　　B. 胎盘早剥
C. 先兆临产　　　　D. 正常产程
E. 先兆子宫破裂

D. 妊娠期间避免长时间仰卧和腹部外伤
E. 积极防治妊娠期高血压疾病

12. 28岁经产妇，妊娠39周，今晨5时突然出现阴道
多量流血来院。检查子宫无压痛，胎头在宫底部，
胎心140次/分。血压100/70mmHg。阴道检查宫口
开大2cm，先露部胎臀，可触及胎膜。本例出血最
可能的原因是
A. 前置胎盘　　　　B. 胎盘早剥
C. 先兆临产　　　　D. 正常产程
E. 先兆子宫破裂

13. 25岁孕妇，G_2P_0。边缘性前置胎盘，38周+，规律
宫缩5h，阴道月经量出血1小时，来院。查体：
孕妇 HR 75 次/分，BP110/75mmHg，血红蛋白
120g/L。胎心130次/分。宫缩30～40秒/3分，阴
道检查：先露头，+2，宫口开大3cm，可及羊膜囊。
目前的处理为
A. 立即剖宫产　　　　B. 使用宫缩抑制剂
C. 使用产钳助产　　　D. 观察产程进展
E. 使用胎头吸引器

【B型题】

28岁经产妇，妊娠37周，阴道无痛性多量流血5
小时入院。查血压80/60mmHg，脉搏102次/分。无宫
缩，宫底在剑突下2指，臀先露，胎心率94次/分，骨
盆外测量正常。

14. 本例最可能的诊断应是
A. 先兆临产　　　　B. 正常产程
C. 先兆子宫破裂　　D. 胎盘早剥
E. 前置胎盘

15. 确诊本例需参考的辅助检查结果是
A. 血压高
B. B型超声见胎盘下缘部分覆盖宫颈内口
C. 胎心听不清
D. 贫血程度与阴道失血量不相符
E. 子宫有局限性压痛

16. 本例最恰当的处理应是
A. 期待疗法　　　　B. 立即剖宫产
C. 静滴缩宫素　　　D. 人工破膜
E. 外转胎位术

17. 预防本病的发生，最有意义的是
A. 加强定期的产前检查
B. 避免宫腔内压力骤然降低
C. 避免多次刮宫、引产、产褥感染

【X型题】

18. 产前出血常见情况有以下哪些情况
A. 前置胎盘
B. 胎盘早剥
C. 脐带帆状附着
D. 前置血管破裂
E. 胎盘边缘血窦破裂

19. 关于不同前置胎盘类型出血特点的描述正确的是
A. 阴道流血发生早晚、反复发生次数、出血量多
少与前置胎盘类型有关
B. 完全性前置胎盘初次出血时间较早，可反复多
次出血，量较多
C. 边缘性前置胎盘出血多发生在妊娠晚期或临产
后，出血量较少
D. 部分性前置胎盘的初次出血时间、出血量及反
复出血次数介于两者之间
E. 边缘性前置胎盘患者，破膜后胎先露如迅速下
降可以压迫胎盘，血流停止

20. 预防前置胎盘的发生应做到以下哪些
A. 避免多次刮宫、引产或宫内感染
B. 戒烟、戒毒，避免被动吸烟
C. 加强孕妇管理，强调适时、必要的产前检查及
正确的孕期指导
D. 前置胎盘的早期诊断，正确处理
E. 控制体重，调节饮食

21. 30岁，G_3P_0，孕32周，完全性前置胎盘，无痛性
阴道出血2小时入院。2小时前阴道出血如月经量，
口服硝苯地平后阴道出血量少。最佳的处理方案为
A. 取左侧卧位，卧床休息，禁止性生活、阴道检
查及肛查
B. 密切病情观察：阴道流血，胎儿电子监护、胎
动计数等
C. 吸氧、监测血常规，纠正贫血
D. 如有明显宫缩，可使用宫缩抑制剂
E. 地塞米松促进胎儿肺成熟

二、名词解释

前置胎盘（placenta previa）

三、填空题

1. 前置胎盘分为_____、_____、_____ 3
种类型。

2. 前置胎盘的典型临床表现是_____。

四、简答题

1. 前置胎盘产妇具备哪些条件应结束分娩?
2. 试述前置胎盘剖宫产术前、术中、术后的注意事项。

五、病例分析题

孕妇，女，26岁。G$_7$P$_0$，人工流产6次，停经30周，孕早中期无诉不适，未行产前检查，阴道出血1周，突发阴道大出血2小时，伴面色苍白、头晕、心悸、乏力，无腹胀痛。查体：BP 80/50 mmHg，心率130次/分，神志清楚，心率齐，双肺呼吸音清。

产科情况：腹围80cm，宫高29cm，胎心120次/分，胎方位ROA，胎先露高浮。血常规：Hb56g/L，PLT120×10^9/L，WBC11.2×10^9/L。B超：宫内孕单活胎，胎盘位于后壁，完全覆盖子宫颈内口。

问题：

1. 该患者的初步诊断和诊断依据分别是什么?
2. 治疗原则如何。

第二节　胎盘早剥

一、选择题

【A型题】

1. 胎盘早剥的主要病理变化是
   A. 真蜕膜出血　　　B. 包蜕膜出血
   C. 底蜕膜出血　　　D. 胎盘边缘血窦破裂
   E. 胎盘血管痉挛

2. 胎盘早剥病理正确的是
   A. 轻者凝血块压迫母体面出现压迹
   B. 主要病理变化是真蜕膜出血
   C. 阴道内的血液与羊水相混，流出血性羊水
   D. 发生隐性出血，不易发生子宫胎盘卒中
   E. 蜕膜分离面积大，形成胎盘后血肿，表现显性出血

3. 下列哪项不是重度胎盘早剥的临床表现
   A. 阴道流血、剧烈腹痛
   B. 出血量与全身症状不成正比
   C. 宫底升高
   D. 子宫板状硬
   E. 胎位、胎心清楚

4. 胎盘早剥常见于哪种疾病
   A. 贫血　　　　　　B. 心脏病
   C. 肝炎　　　　　　D. 妊娠期高血压疾病
   E. 以上都不是

5. 胎盘早剥的发生与下列哪项无关
   A. 子宫静脉压突然升高

B. 不协调宫缩过强
C. 血管病变
D. 外伤
E. 子宫内压突然降低

6. 重症胎盘早剥临床表现错误的是
   A. 恶心、呕吐、出冷汗
   B. 子宫呈板状硬、压痛
   C. 阴道流血
   D. 突然发生的持续性腹痛
   E. 胎心率无改变

7. 重度子痫前期伴突发腹痛阴道少量流血，血压下降，应首先考虑可能是
   A. 前置胎盘　　　　B. 胎盘早剥
   C. 羊水过多　　　　D. 先兆流产
   E. 子宫破裂

8. 处理重度胎盘早剥，应首先考虑
   A. 应用纤维蛋白原
   B. 超确定诊断
   C. 缩宫素加强宫缩，促进分娩
   D. 宫缩抑制剂
   E. 及时终止妊娠

9. 以下哪项不是胎盘早剥的临床表现
   A. 腹痛伴阴道出血
   B. 肉眼血尿
   C. 休克症状与外出血不成正比
   D. 血性羊水
   E. 宫底升高

10. 30岁，初孕妊娠34周，产前检查BP 180/112mmHg。拒绝住院治疗，3小时前突然腹痛伴少量阴道流血，BP 75/30mmHg，P 120次/分，宫底剑突下2指，板状腹，胎位不清，胎心音消失，宫颈长3cm，宫口未开，最正确处理应是
    A. 立即剖宫产终止妊娠
    B. 抢救休克，滴注催产素引产
    C. 人工破膜，滴注催产素引产
    D. 抢救休克，因胎死宫内不急于引产
    E. 抢救休克，尽快剖宫产，终止妊娠

【B型题】

24岁初产妇，妊娠33周，头痛6天，经检查血压160/110mmHg，治疗3天无显效。今晨5时突然出现剧烈腹痛。检查子宫板状硬。

11. 最可能的诊断是
    A. 妊娠合并急性阑尾炎

B. 胎盘早剥

C. 前置胎盘

D. 先兆子宫破裂

E. 异位妊娠

12. 上述孕妇来院后，超声提示胎心监护反应不佳，胎心 105～110 次/分，阴道检查宫颈管未消退。

目前最适宜的处理是

A. 立即剖宫产终止妊娠

B. 滴注催产素引产

C. 人工破膜，滴注催产素引产

D. 使用宫缩抑制剂

E. 待促肺成熟治疗完成后终止妊娠

【X 型题】

13. 胎盘早剥的并发症有

A. DIC   B. 产后出血

C. 急性肾衰竭   D. 羊水栓塞

E. 休克

14. 可以引起休克的疾病有

A. 产后出血   B. 羊水栓塞

C. 早产   D. 胎盘早剥

E. 前置胎盘

15. 预防胎盘早剥的发生应做到以下哪些

A. 妊娠晚期避免长时间仰卧位与外伤

B. 行外转胎位术纠正胎位后严密监测胎心和腹部症状

C. 羊水过多进行穿刺减压应快速放出羊水

D. 加强对妊娠期高血压疾病孕妇的管理

E. 人工破膜时，应选宫缩间歇期

二、名词解释

1. 胎盘早剥（placenta abruption）

2. 子宫胎盘卒中

三、填空题

严重的胎盘早剥可致局部释放出大量_____进入母体血循环，激活凝血系统，导致_____，造成脏器损害。

四、简答题

1. 试述Ⅲ度胎盘早剥的临床表现

2. 试述胎盘早剥对母儿的危害。

五、病例分析题

患者，女，24 岁，孕 1 产 0。停经 39 周，摔倒后下腹痛 3h，伴面色苍白，大汗淋漓，烦躁不安，无阴道流血、流水，BP 90/60mmHg，心率 120 次/分，面色苍白，宫高 35cm，腹围 100cm，胎心无，子宫体硬如

板状，张力大，宫缩间隙期也不松弛，宫口 3cm，先露高浮，B 超示：①死胎；②胎盘Ⅱ+，胎盘后高强回声病变——血肿；③羊水过少，浑浊。血常规：Hb 90g/L，PLT 210×10⁹/L，WBC11.2×10⁹/L。

问题：该患者的初步诊断和诊断依据，治疗原则如何？

第三节 胎膜早破

一、选择题

【A 型题】

1. 下列哪项不是胎膜早破的并发症

A. 早产   B. 脐带脱垂

C. 感染   D. 胎盘早剥

E. 前置胎盘

2. 以下哪项是胎膜早破伴羊膜腔内感染的临床表现

A. 胎心增快   B. 血压升高

C. 尿量减少   D. 下肢轻度水肿

E. 头痛头晕

3. 33 周孕妇胎膜早破，无明显宫缩，以下处理哪项错误

A. 密切观察体温、心率、宫缩及血白细胞计数

B. 每日阴道检查了解宫颈扩张情况

C. 给予地塞米松促胎肺成熟

D. 预防性使用抗生素

E. 行超声检查监测羊水量变化

4. 32 岁，G_2P_1。经产妇，孕 37 周，阴道流水 11 小时入院。无明显宫缩。超声提示，胎儿孕 37 周大小，先露头，宫颈长度 1.6cm，羊水池最大深度 2.0cm。最佳处理方案是

A. 立即剖宫产

B. 等待自行发作

C. 给予地塞米松促肺成熟

D. 催引产

E. 给予硫酸镁

5. 28 岁，G_2P_0，初产妇。孕 36 周，阴道流水 4 小时入院。无明显宫缩。超声提示，胎儿孕 36 周大小，横位，宫颈长度 3.6cm，羊水池最大深度 2.0cm。最佳处理方案是

A. 立即剖宫产

B. 等待自行发作

C. 给予地塞米松促肺成熟

D. 催引产

E. 给予硫酸镁

6. 34 岁，G_2P_0，初产妇，孕 34 周，胎膜早破。给予期

待治疗。当出现以下哪种情况应考虑终止妊娠

    A. 最大羊水暗区 4cm

    B. 宫颈长度 1.8cm

    C. CRP 50mg/L

    D. T 36.3

    E. NST I 类

7. 以下哪项不是胎膜早破的确切依据

    A. 阴道液涂片检查可见羊齿植物叶状结晶为羊水

    B. 0.5%硫酸尼罗蓝染色于镜下见橘黄色胎儿上皮细胞

    C. 苏丹Ⅲ染色见黄色脂肪小粒

    D. 阴道液 pH 试纸法测定≥6.5

    E. 阴道流液见到胎脂

8. 24 岁初产妇，妊娠 33 周，头痛 6 天，经检查血压 160/110mmHg，治疗 3 天无显效。今晨 5 时突然出现剧烈腹痛。检查子宫板状硬。最可能的诊断是

    A. 妊娠合并急性阑尾炎

    B. 胎盘早剥

    C. 前置胎盘

    D. 先兆子宫破裂

    E. 异位妊娠

【X 型题】

9. 预防胎膜早破应做到哪些项目

    A. 妊娠后期减少性生活次数

    B. 避免突然腹压增加

    C. 补充足量的维生素、微量元素

    D. 宫颈机能不全行预防性环扎

    E. 预防下生殖道感染

10. 以下羊水检查结果提示胎膜早破合并羊膜腔感染

    A. 羊水卵磷脂与鞘磷脂比值（L/S）>2

    B. 羊水细菌培养革兰染色检查细菌阳性

    C. 羊水 IL-6≥17μg/L

    D. 血 C-反应蛋白>8mg/L

    E. 羊水细菌涂片革兰染色检查细菌阳性

二、填空题

1. 羊水 pH 值为_____，进行胎膜早破诊断时，需注意血液、尿液、宫颈黏液及细菌污染造成假阳性。

2. 胎膜早破孕妇，妊娠 28～35 周，胎膜早破不伴感染，期待治疗时，羊水池深度应超过_____。

三、简答题

1. 试述胎膜早破的并发症。

2. 试述胎膜早破期待治疗的指征和处理要点。

四、病例分析题

    经产妇，停经 33⁺⁵ 周，阴道流液 1 小时入院。孕 2 产 1，2 年前顺产一胎。入院时体温 36.3℃、脉搏 78 次/分，呼吸 16 次/分，血压 110/75mmHg，一般情况良好。腹部膨隆如孕月，未扪及宫缩，横位，胎心 140 次/分。阴道检查：宫颈管长 2cm，宫口未开，pH 试纸蓝色。超声提示胎儿大小如孕月，羊水池深度 6cm。

问题：

    该患者的诊断及诊断依据是什么?为该孕妇制定处理方案。

（赵　茵）

【参考答案及解析】

第一节　前置胎盘

一、选择题

【A 型题】

1. D

[解析] 前置胎盘的常见病因为：①子宫内膜病变或损伤：如产褥感染、多次刮宫、分娩、剖宫产、子宫手术史等。②胎盘异常：如双胎妊娠时胎盘面积较大。③受精卵滋养层发育迟缓：受精卵滋养层发育迟缓，游走到达子宫下段着床而发育成前置胎盘。④不良生活习惯：如吸烟及吸毒。与子痫前期无关。

2. A

[解析] 前置胎盘患者腹部检查：子宫软，无压痛，大小与妊娠周数相符。先露部高浮，或胎位异常。反复出血或一次出血量过多可致胎儿宫内缺氧，出现胎动、胎心音异常。当前置胎盘附着于子宫前壁时，可在耻骨联合上方听到胎盘杂音。临产时检查其宫缩为阵发性，在间歇期子宫可完全松弛。

3. B

[解析] 妊娠晚期或临产时无诱因、无痛性反复阴道流血是前置胎盘的典型临床表现。

4. C

[解析] 妊娠晚期或临产时无诱因、无痛性反复阴道流

血。子宫软，无压痛，大小与妊娠周数相符。先露部高浮，或胎位异常。当前置胎盘附着于子宫前壁时，可在耻骨联合上方听到胎盘杂音。临产时检查其宫缩为阵发性，在间歇期子宫可完全松弛。而子宫张力高，胎心音不易闻及为胎盘早剥的常见临床表现。

5. C
[解析] 胎盘下缘与宫颈内口的位置关系，可随着子宫下段的逐渐形成而改变。故前置胎盘类型可因诊断时期的不同而改变。目前临床上均依据处理前最后一次的检查结果来确定其分类。胎盘附着于子宫下段，下缘到达宫颈内口，其边缘与宫颈内口边缘重叠，宫颈内口未被胎盘组织覆盖为边缘性前置胎盘的主要特点。

6. B
[解析] 前置胎盘患者终止妊娠指征：①孕妇反复发生大量出血甚至休克者，无论胎儿成熟与否，为确保母亲安全应及时终止妊娠；②胎龄达 36 周以上，胎儿成熟度检查提示胎儿肺成熟者；③胎龄未达 36 周，出现胎儿窘迫征象或胎儿电子监护发现胎心异常者。

7. A
[解析] 妊娠晚期或临产时无诱因、无痛性反复阴道流血是前置胎盘的典型临床表现。

8. A
[解析] 前置胎盘终止妊娠指征：孕妇反复发生大量出血甚至休克者，无论胎儿成熟与否，应及时终止妊娠。该患者血压 70/50mmHg，已处于休克状态，应抗休克同时尽快手术终止妊娠。

9. D
[解析] 妊娠晚期出现无痛性阴道出血，本次妊娠中晚期超声诊断胎盘覆盖宫颈内口。可初步做出前置胎盘诊断。B 型超声检查准确率高达 95%以上，可重复检查。经阴道 B 型超声能够更准确地明确胎盘边缘和宫颈内口的关系。

10. A
[解析] 妊娠晚期或临产时无诱因、无痛性反复阴道流血是前置胎盘的典型临床表现。

11. B
[解析] 胎盘早剥阴道流血的特点为腹痛，阴道流血与失血体征不相符。病情严重者，腹部检查宫硬如板状，子宫收缩间歇期不能放松，胎位触不清楚，胎心消失。

12. A
[解析] 妊娠晚期或临产时无诱因、无痛性反复阴道流血是前置胎盘的典型临床表现。临产后，由于宫缩子宫下段拉伸，胎盘上行，故阴道检查时，可以触及胎膜。

13. D

[解析] 阴道分娩适应证：低置胎盘或边缘性前置胎盘、胎位正常、宫缩好、临产后阴道出血不多、估计在短时间内结束分娩者予以试产。若有出血或分娩进展不顺利，应立即改行剖宫产术。

【B 型题】

14. E
[解析] 妊娠晚期或临产时无诱因、无痛性反复阴道流血是前置胎盘的典型临床表现。

15. B
[解析] 妊娠晚期出现无痛性阴道出血，B 型超声能够更准确地明确胎盘边缘和宫颈内口的关系，可予以确诊。

16. B
[解析] 终止妊娠指征：孕妇反复发生大量出血甚至休克者，无论胎儿成熟与否，为确保母亲安全应及时终止妊娠。该患者血压 80/60mmHg，已表现为休克，妊娠已达 37 周，应抗休克同时尽快手术终止妊娠。

17. C
[解析] 避免多次刮宫、引产或宫内感染，减少子宫内膜损伤和子宫内膜炎的发生；计划受孕的妇女应戒烟、戒毒，避免被动吸烟；加强孕妇管理，强调适时、必要的产前检查及正确的孕期指导，做到对前置胎盘的早期诊断，正确处理。

【X 型题】

18. ABCDE
[解析] 产前出血常见情况为：前置胎盘、胎盘早剥、脐带帆状附着、前置血管破裂、胎盘边缘血窦破裂、宫颈病变。

19. ABCDE
[解析] 上述描述都正确。

20. ABCD
[解析] 为预防前置胎盘，应避免多次刮宫、引产或宫内感染，减少子宫内膜损伤和子宫内膜炎的发生；计划受孕的妇女应戒烟、戒毒，避免被动吸烟；加强孕妇管理，强调适时、必要的产前检查及正确的孕期指导，做到对前置胎盘的早期诊断，正确处理。

21. ABCDE
[解析] 当<34 周、胎儿体重<2000g、胎儿存活、孕妇一般情况良好，阴道流血量不多的患者，可采用期待疗法。具体处理方法：①一般处理：多取左侧卧位，卧床休息，适当镇静，禁止性生活、阴道检查及肛查。②密切病情观察：阴道流血，胎儿电子监护、胎动计数等。③提高胎儿血氧供应：吸氧、纠正贫血，维持正常血容量，血红蛋白低于 70g/L 时，适当输血，使血红蛋白在 100g/L 以上，血细胞比容应>0.30。④抑制

宫缩：在期待治疗过程中应用宫缩抑制剂可赢得时间。⑤促进胎儿肺成熟：短期需终止妊娠者，若胎龄＜34周，需地塞米松促进胎儿肺成熟。⑥预防感染：青霉素等广谱抗生素预防感染。

二、名词解释

正常胎盘附着于子宫体部的后壁、前壁或侧壁。妊娠28周后，胎盘仍附着着于子宫下段甚至胎盘下缘达到或覆盖宫颈内口，其位置低于胎先露部，称为前置胎盘。前置胎盘是妊娠晚期出血最主要的原因之一，也是妊娠晚期的严重并发症。

三、填空题

1. 完全性前置胎盘　部分性前置胎盘　边缘性前置胎盘
2. 妊娠晚期或临产时无诱因、无痛性反复阴道流血

四、简答题

1. 前置胎盘终止妊娠指征：①孕妇反复发生大量出血甚至休克者，无论胎儿成熟与否，为确保母亲安全应及时终止妊娠；②胎龄达36周以上，胎儿成熟度检查提示胎儿肺成熟者；③胎龄未达36周，出现胎儿窘迫征象或胎儿电子监护发现异常者。

2. 1）术前准备：积极纠正贫血，预防感染，备血，做好处理产后出血和抢救新生儿的准备。

2）手术要点：①子宫切口应尽可能避开胎盘，可参考产前B型超声胎盘定位。②如高度怀疑植入性胎盘，应备好大量血液和液体，做好一切抢救产妇和新生儿的准备，再次向家属交代病情。选子宫适合切口取出胎儿，仔细检查胎盘是否植入。③采用多种方法进行缝合止血；若大部分植入，活动性出血无法纠正时应行子宫次全或全切术。④胎儿娩出后立即子宫肌壁注射宫缩剂如麦角新碱、缩宫素等，迅速徒手剥离胎盘，并配以按摩子宫，以减小子宫出血。宫缩剂不能奏效时可选用前列腺素肌注。亦可采用以下方法：在明胶海绵上放凝血酶或巴曲酶，快速置胎盘附着部位再加湿热纱布垫压迫，持续10分钟；用可吸收线局部"8"字缝合开放血窦；宫腔及下段填纱条压迫，24小时后阴道取出。上述方法无效时，可结扎双侧子宫动脉、髂内动脉；经上述处理胎盘剥离面仍出血不止，应考虑子宫切除术。

3）术后应纠正贫血、抗感染及加强新生儿护理。

五、病例分析题

1. 该患者初步诊断为：G₇P₀，孕30周，前置胎盘，失血性休克

2. 诊断依据：

1）患者育龄妇女，26岁，G₇P₀，停经30周。

2）无痛性阴道出血1周。

3）BP 80/50 mmHg，心率120次/分，腹围80cm，宫高29cm，胎心120次/分，胎方位ROA，胎先露高浮。

4）血常规：Hb 56g/L。B超示胎盘位于后壁，下缘完全覆盖子宫颈内口。

3. 治疗原则：补液输血抗休克，急诊剖宫产术终止妊娠。

第二节　胎盘早剥

一、选择题

【A型题】

1. C

[解析]胎盘早剥的病理变化及病理分型：底蜕膜出血，形成血肿，使胎盘从附着处剥离。

2. A

[解析]胎盘早剥的病理变化及病理分型：底蜕膜出血，形成血肿，使胎盘从附着处剥离。胎盘剥离后的出血与羊水混合形成血性羊水。如为隐性出血，易发生子宫胎盘卒中。蜕膜分离面积大，形成胎盘后血肿，表现隐性出血。

3. E

[解析]胎盘早剥的临床表现特点为孕晚期或分娩期伴有疼痛的阴道流血，胎盘早剥严重的胎盘早剥以宫腔内隐性出血为主，贫血程度与阴道流血量不成比例。腹部检查宫硬如板状，子宫收缩间歇期不能放松，胎位触不清楚，胎心消失。

4. D

[解析]胎盘早剥常见于孕妇血管病变，如妊娠期高血压疾病、慢性高血压、慢性肾脏疾病等。

5. B

[解析]不协调子宫收缩过强为胎盘早剥的表现，而非胎盘早剥的原因。胎盘早剥可能与孕妇血管病变、子宫静脉压升高、机械性因素、宫腔内压力骤减等。

6. E

[解析]重症胎盘早剥常有突发性持续性腹痛、腰酸、腰背痛，疼痛程度与胎盘后积血多少呈正相关。无阴道流血或少量流血，贫血程度与阴道流血量不成比例。严重时可有休克表现，板状腹、明显压痛，胎心胎位不清。

7. B

[解析]胎盘早剥常见于孕妇血管病变，如妊娠期高血压疾病。特点为伴有腹痛的阴道流血。如发生隐性出血增多，可有血压下降。

8. E

[解析] Ⅲ度胎盘早剥，应及时终止妊娠。

9. B

[解析] 胎盘早剥，可以存在腹痛伴阴道出血、血性羊水、宫底升高、子宫呈板状、休克症状与阴道出血不成正比。下腹剧痛难忍、出现子宫病理缩复环、胎儿窘迫、血尿为先兆子宫破裂四大主要临床表现。

10. E

[解析] 患者有重度子痫前期病史，腹痛，子宫硬如板状，有压痛，子宫比孕周大，胎位不清，胎音听不清，提示胎盘早剥Ⅲ度。血压明显下降，提示休克。应尽快终止妊娠。因宫颈管未消失，宫口未开。应抗休克同时，尽快剖宫产终止妊娠。

【B型题】

11. B

[解析] 患者有重度子痫前期病史，腹痛，子宫硬如板状，有压痛，子宫比孕周大，胎位不清，胎音听不清，提示胎盘早剥。

12. A

[解析] 胎盘早剥，出现胎儿窘迫征象者，需要抢救胎儿。应尽快剖宫产终止妊娠。

【X型题】

13. ABCDE

[解析] Ⅲ度胎盘早剥特别是胎死宫内患者可能发生DIC。胎盘早剥可影响子宫收缩而易发生产后出血，并发DIC产后出血难以纠正，易引起休克，多脏器功能衰竭，希恩综合征发生。严重胎盘早剥，失血过多及DIC等均严重影响肾血流量可导致急性肾衰竭。胎盘早剥时羊水可经剥离面开放的子宫血管进入母血循环，引起肺动脉高压，发生羊水栓塞。

14. ABDE

[解析] 产后出血过多可引起失血性休克。羊水栓塞引起过敏性休克。胎盘早剥、前置胎盘都可引起失血性休克。

15. ABDE

[解析] 为预防胎盘早剥，加强对妊娠期高血压疾病、慢性高血压、肾脏疾病孕妇的管理，及时发现及早治疗；妊娠晚期避免长时间仰卧位与外伤；行外转胎位术纠正胎位时操作必须轻柔，不能强行倒转；对羊水过多与多胎妊娠分娩时，避免宫内压骤减；行羊膜腔穿刺前做胎盘定位，穿刺时避开胎盘；人破膜时，应选宫缩间歇期高位穿刺，缓慢放出羊水。羊水过多、快速放水可导致羊膜腔压力骤降发生胎盘早剥。故C为错误。

二、名词解释

1. 妊娠20周后或分娩期，正常位置的胎盘在胎儿娩出

前，部分或全部从子宫壁剥离者，称胎盘早剥。

2. 胎盘早剥发生内出血时，血液积聚于胎盘与子宫壁之间，随着出血增多，胎盘后血肿的压力逐渐增大，血液渗入子宫肌层，使子宫肌纤维分离，甚至断裂、变性，当血液浸透至子宫浆膜层时，子宫表面呈现紫色瘀斑，尤其胎盘附着处明显，称子宫胎盘卒中。此时肌纤维受血液浸渍，收缩力减弱。

三、填空题

组织凝血活酶　DIC

四、简答题

1. Ⅲ度胎盘剥离面超过胎盘面积的1/2，临床表现更严重。可出现恶心、呕吐、面色苍白、出汗、脉弱、血压下降等休克症状，且休克程度大多与母血丢失成比例。腹部检查宫硬如板状，子宫收缩间歇期不能放松，胎位触不清楚，胎心消失。可发生凝血功能障碍，出现DIC。

2. 对母亲的危害

（1）DIC：Ⅲ度胎盘早剥特别是胎死宫内患者可能发生DIC。

（2）产后出血：胎盘早剥可影响子宫收缩而易出血，并发DIC产后出血难以纠正，易引起休克，多脏器功能衰竭，希恩综合征发生。

（3）急性肾衰竭：严重胎盘早剥，失血过多及DIC等均严重影响肾血流量，可导致急性肾衰竭。

（4）羊水栓塞：胎盘早剥时羊水可经剥离面开放的子宫血管进入母血循环，引起肺动脉高压。

对胎儿的危害：胎盘早剥出血可导致胎儿宫内窘迫，新生儿窒息率、早产率、胎儿宫内死亡率明显升高。还可导致新生儿遗留神经系统发育缺陷、脑性麻痹等严重后遗症。

五、病例分析题

1. 诊断：①G₁P₀ 39周宫内妊娠；②死胎；③胎盘早剥；④失血性休克；⑤羊水过少；⑥中度贫血。

2. 诊断依据：

（1）患者，育龄妇女，孕1产0，停经39周，摔倒后下腹痛3h。

（2）BP90/60mmHg，心率120次/分，面色苍白，宫高35cm，腹围100cm，胎心无，子宫体硬如板状，张力大，宫缩间隙期也不松弛。

（3）B超示：①死胎，②胎盘Ⅱ+，胎盘后高强回声病变—血肿，羊水过少，浑浊。

3. 治疗原则：补液输血抗休克，人工破膜，尽快终止妊娠，如短期内无法分娩，应剖宫取胎。

第三节 胎膜早破

一、选择题

【A 型题】

1. E

[解析] 胎膜早破对母体影响：胎膜早破者常伴胎位异常和头盆不称。破水后可能发生上行感染，感染程度与破膜时间有关。若突然破膜，有时可引起胎盘早剥。胎膜早破对胎儿影响：胎膜早破时常诱发早产，发生相关并发症。如脐带脱垂、胎儿窘迫、胎儿及新生儿颅内出血及感染，严重者可导致败血症危及胎儿和新生儿生命。

2. A

[解析] 羊膜腔感染时，胎心率增快，子宫压痛，白细胞计数增高，C-反应蛋白阳性。可出现宫缩及宫口扩张。

3. B

[解析] 28～35 周、胎膜早破不伴感染、羊水池深度≥3cm 者，卧床休息，避免不必要的肛诊与阴道检查，密切观察体温、心率、宫缩及血白细胞计数。破膜 12 小时以上者应预防性应用抗生素。必要时使用沙丁胺醇、利托君等抑制宫缩。妊娠<35 孕周，给予地塞米松。羊水池深度≤2cm，<35 孕周，可酌情行经腹羊膜腔输液，减轻脐带受压。无明显宫缩，不必每日阴道检查了解宫颈扩张情况，这样增加了上行感染的风险。

4. D

[解析] 胎膜早破，妊娠已达 37 周孕周，胎儿肺成熟，宫颈成熟，羊水过少，首选引产经阴道分娩。

5. A

[解析] 胎膜早破，妊娠已达 36 周孕周，胎儿成熟，羊水过少，不适合继续期待，应终止妊娠。建议剖宫产：胎位异常、宫颈不成熟，应剖宫产术终止妊娠，作好新生儿复苏的准备。

6. C

[解析] 胎膜早破，期待治疗过程中，出现明显的感染考虑终止妊娠，CRP 50mg/L 考虑感染可能性大。

7. D

[解析] 阴道液 pH 试纸法测定，≥6.5 提示可能胎膜早破。但血液、尿液、宫颈黏液及细菌污染可出现假阳性。阴道液涂片检查：可见羊齿植物叶状结晶为羊水。0.5%硫酸尼罗蓝染色于镜下见橘黄色胎儿上皮细胞，用苏丹Ⅲ染色见黄色脂肪小粒，均可确定为羊水。

8. B

[解析] 患者有重度子痫前期病史，腹痛，子宫硬如板状，有压痛，子宫比孕周大，胎位不清，胎音听不清，提示胎盘早剥。

【X 型题】

9. ABCDE

[解析] 胎膜早破的预防要点包括加强围生期卫生宣教与指导，妊娠后期减少性生活次数，积极治疗与预防下生殖道感染；避免突然腹压增加；补充足量的维生素、钙、锌及铜等营养素；宫颈内口松弛者于妊娠14～16 周行宫颈环扎术并卧床休息；破膜 12 小时以上，可考虑预防性应用抗生素。

10. BCDE

[解析] 胎膜早破合并羊膜腔感染：羊水细菌培养或涂片革兰染色检查细菌阳性、羊水 IL-6≥17μg/L、血 C-反应蛋白＞8mg/L 均提示羊膜腔感染。羊水卵磷脂与鞘磷脂比值（L/S）＞2 提示胎肺成熟。

二、填空题

1. 7.0～7.5

2. 3cm

三、简答题

1. 胎膜早破者常伴胎位异常和头盆不称。破水后可能发生上行感染，感染程度与破膜时间有关。若突然破膜，有时可引起胎盘早剥。胎膜早破时常诱发早产，发生相关并发症。如：脐带脱垂、胎儿窘迫、胎儿及新生儿颅内出血及感染，严重者可导致败血症危及胎儿和新生儿生命。

2. 指征：28～35 周、胎膜早破不伴感染、羊水池深度≥3cm 者。

处理要点：

1）一般处理：卧床休息，避免不必要的肛诊与阴道检查，密切观察体温、心率、宫缩及血白细胞计数。

2）预防性使用抗生素：破膜 12 小时以上者应预防性应用抗生素。

3）子宫收缩抑制剂：常用沙丁胺醇、利托君等抑制宫缩。

4）促进胎肺成熟：妊娠<35 孕周，给予地塞米松。

5）纠止羊水过少：羊水池深度≤2cm，<35 孕周，可行经腹羊膜腔输液，减轻脐带受压。

四、病例分析题

该患者的初步诊断为孕 2 产 1，33^{+5} 周，先兆早产，胎膜早破，横位。

诊断依据：1）孕 33^{+5} 周，阴道流水。2）pH 试纸蓝色。

处理方案：患者未足月，胎膜早破，可行期待疗法。适用于妊娠 28～35 周、胎膜早破不伴感染、羊水池深度≥3cm 者。进一步还需行超声了解胎儿大小，羊水量，血常规、CRP。患者暂时卧床休息，避免不必要的肛诊与阴道检查，密切观察体温、心率、宫缩及血白细胞计数。破膜 12 小时以上者应预防性应用抗生素。必要时使用宫缩抑制剂。使用地塞米松促肺成熟。期待过程中如出现明显羊膜腔感染、持续羊水过少及胎儿宫内窘迫等情况，则需终止妊娠。如至分娩前仍为横位，应行剖宫产终止妊娠。

第十一章　羊水量与脐带异常

一、选择题

1. 羊水过多时，B超最大羊水暗区深度大于
　A. 3cm　　　　　　B. 5cm
　C. 7cm　　　　　　D. 8cm

2. 脐带缠绕是指脐带
　A. 环绕颈部　　　　B. 环绕躯干
　C. 环绕上肢及下肢　D. 环绕身体

3. 羊水过多的概念，正确的是
　A. 妊娠末期羊水量＞2000ml
　B. 妊娠足月羊水量＞2000ml
　C. 妊娠任何时期羊水量＞2000ml
　D. 妊娠32周以后＞2000ml

4. 正常妊娠38周时的羊水量约为
　A. 1000ml　　　　B. 800ml
　C. 500ml　　　　D. 1200ml

5. 羊水过少时，在B超下为单一最大羊水暗区深度小于
　A. 2cm　　　　　B. 4cm
　C. 7cm　　　　　D. 20cm

6. 关于羊水的叙述正确的是
　A. 胎儿吞咽可以使羊水量趋于平衡
　B. 母体与羊水交换主要通过脐带
　C. 妊娠早期羊水主要来自胎儿尿液
　D. 妊娠中期主要来源于胎盘

7. 脐带脱垂的发生率为
　A. 0.1%～0.2%　　B. 0.3%～0.5%
　C. 0.4%～10%　　D. 1%～8%

8. 脐带过长是指脐带的长度超过多少
　A. 50cm　　　　B. 60cm
　C. 70cm　　　　D. 80cm

9. 下列不属于羊水多的常见病因为
　A. 妊娠期糖尿病　　B. 胎盘增大
　C. 双胎妊娠　　　　D. 过期妊娠

10. 羊水过多的临床表现正确的是
　A. 急性羊水过多常发生在妊娠28周后
　B. 慢性羊水过多时，羊水在数日内增多
　C. 慢性羊水过多常出现呼吸困难
　D. 羊水过多孕妇易并发妊娠期高血压疾病

11. 下列哪项不是造成脐带脱垂的原因
　A. 足先露　　　　B. 横位
　C. 胎膜早破　　　D. 巨大儿

12. 诊断羊水过少的绝对值为
　A. 羊水指数≤8.0cm
　B. 羊水指数≤7.0cm
　C. 羊水指数≤6.0cm
　D. 羊水指数≤5.0cm

13. 属于孕妇羊水过多的项目，正确的是
　A. 容易感觉到胎动
　B. 常发生在患心脏病的孕妇
　C. 容易合并子痫前期
　D. B型超声检查价值不大

14. 脐带缠绕最常见的是缠绕
　A. 手与足　　　　　B. 上肢
　C. 躯干　　　　　　D. 颈部

15. 对胎儿威胁最大的分娩期的并发症是
　A. 羊水栓塞　　　　B. 难产
　C. 子宫破裂　　　　D. 脐带脱垂

16. 经产妇，前两次妊娠均并发巨大儿，羊水过多，此次妊娠30周发现AVF=8cm，应首先考虑母体患有的疾病是
　A. 妊娠期高血压疾病
　B. 甲亢
　C. 糖尿病
　D. 慢性肾炎

17. 经产妇，临产5小时，LSA，突然阴道流水，胎心110次/分，阴道检查宫口开大4cm，阴道内触及一束状物，徒手将束状物送回宫腔后，胎心140次/分，下一步处理是
　A. 密切观察胎心变化
　B. 手堵阴道
　C. 立即剖宫产
　D. 等待宫口开全自然分娩

18. 28岁初产妇，孕30周，产前检查发现子宫比孕周大，羊水量较多，近几周孕妇体重增加过快，但无水肿，应对该孕妇首选哪项辅助检查

A．X 线片　　　　　B．多普勒胎心线

C．B 型超声波检查　D．血甲胎蛋白

19. 女性，28 岁，第一胎孕 28 周，因 1 周来腹部增大，持续性腹胀，气急、心悸、不能平卧 2 天入院，查：心率 102 次/分，呼吸 32 次/分，血压 120/80mmHg，下肢水肿(++)，宫底在耻骨联合上 40cm，腹围 102cm，胎心音未听到，胎方位不清，孕妇应考虑为

A．双胎妊娠　　　　B．急性羊水过多

C．慢性羊水过多　　D．胎盘早剥

20. 如果胎膜未破，下述哪项可以考虑有脐带先露的可能

A．胎动时，胎心率突然变慢

B．宫缩时，胎心率突然变慢

C．宫缩后，胎心率突然变慢

D．胎动、宫缩后胎心率突然变慢，改变体位、上推先露部及抬高臀位后迅速恢复

二、名词解释

1. 羊水过多
2. 羊水过少
3. 脐带附着异常
4. 脐带先露
5. 脐带脱垂
6. 脐带扭转

三、填空题

1. 脐带的正常长度为_____。
2. 脐带过短是指脐带的长度小于_____。
3. 脐带附着异常包括_____及_____。
4. 当胎盘血管穿过子宫下段或胎膜跨过子宫颈内口时则称为_____。
5. 脐带打结可分为_____及_____两种。_____较为少见。

四、简答题

1. 简述羊水过多的病因。
2. 简述羊水过多对母体及胎儿的影响。
3. 简述羊水过少的病因。
4. 简述脐带先露与脐带脱垂的病因及影响。
5. 简述脐带先露与脐带脱垂的处理。

五、病例分析题

患者，女性，33 岁。平素月经规律，现妊娠 30 周，3 孕 0 产，孕期未行正规产检。近三日出现胸闷，腹胀不适，无腹痛，无阴道流血及流液。

体格检查：身高 159cm，体重 76kg，血压 130/80mmHg，心率：90 次/分，心律齐，未闻及杂音；呼吸 20 次/分，未闻及啰音，双下肢轻度水肿。

产科检查：宫高 35cm，腹围 120cm，子宫张力大，胎位触诊不清，胎先露，头高浮，胎心音弱，胎心遥远，心率 145 次/分。

问题：

1. 初步诊断是什么？
2. 为进一步明确诊断，应进行哪些辅助检查？
3. 患者目前病情，对母体和胎儿的影响有哪些？

（孙敬霞）

【参考答案及解析】

一、选择题

1. D

[解析] 羊水过多的超声诊断标准为：羊水池最大垂直深度（DP）测量≥8cm 和（或）羊水指数≥25cm。

2. D

[解析] 脐带缠绕是指脐带环绕胎儿身体，通常以绕颈最为常见。

3. C

[解析] 羊水过多即羊水量超过 2000ml。

4. A

[解析] 正常妊娠 38 周时的羊水量约为 1000ml。

5. A

[解析] 羊水过少的超声诊断标准为：羊水池最大垂直深度（DP）测量＜2cm 和（或）羊水指数＜5cm。

6. A

[解析] 妊娠早期的羊水主要来自母体血清经胎膜进入羊膜腔的透析液，妊娠中期主要来源于胎儿尿液，妊娠晚期胎儿肺参与形成羊水；胎儿吞咽羊水，为羊水的吸收途径之一，有利于维持羊水量的平衡；母儿间的液体交换主要通过胎盘进行。

7. D

[解析] 脐带脱垂是指当胎膜破裂，脐带脱出于胎先露部下方，经宫颈进入阴道内，甚至经阴道显露于外阴部。脐带脱垂的发生率为 1%～8%。

8. C

[解析] 脐带正常为 30～70cm。超过 70cm 为脐带过长，可造成脐带缠绕，严重者可致胎儿死亡。

9. D

[解析] 羊水过多者的胎盘、羊膜以及羊水的成分等均无特异性改变，其发病可能与孕妇和胎儿的病理生理改变有关，凡是能导致羊水产生、代谢障碍的孕妇以及胎盘和胎儿的因素均可造成羊水过多，如妊娠合并糖尿病、胎盘增大，双胎妊娠，母儿血型不合，胎儿畸形等。因此 ABC 属于羊水过多病因。胎盘在母儿间进行物质交换的基本结构是胎盘的母儿屏障，胎盘母儿屏障由于水肿、血栓形成、纤维化、钙化等病理机制均可以导致胎盘母儿屏障功能障碍，胎儿与母体间物质交换下降，最后导致羊水生成下降。过期妊娠孕妇，胎盘总体积不变，但由于胎盘母儿屏障的上述变化，导致总的有效的胎盘物质交换面积下降，最后出现羊水过少，因此过期妊娠导致羊水过少，而非羊水过多。

10. D

[解析] 急性羊水过多多发生在妊娠 20～28 周，由于在数天内子宫体急剧增大，产生一系列压迫症状。腹部脏器上推，横膈上升，呼吸运动受到限制，表现为呼吸困难，胸闷气急；腹壁张力增加，而感胀痛；慢性羊水过多常发生在妊娠晚期，羊水增多速度缓慢，且羊水量为轻度或中度增多，孕妇能够耐受逐渐增大的子宫，压迫症状较轻，孕妇往往无感觉。羊水过多孕妇妊娠期高血压疾病发生的风险是正常妊娠的 3 倍。

11. D

[解析] 凡胎儿先露部与骨盆入口平面不能严密衔接，在两者之间留有空隙者，均可发生脐带脱垂。异常胎先露，是发生脐带脱垂的主要原因，如臀位、横位等；还有一些促成因素，如胎膜早破、脐带过长、羊水过多等。巨大儿不是造成脐带脱垂的病因。

12. D

[解析] 羊水过少的超声诊断标准为：羊水池最大垂直深度（DP）测量<2cm 和（或）羊水指数<5cm。

13. C

[解析] 羊水过多孕妇腹部检查发现子宫大小与孕周不符，子宫张力增加，四步触诊扪不到胎儿，听诊胎心遥远，孕妇胎动不明显，因此 A 错误。妊娠期羊水量的评估依靠超声测量，因此 D 错误。羊水过多孕妇妊娠期高血压疾病发生的风险是正常妊娠的 3 倍。羊水过多与孕妇是否患有心脏病无明显关系。

14. D

[解析] 脐带缠绕为脐带异常的一种，以缠绕胎儿颈部最为多见，是脐带异常中最重要的类型之一。另有一种不完全绕颈者，称为脐带搭颈。其次为缠绕躯干及肢体。脐带缠绕胎宝宝颈部发生率为20%～25%，其中

脐绕颈一周发生率为 89%，而脐带绕颈两周发生率为11%，脐带绕颈 3 周及以上者很少见，脐带缠绕躯干、肢体比较少见。

15. D

[解析] 羊水栓塞是分娩过程中，羊水及其内容物进入母血循环，形成肺栓塞、休克、凝血障碍以及多脏器功能衰竭的严重综合征，是产科发病率低而病死率极高的并发症，产妇病死率达 80%以上。难产是指由于各种原因而使分娩的开口期（第一阶段）尤其是胎儿排出期（第二阶段）时间明显延长，如不进行人工助产则母体难于或者不能排出胎儿的产科疾病，但可立即行剖宫产终止妊娠。脐带脱垂对胎儿危害极大，因宫缩时脐带在先露与盆壁之间受挤压，致脐带血液循环受阻，胎儿缺氧，发生严重的宫内窒迫，如血流完全阻断超过 7～8 分钟，则胎儿迅速窒息死亡。

16. C

[解析] 孕妇此次妊娠发现 AVF 为 8cm，诊断为羊水过多，且前两次妊娠均为巨大儿，因此首先考虑患有妊娠期糖尿病。妊娠期糖尿病羊水过多的发病率达 13%～36%，是妊娠合并糖尿病常见的并发症。且糖尿病性巨大儿是糖尿病孕妇最多见的围生儿发症。

17. C

[解析] 经产妇，临产 5 小时，突然阴道流水，阴道检查宫口开大 4cm，阴道内触及一束状物，诊断为脐带脱垂，脐带脱垂对胎儿危害极大，因宫缩时脐带在先露与盆壁之间受挤压，致脐带血液循环受阻，胎儿缺氧，发生严重的宫内窒迫，如血流完全阻断超过 7～8分钟，则胎儿迅速窒息死亡，因此应立即行剖宫产术终止妊娠，以免胎死宫内。

18. C

[解析] 怀疑羊水过多，应超声测量 AFI，确定羊水过多。排除多胎妊娠；然后系统扫查胎儿头、颈、脊柱、胸腔、腹腔和四肢等来评价胎儿畸形与否。

19. B

[解析] 患者现妊娠 28 周，1 周来腹部增大，持续性腹胀、气急、心悸、不能平卧 2 天，心率 102 次/分，呼吸 32 次/分，宫高 40cm，腹围 102cm，且胎心音未听到，胎方位不清，考虑急性羊水过多。急性羊水过多多发生在妊娠 20～28 周，由于在数天内子宫体急剧增大，产生一系列压迫症状。腹部脏器上推，横膈上升，呼吸运动受到限制，表现为呼吸困难，胸闷气急；腹壁张力增加，感胀痛；且羊水过多孕妇腹部检查发现

子宫大小与孕周不符，子宫张力增加，四步触诊扪不到胎儿，听诊胎心遥远。

20. D

[解析] 脐带先露又称隐性脐带脱垂，指胎膜未破时脐带位于胎先露部前方或一侧。胎膜未破者，可仅在宫缩或胎动时胎先露部被迫下降，脐带可因一时性受压致使胎心率异常。

二、名词解释

1. 妊娠期间，羊水量超过 2000ml 者称羊水过多。

2. 妊娠晚期羊水量少于 300ml 者称羊水过少。

3. 包括脐带帆状附着及球拍状胎盘。前者是指脐带附着与胎膜上，脐带血管通过羊膜与绒毛间进入胎盘，后者系指脐带附着于胎盘边缘。

4. 脐带先露又称隐性脐带脱垂，指胎膜未破时脐带位于胎先露部前方或一侧，亦称脐带前置。实际是脐带轻度脱垂，也称脐带隐性脱垂。

5. 当胎膜破裂，脐带进一步脱出胎先露部的下方，经宫颈进入阴道内，甚至显露于外阴部，称脐带脱垂。

6. 为脐带异常的一种，较少见。胎儿活动可以使正常的脐带呈螺旋状，即脐带顺其纵轴扭转，生理性扭转可达 6～11 周。脐带过分扭转在近胎儿脐轮部变细呈索状坏死，引起血管闭塞或伴血栓存在，胎儿可因血液运输中断而死亡。

三、填空题

1. 30～100cm

2. 30cm

3. 脐带帆状附着　球拍状胎盘

4. 前置血管

5. 脐带真结　脐带假结　脐带真结

四、简答题

1. (1) 胎儿畸形：羊水过多孕妇中，18%～40%合并胎儿畸形。以神经管缺陷性疾病最常见，约占 50%，其中主要为开放性神经管畸形。当无脑儿、显性脊柱裂时，脑脊膜暴露，脉络膜组织增生，渗出增加，以及中枢性吞咽障碍加上抗利尿激素缺乏等，使羊水形成过多，回流减少；食管、十二指肠闭锁，使胎儿吞咽羊水障碍，引起羊水过多。

(2) 胎儿染色体异常：18-三体、21-三体、13-三体胎儿可出现胎儿吞咽羊水障碍，引起羊水过多。

(3) 双胎妊娠：约 10%的双胎妊娠合并羊水过多，是单胎妊娠的10倍以上。单卵单绒毛膜双羊膜囊时，两个胎盘动静脉吻合，易并发双胎输血综合征，受血儿循环血量增多、胎儿尿量增加，引起羊水过多。

(4) 妊娠期糖尿病：致胎儿血糖增高，产生渗透性

利尿，以及胎盘胎膜渗出增加有关。

(5) 胎儿水肿：羊水过多与胎儿免疫性水肿（母儿血型不合溶血）及非免疫性水肿（多由宫内感染引起）有关。

(6) 特发性羊水过多：约占 30%，不合并孕妇、胎儿及胎盘异常。原因不明。

2. (1) 对孕妇的影响：羊水过多引起明显的压迫症状，妊娠期高血压疾病的发病风险明显增加，是正常妊娠的 3 倍。由于子宫肌纤维伸展过度，可致宫缩乏力、产程延长及产后出血增加；若突然破膜可使宫腔内压力骤然降低，导致胎盘早剥、休克。此外，并发胎膜早破、早产的可能性增加。

(2) 对胎儿的影响：常并发胎位异常、脐带脱垂、胎儿窘迫及因早产引起的新生儿发育不成熟。加上羊水过多常合并胎儿畸形，故羊水过多者围生儿病死率明显增高，约为正常妊娠的 7 倍。

3. (1) 胎儿泌尿系统畸形：先天性肾缺如或尿路梗阻，因胎儿无尿液生成或生成的尿液不能排入羊膜腔致妊娠中期后严重羊水过少。

(2) 胎盘功能不良：如过期妊娠、胎儿宫内生长受限、妊娠期高血压疾病等，由于胎盘功能不良、慢性胎儿宫内缺氧、血液重新分布，肾血管收缩，胎儿尿形成减少，致羊水过少。

(3) 胎膜早破：羊水外漏速度大于再产生速度，常出现继发性羊水过少。

(4) 母体因素：如孕妇脱水、血容量不足，血浆渗透压增高等，可使胎儿血浆渗透压相应增高，胎盘吸收羊水增加，同时胎儿肾小管重吸收水分增加，尿形成减少。此外孕妇应用某些药物（如吲哚美辛、利尿剂等）亦可引起羊水过少。

(5) 部分羊水过少原因不明。

4. (1) 病因：易发生在胎先露部不能衔接时：①胎头入困难如骨盆狭窄、头盆不称等；②胎位异常如臀先露、肩先露、枕后位等；③脐带过长；④羊水过多或胎儿过小。

(2) 对母儿的影响：脐带先露或脱垂对产妇的影响不大，只是增加手术产率。对胎儿则危害甚大。脐带先露或脱垂胎先露部尚未入盆，胎膜未破者，可仅在宫缩时胎先露部被迫下降，脐带可因一时性受压致使胎心率异常。若胎先露部已入盆胎膜已破者，脐带受压于胎者先露部与骨盆之间，引起胎儿缺氧胎心率必然有改变，甚至完全消失，以头先露最严重，肩先露最轻。若脐带血循环阻断超过 7～8 分钟，则胎死宫内。

5.（1）一旦发现脐带先露或脱垂胎心尚存在，或虽有变异而未完全消失，或刚突然消失者表示胎儿尚存活，应在数分钟内娩出胎儿，宫口已开全胎头已入盆，应立即行产钳术或胎吸引术；臀位能掌握臀牵引技术者，应行臀牵引术；肩先露时能掌握内倒转技术及臀牵引术者，可立即施行。后两者若为经产妇则较易实施。实施臀牵引术无把握者，尤其是初产妇仍应行剖宫产术。若宫颈未完全扩张，应立即行剖宫产术。在准备期间，产妇应采取头低臀高位，必要时用手将胎先露部推向骨盆入口以上以减轻脐带受压，术者的手保持在阴道内，使胎先露部不能再下降以消除脐带受压，脐带则应消毒后回纳阴道内。

（2）脐带隐性脱垂胎膜未破，宫缩良好者，应取头臀高位（侧卧或仰卧）密切观察胎心率，待胎头入盆，宫颈逐渐扩张胎心仍保持良好者，可经阴道分娩。若为臀足位或肩先露者均应行剖宫产术。

五、病例分析题

1. 患者子宫大于停经月份，未扪及多胎，胎心音弱，胎心遥远，且患者腹胀胸闷，提示羊水过多。

2.（1）应行产科超声检查，测量羊水量，AFI，确定羊水过多。排除多胎妊娠；然后系统扫查胎儿头、颈、脊柱、胸腔、腹腔和四肢等评价胎儿畸形与否。

（2）可行 OGTT 试验确定是否为妊娠期糖尿病。

3.（1）对孕妇的影响：羊水过多引起明显的压迫症状，妊娠期高血压疾病的发病风险明显增加，是正常妊娠的 3 倍。由于子宫肌纤维伸展过度，可致宫缩乏力、产程延长及产后出血增加；若突然破膜可使宫腔内压力骤然降低，导致胎盘早剥、休克。此外，并发胎膜早破、早产的可能性增加。

（2）对胎儿的影响：常并发胎位异常、脐带脱垂、胎儿窘迫及因早产引起的新生儿发育不成熟。加上羊水过多常合并胎儿畸形，故羊水过多者围生儿病死率明显增高，约为正常妊娠的 7 倍。

第十二章 产前检查与孕期保健

一、选择题

【A型题】

1. 目前国内采用的围生期时间范围是
   A. 妊娠 20 周至产后 1 周
   B. 妊娠 20 周至产后 2 周
   C. 妊娠 28 周至产后 1 周
   D. 妊娠 28 周至产后 2 周
   E. 妊娠 28 周至产后 3 周

2. 首次产前检查的时间应是
   A. 出现早孕反应时　　B. 确诊早孕时
   C. 自觉胎动时　　　　D. 孕 12 周时
   E. 孕 16 周时

3. 末次月经是 2017 年 3 月 22 日，预产期是
   A. 2017 年 12 月 29 日　B. 2017 年 12 月 31 日
   C. 2018 年 1 月 2 日　　D. 2018 年 1 月 10 日
   E. 2018 年 1 月 29 日

4. 骨盆出口横径小于 8cm，应进一步检测的径线是
   A. 髂嵴间径　　　　　B. 对角径
   C. 髂耻外径　　　　　D. 骨盆出口前矢状径
   E. 骨盆出口后矢状径

5. 30 岁初产妇，妊娠 40 周，宫缩规律，枕左前位，胎心率正常。肛查：宫口开大 2cm，胎头未衔接，符合本产妇实际情况的骨盆测量数值是
   A. 骶耻外径 17cm
   B. 髂棘间径 24cm
   C. 髂嵴间径 27cm
   D. 坐骨结节间径 10cm
   E. 坐骨结节间径 8.5cm

6. 检查胎位的四部触诊法错误的是
   A. 可了解子宫的大小、胎先露、胎方位等
   B. 第一步是双手置于子宫底部，判断是胎头还是胎臀
   C. 第二步是双手分别置于腹部两侧，判断胎背方向
   D. 第三步是双手置于耻骨联合的上方，了解先露是头还是臀
   E. 第四步是双手沿骨盆入口向下深按，进一步核实先露部，并确定入盆程度

7. 胎心监护提示胎儿缺氧的表现是出现

A. 加速　　　　　　　B. 早期减速
C. 轻度变异减速　　　D. 晚期减速
E. NST 反应型

8. 可在门诊了解胎儿储备功能，并可作为缩宫素激惹试验的筛选试验的是
   A. 多普勒听胎心　　　B. 自测胎动
   C. NST　　　　　　　D. OCT
   E. 尿 E_3 测定

9. 骨盆测量在正常范围的是
   A. 骨盆倾斜度 70°
   B. 耻骨弓角度 90°
   C. 坐骨切迹可容 2 横指
   D. 坐骨结节间径 7cm
   E. 对角径 12cm

10. 关于骨盆径线的表述，错误的是
    A. 对角径小于 12cm 提示骨盆入口前后径狭窄
    B. 坐骨结节间径与后矢状径值之和小于 15cm 时为出口狭窄
    C. 坐骨棘间径小于 10cm 提示中骨盆狭窄
    D. 测量髂棘间径，可以间接推测中骨盆横径
    E. 耻骨弓角度可反映骨盆出口横径的宽度

11. 25 岁，孕 1 产 0，妊娠 35 周。产前检查宫底高度 30cm，胎位 LSA，胎心 140 次/分，了解胎儿在宫内安危状况最简易的方法是
    A. NST　　　　　　　B. OCT
    C. E_3 连续测定　　　D. 胎动计数
    E. 血清胎盘催乳素的测定

12. 26 岁，G_1P_0，孕 37 周。骨盆外测量：骶耻外径 18.5cm，髂前上棘间径 23cm，坐骨结节间径 7.5cm，坐骨结节间径与后矢状径之和 14cm，肛门检查：骶骨弯曲度良好，盆壁内聚，坐骨棘间径 9cm，坐骨切迹可容 1+横指，胎儿体重约 3000g，胎头浮，胎心率 140 次/分。该孕妇的骨盆属哪个平面狭窄
    A. 骨盆入口平面　　　B. 骨盆出口平面
    C. 中骨盆平面　　　　D. 中骨盆及出口平面
    E. 骨盆三个平面

13. 孕妇 28 岁，孕 37 周。自觉胎动少 1 日，来院行产

前检查。无腹痛、无阴道流液，无出血。查体：生命体征平稳，一般情况好，心肺查体未见异常，腹膨隆，宫高 28cm，腹围 90cm，胎心 120 次/分。为除外胎儿宫内缺氧，应首先进行的检查项目为

A. 血、尿常规检查　　B. 超声检查

C. 肝、肾功能检查　　D. 胎儿电子监护

E. 生物物理评分

14. 羊水甲胎蛋白（AFP）测定，最适宜于诊断下述哪种疾病

A. 脑积水　　　　　　B. 先天愚型

C. 小脑发育迟缓　　　D. 癫痫

E. 开放性神经管畸形

15. 孕妇分娩出院后社区医院进行第一次产后访视是在

A. 产妇出院 3 天内　　B. 产妇出院一周内

C. 产后 14 天　　　　 D. 产后 28 天

E. 产后 42 天

16. 孕期常见的高危因素不包括

A. 孕妇本人的基本情况

B. 不良孕产史

C. 内外科合并症

D. 产科并发症

E. 社会因素

17. 孕妇 35 岁，平素月经规律，5/28，末次月经为 2017 年 8 月 10 日，8 月 18 日曾因肠道感染应用庆大霉素 2 日，9 月 16 日查尿 hCG（+），来医院咨询药物对胎儿的影响，对孕妇的解释应为

A. 药物应用在早孕期，有导致胎儿畸形的危险

B. 药物对胎儿的影响不确定，有可能导致胎儿畸形

C. 药物对胎儿的影响不大，但需常规筛查胎儿畸形

D. 药物对胎儿影响不大，故若有先兆流产应尽量保胎

E. 药物对胎儿没有影响

18. 在行胎儿监护仪监测时，提示脐带受压的是

A. NST 无反应型　　　B. 加速

C. 早起减速　　　　　D. 变异减速

E. 晚期减速

19. OCT 阳性是指测试的 30min 内

A. 早期减速出现频率达 50%

B. 胎心率基线变异在 6 次以下

C. 早期减速在 10min 内连续出现 3 次以上

D. 10min 有 3 次中等宫缩以上，≥50% 的宫缩伴有晚期减速

E. 无宫缩时 10min 内出现 3 次晚期减速

20. 下面关于胎心率变异减速的描述哪项不恰当

A. 减速与宫缩无关系

B. 下降迅速且幅度较大

C. 持续时间长短不一

D. 恢复缓慢

E. 与脐带受压迷走神经兴奋有关

21. 孕妇孕期保健开始于

A. 妊娠 28 周以后　　B. 妊娠后期

C. 妊娠 5 个月后　　　D. 早期妊娠

E. 妊娠期任何时间

22. 测量骶耻外径的后据点是

A. 第五腰椎棘突上

B. 腰底部菱形窝的中央

C. 髂嵴连线中点上 1.5cm

D. 髂嵴连线中点下 1.5cm

E. 髂后上棘连线中点下 2～2.5cm

23. 属于胎盘功能检查的是

A. 测定孕妇尿雌三醇值

B. 测定孕妇血胎盘生乳素值

C. 测定孕妇血清游离雌三醇值

D. 胎动

E. 以上都是

24. 在骨盆测量当中，下述哪项是正常值

A. 骨盆倾斜度 80°

B. 耻骨弓角度 90°

C. 坐骨切迹容纳 2 指

D. 坐骨结节间径 8 厘米

E. 对角径 11cm

25. 下列各项关于骨盆测量的意义的叙述，哪个是错误的

A. 骶耻外径是骨盆外测量中最重要的径线，可间接推测骨盆入口前后径的长度

B. 坐骨结节间径即骨盆出口横径的长度

C. 粗隆间径反映中骨盆矢状径的长度

D. 对角径是指耻骨联合下缘至骶岬上缘中点的距离

E. 坐骨的切迹宽度代表中骨盆后矢状径

26. 关于胎儿电子监测不正确的是

A. 胎心率基线包括每分钟心搏次数及 FHR 变异

B. FHR 基线表示胎儿的储备能力

C. 晚期减速是胎儿缺氧的表现

D. 无激惹试验是宫缩时 FHR 的变化

E. OCT 阳性提示胎儿窘迫

27. 提示胎儿宫内缺氧的检查结果是

A. 无激惹试验出现胎动时伴胎心加速

B. 催产素（缩宫素）激惹试验阳性

C. 胎儿头皮血 pH 值为 7.30

D. 胎动 30 次/12 小时

E. 胎心监护出现 FHR 早期减速

28. 以下哪项检查结果不说明胎儿储备能力正常

    A. 无激惹试验反应型

    B. FHR 基线静止型

    C. OCT 阴性

    D. 胎儿头皮血 pH 值为 7.3

    E. 胎动良好

29. 有关检查胎位的四步触诊法，下述哪项是错误的

    A. 用以了解子宫的大小、胎先露、胎方位

    B. 第一步是双手置于宫底部了解宫底高度，并判断是胎头还是胎臀

    C. 第二步是双手分别置于腹部两侧，辨别胎背方向

    D. 第三步是双手置于耻骨联合上方，弄清先露部为头还是臀

    E. 第四步，双手插入骨盆入口，进一步检查先露部，并确定入盆程度

【B 型题】

    A. 两髂前上棘外缘的距离

    B. 第 5 腰椎棘突下至耻骨联合上缘中点的距离

    C. 两侧坐骨棘间的距离

    D. 两髂嵴外缘最宽的距离

    E. 两侧坐骨结节内侧缘的距离

30. 坐骨棘间径

31. 坐骨结节间径

32. 髂棘间径

33. 髂嵴间径

34. 骶耻外径

    A. 耻骨弓角度   B. 骶耻外径

    C. 坐骨棘间径   D. 骶棘间径

    E. 对角径

35. 反映中骨盆是否狭窄的重要标志

36. 是间接推测骨盆入口前后径长度的重要径线

    A. OCT 阳性

    B. FHR 持续在 110 次/分以下，持续 10min

    C. FHR 有基线摆动

    D. 出现变异减速

    E. 晚期减速

37. 胎儿缺氧

38. 胎儿有一定的储备能力

39. 特点是胎心率减速与宫缩无固定关系

40. 胎儿心动过缓

    A. 髂棘间径   B. 髂嵴间径

    C. 坐骨棘间径   D. 骶耻间径

    E. 坐骨结节间径

41. 间接推测中骨盆横径长度的径线是

42. 间接推测骨盆入口前后径长度的径线是

43. 直接测出骨盆出口横径长度的径线是

    A. 胎儿情况良好   B. 缺氧、酸中毒

    C. 胎头受压   D. 脐带受压

    E. 镇静剂影响

44. 胎心减慢开始于宫缩高峰后，下降缓慢，持续时间长，恢复亦缓慢

45. 胎心减速与宫缩关系不恒定，出现时下降迅速，幅度大，恢复也迅速

    A. L/S 比值   B. NST

    C. 羊水穿刺   D. OCT

    E. 阴道涂片细胞学检查

46. 用于产前诊断

47. 判断胎儿肺成熟度

48. 判断胎儿储备能力

【X 型题】

49. 下述哪些属于高危儿

    A. 孕龄小于 37 周或 ≥42 周

    B. 出生体重 <2500g，小于孕龄儿，大于孕龄儿

    C. 产时感染

    D. 高危妊娠产妇的新生儿

    E. 出生后 1min Apgar 评分 0～3 分

50. 下列哪项检查提示胎儿发育成熟

    A. 超声检查胎盘 3 级

    B. 羊水中 L/S 大于 2

    C. 羊水胆红素类物质值小于 0.04

    D. 超声测量双顶径大于 8.5cm

    E. 羊水泡沫试验，两管液面均有完整泡沫环

51. 产科检查包括

    A. 腹部检查   B. 骨盆测量

    C. 阴道检查   D. 肛门指诊

    E. 测量体重与血压

52. 胎儿生物物理评分，Manning 评分法包括

    A. 羊水量   B. 胎动

    C. 胎儿张力   D. NST

E. 胎儿呼吸运动

二、名词解释

1. 围生期

2. 胎心率基线

3. 无应激试验

4. 高危妊娠

三、填空题

1. 预测胎儿宫内储备能力的方法有_____和_____。

2. 孕龄在临床上可从_____和_____推算，若月经不规律应综合_____、_____、_____、_____加以推算。

3. 产后访视时间分别为出院_____日内、产后_____日、产后_____日。

4. B 行超声检查测得胎头双顶径＞_____cm，提示胎儿已成熟。

5. 四步触诊法是检查_____、_____、_____及_____的最基本方法。

四、简答题

1. 何谓胎心率基线？

2. 试述腹部四步触诊法的目的和意义。

3. 试述妊娠妇女在孕期的用药原则。

4. 产科检查通常包括哪些内容？

（丁依玲　喻　玲）

【参考答案及解析】

一、选择题

【A 型题】

1. C

[解析] 妊娠 28 周至产后 1 周，这是世界卫生组织推荐、我国现阶段所采用的围生期时间范围。

2. B

[解析] 首次产前检查的时间应从确诊早孕时开始。

3. A

[解析] 预产期计算为：按末次月经第 1 日算起，月份减 3 或加 9，日数加 7。

4. E

[解析] 骨盆出口后矢状径正常值为 8～9cm，若此值不小则能弥补稍小的坐骨结节间径，出口后矢状径与坐骨结节间径值之和＞15cm，表示骨盆出口狭窄不明显。

5. A

[解析] 胎头未衔接，说明骨盆入口狭窄，骶耻外径正常值为 18～20cm。

6. D

[解析] 第三步手法：检查者右手拇指与其余四指分开，置于耻骨联合上方握住胎先露部，以进一步查清先露部及是否衔接。

7. D

[解析] 晚期减速特点是 FHR 多在宫缩高峰后开始出现，即波谷落后于波峰，时间差多在 30～60 秒，下降幅度＜50 次/分，一般认为是胎儿缺氧的表现；加速是指宫缩时胎心率基线暂时增加 15 次以上，持续时间＞15 秒，是胎儿良好的表现；早期减速特点是胎心率基线下降几乎与宫缩曲线上升同时发生，为宫缩时胎头受压引起；变异减速特点是胎心率减速与宫缩无固定关系，一般认为是系子宫收缩时脐带受压兴奋迷走神经所致，轻度变异减速脐带仅短暂受压；无应激实验（NST）反应型表明胎儿储备力良好。

8. C

[解析] NST 无反应型，可进一步行缩宫素激惹试验来评估胎儿的宫内储备能力。

9. B

[解析] 耻骨弓角度正常值为 90°，小于 80° 为不正常，此角度反映骨盆出口横径的宽度。骨盆倾斜度一般为 60°，若骨盆倾斜度过大，影响胎头衔接和娩出；坐骨切迹宽度代表中骨盆后矢状径，其宽度以能容纳 3 横指为正常，否则为中骨盆狭窄；坐骨结节间径又称出口横径，正常值为 8.5～9.5cm；对角径为骶岬上缘中点到耻骨联合下缘的距离，正常值为 12.5～13cm，此值减去 1.5～2cm 为骨盆入口前后径的长度，称真结合径。

10. D

[解析] 测量髂棘间径，反映骨盆入口横径。

11. D

[解析] 了解胎儿宫内安危最简单易行的方法是胎动计数，如果＞30 次/12 小时为正常；＜10 次/12 小时，提示胎儿缺氧。

12. D

[解析] 两坐骨棘间的距离，正常值 10cm，坐骨切迹正常能容纳 3 横指（5.5～6cm），否则为中骨盆狭窄，该患者坐骨棘 9cm，坐骨切迹容 1+横指，均小于正常

值，故诊断为中骨盆狭窄；坐骨结节间径正常 8.5～9.5cm，如<8cm，加测出口后矢状径，如坐骨结节间径与后矢状径之和<15cm，提示骨盆出口平面狭窄。

13. D

[解析] NST 是临床上应用最广泛的胎儿监护技术，用于评估胎儿宫内储备能力。NST 的基本原理是通过胎动时胎心率瞬时加速反映正常胎儿的自主神经功能。NST 无反应和胎儿睡眠周期有关，也可能是中枢神经系统受到抑制所致，如胎儿酸中毒。

14. E

[解析] 开放性神经管畸形包括无脑儿、脊柱裂等，可在妊娠 16～20 周行羊水穿刺测定羊水中 AFP 诊断。

15. A

16. E

[解析] 孕期的高危因素包括孕妇的基本情况（如年龄、身高、体质等）、不良孕产史、内外科合并症和产科并发症等 4 方面。

17. C

[解析] 该药是 C 类药物，对胚胎有一定影响，但患者服药时尚未妊娠，而庆大霉素血清消除半衰期2～3 小时，给药后 24 小时内排出给药量的 50%～93%。因此该患者只需进行胎儿畸形常规筛查。

18. D

[解析] 变异减速一般被认为是宫缩时脐带受压兴奋迷走神经引起。

19. D

[解析] OCT 需要在有宫缩的情况下评估，10min 内至少有 3 次持续时间 40 秒以上的宫缩，≥50%的宫缩伴有晚期减速为 OCT 阳性。

20. D

[解析] 变异减速特点是胎心率减速与宫缩无固定关系，下降迅速且下降幅度大，持续时间长短不一，但恢复迅速。

21. D

[解析] 孕期保健应从确诊妊娠开始。

22. D

[解析] 骶耻外径是指第 5 腰椎棘突下至耻骨联合上缘中点的距离，正常值为 18～20cm。

23. E

[解析] 胎盘功能检查包括胎动、孕妇血、尿雌三醇值、孕妇血清人胎盘生乳素等。血清游离 E_3<40nmol/L 或 24 小时尿 E_3<10mg，足月妊娠血清胎盘生乳素<4mg/L 或突然降低 50%，均提示胎盘功能减退。

24. B

[解析] 骨盆倾斜度一般为 60°，过大会影响胎头衔接和娩出；耻骨弓正常值为 90°，小于 80°为不正常；坐骨切迹能容纳 3 横指为正常；坐骨结节间径正常值为 8.5～9.5cm；对角径正常值为 12.5～13cm。

25. C

[解析] 中骨盆矢状径是指耻骨联合下缘中点通过两侧坐骨棘连线中点至骶骨下段间的距离，正常值平均为 11.5cm。

26. D

[解析] 无激惹试验是指无宫缩、无外界负荷刺激下，对胎儿进行胎心率宫缩图的观察和记录。

27. B

[解析] OCT 试验阳性是指宫缩时，胎盘一过性缺氧，胎儿出现胎心率基线无变异、晚期减速、反复变异减速等胎儿宫内缺氧表现，提示胎儿储备能力差。

28. B

[解析] 胎心率基线摆动表示胎儿有一定的储备能力，基线变平及变异消失，提示胎儿储备能力丧失。

29. D

[解析] 第三步是一只手右手拇指与其余 4 指分开，置于耻骨联合上方握住胎先露部，进一步查清胎头或胎臀。

【B 型题】

30. C；32. E；32. A；33. D；34. B

[解析] 坐骨结节间径（出口横径线）为两坐骨结节内侧缘的距离，正常值 8.5～9.5cm；坐骨棘间径为两坐骨棘间的距离，正常值 10cm；髂棘间径为两髂前上棘外缘的距离，正常值 23～26cm；髂嵴间径为两髂嵴外缘最宽的距离，正常值 25～28cm；骶耻外径为第 5 腰椎棘突下至耻骨联合上缘中点的距离，正常值 18～20cm。

35. C；36. B

[解析] 骶耻外径为第 5 腰椎棘突下至耻骨联合上缘中点的距离，正常值 18～20cm。此径线间接推测骨盆入口前后径长度，是骨盆外测量中最重要的径线。坐骨棘间径为两坐骨棘间的距离，正常值 10cm。坐骨棘间径是中骨盆最短的径线，此径线过小会影响分娩过程中胎头的下降。

37. A；38. C；39. D；40. B

[解析] FHR 基线摆动表明胎儿有一定储备能力。OCT 阳性提示胎儿缺氧，变异减速的特点是胎心率减速与宫缩无固定关系。

41. C；42. D；43. E

[解析] 坐骨棘间径是中骨盆最短的径线，此径线过小会影响分娩过程中胎头的下降。骶耻间径可间接推测

骨盆入口前后径长度，是骨盆外测量中最重要的径线。坐骨结节间径为两坐骨结节内侧缘的距离，正常 8.5～9.5cm。此径线是直接测出骨盆出口横径长度的径线。

44. B；45. D

[解析] 胎心减速落后于宫缩高峰，波谷落后于波峰，下降缓慢，恢复亦缓慢，持续时间长，提示晚期减速，一般认为是胎盘功能不良，胎儿缺氧的表现；胎心与宫缩关系不恒定，下降快，恢复亦快，提示变异减速，一般认为是宫缩时脐带受压兴奋迷走神经引起。

46. C；47. A；48. B

[解析] 羊水卵磷脂/鞘磷脂（L/S）比值可用于判断胎儿肺成熟度；NST 多用于了解胎儿储备能力。羊水穿刺可用于产前诊断；OCT 用于了解胎盘于宫缩时一过性缺氧的负荷变化，测定胎儿的储备能力。阴道涂片细胞学检查可作为胎盘功能的监测指标。

【X 型题】

49. ABCDE

[解析] 高危儿包括①孕龄＜37 周或≥42 周；②出生体重＜2500g；③巨大儿（≥4000g）；④出生后 1min Apgar 评分＜4 分；⑤产时感染；⑥高危孕产妇的胎儿；⑦手术产；⑧新生儿的兄姐有新生儿期死亡；⑨双胎或多胎儿。

50. ABDE

[解析] 胎儿成熟度检查包括胎龄、胎儿体重、BPD＞8.5cm、羊水卵磷脂/鞘磷脂比值＞2 或羊水泡沫试验有完整泡沫环（提示胎儿肺成熟），以及羊水胆红素类物质值小于 0.02（提示胎儿肝成熟）。

51. ABCD

[解析] 测量体重与血压属于全身检查。

52. ABCDE

[解析] 胎儿生物物理评分包括无应激试验 NST、胎儿呼吸运动、胎动、胎儿张力和羊水深度。每项指标 2 分，总分 10 分，8～10 分正常，4 分及以下异常，中间为可疑。

二、名词解释

1. 指从妊娠满 28 周（即胎儿体重≥1000g 或身长≥35cm）至产后 1 周。

2. 指在无胎动、无宫缩影响时，10min 以上的胎心率的平均值。正常在 110～160 次/分之间。

3. 指在无宫缩、无外界负荷刺激情况下，对胎儿进行宫缩图的观察和记录。20min 至少 2 次以上胎动伴胎心率加速＞15 次/分，持续时间＞15 秒为正常，称为反应型。超过 40min 没有足够胎心加速，称为无反应型。

4. 在妊娠期有某种并发症或致病因素可能危害孕妇，胎儿与新生儿或导致难产者，称为高危妊娠。

三、填空题

1. 无应激试验（NST）　缩宫素激惹试验（OCT）

2. 月经史　末次月经　早孕反应时间　胎动出现时间　子宫大小　B 超

3. 3　14　28

4. 8.5

5. 子宫大小、胎产式、胎方位、胎先露

四、简答题

1. 指在无胎动和无子宫收缩影响时，10min 以上的胎心率平均值。可从每分钟心搏次数（次/分）及 FHR 变异两方面对胎心率基线加以估计。正常 FHR 为 110～160 次/分。FHR＞160 次/分或＜110 次/分，历时 10min 称心动过速或心动过缓。FHR 变异是指 FHR 有小的周期性波动。胎心率基线变异即基线摆动，包括胎心率的摆动幅度和摆动频率，摆动幅度指胎心率上下摆动波的高度，振幅变动范围正常为 6～25 次/分。摆动频率是指 1min 内波动的次数，正常为≥6 次。基线波动活跃则频率增高，基线平直则频率降低或消失，基线摆动表示胎儿有一定的储备能力，是胎儿健康的表现。FHR 基线变平即变异消失或静止型，提示胎儿储备能力的丧失。

2.（1）第一步：了解子宫外形，测得宫底高度，估计胎儿大小与孕周是否相符，摸清宫底部的胎儿部分。

（2）第二步：了解子宫左右侧胎背及胎儿四肢的位置。

（3）第三步：了解胎先露是什么，是否衔接。

（4）第四步：核对胎先露部，确定入盆程度。

3. 孕产妇用药原则

（1）必须有明确指征，避免不必要的用药。

（2）必须在医生指导下用药，不要擅自使用药物。

（3）能用一种药物，避免联合用药。

（4）能用疗效较肯定的药物，避免用尚难确定对胎儿有无不良影响的新药。

（5）能用小剂量药物，避免用大剂量药物。

（6）严格掌握药物剂量和用药持续时间，注意及时停药。

（7）妊娠早期若病情允许，尽量推迟到妊娠中晚期再用药。

（8）若病情所需，在妊娠早期应用对胚胎、胎儿有害的致畸药物，应先终止妊娠，随后再用药。

4. 产科检查通常包括腹部检查（视诊、四步触诊法、听胎心率）、骨盆测量、阴道检查或肛门检查。

第十三章 遗传咨询、产前筛查、产前诊断与胎儿干预

【同步习题】

一、选择题

【A型题】

1. 遗传咨询的对象不包括
   A. 遗传病或先天畸形的家族、生育史
   B. 肿瘤家族史
   C. 不明原因的反复流产史
   D. 孕期接触不良环境因素
   E. 遗传病筛查

2. 直系血亲和三代以内旁系血亲者，则建议
   A. 暂缓结婚　　　　B. 可以结婚
   C. 不能结婚　　　　D. 限制生育
   E. 选择性生育

3. 遗传咨询步骤不包括
   A. 明确诊断
   B. 评估遗传风险
   C. 近亲结婚对遗传性疾病的影响
   D. 提出医学建议
   E. 实施医学处理

4. 遗传咨询的类别不包括
   A. 一般遗传咨询　　B. 青春期咨询
   C. 婚前咨询　　　　D. 孕前咨询
   E. 产前咨询

5. 产前筛查的方法应是
   A. 精确、可靠　　　B. 精确、可行
   C. 简便、无创　　　D. 简便、可靠
   E. 精确、无创

6. 目前可广泛应用产前筛查的疾病有
   A. 唐氏综合征、神经管畸形
   B. Klinefelter 综合征、苯丙酮尿症
   C. 地中海贫血、苯丙酮尿症
   D. 甲型-乙型血友病、假性肥大型肌营养不良
   E. 唐氏综合征、假性肥大型肌营养不良

7. 妊娠中期血清学筛查唐氏综合征的三联法是
   A. AFP、CEA、uE₃　B. AFP、CA125、uE₃
   C. AFP、hCG、uE₃　D. AFP、hCG、PPL
   E. AFP、HSAP、uE₃

8. 不能观察胎儿结构的检测方法为

   A. 超声　　　　　　B. MRI
   C. PCR　　　　　　D. X 线检查
   E. 胎儿镜

9. 观察早、中期胎儿结构的最适宜方法为
   A. 超声　　　　　　B. MRI
   C. PCR　　　　　　D. X 线检查
   E. 胎儿镜

10. 下列哪一种情况不是做产前筛查的对象
    A. 羊水过少　　　　B. 羊水过多
    C. 巨大儿　　　　　D. 胎儿生长受限
    E. 胎儿畸形

11. 有关常染色体显性遗传病，下列哪项是错误的
    A. 夫妻一方患病，基因型为杂合子，子女患病危险率为 1/2
    B. 未发病的子女，其后代亦有可能发病
    C. 未发病的子女，其后代不可能发病
    D. 夫妻一方患病，基因型为纯合子，子女患病危险率为 100%
    E. 强直性肌营养不良属常染色体显性遗传病

12. 一位 25 岁的女青年，其弟弟和 1 个外甥为血友病 A 型病人，给予咨询
    A. 其一定为携带者
    B. 血友病 A 型为 X 连锁显性遗传病
    C. 血友病 A 型为 X 连锁隐性遗传病
    D. 其儿子患病危险率为 1/2
    E. 其女儿有 1/2 为携带者

13. 关于红绿色盲，下列哪项是正确的
    A. 为常染色体显性遗传病
    B. 为常染色体隐性遗传病
    C. 为 X 连锁显性遗传病
    D. 为 X 连锁隐性遗传病
    E. 为多基因遗传病

14. 婚前检查下列哪种情况暂缓结婚
    A. 男女一方患严重的常染色体显性遗传病
    B. 男女一方患有严重的多基因遗传病如精神分裂症
    C. 严重的智力低下伴有各种畸形
    D. 3 代以内旁系血亲

E. 可以矫正的生殖器畸形

15. 下列哪种情况应限制生育
    A. 男女一方患有严重的多基因病如精神分裂症
    B. 3 代以内旁系血亲
    C. 男女一方患严重的常染色体显性遗传病
    D. 女方患有 X 连锁隐性遗传病
    E. 严重的智力低下伴有各种畸形

16. 下列哪种情况不能结婚
    A. 男女双方均患有相同的遗传病
    B. 男女一方患有 X 连锁隐性遗传病
    C. 可以矫正的生殖器畸形
    D. 男女一方患有严重的多基因病如精神分裂症
    E. 男女一方患有严重的常染色体显性遗传病

17. 为诊断遗传性疾病行羊膜腔穿刺应选择的时间是
    A. 妊娠 8～11 周　　　B. 妊娠 12～15 周
    C. 妊娠 16～22 周　　　D. 妊娠 21～24 周
    E. 不受孕周限制

18. X 连锁显性遗传病的特点，下列哪项是不正确的
    A. 女性患者多于男性患者
    B. 在近亲结婚时，子代发病风险增高
    C. 患儿的双亲之一也是病人
    D. 男性病人的女儿都将发病，儿子都正常
    E. 可以看到连续几代有发病的病人

19. 常染色体隐性遗传病的特点，下列哪项是不正确的
    A. 在近亲结婚时，子代发病风险增高
    B. 夫妻为携带者，且生育过 1 个患儿，再生育子女预期风险率为 1/4
    C. 夫妻一方患病，另一方正常，且非近亲结婚，其子女通常不发病，其均为携带者
    D. 男性患病多于女性
    E. 夫妻一方患病，另一方正常，且为近亲结婚，其子女的发病率明显增加

20. X 连锁隐性遗传病的特点，下列哪项是不正确的
    A. 女性为杂合子时不发病
    B. 夫妻一方患病，另一方正常，且为近亲结婚，其子女的发病率明显增加
    C. 双亲无病时，儿子可能发病，其致病基因只能来源于携带者母亲
    D. 男性患者多于女性患者
    E. 血友病 A 是 X 连锁隐性遗传病

21. 遗传咨询是预防遗传性疾病的一个重要环节，应做到以下几点，除外
    A. 对咨询者提出的其家庭中遗传疾病的发病原因、遗传方式、诊断、预防以及复发风险予以

解答
    B. 预测遗传性疾病病人的子代再发风险率
    C. 如明确是遗传病均应终止妊娠
    D. 收集详尽的病史资料，了解病人双方 3 代直系血亲
    E. 宣传近亲结婚有增加父母双方相同的有害隐性基因传给下一代的机会

22. 关于近亲结婚对遗传性疾病影响的估计，下列哪项是不正确的
    A. 3 代以内的近亲结婚，对遗传的影响极小
    B. 从遗传学的观点看以表亲和比表亲还近的近亲结婚影响最大
    C. 近亲结婚子女常染色体隐性遗传病的可能性显著增加
    D. 近亲结婚有增加父母双方相同的有害隐性基因传给下一代的机会
    E. 临床上可以用亲缘系数判断近亲结婚对遗传疾病的影响程度

23. 染色体病的产前诊断主要依靠
    A. B 超检查
    B. 羊水特异性酶活性测定
    C. AFP 测定
    D. 胎儿镜检
    E. 羊水细胞遗传学检查

24. 关于先天性代谢缺陷病，下列哪项是不正确的
    A. 系基因突变导致酶缺失
    B. 至今尚无有效的治疗方法
    C. 多是常染色体隐性遗传病，开展产前诊断非常重要
    D. 极少数疾病控制饮食有效
    E. 测定孕妇血清 AFP 可协助诊断

25. 关于染色体病，下列哪项是不正确的
    A. B 超检查可确诊
    B. 以常染色体数目异常为多见
    C. 染色体病的胎儿可反复流产
    D. 21 三体综合征属染色体病
    E. 原位杂交技术可诊断

26. 关于一般遗传咨询，下列正确的是
    A. 夫妻一方已确诊遗传病
    B. 夫妻一方有胃病家族史
    C. 曾经自然流产一次
    D. 婚后 1 年不孕者
    E. 曾有过死胎病史

27. 我国婚姻法规定的有关近亲结婚的条款，下列哪项

是正确的

A. 直系血亲和旁系血亲，禁止结婚

B. 直系血亲和二代以内旁系血亲，禁止结婚

C. 直系血亲和三代以内旁系血亲，禁止结婚

D. 直系血亲和四代以内旁系血亲，禁止结婚

E. 直系血亲和五代以内旁系血亲，禁止结婚

28. 哪些检查是筛查先天畸形的首选主要手段之一

A. 超声检查

B. 羊水染色体检查

C. 普通孕妇检查

D. 生化检测检查

E. 传染病筛查

29. 人类遗传性疾病中不包括哪些

A. 单基因遗传病 　　B. 多基因遗传病

C. 先天性疾病 　　D. 染色体病

E. 体细胞遗传病

30. 下列遗传性疾病错误的是

A. 先天性白内障 　　B. 原发性癫痫

C. 白化病 　　D. 精神分裂症

E. 唇腭裂

【B 型题】

(31~33 题共用备选答案)

A. 一般遗传咨询 　　B. 青春期咨询

C. 婚前咨询 　　D. 孕前咨询

E. 产前咨询

31. 神经管畸形儿预防的咨询为

32. 生育指导的咨询为

33. 再生育是否仍为患儿的咨询为

(34~38 题共用备选答案)

A. 可以结婚及生育

B. 暂缓结婚

C. 可以结婚，禁止生育

D. 可以结婚，限制生育

E. 不能结婚

34. 男女双方都患有相同的遗传性疾病，应采取

35. 男方患有原发性癫痫，应采取

36. 女方患有血友病，应采取

37. 可以矫正的生殖器畸形，则建议

38. 精神分裂症患者，则建议

(39~41 题共用备选答案)

A. AFP 检测

B. 染色体核型分析

C. 胎儿性别确定

D. 基因病 DNA 检测

E. 特定酶测定

39. 疑及黑矇性家族痴呆病可能者，建议产前诊断包括

40. 地中海贫血可能者，建议产前检查包括

41. 性连锁遗传病可能者，建议产前检查包括

【X 型题】

42. 一对严重智力低下患者的双方父母咨询婚育问题，应建议

A. 暂缓结婚 　　B. 可以结婚

C. 不能结婚 　　D. 限制生育

E. 禁止生育

43. 产科范围内遗传性疾病的风险评估应包括

A. 染色体病 　　B. 单基因遗传病

C. 体细胞遗传病 　　D. 线粒体遗传病

E. 多基因遗传病

44. 唐氏综合征适宜的产前筛查方法为

A. 血清学检查 　　B. 超声检查

C. 羊水检查 　　D. MRI 检查

E. X 线检查

45. 神经管畸形适宜的产前筛查方法为

A. AFP 测定 　　B. 染色体核型分析

C. 羊水检查 　　D. MRI 检查

E. 超声检查

46. 目前，能治疗早期遗传代谢缺陷性疾病有

A. 苯丙酮尿症 　　B. 地中海贫血

C. 神经管畸形 　　D. 肝豆状核变性

E. 特纳综合征

二、名词解释

1. 遗传咨询

2. 产前诊断

3. 遗传性疾病

4. 先天性疾病

5. 产前筛查

三、填空题

1. 遗传咨询的步骤包括_____、_____。

2. 遗传咨询的范畴通常分为_____、_____、_____。

3. 目前广泛应用产前筛查的疾病有_____和_____。

4. 妊娠中期血清学筛查唐氏综合征的三联法为_____、_____和_____。

四、简答题

1. X 连锁隐性遗传病的特点有哪些?

2. 产前诊断的对象有哪些?

3. 简述受孕前咨询及其意义。

4. 一位 30 岁女性,已妊娠 7 周,因为其弟弟患先天愚型而来进行遗传咨询,请你为她解答。

（丁依玲 喻 玲）

【参考答案及解析】

一、选择题

【A 型题】

1. B

[解析] 遗传咨询对象包括:①夫妇双方或家系成员中患有某些遗传病或先天畸形者,或曾生育过遗传病患儿的夫妇;②生育过不明原因智力低下或先天畸形儿的父母;③有不明原因反复流产或死胎史的孕妇;④孕期接触过不良环境及患有某些慢性病的孕妇;⑤常规检查或常见遗传病筛查发现异常者。

2. C

[解析] 发现影响婚育的先天畸形或遗传性疾病时,按暂缓结婚、可以结婚但禁止生育、限制生育、不能生育等 4 类情况掌握标准。直系血亲和三代以内旁系血亲者禁止结婚,以减少隐性遗传性疾病的发病率。

3. E

[解析] 遗传咨询步骤包括:①明确诊断;②确定遗传方式;③近亲结婚对遗传性疾病的影响;④推算子代患病风险率。

4. B

[解析] 青春期咨询不属于遗传咨询。

5. C

[解析] 产前筛查方法应非创伤性、容易实施且经济实用。

6. A

[解析] 进行遗传筛查的疾病应在被筛查人群中发病率高,严重影响健康,筛查出来后有治疗或预防的方法,且筛查方法应统一,易于推广,易于被筛查者接受。

7. C

[解析] 妊娠中期筛查:通常采用三联法,即甲胎蛋白(AFP)、绒毛膜促性腺激素(hCG)和游离雌三醇(E_3)。或四联法,即 AFP+β-hCG+uE$_3$+inhibin A。

8. C

[解析] 可利用超声、X 线、磁共振、胎儿镜等方法观察胎儿的解剖结构。PCR 即聚合酶链反应,是利用一段 DNA 为模板,在 DNA 聚合酶和核苷酸底物共同参与下,将 DNA 扩增至足够数量以便分析的一种实验技术。

9. A

[解析] 超声是最常用的胎儿结构畸形筛查的方法。

10. C

[解析] 本次妊娠羊水过多、羊水过少、胎儿生长受限、胎儿结构异常的孕妇是产前筛查的对象。

11. B

[解析] 常染色体显性遗传病未发病的子女,证明其未携带致病染色体,其后代不会发病。

12. C

[解析] 血友病 A 型为 X 连锁隐性遗传病。患病男性与正常女性婚配,子女中男性均正常,女性均为携带者;正常男性与携带者女性婚配,子女中男性半数为患者,女性半数为携带者;患病男性与携带者女性婚配,所生男孩半数为血友病,所生女孩半数为血友病,半数为携带者。患病女性与正常男性婚配,所生男孩均发病,所生女孩均为携带者。该女性弟弟是患者,姐妹是携带者,那么她有可能是携带者,也可能正常,也无法推算其子代患病情况。

13. D

[解析] 红绿色盲为 X 连锁隐性遗传病。

14. E

[解析] 对于可以矫正的生殖器畸形,可在矫正之前暂缓结婚,待畸形矫正后再结婚。

15. D

[解析] 女方患有 X 连锁隐性遗传病,与正常男性婚配,应作产前诊断判断胎儿性别,可生育女孩,生育男孩则患病。

16. A

[解析] 男女双方均患有相同的遗传病或男女双方家系中患有相同的遗传性疾病不能结婚。

17. C

[解析] 孕 16 周后羊膜腔穿刺抽出羊水细胞,培养后行染色体核型分析。

18. B

[解析] X 连锁显性遗传病女性患者多于男性患者，夫为患者，妻正常，其女儿均发病，儿子均正常；妻为患者，夫正常，其子女各有 1/2 发病。近亲结婚主要使子女常染色体隐性遗传病的发生率明显升高。

19. D

[解析] 常染色体隐性遗传病：夫妻的表型正常的携带者，生育过一个患儿，再生子女预期风险率均为 1/4，与性别无关。

20. B

[解析] X 连锁隐性遗传病：妻是携带者，夫正常，其儿子预期风险率为 1/2；夫为患者，妻正常，其儿子通常不发病；妻为患者，夫正常，儿子均发病，女儿均为携带者。

21. C

[解析] 根据遗传性疾病类型和遗传方式作出评估，预测患者子代再发风险率。

22. A

[解析] 在近亲结婚时，子女常染色体隐性遗传病的可能性显著增加，子代发病风险增高。

23. E

[解析] 染色体病的产前诊断主要依靠染色体核型分析，可利用绒毛、羊水和胎儿血细胞，进行遗传学检查，诊断染色体疾病。

24. E

[解析] 测定培养的羊水细胞或绒毛细胞特异酶活性是产前诊断遗传性代谢缺陷病的经典方法。有些遗传代谢病的酶缺陷并不在羊水细胞和绒毛细胞中表达，可行基因诊断。

25. A

[解析] 染色体病的产前诊断主要是通过获取胎儿细胞进行遗传学检测。

26. A

[解析] 遗传咨询是由从事医学遗传的专业人员或咨询医师，对咨询者就其提出的家庭中遗传性疾病的发病原因、遗传方式、诊断、预后、高发风险率、防治等问题予以解答，并就咨询者提出的婚育问题提出建议和具体指导意见供参考。遗传咨询是预防遗传性疾病的一个重要环节。一般遗传咨询主要的问题是：①夫妻一方或家属曾有过遗传病儿或先天畸形儿；②生育过畸形儿是否为遗传性疾病，能否影响下一代；③夫妻多年不孕或习惯性流产，希望获得生育指导；④夫妻一方确诊为遗传病，询问治疗效果及方法；⑤夫妻一方接受放射线、化学物质，会不会影响第二代等。

27. C

[解析] 我国婚姻法规定直系血亲和三代以内旁系血亲，禁止结婚。

28. A

[解析] 产前 B 超筛查是一项无创、经济、简便的首选检查。

29. C

[解析] 遗传性疾病是个体生殖细胞或受精卵的遗传物质发生突变引起的疾病，人类遗传性疾病可分为染色体疾病、单基因遗传病、多基因遗传病、体细胞遗传病、线粒体遗传病。先天性疾病是个体出生后表现出来的身体结构、功能或代谢异常。

30. A

[解析] 唇腭裂、原发性癫痫、精神分裂症属于多基因遗传，白化病属于染色体疾病，均属于遗传性疾病。先天性白内障大约有 1/3 的病例有遗传因素，最常见的为常染色体显性遗传。非遗传性白内障是在胚胎发育过程中由于局部或全身障碍引起的晶状体浑浊，如孕期胎儿宫内病毒感染等。

【B 型题】

31. D；32. A；33. E

[解析] 生育指导的咨询为一般遗传咨询。神经管畸形为染色体遗传疾病，神经管畸形儿预防的咨询为孕前咨询。再生育是否仍为患儿的咨询为产前咨询。

34. E；35. C；36. D；37. B；38. E

[解析] 患有可以矫正的生殖器畸形，在矫正之前暂缓结婚，待畸形矫正后结婚。可以结婚，但禁止生育的包括：①男女一方患严重的常染色体显性遗传病。②男女双方均患严重的相同的常染色体隐性遗传病。③男女一方患严重的多基因遗传病。限制生育主要针对不能做出准确产前诊断的 X 连锁遗传病，可进行性别选择。不能结婚包括：①直系血亲和三代以内旁系血亲。②男女双方均患有相同的遗传性疾病，或男女双方家系中患相同的遗传性疾病。③严重智力低下者，常有各种畸形，生活不能自理，男女双方均患病无法承担家庭义务，有无能力养育子女，加之其子女智力低下概率也大，故不能结婚。

39. E；40. D；41. C

[解析] 黑矇性家族痴呆症，是由于溶酶体缺少氨基己糖酯酶 A，导致神经节甘脂 GM_2 积累，影响细胞功能，造成痴呆。地中海贫血是由于基因突变导致血红蛋白的珠蛋白肽链生成障碍。

【X 型题】

42. CE

[解析] 发现影响婚育的先天畸形或遗传性疾病时，按暂缓结婚、可以结婚但禁止生育、限制生育、不能生

育等 4 类情况掌握标准。严重智力低下者，常有各种畸形，生活不能自理。男女双方均患病无法承担家庭义务及养育子女，其子女智力低下概率也大，故不能结婚，禁止生育。

43. ABE

[解析] 目前体细胞遗传病和线粒体遗传病尚无确切的产前诊断方法。

44. AB

[解析] 妊娠早期唐氏综合征筛查包括孕妇血清学检查、超声检查或者两者结合。常用的血清学检查的指标有β-hCG 和妊娠相关血浆蛋白 A（PAPP-A）；妊娠中期筛查通常采用三联法血清学检查。

45. AE

[解析] 神经管畸形可以通过母体血清 AFP 检查和早中期妊娠超声检查进行筛查和诊断，还可以进行羊水 AFP 检查。

46. AD

[解析] 遗传性代谢缺陷病多为常染色体隐性遗传病。其基因突变导致某种酶缺失、引起代谢抑制、代谢中间产物累积而出现一系列临床症状。苯丙酮尿症和肝豆状核变性可早期治疗。

二、名词解释

1. 遗传咨询，或称遗传商谈，是指从事医学遗传的专业人员或咨询医师应用遗传学和临床医学的基本原理，对咨询者提出的家庭中遗传性疾病的发病原因、遗传方式、疾病诊断、预后、复发风险率和防治等问题予以解答，并就咨询者提出的婚育问题提出建议和具体指导。

2. 又称宫内诊断或出生前诊断，是指在胎儿出生前应用各种先进的的检测手段，如影像学、生物化学、细胞遗传学及分子生物学等技术，了解胎儿在宫内的发育情况，检测胎儿细胞的生化指标和基因等，对先天性和遗传性疾病做出诊断，为胎儿宫内治疗（手术、药物、基因治疗等）及选择性流产创造条件。

3. 个体生殖细胞或受精卵的遗传物质发生突变引起的疾病，具有垂直传递和终生性特征。

4. 指个体出生后即表现出来的疾病如先天性梅毒、先天性白内障，伴有形态结构异常则为先天畸形。

5. 对胎儿的遗传筛查又称产前筛查，是指检出子代患遗传性疾病风险增加的孕妇，或对发病率高、对健康危害严重的出生缺陷采用简便、无创方法进行产前检查，筛查出可疑者再进一步确诊。

三、填空题

1. 明确诊断　预测对子代的影响

2. 婚前咨询　产前咨询　一般遗传咨询

3. 唐氏综合征　神经管畸形

4. 甲胎蛋白　绒毛膜促性腺激素　游离雌三醇

四、简答题

1. 妻是携带者，夫正常，其儿子预期风险率为 1/2；夫为患者，其儿子通常不发病；妻为患者，夫正常，儿子均发病，女儿均为携带者。

2. ①年龄大于 35 岁的高龄产妇；②生育过染色体异常患儿的孕妇；③夫妇一方有染色体平衡易位者；④生育过无脑儿、脑积水、脊柱裂、唇腭裂、先天性心脏病等多基因遗传病患儿者；⑤X 连锁隐形遗传病基因携带者；⑥夫妇一方有先天性代谢疾病，或已生育过患儿的孕妇；⑦在妊娠早期接受过较大剂量化学毒物、辐射或严重病毒感染的孕妇；⑧有遗传性疾病家族史或近亲婚配的孕妇；⑨原因不明的流产、死胎、畸形和有新生儿死亡史的孕妇；⑩本次妊娠羊水过多、羊水过少、胎儿生长受限、胎儿结构异常的孕妇。

3. 广义的受孕前咨询包括婚前咨询和婚后孕前咨询。咨询内容不但包括遗传咨询，即由医学遗传学专业人员或咨询医师就咨询者家庭中遗传性疾病的发病原因、遗传方式、诊断、预后、发病风险率、防治等问题予以解答，并对其婚育问题提出建议与指导；而且还包括遗传病以外的健康咨询，即对计划妊娠的夫妇提出健康促进的生活方式，对患某些疾病的夫妇评估该疾病对婚育的可能影响，提出处理意见等。其目的是通过受孕前咨询，实现一级干预来预防出生缺陷儿的发生。理论上说，一级预防是最好的预防出生缺陷方式，但由于目前准确指导出生缺陷病因的很少，故能通过一级干预预防的出生缺陷还很有限。

4. 这个问题的关键在于其弟弟的染色体核型，如果为 21-三体型，表明异常染色体来源于突变，该情况下，她这次妊娠出生先天愚型病儿的风险并不高于其他 30 岁妊娠妇女的 1/800。如果她弟弟的染色体核型是易位型，则应先对其家庭成员进行核型检查，如果她的母亲或父亲是易位携带者，她本人也有可能性是易位携带者，检查她本人的核型确定为易位携带者，这次妊娠出生先天愚型患儿的风险为 10%，应该行产前诊断以避免患儿出生；如果她本人的核型正常，她这次妊娠生出先天愚型病儿的风险仍为 1/800，常规筛查。

第十四章　正常分娩

一、选择题

【A型题】

1. 临产开始的重要标志，哪项是错误的
   A. 规律性宫缩，持续30秒以上，间歇5~6min
   B. 进行性子宫颈管展平消失
   C. 宫颈扩张
   D. 阴道出血性黏液
   E. 胎先露部下降

2. 坐骨棘间径<10cm，坐骨结节间径<8cm，耻骨弓角度<90°，应属哪种类型骨盆
   A. 扁平骨盆   B. 漏斗骨盆
   C. 均小骨盆   D. 类人猿型骨盆
   E. 骨软化病骨盆

3. 初产妇枕先露时，开始保护会阴的时间应是
   A. 宫口开全时
   B. 胎头可以见到时
   C. 胎头拨露使阴唇后联合紧张时
   D. 胎头着冠时
   E. 胎头复位时

4. 下列哪项不是临产后肛查的目的
   A. 了解宫颈扩张程度
   B. 了解胎方位
   C. 了解是否有脐带先露
   D. 了解胎先露下降程度
   E. 了解骨盆腔大小

5. 关于产程分期，正确的是
   A. 第一产程初产妇为11~12小时
   B. 第一产程经产妇需8~10小时
   C. 第二产程初产妇需2~3小时
   D. 第二产程经产妇需1~2小时
   E. 第三产程初产妇与经产妇均需40min左右

6. 下述哪种情况可使用缩宫素
   A. 宫颈水肿   B. 头盆不称
   C. 不协调性宫缩乏力   D. 扪及规律性弱宫缩
   E. 子宫痉挛性狭窄环

7. 关于生理性缩复环，哪项是正确的
   A. 是先兆子宫破裂征象之一

B. 常提示有胎儿先露部受阻
C. 系因宫体缩复作用及子宫下段牵拉扩张所致
D. 宫缩使子宫上、下段肌壁厚度不同，在子宫外面有一环状隆起
E. 常伴有胎儿窘迫

8. 25岁初产妇，孕足月。一年前有流产史，胎儿顺利娩出约4min后出现阴道暗红色间歇流血，约15ml，首先应考虑的原因是
   A. 颈管裂伤   B. 阴道静脉破裂
   C. 血凝障碍   D. 胎盘嵌顿
   E. 正常位置胎盘剥离

9. 以下哪项条件可给予试产机会
   A. 轻度头盆不称   B. 明显头盆不称
   C. 中骨盆横径狭窄   D. 中骨盆及出口平面狭窄
   E. 出口横径与后矢状径之和<15cm

10. 头先露时，胎头以下列哪条径线通过产道最小径线
    A. 枕下前囟径   B. 双顶径
    C. 双颞径   D. 枕额径
    E. 枕颏径

11. 造成子宫收缩乏力的主要原因，正确的是
    A. 产妇疲劳过度或受到不良刺激可造成高张型宫缩乏力
    B. 过多的使用镇痛镇静剂，抑制子宫收缩
    C. 妊娠期子宫肌纤维数目增长缓慢
    D. 胎先露压迫宫颈时间过长
    E. 子宫肌肉对乙酰胆碱的敏感性增加

12. Apgar评分判断新生儿临床恶化的顺序
    A. 皮肤颜色→肌张力→反射→呼吸→心率
    B. 皮肤颜色→反射→肌张力→呼吸→心率
    C. 皮肤颜色→呼吸→反射→肌张力→心率
    D. 皮肤颜色→呼吸→肌张力→反射→心率
    E. 心率→皮肤颜色→肌张力→反射→呼吸

【B型题】

A. 等待自然分娩
B. 静滴缩宫素加强宫缩
C. 立即剖宫产

第十四章 正常分娩

D. 静滴硫酸镁抑制宫缩

　　E. 米索前列醇加强宫缩

13. 28 岁初产妇，孕 41 周，规律下腹疼痛 6 小时，骨盆测量正常，胎儿发育正常。FHR 146 次/分，LOA，宫口开 4cm，正确的处理措施是

14. 25 岁初产妇，孕 42 周，规律宫缩 6 小时，宫口开 4cm，胎膜早破，羊水黄绿色，FHR 103 次/分。首选

　　A. 22cm　24cm　17.5cm　7.5cm　90°

　　B. 24cm　27cm　18.5cm　8.5cm　90°

　　C. 24cm　27cm　16.5cm　9.0cm　90°

　　D. 26cm　26cm　16.5cm　10.0cm　100°

　　E. 24cm　27cm　18.5cm　7.5cm　80°

15. 属正常女性骨盆的是

16. 属佝偻病性扁平骨盆的是

17. 属单纯性扁平骨盆的是

18. 属均小骨盆的是

19. 属漏斗型骨盆的是

【X 型题】

20. 初产妇，临产 4 小时，宫缩 25～35 秒，间隔 4～5 分钟，胎心 140 次/分，先露浮，突然破水，羊水清亮，查体宫口开大 1cm。下列哪些处理是恰当的

　　A. 立即听胎心

　　B. 记录破膜时间

　　C. 鼓励产妇在宫缩时，运用腹压加速产程进展

　　D. 超过 12 小时尚未分娩，加用抗生素

　　E. 卧床，抬高臀部

21. 对于枕先露分娩机制中的内旋转，哪些恰当

　　A. 使胎头矢状缝与中骨盆及骨盆出口前后径一致

　　B. 在中骨盆进行

　　C. 胎头内旋转向后旋转 45°

　　D. 内旋转后，胎头后囟转至耻骨弓下

　　E. 在第一产程末完成内旋转

二、名词解释

1. 临产

2. 衔接

3. 分娩

4. 早产

5. 足月产

6. 过期产

7. 胎头拨露

三、填空题

1. 见红：在_____小时内，因_____分离，毛细血管破裂有少量出血，与_____排出，称为见红，是_____征象。

2. 内旋转：胎头绕_____旋转，使其_____与_____及_____的动作称为内旋转。

3. 决定分娩的四因素是_____、_____、_____及_____。

4. 分娩机制（以枕左前为例）：_____、_____、_____、_____、_____、_____及_____。

5. 子宫下段形成：由非孕期长约_____伸展至临产后达_____。

四、简答题

1. 影响分娩的因素有哪些？

2. 枕左前位的分娩机制如何？

3. 简述胎盘剥离的征象。

（陈敦金）

【参考答案及解析】

一、选择题

【A 型题】

1. D

[解析] 临产指产妇已进入产程。主要标志为：有规律并且逐渐增强的宫缩，持续 30 秒或以上，间歇 5～6 分钟，同时伴随进行性宫颈管消失、宫口扩张和胎先露部下降，用镇静药物不能抑制。

2. B

[解析] 骨盆入口平面各径线值正常，但中骨盆和出口平面均狭窄，骨盆两侧向内倾斜似漏斗状，故称漏斗型骨盆。其坐骨棘间径<10cm，坐骨结节间径<8cm，坐骨结节间径与后矢状径之和<15cm，耻骨弓角<90°，坐骨切迹宽度变窄。

3. C

[解析] 在第二产程的临床表现及处理中，接产时接生者站在产妇右侧，待胎头拨露使阴唇后联合紧张时，应开始保护会阴。

4. C

[解析] 肛门检查可适时在宫缩时进行。亦能了解宫颈软硬度、厚薄、宫口扩张程度，是否破膜，骨盆腔大小，确定胎方位及胎头下降程度。

5. A

[解析] 总产程（total stage of labor）即分娩全过程，是指从开始出现规律宫缩直到胎儿胎盘娩出，分为 3 个产程（labor）。第一产程（first stage of labor）：又称宫颈扩张期，指临产开始至宫口完全扩张即开全（10cm）为止，初产妇的宫颈较紧，宫口扩张缓慢，需 11~12 小时；经产妇的宫颈较松，宫口扩张较快，需 6~8 小时；第二产程（second stage of labor）：又称胎儿娩出期。从宫口完全扩张（开全）到胎儿娩出结束是娩出胎儿的全过程，初产妇需 1~2 小时，不应超过 2 小时，经产妇通常数分钟即可完成，但也有长达 1 小时者，不应超过 1 小时；第三产程（third stage of labor）：又称胎盘娩出期。从胎儿娩出开始到胎盘胎膜娩出，即胎盘剥离和娩出的过程，需 5~15 分钟，不应超过 30 分钟。

6. D

[解析] 协调性子宫收缩乏力胎儿可经阴道分娩者，采取加强宫缩的措施，促进产程进展。缩宫素静脉滴注，5%葡萄糖 500ml 中加入缩宫素 2.5U 摇匀，开始滴速为 8 滴/分，以后根据宫缩调整滴速，一般每分钟不超过 40 滴，使宫缩间隔 2~3 分钟，持续 40~50 秒，个别不敏感者可酌情增加缩宫素浓度。

7. C

[解析] 临产后，由于子宫肌纤维的缩复作用，子宫上段肌壁越来越厚，子宫下段肌壁被牵拉越来越薄，在两者间的子宫内面形成环状隆起，称为生理性缩复环。

8. E

[解析] 由于宫腔容积突然明显缩小，胎盘不能相应缩小与子宫壁发生错位而剥离。胎盘剥离征象有：①宫体变硬呈球形，下段被扩张，宫体呈狭长形被推向上，宫底升高达脐上；②剥离的胎盘降至子宫下段，阴道口外露的一段脐带自行延长；③阴道少量流血；④接产者用手掌尺侧在产妇耻骨联合上方轻压子宫下段时，宫体上升而外露的脐带不再回缩。

9. A

[解析] 轻度骨盆入口狭窄，胎位正常，胎儿体重估计在 2500~3000g，产力良好，应在严密监护下试产 6~8 小时。如试产中胎头能入盆下降，可经阴道分娩，为试产成功；反之，胎头迟迟不入盆，应及时行剖宫产术。试产中必须严密观察，如出现先兆子宫破裂、胎儿窘迫等，应立即停止试产，改行剖宫产术。

10. A

[解析] 头先露是胎头先通过产道，胎头以半俯曲状态到达骨盆底遇到阻力，由于杠杆作用进一步俯曲，由衔接时的枕额径（11.3cm）变为枕下前囟径（9.5cm），以适应产道的最小径线继续下降。枕下前囟径又称小斜径，为前囟中央至枕骨隆突下方的距离，胎头俯屈后以此最小径线通过产道。

11. B

[解析] 子宫收缩乏力的原因很多，包括：①全身性因素，可使子宫收缩乏力。②子宫因素。子宫壁过度伸展（双胎、羊水过多、巨大胎儿），子宫肌瘤，子宫发育不良或畸形，均可使子宫收缩乏力。③头盆不称或胎位异常。胎儿先露部不能紧贴子宫下段和压迫宫颈部，因而不能反射地引起有效宫缩。④内分泌失调。子宫对乙酸胆碱的敏感性降低，致使子宫收缩乏力。⑤药物影响。妊娠晚期或临产后，过多应用镇静剂或麻醉剂，抑制子宫收缩。⑥其他因素。直肠、膀胱过度充盈也可妨碍子宫收缩。

12. D

[解析] 新生儿 Apgar 评分以呼吸为基础，皮肤颜色最灵敏，心率是最终消失的指标。临床恶化顺序为皮肤颜色→呼吸→肌张力→反射→心率；复苏有效顺序为心率→反射→皮肤颜色→呼吸→肌张力，肌张力恢复越快，预后越好。

【B 型题】

13. A

[解析] 患者处于活跃期，时长正常，骨盆测量正常，胎儿发育正常，胎位 LOA 正常，属于正常分娩，应等待自然分娩。

14. C

[解析] 初产妇，宫口开 4cm，未开全，胎膜自破后羊水Ⅰ度，胎心下降，提示胎儿急性宫内窘迫，为抢救围产儿应行紧急剖宫产。

15. B；16. D；17. C；18. A；19. E

[解析] 女型：骨盆入口横径较前后径稍长，呈横椭圆形，髂骨翼宽而浅，耻骨弓较宽，两侧坐骨棘间径≥10cm。为女性正常骨盆，最常见。骨盆入口平面狭窄：测量骶耻外径<18cm，骨盆入口前后径<10cm，对角径<11.5cm。常见以下两种情况：①单纯扁平骨盆（simple flat pelvis）：骨盆入口呈横扁圆形，骶岬向前下突出，使骨盆入口前后径缩短而横径正常。②佝偻病性扁平骨盆：由于童年患佝偻病骨骼软化使骨盆变形，骶岬被压向前，骨盆入口前后径明显缩短，使骨盆入口呈肾形，骶骨下段向后移，失去骶骨的正常弯度，

变直向后翘。尾骨呈钩状突向骨盆出口平面。由于髂骨外展，使髂棘间径等于或大于髂嵴间径；由于坐骨结节外翻，使耻骨弓角度增大，骨盆出口横径变宽。中骨盆及骨盆出口平面狭窄：如漏斗骨盆（funnel shaped pelvis）：骨盆入口各径线值正常。由于两侧骨盆壁向内倾斜，状似漏斗，故称漏斗骨盆。特点是中骨盆及骨盆出口平面均明显狭窄，使坐骨棘间径、坐骨结节间径缩短，耻骨弓角度<90°。坐骨结节间径与出口后矢状径之和<15cm，常见于男型骨盆。均小骨盆是指骨盆外形属女型骨盆，但骨盆入口、中骨盆及骨盆出口平面均峡窄，径线小于正常值2cm或以上。

【X 型题】

20. ABDE

[解析] 本题要点是在第一产程潜伏期，先露高浮，破水同时可能发生脐带脱垂，因此，应立即听胎心，如胎心发生突然变化，提示可能有脐带脱垂的发生。潜伏期开始就过早加用腹压，容易发生宫颈水肿，并不利于产程进展。

21. ABDE

[解析] 胎头围绕骨盆纵轴向前旋转，使其矢状缝与中骨盆及骨盆出口前后径相一致的动作称为内旋转。内旋转从中骨盆平面开始至骨盆出口平面完成，以适应中骨盆及骨盆出口前后径大于横径的特点，有利于胎头下降。枕先露时，胎头枕部到达骨盆底最低位置，肛提肌收缩力将胎头枕部推向阻力小、部位宽的前方，枕左前位的胎头向前旋转45°。胎头向前向中线旋转45°时，后囟转至耻骨弓下。胎头于第一产程末完成内旋转动作。

二、名词解释

1. 指孕妇临近生产，进入分娩期。开始的标志为规律且逐渐增强的子宫收缩，持续30秒或30秒以上，间歇5～6分钟，并伴随进行性宫颈管消失、宫口扩张和胎先露下降。用强镇静药物不能抑制临产，由此可与"假临产"鉴别。

2. 指胎头双顶径进入骨盆入口平面，胎头颅骨最低点接近或达到坐骨棘水平，称为衔接。

3. 是妊娠满28周及以后的胎儿及附属物，从母体全部娩出的过程。

4. 妊娠满28周至不满37足周（196～258日）期间分娩。

5. 妊娠满37周至不满42足周（259～293日）期间分娩。

6. 妊娠满42周及其后（294日及294日以上）期间分娩。

7. 宫缩时胎头露出于阴道口，露出部分不断增大，宫缩间歇期，胎头又缩回阴道内，称为胎头拨露。

三、填空题

1. 临产前24～48 宫颈内口附近的胎膜与该处的子宫壁宫颈管内黏液栓相混 分娩即将开始较可靠的

2. 骨盆纵轴 矢状缝 中骨盆 骨盆出口前后径相一致

3. 产力 产道 胎儿 精神心理因素

4. 衔接 下降 俯屈 内旋 仰伸 复位及外旋转 胎肩及胎儿娩出

5. 1cm 7～10cm

四、简答题

1. 影响分娩的四大因素为产力、产道、胎儿及精神心理因素。若各因素均正常并能相互适应，胎儿能顺利经阴道自然娩出，则为正常分娩。

（1）产力：产力是指将胎儿及其附属物从子宫腔内逼出的力量，包括主力和辅力。主力是子宫收缩力，贯穿于分娩全过程；辅力是腹壁肌、膈肌和肛提肌收缩力，只出现于在第二产程、第三产程协同主力起作用。

（2）产道：产道为胎儿娩出的通道，分为骨产道和软产道。①骨产道是指真骨盆，在分娩过程中骨产道的大小、形状与分娩有密切关系。②软产道是由子宫下段、宫颈、阴道及骨盆底软组织构成的通道。

（3）胎儿因素：①胎儿大小：在分娩过程中，胎儿大小是决定分娩难易的重要因素之一。②胎位：因为产道为一纵形通道，只有纵产式时胎体纵轴与骨盆轴一致，头位较臀位易娩出，臀位会造成难产。③胎儿畸形：部分发育异常如脑积水、联体儿等，由于胎头或胎体过大而造成难产。

（4）产妇的精神心理因素：分娩虽是生理现象，但分娩对于产妇确实是一种持久的强烈应激源，产妇精神心理因素能够影响机体内部的平衡、适应力和健康。

2. 衔接：胎头入盆，双顶径进入骨盆入口平面，胎头呈半俯屈状态以枕额径进入骨盆入口。

下降：胎头沿骨盆轴前进通过骨盆各平面。下降动作呈间歇性，宫缩时胎头下降，间歇时胎头又稍退缩。

俯屈：胎头下降过程中遇到的产道阻力，使胎头由入盆时枕额径，逐步俯屈，下降至骨盆底时，胎头枕部遇肛提肌，借杠杆作用进一步俯屈，使下颏贴近胸部，最终变成枕下前囟径。

内旋转：胎头在产道下降过程中，为适应中骨盆及骨盆出口前后径大于横径的特点，胎头枕部围绕骨盆向母体中线旋转45度达耻骨联合后方，使胎头矢状缝与骨盆前后径一致。

仰伸：完成内旋转后，完全俯屈的胎头下降达阴道外口时，宫缩和腹压继续迫使胎头下降，而肛提肌收缩力又将胎头向前推进。

复位及外旋转：胎头以枕直前位娩出时，胎儿双肩径沿骨盆入口左斜径下降。胎头娩出后，为使胎头与胎肩恢复正常关系，胎头向左旋转 45 度复位，恢复与胎肩正常解剖关系。

3. ①宫体变硬呈球形，胎盘剥离降到子宫下段，将宫体推向上，宫底升高达脐上；②剥离的胎盘降至子宫下段，阴道口外露的一段脐带自行延长；③阴道少量流血；④接产者用手掌尺侧在产妇耻骨联合上方轻压子宫下段时，宫体上升而外露的脐带不再回缩。

第十五章　异常分娩

一、选择题

【A型题】

1. 诊断胎儿宫内窘迫的依据不包括
   A. 胎心音不规律，<100 次/分
   B. 胎动频繁
   C. 羊膜镜检羊水深绿色
   D. 胎儿头皮血 pH 值<7.20
   E. 胎位异常

2. 某孕产妇，G_1P_0，孕 41 周。宫口开大 4～5cm，胎心 100 次/分，胎心监测示"晚期减速"，胎儿头皮血 pH 值 7.18，最恰当的处理为
   A. 面罩吸氧
   B. 产妇左侧卧位，等待自然分娩
   C. 加宫缩抑制剂缓解宫缩
   D. 立即剖宫产
   E. 待宫口开全，阴道助产缩短第二产程

3. 关于病理性缩复环描述不正确的是
   A. 是先兆子宫破裂的征象
   B. 多发生于头盆不称、持续性横位时
   C. 常伴有血尿
   D. 环痕之上宫体压痛
   E. 必须立即剖宫产，以避免子宫破裂发生

4. 下列哪项因素与产后宫缩乏力性出血无关
   A. 产程延长　　　　B. 精神过度紧张
   C. 羊水过多　　　　D. 感染
   E. 胎膜早破

5. 持续性枕后位的特点是
   A. 腹部检查清楚可及胎背
   B. 第二产程延长
   C. 肛查感骨盆前部空虚，后部满
   D. 矢状缝在骨盆斜径上，大囟门居骨盆后方，小囟门居骨盆前方
   E. 其发生系由于骨盆入口狭窄

6. 初产妇临产后 4 小时胎头仍未入盆，此时应测量哪条径线
   A. 对角径　　　　　B. 骶耻内径
   C. 髂棘间径　　　　D. 坐骨棘间径

   E. 坐骨结节间径

7. 初产妇临产 16 小时，肛诊宫口开全 3 小时，先露达棘下 2cm，骨产道正常，枕后位，胎心 122 次/分。此时最恰当的分娩方式是
   A. 即刻行刮宫产术
   B. 行会阴侧切术，产钳助娩
   C. 静脉点滴缩宫素
   D. 等待胎头自然旋转后阴道助产
   E. 静脉高营养等待阴道自娩

8. 若剖宫产术中证实诊断，见胎儿娩出后子宫体前壁表面呈紫蓝色，收缩不良，此时的处理是
   A. 输新鲜血
   B. 注射纤维蛋白原
   C. 注射宫缩剂并按摩子宫体，无效则切除子宫
   D. 立即切除子宫
   E. 宫腔填塞纱条

9. 妊娠 37^+ 周，近 3 天自觉腹胀。检查：腹形较妊娠月份大，骨盆外测量正常，胎头浮，跨耻征（+）。B 型超声检查示胎儿双顶径 11.3cm，应诊断为
   A. 巨大胎儿　　　　B. 双胎妊娠
   C. 羊水过多　　　　D. 胎儿宫内发育迟缓
   E. 胎头高直位

10. G_4P_1，孕 40 周，人工流产 3 次，产程进展顺利，胎儿娩出后 30min，胎盘未娩出，亦无剥离征象，阴道无出血。最可能的原因是
    A. 胎盘剥离后滞留　　B. 胎盘剥离不全
    C. 胎盘部分性植入　　D. 胎盘完全性粘连或植入
    E. 胎盘嵌顿

11. 初产妇孕 40 周。临产 16 小时，宫口开口 1cm，以 5%葡萄糖液 500ml 及缩宫素 5U，40～50 滴/分，静脉点滴，4 小时后宫口开大 9cm；产妇诉腹痛，呕吐、烦躁；检查下腹部压痛、反跳痛明显，子宫轮廓不清，胎动、胎心消失，阴道少量出血。最可能的诊断是
    A. 前置胎盘　　　　B. 胎盘早剥
    C. 子宫破裂　　　　D. 先兆子宫破裂
    E. 妊娠合并急性胰腺炎

【B 型题】

A. 软产道裂伤 B. 胎盘滞留

C. 胎盘粘连 D. 胎盘嵌顿

E. 凝血功能障碍

12. 子宫收缩乏力易发生

13. 子宫收缩过强易发生

A. 胎盘剥离不全 B. 子宫胎盘卒中

C. 凝血功能障碍 D. 宫缩乏力

E. 软产道损伤

14. 胎盘娩出后阴道多量出血，宫体软，伴轮廓不清

15. 胎儿娩出后持续阴道流血，鲜红色

【X 型题】

16. 正常骨盆，足月胎儿，下列哪些情况需考虑剖宫产

A. 前不均倾位 B. 后不均倾位

C. 高直前位 D. 高直后位

E. 肩先露

17. 某孕妇临产后，查体诊断面先露，面先露的常见原因有

A. 骨盆狭窄 B. 头盆不称

C. 腹壁松弛 D. 脐带过短

E. 胎儿畸形

二、名词解释

1. 潜伏期延长

2. 滞产

3. 软产道

4. 活跃期停滞

5. 胎头下降停滞

6. 胎头下降延缓

三、填空题

1. 子宫痉挛性狭窄环：_____子宫壁局部肌肉呈_____、_____收缩形成的环状狭窄，持续不放松，称为子宫痉挛性狭窄环。因_____、_____以及_____所致。特点是_____。

2. 均小骨盆：外形属女型骨盆，但_____、_____及_____均狭窄，每个平面径线_____，称为均小骨盆。多见于_____的妇女。

3. 子宫收缩力异常又分为_____（协调性子宫收缩乏力和不协调性子宫收缩乏力）及_____（协调性子宫收缩过强和不协调性子宫收缩过强）。

4. 产道异常有_____及_____，临床以_____多见。

5. 骨产道异常的分类为_____、_____、_____、_____。

四、简答题

1. 子宫收缩乏力异常的分类及各自处理原则是什么？

2. 常见的胎位异常有哪些？

3. 简述子宫收缩过强的分类及处理原则。

（陈敦金）

【参考答案及解析】

一、选择题

【A 型题】

1. E

[解析] 急性胎儿窘迫时胎心率高于 160 次/分或低于 120 次/分，均提示胎儿窘迫。胎心率不规则，胎心音减弱，是胎儿严重缺氧的征象，最终胎心音消失，胎儿死亡。缺氧早期，表现为胎动频繁，如缺氧继续加重，引起迷走神经兴奋，肠蠕动增强，肛门括约肌松弛，胎粪排于羊水中。破膜后取胎儿头皮血测定 pH 值，进行血气分析，如果其 pH 值低于 7.20 提示胎儿有酸中毒，可诊断为胎儿窘迫。

2. D

[解析] 重症胎儿窘迫或经处理未好转者，应及时结束

分娩。宫口未开全时，立即行剖宫产术。

3. D

[解析] 病理性缩复环形成后，子宫下段膨隆有明显压痛。产妇自觉疼痛难忍，因膀胱受压过久可出现排尿困难和血尿，必须立即剖宫产，以避免子宫破裂发生。

4. E

[解析] 与产后宫缩乏力性出血相关的因素有：①全身因素。产程延长或精神过度紧张使产妇体力过度消耗；过度使用镇静剂、麻醉剂；全身急、慢性疾病等，均可引起宫缩乏力性出血。②局部因素。子宫过度膨胀（如双胎、羊水过多、巨大儿）；子宫肌纤维退行性变（如多产、感染、刮宫损伤等）；子宫肌水肿、渗血（如重度贫血、妊娠期高血压疾病、子宫胎盘卒

中等）；子宫肌瘤，子宫发育不良、畸形等，均可导致宫缩乏力性出血。

5. B

[解析] 持续性枕后位多见于漏斗型骨盆、子宫收缩乏力、前置胎盘、复合先露、胎头俯屈不良等。常导致第二产程延长或停滞。胎儿矢状缝位于骨盆斜径上，大囟门在骨盆右前方，小囟门在骨盆左后方。

6. A

[解析] 初产妇临近预产期，经产妇临产后胎头仍不入盆者，应作跨耻征检查，跨耻征阳性者，表示头盆不称。考虑骨盆入口狭窄。如骶耻外径<18cm，应行阴道检查，了解骶岬突出程度，测对角径如<11.5cm，即可诊断骨盆入口狭窄。

7. B

[解析] 本例第二产程延长，骨盆无异常，胎头双顶径已达坐骨棘水平以下，可手转胎头至枕前位，再以产钳术或胎头吸引术结束分娩；如有困难，也可向后转成正枕后位，再按正枕后位分娩机转娩出。

8. C

[解析] 剖宫产术中发现有子宫卒中时，在按摩子宫、使用宫缩剂的同时可以热盐水纱垫湿热敷子宫，多数子宫可收缩转佳，若发生难以控制的大量出血，应快速输入新鲜血液、凝血因子，并行子宫切除。

9. A

[解析] 胎儿体重达到或超过 4000g，称为巨大胎儿。约占出生总数的 5%，多见于经产妇、过期妊娠、糖尿病、父母身材高大者。腹部检查宫底高度与腹部明显大于妊娠周数，触诊胎体、胎头较大，需与双胎及羊水过多鉴别；B 型超声测胎头双顶径大于 10cm，头颅骨发育正常且与胎体大小成正常比例，股骨长度、胸径、腹径等均较正常值大。

10. D

[解析] 多次或过度刮宫，子宫内膜受损或引起子宫内膜炎，致蜕膜不能良好发育而发生胎盘粘连，胎盘全部粘连或植入，一般无出血。

11. C

[解析] 子宫破裂发生瞬间，产妇突然感到下腹部撕裂样剧痛，随即宫缩停止，顿感轻松而转为安静。不久又出现腹部持续性疼痛，并出现休克表现和阴道出血。子宫完全破裂后，有全腹压痛、肌紧张、反跳痛、移动性浊音。胎体可清楚扪及，子宫多位于胎儿侧方，胎动和胎心音消失。阴道检查可见宫颈口回缩，胎先露上升，下段破裂有时可触及裂口与腹腔相通。若子宫不完全破裂，休克表现一般较轻，腹部检查子宫轮廓清楚，仅在破裂部位有明显压痛，往往并发阔韧带血肿及后腹膜血肿，可于宫旁触及包块，其边界不清，逐渐增大，压痛明显。

【B 型题】

12. B；13. A

[解析] 胎盘多于胎儿娩出后 15min 内排出，若>30min 胎盘仍未排出，考虑胎盘滞留，其原因多为宫缩乏力，以致胎盘虽已全部从宫壁剥离，但仍滞留于宫腔内。宫缩过强，急产，可致初产妇宫颈、阴道及会阴撕裂伤。胎盘粘连多见于多次人流、宫腔感染损伤子宫内膜所致。胎盘嵌顿指子宫痉挛性收缩时，形成的狭窄环使已完全剥离的胎盘嵌顿于宫腔内。凝血功能障碍常见于稽留流产、羊水栓塞等。

14. D；15. E

[解析] 胎儿娩出时或娩出后，即出现活动性鲜红色血液自阴道流出，多为软产道损伤所致，及时进行阴道检查即可发现。胎盘娩出后出血，若胎盘胎膜完整，触诊子宫体柔软，甚至轮廓不清，经按摩子宫后宫缩好转，出血明显减少或停止，停止按摩，子宫又弛缓变软，出血呈间歇性，则为子宫收缩乏力；若胎盘、胎膜有缺损，则考虑为胎盘、胎膜残留所致，应及时探查宫腔清除之；如果软产道无损伤，胎盘娩出完整，宫缩良好，仍有持续性阴道出血且血液不易凝固，应考虑为凝血功能障碍，需进一步做凝血功能的检查。

【X 型题】

16. ADE

[解析] 前不均倾位时因耻骨联合后面直而无凹陷，前顶骨紧紧嵌顿于耻骨联合后，使后顶骨无法越过骶岬而入盆，需行剖宫产；而后不均倾位以后顶骨入盆，至骶骨凹陷区时，前顶骨至耻骨联合后方可变成均倾势而从阴道分娩。肩先露除死胎及早产儿胎体可折叠而自然娩出外，足月活胎不可能经阴道自然娩出，若不及时处理易出现子宫破裂，威胁母儿生命。高直前位，若骨盆正常，胎儿不大，产力好，应给予试产机会，加强宫缩促使胎头俯屈，胎头转为枕前位可经阴道分娩或阴道助产，若试产失败则行剖宫产；高直后位，因胎背与母体、腰、骶岬相碰，妨碍胎头俯屈下降，一经确诊，应行剖宫产。

17. ABCDE

[解析] 胎头以面部为先露时称为面先露，多于临产后发现。常见原因有：①骨盆狭窄：骨盆入口狭窄时，胎头衔接受阻，阻碍胎头俯曲，导致胎头极度仰伸；②头盆不称：临产后胎头衔接受阻，导致胎头极度仰伸；③腹壁松弛：经产妇悬垂腹时胎背向前反曲，胎

儿颈椎及胸椎仰伸形成面先露；（4）脐带过短或脐带绕颈：使胎头俯曲困难；（5）胎儿畸形：无脑儿因无顶骨，可自然形成面先露。先天性甲状腺肿，胎头俯曲困难，也可导致面先露。

二、名词解释

1. 初产妇＞20小时，经产妇＞14小时。

2. 总产程≥24小时。

3. 是由子宫下段、宫颈、阴道、外阴及骨盆底软组织构成的通道。

4. 破膜后，宫口扩张≥6cm，宫缩良好但宫口停止扩张≥4小时；如宫缩乏力，宫口停止扩张≥6小时。

5. 第二产程胎头下降停止＞1小时。

6. 第二产程胎头下降初产妇＜1.0cm/h，经产妇＜2.0cm/h。

三、填空题

1. 分娩期　痉挛性　不协调性　精神紧张　过度疲劳　不适当地应用宫缩剂或粗暴地进行阴道内操作　不随宫缩上升

2. 骨盆入口　中骨盆　骨盆出口平面　均小于正常值2cm或更多　身材矮小、体形匀称

3. 子宫收缩乏力　子宫收缩过强

4. 骨产道异常　软产道异常　骨产道狭窄

5. 骨盆入口平面狭窄　中骨盆平面狭窄　骨盆出口平面狭窄　骨盆三个平面狭窄　畸形骨盆

四、简答题

1.（1）分类：

1）协调性宫缩乏力即低张性宫缩乏力。子宫收缩具有正常的节律性、对称性和极性以及缩复作用，但收缩力弱，对胎儿影响不大，常导致产程延缓甚至停滞。可为原发性或继发性协调性宫缩乏力。

2）不协调性宫缩乏力即高张性宫缩乏力。子宫收缩失去正常的节律性、对称性和极性以及缩复作用，不能使胎先露下降和宫口扩张，属无效宫缩，并且宫缩间歇期子宫壁也不完全松弛。多为骨盆入口平面头盆不称导致的原发性不协调性宫缩乏力。导致产妇持续性腹痛、烦躁不安、过度消耗、精神疲乏；影响子宫－胎盘－胎儿单位血液供应，使胎儿乏氧甚至缺氧，导致胎儿窘迫或新生儿窒息。

（2）处理：

1）原发性宫缩乏力。在胎头通过骨盆入口平面过程中，进入产程或潜伏期发生原发性宫缩乏力，通过加强胎儿监护，四步触诊判断胎头入盆情况及胎头跨耻征、阴道检查再判断头盆关系，在排除胎儿窘迫及明显头盆不称基础上，必要时给如下处理。

①镇静治疗性休息。哌替啶100mg肌内注射。3～4小时以后，可用地西泮10mg缓慢静脉注射（2～3min）。软化宫颈、缓解宫颈水肿，促进宫口扩张。②人工破膜，缩宫素加强宫缩。

2）继发性宫缩乏力。临产后出现继发性宫缩乏力，加强胎儿监护排除胎儿窘迫同时，积极行阴道检查排除头盆不称及胎头下降梗阻。①在胎头通过骨盆入口平面过程中及宫口开全双顶径通过坐骨棘平面后，无头盆不称及胎头下降梗阻表现，若出现继发宫缩乏力，可静脉点滴缩宫素加强产力，尤其在需要阴道助产时。②胎头在通过中骨盆平面过程中出现继发性宫缩乏力，加强胎儿监护排除胎儿窘迫同时，积极行阴道检查排除头盆不称及胎头下降梗阻。观察产程进展，出现活跃期停滞积极以剖宫产结束分娩；胎头下降延缓甚至停滞、第二产程延缓，双顶径阻于坐骨棘以上（骨先露 S＜+3）不下降或下降不明显，出现头盆不称、胎头下降梗阻表现，积极以剖宫产结束分娩。

2. 胎位异常包括胎头位置异常、臀先露及肩先露等，是造成难产常见的原因。分娩时枕前位约占90%，而胎位异常约占10%，其中胎头位置异常6%～7%，胎产式异常的臀先露3%～4%，肩先露已极少见。因胎头俯屈、侧屈、旋转等异常导致的胎头位置异常，在骨盆各个平面有不同的表现，包括因胎头俯屈不良呈不同程度仰伸的胎头高直位和面先露，胎头侧屈导致的胎头不均倾位，胎头在骨盆腔内旋转受阻导致的持续性枕横位、持续性枕后位。上述异常可通过四部触诊、阴道检查、超声检查等发现。胎头位置异常造成的难产称头位难产。

3.（1）分类：可分为协调性子宫收缩过强及不协调性子宫收缩过强，不协调性子宫收缩过强又分为强直性子宫收缩和子宫痉挛性狭窄环。

（2）处理原则：①协调性子宫收缩过强：应以预防为主，有急产史的孕妇，应提前住院待产。临产后慎用缩宫素药物及其他促进宫缩的处理方法，如灌肠、人工破膜等。提前做好接产及抢救新生儿窒息的准备。胎儿娩出时，嘱产妇勿向下屏气。若急产来不及消毒及新生儿坠地者，新生儿应给予维生素$K_1$10mg肌内注射，预防颅内出血，并尽早肌内注射精制破伤风抗毒素1500U。产后仔细检查宫颈，阴道、外阴，若有撕裂应及时缝合。若属未消毒的接产，应给予抗生素预防感染。②强直性子宫收缩：一旦确诊为强直性子宫收缩，应及时给予子宫缩抑制剂，如25%硫酸镁20ml加于5%葡萄糖液20ml

内缓慢静脉推注（不少于 5min），或肾上腺素 1mg 加于 5%葡萄糖液 250ml 内静脉滴注。若合并产道梗阻，应立即行剖宫手术。若胎死宫内可用乙醚吸入麻醉，若仍不能缓解强直性宫缩，应行剖宫产术。

③子宫痉挛性狭窄环：应认真寻找导致子宫痉挛性狭窄环的原因，及时纠正。停止阴道内操作及停用缩宫素药物等。若无胎儿窘迫征象，给予镇静剂如哌替啶 100mg 或吗啡 10mg 肌内注射，25%硫酸镁 20ml 加于 5%葡萄糖注射液 20ml 内缓慢静注，等待异常宫缩自然消失。当宫缩恢复正常时，可行阴道助产或等待自然分娩。若经上述处理，子宫痉挛性狭窄环不能缓解，宫口未开全，胎先露部较高，或出现胎儿窘迫征象，应立即行剖宫产术。若胎死宫内，宫口已开全，可行乙醚麻醉，经阴道分娩。

第十六章　分娩期并发症

第一节　产后出血

一、选择题

【A 型题】

1. 产后出血的定义是
   A. 胎儿经阴道娩出 12 小时内阴道流血量≥500ml
   B. 胎儿娩出后 2 小时内阴道流血量＞500ml
   C. 胎儿娩出后 24 小时内失血量＞500ml
   D. 胎盘娩出后 12 小时内阴道流血量＞500ml
   E. 胎盘娩出后 24 小时内阴道流血量＞500ml

2. 引起产后出血最常见的原因是
   A. 产道裂伤
   B. 胎盘剥离不全
   C. 宫缩乏力
   D. 胎盘植入
   E. 滞产

3. 一产妇，阴道分娩后 8 小时测心率 100 次/分，血压 116/73mmHg，您估计该产妇产后出血量约为
   A. 500～1000ml
   B. 1000～1500ml
   C. 1500～2000ml
   D. 2500～3000ml
   E. ＜500ml

4. 胎儿娩出后，随即阴道流血多，鲜红色，其最佳的处理办法是
   A. 立即徒手剥离胎盘
   B. 立即应用宫缩剂
   C. 立即输血
   D. 检查有无软产道裂伤
   E. 立即输液

5. 某产妇胎盘娩出后持续阴道流血多时，色暗红，有凝血块，可能出血原因是
   A. 软产道损伤
   B. DIC
   C. 子宫胎盘卒中
   D. 子宫收缩乏力
   E. 凝血功能障碍

6. 为预防产后出血的发生，下列哪项是正确的

   A. 第二产程时，宜于宫缩时娩出胎儿头部
   B. 胎儿即将娩出时，肌注催产素
   C. 胎儿娩出后，应立即按摩促进胎盘娩出
   D. 产后 2 小时内应在产房内观察宫缩及阴道流血情况
   E. 以上都不是

7. 25 岁，G1P1，阴道分娩一足月男婴后，产妇阴道少量流血 4 小时，色鲜红。检查：产妇神清，心率 90 次/分，血压 100/68mmHg，阴道内较多鲜红色血液，宫底达脐下 2 指，质硬。产妇阴道流血最可能的原因是
   A. 胎盘滞留
   B. 凝血功能障碍
   C. 软产道裂伤
   D. 子宫收缩乏力
   E. 羊水栓塞

8. 初产妇，总产程为 23 小时，婴儿体重 2500g，胎盘自娩，完整，胎盘娩出后即有阴道流血，量较多，20min 后阴道流血量约 500ml，有血块，子宫软。引起产后出血的原因是
   A. 胎盘残留
   B. 胎盘粘连
   C. 子宫收缩乏力
   D. 软产道撕裂
   E. 凝血功能障碍

9. 初产妇，总产程为 12 小时，第二产程 20min，新生儿体重 3500g。胎儿娩出后即有阴道流血。5min 后胎盘自娩，完整，以后仍有持续阴道流血，色鲜红，30 秒内总量已超过 500ml。宫底脐下 3 指，硬。其产后出血最主要的原因是
   A. 胎盘残留
   B. 胎盘粘连
   C. 子宫收缩乏力
   D. 软产道撕裂
   E. 凝血功能障碍

10. 胎儿娩出后，软产道损伤引起的阴道流血最可能的是
    A. 阴道流血色鲜红，可伴血块
    B. 阴道流血色暗红，可伴血块
    C. 阴道流血色褐色，无血块
    D. 阴道流血色暗红，不凝
    E. 阴道流血色鲜红，不凝

11. 胎儿娩出后，胎盘滞留的阴道流血最可能的是
    A. 阴道流血色鲜红，可伴血块

B. 阴道流血色暗红，可伴血块

C. 阴道流血色褐色，无血块

D. 阴道流血色暗红，不凝

E. 阴道流血色鲜红，不凝

12. 胎儿娩出后，凝血功能障碍引起的阴道持续流血最可能的是

   A. 阴道流血色鲜红，可伴血块

   B. 阴道流血色暗红，可伴血块

   C. 阴道流血色褐色，无血块

   D. 阴道流血色暗红，不凝

   E. 阴道流血色鲜红，不凝

【B 型题】

产妇，24 岁，孕 2 产 2，孕 39 周，2 小时前经阴道分娩一女婴，胎盘、胎膜完整娩出，总产程 20 小时，产后出现阴道大出血，呈阵发性。

13. 最可能引起产后出血的原因是

   A. 胎盘残留　　B. 胎盘粘连

   C. 子宫收缩乏力　D. 软产道撕裂

   E. 凝血功能障碍

14. 估计出血量已达 1500ml，伴头晕、乏力、面色苍白、大汗淋漓。查体：BP80/50mmHg，心率 120 次/分，面色苍白，四肢湿冷。估计该产妇产后出血量为

   A. 500ml　　　B. 500～1500ml

   C. 1500～2500ml　D. 2500～3500ml

   E. <500ml

15. 检查宫底位于脐上一横指，宫体质软，宫颈产后改变，无裂伤。血常规：Hb 50g/L，PLT 210×10⁹/L，WBC 11.2×10⁹/L，以下哪项措施不恰当

   A. 补液输血抗休克

   B. 使用促进子宫收缩药

   C. 按摩子宫

   D. 尽快行超声检查

   E. 同时检查 DIC 全套

产妇，26 岁，孕 4 产 1，孕 40 周。2 小时前经阴道分娩一男婴，体重 3200g，总产程 10 小时。胎儿娩出后 30min，胎盘仍未娩出。行人工剥离胎盘，胎膜。出血多约 500ml，暗红色，有凝血块。检查胎盘表面凌乱。

16. 最可能引起产后出血的原因是

   A. 胎盘残留　　B. 胎盘粘连

   C. 子宫收缩乏力　D. 软产道撕裂

   E. 凝血功能障碍

17. 最佳的处理措施为

   A. 立即加强宫缩并清宫

B. 立即输血

C. 立即开腹探查

D. 立即输注纤维蛋白原

E. 建议行髂动脉栓塞

【X 型题】

18. 常用估计产后出血量的方法有

   A. 称重法或容积法　B. 休克指数法

   C. 血红蛋白测定　　D. 面积法

   E. 监测体温法

19. 有利于预防产后出血的措施有

   A. 预防性使用止血剂

   B. 加强产前保健

   C. 预防性使用宫缩剂

   D. 延迟钳夹脐带和控制性牵拉脐带

   E. 预防性使用麦角新碱

20. 以下哪些产科并发症可能发生凝血障碍性产后出血

   A. 胎盘早剥　　B. 羊水栓塞

   C. 死胎　　　　D. 妊娠期急性脂肪肝

   E. 妊娠合并心脏病

二、名词解释

1. 产后出血（postpartum hemorrhage，PPH）

2. 胎盘滞留（retained placenta）

三、填空题

1. 引起产后出血的主要原因为＿＿＿＿、＿＿＿＿、＿＿＿＿及＿＿＿＿。

2. 产后出血最常见的原因是＿＿＿＿。

3. 软产道裂伤是指＿＿＿＿、＿＿＿＿、＿＿＿＿甚至＿＿＿＿的裂伤。

4. 胎儿胎盘娩出后持续性的阴道流血，且血液不易凝固，应考虑＿＿＿＿。

四、简答题

1. 如何处理子宫收缩乏力所致的产后出血？

2. 胎盘滞留的常见原因有哪些？

3. 试述胎盘植入的常见原因。

五、病例分析题

患者，女，24 岁，孕 3 产 2，孕 41 周，2 小时前经阴道分娩一女婴，胎盘、胎膜完整娩出，总产程 21 小时，产后出现阴道出血多，暗红，至今估计出血量已达 1500ml，伴头晕、乏力、面色苍白、大汗淋漓。查体：BP75/50mmHg，心率 120 次/分，面色苍白，四肢湿冷，宫底位于脐上一横指，宫体质软，宫颈产后改变，软产道无裂伤。血常规：Hb 45g/L，PLT 102×10⁹/L。

问题：

（1）该病例应作何诊断？

（2）诊断依据是什么？

（3）下一步应该进行的检查包括什么？

（4）治疗原则是什么？

第二节　羊水栓塞

一、选择题

【A型题】

1. 羊水栓塞导致的休克属于

　　A. 感染性休克　　　　B. 过敏性休克

　　C. 心源性休克　　　　D. 感染性休克

　　E. 低血容量休克

【X型题】

2. 羊水栓塞的病理生理改变为

　　A. 肺动脉高压

　　B. 过敏性休克

　　C. 弥散性血管内凝血

　　D. 急性肾衰竭

　　E. 肺水肿

3. 羊水栓塞时肺动脉高压可导致

　　A. 直接导致左心负荷加重、急性左心扩张、充血性左心衰

　　B. 直接导致右心负荷加重、急性右心扩张、充血性右心衰

　　C. 左心房回流血量减少，左心排出量明显减少，导致周围循环衰竭，血压下降、出现休克

　　D. 右心房回流血量减少，右心排出量明显减少，导致周围循环衰竭，血压下降、出现休克

　　E. 全身血管痉挛

4. 羊水栓塞典型的临床表现是

　　A. 血压持续升高

　　B. 破膜后出现寒战、呛咳、烦躁不安、恶心、呕吐等

　　C. 呼吸困难、发绀或呼吸停止

　　D. 无法解释的大出血

　　E. 血压骤然下降或心脏骤停

5. 以下情况哪项是羊水栓塞的高危因素

　　A. 死胎　　　　　　　B. 前置胎盘

　　C. 胎盘早剥　　　　　D. 人工破膜

　　E. 宫缩过强或强直宫缩

二、名词解释

羊水栓塞（amniotic fluid embolism，AFE）

三、填空题

1. 羊水栓塞是指在分娩过程中羊水成分突然进入母体血液循环引起_____、_____、_____、_____或猝死的严重分娩期并发症，是产科罕见的最凶险急症之一。

2. 妊娠时于母血呈高凝状态，羊水中含有大量促凝物质可激活_____，血管内大量的微血栓形成，消耗大量凝血因子及纤维蛋白原，致使_____发生。当纤维蛋白原下降时可激活纤溶系统，产后血液系统由高凝状态迅速转变为低凝状态，发生严重产后出血及_____。

3. 羊水栓塞时抗过敏：一旦考虑羊水栓塞时，立即给予大剂量_____，抗过敏、解痉、稳定溶酶体、保护细胞。_____或_____的使用。

四、简答题

1. 如何判断产妇发生了羊水栓塞？

2. 羊水栓塞的抢救措施有哪些？

五、病例分析题

　　G_3P_1，瘢痕子宫，前置胎盘，剖宫产术中取出胎儿时，患者突然面色苍白，血压骤降，突然从 110/75 mmHg 降至 50/10 mmHg，血氧饱和度显示 30%，经抢救血压恢复，但子宫涌出大量不凝血。

问题：

1. 根据上述资料，该患者的初步诊断及诊断依据是什么？

2. 针对该患者目前情况，应该进行哪些处理及辅助检查？

第三节　子宫破裂

一、选择题

【A型题】

1. 子宫破裂的最典型表现为

　　A. 产妇在胎儿娩出后，阴道立即流血

　　B. 产后突然休克

　　C. 子宫出现病理性缩复环

　　D. 胎动消失伴阴道大流血

　　E. 宫缩消失，腹壁下可触及胎儿肢体

2. 关于先兆子宫破裂，正确的是

　　A. 宫缩由强转弱

　　B. 迅速出现贫血

　　C. 可见病理性缩复环

　　D. 宫体部肌肉菲薄

　　E. 胎心多正常

3. 关于子宫下段破裂的临床表现，正确的是

    A. 可见痉挛性狭窄环随宫缩上升

    B. 产妇突感剧烈腹痛，随之子宫收缩停止

    C. 胎头拨露继而着冠

    D. 触不清胎体

    E. 多伴有阴道大量鲜血流出

4. 病理性缩复环，常见于下列哪种情况

    A. 羊水过多   B. 巨大儿

    C. 双胎   D. 胎盘早剥

    E. 梗阻性难产

5. 导致子宫破裂的原因，错误的是

    A. 胎先露下降受阻

    B. 不适当的阴道助产手术

    C. 急性羊水过多

    D. 宫缩剂使用不当

    E. 子宫壁瘢痕破裂

6. 孕 39^{+2} 周，胎儿估计 3800 克，临产 10 小时，宫口开 2 厘米，5%葡萄糖+催产素 3U 静脉点滴 4 小时后，宫口开全，但产妇烦躁不安，疼痛难忍。腹部检查：脐上三指处，呈环状凹陷，下段有压痛，胎心佳，导尿呈粉红色，其最正确处理方法为

    A. 停止点滴催产素，待自然分娩

    B. 立即产钳术助产

    C. 会阴切开后头皮钳牵引助产

    D. 会阴切开后胎头吸引器助产

    E. 立即停滴催产素，并作剖宫产术

7. 30 岁，女，孕 2 产 1。一年前因中央型前置胎盘行子宫体部剖宫产，现妊娠 7 个月，6 小时前突感剧烈腹痛，头晕，大汗淋漓，胎动停止，胎心音消失，胎体漂浮感，左下腹可扪及妊娠 4 个月子宫大小硬块，移动性浊音（+），最可能的诊断是

    A. 先兆子宫破裂   B. 腹腔妊娠

    C. 子宫破裂   D. 胎盘早剥

    E. 子宫不完全破裂

8. 初产妇，40 周妊娠，胎膜早破，临产已 20 小时，宫口开大 7cm，胎头 S－1，静滴催产素 10 分钟后，宫缩强不缓解，胎心率 90～100 次/分，耻骨上方压痛，首先考虑的诊断是

    A. 胎盘早期剥离

    B. 先兆子宫破裂

    C. 子宫收缩过强

    D. 痉挛性子宫收缩

    E. 高张性子宫收缩功能紊乱

9. 初产妇，35 岁，妊娠 40 周，胎膜早破。因活跃期停

滞而给予卡前列甲酯栓置阴道后穹窿。2 小时后，产妇突感下腹撕裂样剧痛，子宫收缩消失。检查：全腹拒按，阴道流血、呈鲜红色，胎心消失。引起产妇下腹剧痛的原因最可能是

    A. 先兆子宫破裂

    B. 子宫收缩过强

    C. 完全性子宫破裂

    D. 重型胎盘早剥

    E. 子宫痉挛性狭窄环

【X 型题】

10. 为预防子宫破裂，应做到以下哪些

    A. 减少多产、多次人工流产等高危因素

    B. 正确处理产程，严密观察产程进展，尽早发现先兆子宫破裂征象并及时处理

    C. 严格掌握缩宫素使用指征。严防子宫发生过强收缩

    D. 正确掌据产科手术助产指征及技术。避免于术操作不当造成损伤

    E. 正确掌握剖宫产指征，降低首次剖宫产率

二、名词解释

子宫破裂（rupture of uterus）

三、填空题

1. 先兆子宫破裂四大主要临床表现为_____、_____、_____ 及_____。

2. 子宫破裂的常见原因有_____、_____、_____ 及_____。

四、简答题

1. 试述完全性子宫破裂的临床表现。

2. 试述子宫破裂的处理原则。

五、病例分析题

    经产妇，5 年前曾行剖宫产一次，现孕 37 周，产程中产妇感腹痛剧烈。查体：宫高 34cm，胎位 LOA，头浮，胎心 152 次/分，宫缩强，50 秒/2 分，子宫体平脐处凹陷，产妇烦躁不安，BP120/80mmHg，心率 110 次/分。

问题：

1. 此时最可能的诊断是什么？

2. 在观察的过程中，产妇突然面色苍白，腹痛减轻，胎心消失，阴道少量出血，血尿，子宫轮廓不清，BP70/40mmHg，心率 140 次/分，这时候最可能的新诊断是什么？

3. 首选的处理原则是什么？

（赵 茵）

【参考答案及解析】

第一节　产后出血

一、选择题

【A型题】

1. C
[解析] 记忆型题。

2. C
[解析] 记忆型题。

3. A
[解析] 休克指数=脉率/收缩压（mmHg），SI=0.5，为血容量正常；SI=1，失血量为 500～1500ml。该产妇 0.5＜SI＜1.0，估计出血量在 500～1000ml。

4. D
[解析] 胎儿娩出后立即发生阴道流血，色鲜红，应考虑软产道损伤。

5. D
[解析] 胎盘娩出后的阴道流血多为子宫收缩乏力。

6. D
[解析] 第二产程时，宜于宫缩间歇期时娩出胎儿头部，以免造成软产道损伤；胎儿娩出后方可使用催产素肌注；胎儿娩出后，立即按摩可能造成子宫痉挛性收缩，导致胎盘滞留；产后 2 小时内应在产房内观察宫缩及阴道流血情况。

7. C
[解析] 胎儿娩出后立即发生阴道流血，色鲜红，应考虑软产道损伤。该患者宫底达脐下 2 横指，硬，提示子宫收缩良好。

8. C
[解析] 产程长，胎盘娩出后的阴道流血多，且子宫软，有血块，为子宫收缩乏力。

9. D
[解析] 胎儿娩出后立即发生阴道流血，色鲜红，应考虑软产道损伤。该患者宫底脐下 3 横指，硬，提示子宫收缩良好。

10. A
[解析] 胎儿娩出后立即发生阴道流血，色鲜红，应考虑软产道损伤。

11. B
[解析] 胎儿娩出数分钟之后出现的阴道流血，色暗红，可伴有血块。

12. E
[解析] 凝血功能障碍引起的阴道流血色鲜红，不凝，无凝血块。

【B型题】

13. C
[解析] 产程长，胎盘娩出后的阴道流血多，且子宫软，有血块，为子宫收缩乏力。

14. C
[解析] 休克指数=脉率/收缩压（mmHg），SI=1.5，失血量为 1500～2500ml。

15. D
[解析] 应尽快补液输血抗休克，加强宫缩，使用促进子宫收缩药，按摩子宫。同时进行凝血功能检查，了解有无 DIC。必要时还可进行宫腔条塞；结扎子宫动脉或髂内动脉；髂内动脉或子宫动脉栓塞；切除子宫。

16. A
[解析] 患者为经产妇，有 4 次妊娠史，胎儿娩出后，胎盘未自娩，手剥胎盘，且剥离后发现胎盘表面凌乱，怀疑胎盘残留。

17. A
[解析] 因胎盘粘连，可能伴有残留。目前出血 500ml。应加强宫缩，并清宫。如上述方法效果不佳，持续出血，则需输血、血液制品，介入、开腹手术。

【X型题】

18. ABCD
[解析] 常用称重法、容积法、面积法、休克指数、血红蛋白测定法反映实际失血量。

19. BCD
[解析] 产后出血的预防应该使用宫缩剂而非止血药。麦角新碱具有升高血压、恶心、呕吐等副作用，较少预防性使用。

20. ABCD
[解析] 胎盘早剥、羊水栓塞、死胎、妊娠期急性脂肪肝可引起的凝血功能障碍，妊娠合并心脏病不会伴有凝血功能障碍。

二、名词解释

1. 产后出血是指胎儿娩出后 24 小时内产妇失血量超过 500 ml，剖宫产时超过 1000 ml。PPH 是分娩期严重并发症，位居我国孕产妇死亡原因之首。

2. 胎盘滞留是指胎盘在胎儿娩出后 30min 尚未排出者称胎盘滞留。

三、填空题

1. 子宫收缩乏力 胎盘因素 软产道损伤 凝血功能障碍
2. 子宫收缩乏力
3. 会阴 阴道 宫颈 子宫下段
4. 凝血功能障碍

四、简答题

1. 原则为加强子宫收缩功能，迅速有效止血。导尿排空膀胱后可以采用以下方法。

（1）按摩子宫：为常用的有效方法，可采用经腹按摩或经腹及阴道联合按压，按摩时间以子宫恢复正常收缩并能保持收缩状态为止。

（2）应用促宫缩药物：①缩宫素；②麦角新碱；③前列腺素药物，如卡前列素氨丁三醇、米索前列醇、卡前列甲酯栓。注意药物副作用及禁忌证。

（3）宫腔条塞：①纱条宫腔填塞：可用大纱条紧密填塞于宫腔，勿留空隙将造成隐性出血，压迫止血。②Bakri 球囊宫腔填塞：产后宫腔内放置球囊，球囊内给予生理盐水压迫止血。24 小时取出纱条或球囊，注意促宫缩药物的使用，预防性应用广谱抗生素。

（4）结扎子宫动脉或髂内动脉：经上述处理无效，出血不止，可行子宫动脉上行支或髂内动脉结扎。结扎后血流暂时终止，出血减少，以利于争取时间纠正休克。

（5）髂内动脉或子宫动脉栓塞：适用于产妇生命体征稳定时进行。经股动脉穿刺插导管至髂内动脉或子宫动脉，注入明胶海绵等栓塞剂。

（6）切除子宫：经各种保守治疗无效，可进行子宫切除术。

2. 胎盘滞留是指胎盘在胎儿娩出后 30min 尚未排出者称胎盘滞留。

常见的原因：

（1）宫缩剂使用不当或粗暴按摩子宫等使子宫肌纤维产生痉挛性收缩，在宫颈内口附近形成收缩环，将剥离的胎盘嵌闭于宫腔内。

（2）膀胱充盈压迫子宫下段，使已剥离胎盘滞留于宫腔。

（3）第三产程过早牵拉脐带或按摩子宫使胎盘剥离不全，胎盘已剥离部位的出血聚于宫腔内，进而引起宫腔增大致宫缩乏力。

3.（1）既往多次刮宫或宫腔感染使子宫内膜损伤而易引起胎盘粘连或植入；

（2）胎盘附着部位异常，如胎盘附着于子宫下段、宫颈或宫角部，此处子宫内膜菲薄，易使胎盘绒毛侵入子宫肌层。

（3）既往有子宫于术史，如剖宫产术、子宫肌瘤剔除术或子宫整形术等使子宫内膜损伤，胎盘绒毛容易在损伤部位侵入子宫肌层。有多次剖宫产史者发生前置胎盘并发胎盘植入的概率增加，容易导致凶险性产后出血。

五、病例分析题

1. 诊断：①G_3P_2 产妇 41 周分娩；②产后大出血；③宫缩乏力；④失血性休克；⑤重度失血性贫血。

2. 诊断依据：

（1）患者，育龄妇女，孕 3 产 2，产后 2 小时阴道出血量达 1500ml，胎盘、胎膜完整娩出。

（2）BP75/50mmHg，心率 120 次/分，面色苍白，四肢湿冷，宫底位于脐上 1 横指，宫体质软，宫颈产后改变，软产道无裂伤。

（3）血常规：Hb 45g/L，PLT $102×10^9$/L。

3. 下一步应该进行的检查包括 DIC 全套；备血、血交叉；心电图。

4. 治疗原则：

1）尽快补液输血抗休克。

2）止血：使用促进子宫收缩药，按摩子宫。

3）必要时还可进行宫腔条塞；结扎子宫动脉或髂内动脉；髂内动脉或子宫动脉栓塞；切除子宫。

第二节 羊水栓塞

一、选择题

【A 型题】

1. B

[解析] 羊水栓塞导致过敏性休克，羊水中胎儿有形成分作为致敏原作用于母体引起过敏反应，所导致的过敏性休克多在羊水栓塞后立即出现，血压骤降甚至消失。

【X 型题】

2. ABCDE

[解析] 羊水栓塞的病理生理包括肺动脉高压和肺水肿、过敏性休克、弥散性血管内凝血（DIC）、急性肾衰竭。

3. BC

[解析] 羊水栓塞时肺动脉高压直接引起急性充血性右心衰竭，继而发生左心功能衰竭。

4. BCDE

[解析] 羊水栓塞临床表现为包括破膜后出现寒战、呛咳、烦躁不安、恶心、呕吐等，血压骤然下降或心脏骤停，呼吸困难、发绀或呼吸停止，无法解释的大出血。但血压不会持续升高。

5. ABCDE

[解析] 常见的高危因素包括宫缩过强或强直宫缩、人工破膜、胎膜早破、高龄初产妇、多产妇、急产、巨大胎儿、死胎、前置胎盘、胎盘早剥、中期妊娠引产的钳刮术、羊膜腔穿刺术、剖宫产术等。

二、名词解释

羊水栓塞是指在分娩过程中羊水成分突然进入母体血液循环引起急性肺栓塞、过敏性休克、弥散性血管内凝血（DIC）、肾衰竭或猝死的严重分娩期并发症，是产科罕见的最凶险急症之一，发病率为 4/10 万～6/10 万。

三、填空题

1. 急性肺栓塞　过敏性休克　弥散性血管内凝血（DIC）　肾衰竭

2. 外源性凝血系统　DIC　失血性休克

3. 肾上腺糖皮质激素　氢化可的松　地塞米松

四、简答题

1. 羊水栓塞的诊断主要依靠诱发因素、临床症状及体征。在分娩时、分娩后 30min 内突然出现的不能用其他原因解释的下列情况应首先考虑羊水栓塞。肺血管内找到羊水成分不做诊断依据。①急性缺氧，如呼吸困难、发绀、呼吸抑制、血氧饱和度下降。②突发的低血压或心脏骤停，而产妇的失血不多。③凝血功能障碍，持续的或大量的阴道流血，血液不易凝固。

辅助检查尚缺乏特异性的实验室检查指标，立即抢救的同时可做如下检查明确病情进展：①床旁胸部 X 线摄片，可双肺有弥散性点片状浸润影，沿肺门周围分布，伴右心扩大。②床旁心电图，提示右心房、右心室扩大，ST 段下降。③与 DIC 有关的实验室检查。④采集下腔静脉血或心内血液，离心、沉淀，取上层涂片查找羊水有形成分。但非诊断必须。⑤有条件者可以检测胰岛素样生长因子结合蛋白－1、STN 抗原、锌－粪卟啉等。

2. 考虑羊水栓塞，应立即进行抢救。重点是针对过敏和急性肺动脉高压所致的低氧血症及呼吸循环功能衰竭，抗休克、预防 DIC 及肾衰竭。①抗过敏、解除肺动脉高压、改善低氧血症。②抗休克：初期多因过敏反应引起肺动脉高压，导致急性心功能衰竭，出现休克；后期则多因凝血功能障碍所致大量子宫出血而发生休克。③防治 DIC。④预防肾衰竭。⑤预防感染。⑥产科处理：羊水栓塞若发生在第一产程，或短时间内不能经阴道分娩者，应尽快行剖宫产终止妊娠；若发生在第二产程，估计短时间内能经阴道助产分娩者，在积极抢救的同时迅速结束分娩；若发生产后出血，积极处理后仍无法止血者，应行子宫切除，减少胎盘剥离面开放的血窦出血，争取抢救时机。

五、病例分析题

1. 诊断：羊水栓塞。

诊断依据：患者具有诱发因素，如前置胎盘、瘢痕子宫、剖宫产术中。在分娩时突然出现的不能用其他原因解释的①急性缺氧，呼吸困难；②突发的低血压：从 110/75 mmHg 降至 50/10 mmHg；缺氧血氧饱和度下降 30%，随后出现子宫大量不凝血，提示凝血功能障碍。可诊断为羊水栓塞。

2. 考虑羊水栓塞时，应立即进行抢救。同时进行以下辅助检查明确病情进展。

辅助检查：①床旁胸部 X 线摄片。②床旁心电图。③与 DIC 有关的实验室检查。④采集下腔静脉血或心内血液，离心、沉淀，取上层涂片查找羊水有形成分。⑤有条件者可以检测胰岛素样生长因子结合蛋白－1、STN 抗原、锌－粪卟啉等。

抢救重点是针对过敏和急性肺动脉高压所致的低氧血症及呼吸循环功能衰竭，抗休克、预防 DIC 及肾衰竭。

处理要点：

（1）抗过敏、解除肺动脉高压、改善低氧血症。

1）抗过敏：立即给予大剂量肾上腺糖皮质激素，如氢化可的松或地塞米松的使用。

2）供氧：保持呼吸道通畅，面罩给氧，或气管插管正压给氧，必要时行气管切开。

3）缓解肺动脉高压：应用解痉药物改善肺血流灌注，预防右心衰竭所致的呼吸循环衰竭。①盐酸罂粟碱；②阿托品；③氨茶碱；④酚妥拉明。

（2）抗休克：①补充血容量；②适当应用升压药物；③纠正酸中毒；④纠正心衰。

（3）防治 DIC：①羊水栓塞早期血液高凝状态：肝素；②抗血小板凝集：双嘧达莫；③补充凝血因子：应及时输新鲜血、血浆、纤维蛋白原等；④抗纤溶药物：氨基己酸、氨甲苯酸、氨甲环酸。补充纤维蛋白原使血浆纤维蛋白原浓度达到 1.5g/L 以上。

（4）预防肾衰竭：当血容量补足后若仍有少尿，呋塞米，或 20%甘露醇 250ml 快速静脉滴注（有心衰时慎用）。若无效则提示急性肾功能衰竭，应尽早进行血液透析治疗。

（5）预防感染：选用肾毒性小的广谱抗生素预防感染。

（6）产科处理：如积极处理后仍无法止血者，应行子宫切除，减少胎盘剥离面开放的血窦出血，争取抢救时机。

第三节　子宫破裂

一、选择题

【A 型题】

1. E

[解析]子宫破裂的腹部体征为：全腹有压痛及反跳痛，腹壁下可清楚扪及胎体，子宫位于侧方，胎心、胎动可于短时间内消失。

2. C

[解析]先兆子宫破裂四大主要临床表现有下腹剧痛难忍、出现子宫病理缩复环、胎儿窘迫、血尿。

3. B

[解析]产妇继出现先兆子宫破裂症状后突感下腹一阵撕裂样剧痛，子宫收缩骤然消失。腹痛稍缓解后又出全腹持续性疼痛。

4. E

[解析]子宫病理缩复环是先兆子宫破裂四大主要临床表现之一。梗阻性难产也是引起先兆子宫破裂和子宫破裂的常见原因。

5. C

[解析]瘢痕子宫、梗阻性难产也是引起子宫破裂的常见原因，促宫缩药物使用不当可引起子宫过强收缩，阴道助产手术施术不当或过于粗暴可致子宫破裂。

6. E

[解析]下腹剧痛难忍、出现子宫病理缩复环、胎儿窘迫、血尿为先兆子宫破裂的主要临床表现。应立即抑制子宫收缩，如肌注哌替啶100mg，或静脉全身麻醉，迅速行剖宫产术。

7. C

[解析]产妇继出现先兆子宫破裂症状后突感下腹一阵撕裂样剧痛，子宫收缩骤然消失。腹痛稍缓解后又出全腹持续性疼痛。胎动、胎心消失。胎体漂浮，下腹部4个月大小的硬块为破裂后子宫。胎儿、羊水、血液进入腹腔，移动性浊音呈现阳性。

8. B

[解析]下腹剧痛难忍、出现子宫病理缩复环、胎儿窘迫、血尿为先兆子宫破裂的主要临床表现。

9. C

[解析]不恰当的使用了前列腺素类促宫缩药物，患者突感下腹一阵撕裂样剧痛，子宫收缩骤然消失。腹痛稍缓解后又出全腹持续性疼痛。胎动、胎心消失。伴阴道出血应考虑完全性子宫破裂。

【X 型题】

10. ABCDE

[解析]子宫破裂一旦发生，严重危及母胎生命安全，应积极预防，避免子宫破裂的发生。①减少多产、多次人工流产等高危因素。有剖宫产史、产道异常及胎位异常的孕妇应提前住院。②正确处理产程，严密观察产程进展，尽早发现先兆子宫破裂征象并及时处理。③严格掌握缩宫素使用指征。严防子宫发生过强收缩。应用前列腺素制剂引产时亦应有相同监护条件。④正确掌握产科手术助产指征及技术。避免手术操作不当造成损伤。⑤正确掌握剖宫产指征，降低首次剖宫产率。瘢痕子宫高危情况需行剖宫产终止妊娠。

二、名词解释

子宫破裂是指在分娩期或妊娠晚期子宫体部或子宫下段发生裂开，是产科极严重的并发症，若未及时诊治可导致胎儿及产妇死亡。

三、填空题

1. 下腹剧痛难忍　出现子宫病理缩复环　胎儿窘迫　血尿

2. 瘢痕子宫　梗阻性难产　促宫缩药物使用不当　产科手术损伤

四、简答题

1. 完全性子宫破裂是指子宫肌壁全层裂开，宫腔与腹腔相通。症状：产妇继出现先兆子宫破裂症状后突感下腹一阵撕裂样剧痛，子宫收缩骤然消失。腹痛稍缓解后又出现全腹持续性疼痛。体征：面色苍白、呼吸急促、血压下降等休克症状及体征。全腹有压痛及反跳痛，腹壁下可清楚扪及胎体，子宫位于侧方，胎心、胎动可于短时间内消失。阴道检查可见鲜血流出，胎先露部升高，已扩张的宫颈口缩小，部分产妇可扪及宫颈及子宫下段裂口。瘢痕子宫破裂前往往无明显临床症状。另外当有胎盘大面积穿透性植入时，若孕妇出现不明原因的持续性腹痛，应警惕子宫破裂的可能。

2. 无论胎儿是否存活均应立即行手术治疗，同时积极予输液、输血、吸氧抢救休克。子宫破裂者应尽可能就地、就近抢救，若必须转运，应输血、输液、包扎腹部后方可转送。若子宫破口整齐、距破裂时间短、无明显感染可行子宫破口修补术。若破口大、不整齐，有明显感染，应行子宫切除术。术后给予广谱抗生素预防感染。

五、病例分析题

1. G$_2$P$_1$，37 周宫内妊娠，胎位 LOA，瘢痕子宫，最可能诊断是先兆子宫破裂。

2. 最可能的新诊断是子宫破裂，失血性休克。

3. 首选的处理原则是纠正休克，急诊手术行子宫破裂修补术或全子宫切除术。

第十七章　正常产褥

一、选择题

【A型题】

1. 符合产褥期正常临床表现的是
   A. 血性恶露持续 1 个月
   B. 产后呼吸浅快、脉搏缓慢
   C. 产后 3～4 日有 <39℃ 的泌乳热
   D. 产后 5～7 天出现宫缩痛

2. 胎盘附着部位的子宫内膜完全修复需要到产后
   A. 3 周
   B. 4 周
   C. 5 周
   D. 6 周

3. 关于恶露的特点，正确的是
   A. 白色恶露含少量胎膜
   B. 浆液恶露持续 3 天
   C. 正常恶露持续 4～6 周
   D. 血性恶露持续 7 天

4. 初产妇，25 岁，足月顺产后第 3 天，母乳喂养，乳房胀痛，无红肿。乳汁排出不畅，体温 37.6℃。恰当的处理方法是
   A. 生煎麦芽煎服
   B. 少喝水
   C. 让新生儿吸吮双乳
   D. 抗生素治疗

5. 关于产褥期血液系统的变化，正确的是
   A. 产褥早期血液转为低凝状态
   B. 红细胞沉降率于产后 1～2 周降至正常
   C. 红细胞计数及血红蛋白值逐渐增高
   D. 白细胞总数于产褥早期较低

6. 初产妇，25 岁。会阴侧切分娩体重 3400g 健康男婴。其正常产褥期的临床表现是产后
   A. 24 小时体温 38.2℃
   B. 第 1 天宫底达脐下 3 指
   C. 1 周血容量恢复至未孕状态
   D. 4 周宫颈恢复至非孕状态

7. 女，25 岁。产后 10 天，下腹痛伴发热 3 天。查体：T 39℃，P 98 次/分，R 26 次/分。脓性血性恶露，有恶臭。血常规：WBC 13×10⁹/L，N 0.88。最可能的诊断是

A. 晚期产后出血
B. 产褥感染
C. 急性膀胱炎
D. 正常产褥

8. 产妇雌孕激素于产后多久恢复至未孕状态
   A. 产后 1 周
   B. 产后 2 周
   C. 产后 3 周
   D. 产后 4 周

9. 产妇腹壁紧张度于产后多久恢复
   A. 产后 1～2 周
   B. 产后 3～4 周
   C. 产后 6－8 周
   D. 产后 10 周

10. 初产妇，产后 6 小时，因会阴侧切，伤口疼痛，未排尿，查宫底脐上 2 指，阴道出血而不多，按压下腹部有排尿感，下列哪项处理是错误的
    A. 鼓励产妇坐起排尿
    B. 鼓励产妇多饮水
    C. 下腹正中置热水袋
    D. 热水熏洗外阴

11. 关于产后循环系统正确的是
    A. 产后 72 小时内产妇循环血量增加 15%～25%
    B. 产后 72 小时内产妇循环血量增加 30%
    C. 产后 72 小时内产妇循环血量增加 35%
    D. 产后 72 小时内产妇循环血量增加 40%

12. 产后子宫复旧正常的有
    A. 产后第三天宫底平脐
    B. 一天后宫底平均下降 1～2cm
    C. 产后一个月子宫恢复正常大小
    D. 产后 10 天有红色恶露

13. 母婴同室是指母亲与其新生儿每日在一起的时间为
    A. 至少 8 小时
    B. 24 小时
    C. 至少整个白天
    D. 至少整个夜间

14. 一产后 4 天的产褥妇女，有下列主诉，哪项不是正常产褥现象
    A. 出汗多
    B. 低热
    C. 乳房胀痛，双腋窝结节
    D. 腹部阵发性绞痛，伴呕吐

【B型题】

A. 血性恶露

B. 浆液恶露

C. 白色恶露

15.（　）持续 3～4 日。

16.（　）持续约 10 日。

17.（　）持续 3 周。

【X 型题】

18. 下列有关初乳的选项正确的是

A. 产后当日分泌的乳汁

B. 产后 7 日内分泌的乳汁

C. 富含胡萝卜素，蛋白质，矿物质及多种抗体成分

D. 脂肪和乳糖含量较成熟乳多

19. 下列有关恶露的叙述正确的是

A. 恶露是产后随子宫蜕膜脱落，含有血液、坏死蜕膜等组织经阴道排出

B. 正常恶露含有血腥味、臭味

C. 持续时间＞42 天

D. 总量为 250～500ml

20. 正常产褥哪项是不正确的

A. 红细胞沉降率于产后 5～6 周降至正常

B. 血性恶露约持续 3～7 日

C. 生理性贫血于产后 4～6 周恢复

D. 输尿管及肾盂扩张于产后 6～8 周恢复

二、名词解释

1. 子宫复旧

2. 恶露

3. 产褥期

4. 褥汗

三、填空题

1. 正常恶露根据颜色、内容物及时间不同，将其分为三种：＿＿＿＿＿、＿＿＿＿＿、＿＿＿＿＿。

2. 产褥期循环系统的变化，产后 72 小时内，产妇循环血量增加＿＿＿＿＿，应注意预防心衰的发生。循环血量于产后＿＿＿＿＿恢复至未孕状态。

四、简答题

1. 试述产后恶露的分类及特点。

2. 试述产褥期保健方式及其目的。

3. 请简述母乳喂养对母婴的益处。

（孙敬霞）

【参考答案及解析】

一、选择题

【A 型题】

1. C

[解析] 正常情况下，血性恶露持续 3～4 日；产后脉搏在正常范围内，一般略慢，60～70 次/分，产后呼吸深慢，14～16 次/分，是由于产后负压降低，膈肌下降，由于妊娠期的胸式呼吸转变为腹式呼吸所致；宫缩痛于产后 1～2 日出现，持续 2～3 日自然消失；产后 3～4 日可出现 37.8～39℃的发热，成为泌乳热，一般持续 4～16 小时，不属于病态。

2. D

[解析] 子宫于产后 6 周恢复到孕前大小，子宫内膜再生约需 3 周，但胎盘附着部分修复需要至产后 6 周。

3. C

[解析] 正常恶露持续 4～6 周，总量 250～500ml，分为血性、浆液性、白色恶露。白色恶露持续 3 周，含大量白细胞、红细胞及细菌；浆液性恶露持续约 10 日；血性恶露持续 3～4 日。

4. C

[解析] 产后 3～4 天，产妇可有乳房胀痛，有热感，多因乳房过度充盈及乳腺管阻塞所致，一般于产后 7 天乳腺管通畅后自然消退。施行母婴同室，产后多让新生儿吸吮双乳，可缓解乳胀。生麦芽煎服、芒硝外敷，均为退奶的方法，严禁使用。少喝水不一定能减少乳汁分泌，但可导致产妇水分不足。产妇仅有乳房胀痛，没有充血发红，不能诊断为急性乳腺炎无需使用抗生素。

5. C

[解析] 产褥早期产妇处于高凝状态；红细胞沉降率于产后 3～4 周恢复正常；红细胞计数及血红蛋白一般于产后 1 周左右逐渐回升；白细胞总数于产褥早期较高。

6. D

[解析] 产妇的产后 24 小时内体温可略有升高，一般不超过 38℃；产后一日子宫底平肚脐；产后 2～3 周血容量恢复至未孕状态。

7. B

[解析] 根据其病史及各项指标均符合产褥感染。

8. A

[解析] 产妇雌孕激素于产后产后 1 周恢复至未孕状态。

9. C

[解析] 产妇腹壁紧张度于产后 6～8 周恢复。

10. B

11. A

[解析] 产后 72 小时内产妇循环血量增加 15%～25%。

12. B

[解析] 产后第 1 天宫底平脐；产后 3～4 天有红色恶露；产后 6 周恢复到孕前大小。

13. B

[解析] 母婴同室是指母亲与其新生儿每日在一起的时间为 24 小时。

14. D

[解析] 产后 1 周内皮肤排泄功能旺盛，排除大量汗液，不属于病态；产妇的产后 24 小时内体温可略有升高，一般不超过 38℃；腹部阵发性绞痛，伴呕吐为急腹症表现。

【B 型题】

15. A；16. B；17. C

[解析] 血性、浆液性、白色恶露分别持续 3～4 日、10 日左右、3 周。

【X 型题】

18. BC

[解析] 产后 7 日内分泌的乳汁称为初乳，初乳富含胡萝卜素、蛋白质、矿物质及多种抗体成分。脂肪和乳糖含量较成熟乳少，极易消化，是新生儿早期最理想的天然食物。

19. AD

[解析] 恶露是产后随子宫蜕膜脱落，含有血液、坏死蜕膜等组织经阴道排出；正常恶露含有血腥味、但无臭味；持续时间 4～6 周；总量为 250～500ml。

20. ABCD

[解析] 红细胞沉降率于产后 3～4 周恢复正常；血性恶露持续 3～4 日；生理性贫血于产后 2～3 周；输尿管及肾盂扩张于产后 2～8 周恢复。

二、名词解释

1. 胎盘娩出后，子宫逐渐恢复至未孕状态的过程称子宫复旧。

2. 指产后随子宫蜕膜脱落，含有血液、坏死蜕膜等组织经阴道排出，称为恶露（lochia）。

3. 从胎盘娩出至产妇全身各器官（除乳腺外）恢复或接近正常未孕状态所需的一段时期，称产褥期，一般规定为 6 周。

4. 产褥早期，皮肤排泄功能旺盛，排出大量汗液，夜间睡眠和初醒时明显，产后 1 周内自行好转。

三、填空题

1. 血性恶露　浆液恶露　白色恶露

2. 15%～25%　2～3 周

四、简答题

1. 正常恶露根据颜色、内容物及时间不同，将其分为三种：血性恶露、浆液恶露、白色恶露。①血性恶露：因含大量血液得名，色鲜红，量多，有时有小血块。镜下见多量红细胞、少量胎膜、坏死蜕膜，持续 3～4 天。②浆液恶露：因含多量浆液得名，色淡红。镜下见少量红细胞及白细胞、较多坏死蜕膜、宫腔渗出液、宫颈黏液、细菌，持续 10 日左右。③白色恶露：因含大量白细胞，色泽较白得名，质黏稠。镜下见大量白细胞、坏死蜕膜组织、表皮细胞及细菌等，持续约 3 周。

2. 产褥期保健方式：①合理饮食起居；②适当活动及做产后康复锻炼；③计划生育指导；④产后定期检查。产褥期保健的目的是预防晚期产后出血、感染等并发症，促进产后生理功能恢复。

3. 母乳喂养对母婴健康均有益。①对婴儿可以提供满足其发育所需的营养，提高免疫力，促进婴儿牙齿及颜面部的发育，增加母婴感情等。②对母亲可促进子宫复旧，推迟月经复潮及排卵时间，降低母亲患乳腺癌、卵巢癌的风险等。

第十八章 产褥期并发症

一、选择题

【A 型题】

1. 有关产褥感染的诱因错误的是
   A. 产妇贫血、营养不良
   B. 胎膜早破
   C. 妊娠晚期性生活
   D. 妊娠早期性生活
   E. 产程过长

2. 下面关于产褥病率正确的是
   A. 指分娩 24 小时内每小时测体温，测量 4 次，体温有 2 次达到或超过 38℃
   B. 产褥期内有两次体温达到或超过 38℃者
   C. 产后 24 小时以后的 10 日内，每日测量 4 次，体温有 2 次达到或超过 38℃
   D. 产后 24 小时以后 1 周内用口表每日测量 4 次体温，有 2 次达到或超过 38℃
   E. 分娩后至子宫内膜完全修复期间所发生的感染

3. 有关产褥感染，下列哪项是正确的
   A. 指产后生殖器官感染
   B. 多为单种细菌感染
   C. 凡产褥期体温升高均为生殖器感染所致
   D. 产后未发生产褥感染者，宫颈内培养不出细菌
   E. 细菌感染不可能来自产道

4. 导致产褥病率的主要原因是
   A. 手术切口感染   B. 乳腺炎
   C. 上呼吸道感染   D. 泌尿系感染
   E. 产褥感染

5. 产妇，32 岁。剖宫产一男活婴，产后一周，寒战，高热，左下肢持续性疼痛一天，恶露量多，头晕，乏力，体温 39.5℃，脉搏 120 次/分，血压 110/70mmHg，此病人最可能的诊断是
   A. 子宫肌炎   B. 盆腔结缔组织炎
   C. 血栓性静脉炎   D. 盆腔腹膜炎
   E. 败血症

6. 产妇，26 岁。孕 38 周时胎膜早破入院，48 小时后因持续性枕横位以产钳术助娩一活男婴 3300g，术后 3 天发热达 39℃，检查发现咽部轻度充血，乳房胀满疼痛，局部皮肤不红，按之无波动感。宫底脐下一横指，宫体有压痛，下腹壁无反跳痛，恶露浑浊，稍有异味。该病人最可能的诊断是
   A. 急性子宫内膜炎
   B. 急性子宫内膜炎及子宫肌炎
   C. 上呼吸道感染
   D. 乳腺炎
   E. 盆腔腹膜炎

7. 盆腔血栓性静脉炎通常表现为
   A. 产后立即发病
   B. 病变多为双侧
   C. 病原菌常为需氧性细菌
   D. 病变多在子宫静脉、卵巢静脉、髂内静脉、髂总静脉及阴道静脉
   E. 可不发热

8. 产褥感染确立病原体的方法不合适的是
   A. 病原体的培养
   B. 分泌物涂片检查
   C. 病原体抗原的检查
   D. 特异性抗体的检测
   E. 诊刮取内膜送检

9. 严重的产褥感染可形成冰冻骨盆的是
   A. 急性子宫内膜炎   B. 急性子宫肌炎
   C. 急性输卵管炎   D. 急性盆腔结缔组织炎
   E. 急性盆腔腹膜炎

10. 产褥感染中，哪种细菌感染最容易发生感染性休克
    A. 乙型溶血性链球菌
    B. 厌氧性链球菌
    C. 葡萄球菌
    D. 大肠埃希菌
    E. 肺炎链球菌

11. 关于产褥感染的细菌及病源，哪项是错误的
    A. 大肠埃希菌是外源性感染的主要菌种
    B. 葡萄球菌中以金黄色葡萄球菌致病力最强
    C. 支原体和衣原体不是产褥感染的病原体
    D. 厌氧性链球菌与大肠埃希菌混和感染，有异常臭气味

E. 溶血性链球菌产生外毒素与溶组织酶，使其致病力、毒力、播散能力较强，可引起严重感染

12. 产褥期抑郁症通常在产后出现的时间为
    A. 1 周　　　　　　　B. 2 周
    C. 3 周　　　　　　　D. 4 周
    E. 5 周

13. 产褥期抑郁症的治疗原则为
    A. 抗抑郁药治疗
    B. 心理咨询
    C. 心理治疗
    D. 心理治疗为主，必要时辅以药物治疗
    E. 预防发展为错乱状态

14. 产褥期抑郁症再次妊娠的复发率为
    A. 10%　　　　　　　B. 20%
    C. 30%　　　　　　　D. 15%
    E. >20%

15. 晚期产后出血是指出血发生在
    A. 产后 2～24 小时　　B. 分娩 24 小时后产褥期
    C. 产后 42 天以后　　D. 产后 1 周后
    E. 产后 2 周后

16. 关于晚期产后出血的常见原因，不正确的是
    A. 胎盘、胎膜残留
    B. 蜕膜残留
    C. 子宫胎盘附着面感染或复旧不全
    D. 剖宫产术后子宫伤口裂开
    E. 产后劳累

17. 剖宫产术后晚期产后出血的治疗，正确的是
    A. 可行清宫术，找到出血的原因及病灶
    B. 如为切口愈合不良，可等待其自然愈合
    C. 如为切口感染，均应行子宫切除术，去除感染灶
    D. 可予输血抗感染治疗
    E. 根据病人出血量、感染程度、有无生育要求综合制定治疗方案

18. 下列不属于剖宫产术后子宫切口裂开的常见原因为
    A. 子宫切口向两侧撕裂，损伤子宫动脉下行支
    B. 选择下端横切口过低
    C. 手术操作粗暴，损伤组织过多
    D. 缝扎组织过多过密，局部血循环供应不良
    E. 部分胎盘、胎膜残留

19. 关于产褥感染，下列哪项是正确的
    A. 盆腔内血栓性静脉炎，多于产后 3 天发病
    B. 股白肿，常见于产后 2～3 周
    C. 产褥感染最常见的致病菌为大肠埃希菌
    D. 子宫内膜炎，可使子宫增大、变软、不活动

E. 血栓性静脉炎，为最多见的产褥感染

20. 下列预防产褥感染的合理措施是
    A. 预防性使用抗生素
    B. 对于贫血产妇予以输血对症治疗
    C. 孕期严格避孕，避免不洁性生活
    D. 尽量避免会阴侧切术
    E. 缝合会阴切口时缝线越紧越佳，可促进会阴切口愈合

21. 引起外源性产褥感染的最强致病菌是
    A. 金黄色葡萄球菌　　B. 支原体和衣原体
    C. 大肠埃希菌　　　　D. 需氧性链球菌
    E. β溶血性链球菌

22. 关于晚期产后出血，错误的是
    A. 胎盘、胎膜残留引起的晚期产后出血多发生于产后 1 个月左右
    B. 若蜕膜剥离不全长时间残留在宫腔内可诱发子宫内膜炎症，影响子宫复旧，引起晚期产后出血
    C. 胎盘附着面复旧不全，使血栓脱落，血窦重新开放可导致子宫大量出血
    D. 感染是引起晚期产后出血的重要原因之一
    E. 产后滋养细胞肿瘤或子宫黏膜下肌瘤等均可引起晚期产后出血

23. 晚期产后出血最常见的时间是
    A. 24h 至 1 周　　　　B. 1～2 周
    C. 3～4 周　　　　　　D. 4～5 周
    E. 6 周

24. 胎盘附着面感染所致晚期产后出血多发生于
    A. 1 周左右　　　　　B. 10 天左右
    C. 2 周左右　　　　　D. 2～3 周
    E. 4～6 周

25. 28 岁产妇，剖宫产术后 10 日，高热、腹痛、腹胀，伴里急后重感、黏液便 1 天。查体：体温 39.2℃，下腹部压痛，阴道后穹窿饱满、触痛，子宫、双附件扪不清。该患者最佳处理是
    A. 立即剖腹探查
    B. 给予广谱抗生素后剖腹探查
    C. 给予广谱抗生素后经后穹窿切开引流
    D. 中药保留灌肠
    E. 取半卧位，抗炎治疗

26. 下列哪种情况不能说明患有产褥感染
    A. 产后 10 天，恶露多且臭
    B. 高热、头痛
    C. 子宫有压痛
    D. 产后 10 天阴道排出大量小块肉样物，有恶臭

E. 产后宫缩痛

27. 产褥期抑郁症最必需的证据是

　　A. 失眠

　　B. 情绪抑郁

　　C. 精神运动性阻滞

　　D. 疲劳或乏力

　　E. 遇事皆感毫无意义或自罪感

【B 型题】

（28～32 题共用备选答案）

　　A. 胎盘胎膜残留　　B. 子宫切口裂开

　　C. 蜕膜残留　　D. 子宫胎盘附着面复旧不全

　　E. 产后滋养叶细胞肿瘤

28. 晚期产后出血发生在产后 10 天左右的原因可能为

29. 晚期产后出血发生在产后 2 周左右的原因可能为

30. 晚期产后出血发生在产后 1 周内的原因可能为

31. 晚期产后出血发生在术后 2～3 周的原因可能为

32. 晚期产后出血发生在产后更长时间的原因可能为

（33～37 题共用备选答案）

　　A. 晚期产后出血　　B. 产褥感染

　　C. 产褥期抑郁症　　D. 产褥期中暑

　　E. 产褥期肌瘤红色变性

33. 术后出现产褥感染易致

34. 产褥期有性生活者易致

35. 以往有精神障碍史的产妇应警惕产后出现

36. 在炎热的夏季，产褥期过于保暖，可导致

37. 有子宫肌瘤病史的产妇突然出现腹痛、体温升高应排除

（38～42 题共用备选答案）

　　A. 产后出血过多

　　B. 产时宫颈裂伤

　　C. 产前阴道炎

　　D. 剖宫产时子宫切口撕裂向下延伸

　　E. 阴道分娩后 2 周出现寒战、高热伴有下肢肿痛

38. 导致晚期产后出血

39. 可能是血栓性静脉炎

40. 可导致子宫内膜炎

41. 可致盆腔结缔组织炎

42. 易致产褥感染

（43～46 题共用备选答案）

　　A. 轻型子宫内膜炎、子宫肌炎

　　B. 下肢血栓静脉炎

　　C. 急性盆腔腹膜炎

　　D. 脓毒血症

　　E. 产褥期中暑

43. 产后 1 周，体温 37.8℃，子宫体轻压痛，恶露多，有臭味

44. 产后 2～3 周，寒战、发热，左下肢出现肿胀、疼痛，皮肤紧张发白

45. 产后 7 天后出现头痛、头晕、口渴、多汗、胸闷等，体温达 40℃，无汗少尿

46. 产后 9 天，寒战、高热，全腹痛，伴呕吐、腹胀，子宫压痛明显，腹肌紧张，压痛、反跳痛

【X 型题】

47. 哪些是产褥感染的诱因

　　A. 产褥期性交

　　B. 孕期贫血及营养不良

　　C. 妊娠合并严重肺结核

　　D. 前置胎盘

　　E. 产后出血

48. 能引起晚期产后出血的是

　　A. 子宫胎盘附着面感染

　　B. 子宫复旧不全

　　C. 胎盘、胎膜残留

　　D. 蜕膜残留

　　E. 剖宫产术后子宫切口裂开

49. 常见的产褥感染致病菌为

　　A. 大肠埃希菌属　　B. 葡萄球菌

　　C. 需氧性链球菌　　D. 厌氧性链球菌

　　E. 厌氧类杆菌属

50. 产褥病率的原因包括

　　A. 产褥感染　　B. 急性乳腺炎

　　C. 上呼吸道感染　　D. 泌尿系感染

　　E. 产后出血

51. 预防产褥感染的措施包括

　　A. 加强孕期宣教

　　B. 胎膜早破 2 小时仍未临产者可给予抗生素

　　C. 防治产道损伤及产后出血

　　D. 预产期前 2 个月避免盆浴与性生活

　　E. 减少不必要的阴道检查及肛查

52. 剖宫产术后子宫伤口裂开，主要原因有

　　A. 子宫壁切口止血不良，局部血肿形成

　　B. 切口局部感染组织坏死

　　C. 局部缝合不当

D. 中度贫血

E. 子宫壁切口位置选择不当

53. 产褥期抑郁症描述恰当的是

A. 产褥期精神综合征的最常见类型

B. 患者表现为对生活缺乏信心

C. 通常在分娩后两周内出现症状

D. 治疗包括心理治疗和药物治疗

E. 通常预后良好，多数患者 1 年内治愈，但再次妊娠可复发

54. 产褥感染可表现为

A. 急性外阴炎　　　B. 急性弥漫性腹膜炎

C. 急性子宫内膜炎　D. 急性盆腔炎

E. 急性上呼吸道感染

二、名词解释

1. 产褥病率

2. 产褥感染

3. 晚期产后出血

4. 产褥期抑郁症

三、填空题

1. 产褥感染来源有 _____ 及 _____ ，以前者的感染更重要。

2. 晚期产后出血的常见病因为 _____ 、 _____ 、 _____ 、 _____ 。

3. 产褥感染是指 _____ 和 _____ 生殖道受病原体感染，引起的 _____ 或 _____ 的炎症变化。

4. 产褥期抑郁症通常在产后 _____ 出现症状，表现为 _____ 、 _____ 、 _____ 和对自生及婴儿健康的过度担忧，常失去 _____ 及 _____ 的能力，有时还会陷入错乱或嗜睡状态。

四、简答题

1. 试述产褥感染的病理和临床表现。

2. 试述产褥感染的来源和病原体种类。

3. 简述产褥期感染的诊断及治疗。

4. 如何预防晚期产后出血？

5. 简述产褥期抑郁症的诊断标准。

五、病例分析题

患者，25 岁，已婚，G_1P_1。因"产后 3 天，发热伴腹痛 1 天"于 2018 年 2 月 1 日急诊入院。

现病史：病人述 3 天前自然临产，在家顺产分娩一活婴，产时顺利，产后出血不多，旧法接生。今日感全身发热，下腹痛，伴阴道恶露有异味，未予重视，经进食、休息无好转，今晚较前加剧，遂急诊入院。起病以来，食欲不佳，大小便正常。感头痛不适。

既往体质弱，常"感冒"。无"肝炎""结核"等病史。

查体：体温 39.3℃，呼吸 23 次/分，脉搏 100 次/分，血压 100/60mmHg。神清，面色稍苍白，痛苦貌，尚能与医师合作。头颅、五官正常，咽无充血，扁桃体不肿大。双肺呼吸音清。心率 100 次/分，律齐，可闻及 2 级收缩期吹风样杂音。腹平坦，肝、脾触诊不满意，全腹压痛、反跳痛、肌紧张，尤以下腹部明显。肾区无叩痛。脊柱正常，双下肢水肿（++）。

产科情况：双乳无淤乳、子宫底平脐，腹部压痛明显。外阴恶露呈暗红色，明显臭味。

实验室检查：Hb 63g/L，WBC 17.2×10^9/L，N 0.90，L 0.10，PLT 171×10^9/L，CO_2CP 23.24mmol/L。

问题：

1. 试分析该病人可能的诊断及诊断依据。

2. 根据诊断提出治疗方案。

（丁依玲　喻　玲）

【参考答案及解析】

一、选择题

【A 型题】

1. D

[解析]产褥感染的诱因包括产妇体质虚弱、营养不良、孕期贫血、妊娠晚期性生活、胎膜早破、羊膜腔感染、慢性疾病、产科手术操作、产程延长、孕产期卫生不良、产前产后出血过多等。

2. C

[解析]产褥病率的定义是指分娩 24 小时以后的 10 日内，每日测量 4 次，间隔时间 4 小时，体温有 2 次达到或超过 38℃。

3. A

[解析]产褥感染指分娩及产褥期生殖道受病原体侵袭，引起局部或全身的感染，多为混合感染。产褥期发热以产褥感染为主，但也可由生殖道以外的急性乳腺炎、呼吸道感染等引起。正常孕妇生殖道有微生

物寄生，多数不致病，但是当机体抵抗力下降或病原体数量、毒力增加时则能引起感染。

4. E

[解析] 造成产褥病率的原因以产褥感染为主，但也包括生殖道以外的感染如急性乳腺炎、呼吸道感染、泌尿系感染等。

5. C

[解析] 血栓性静脉炎常见于产后 1～2 周。表现为寒战、高热、患侧下肢持续性疼痛等，一般继发于盆腔血栓性静脉炎。

6. B

[解析] 该产妇产后 3 天宫底脐下一横指，子宫复旧不良；产后发热伴恶露浊、有异味，说明存在产褥感染，且宫体有压痛，诊断考虑为子宫内膜炎和子宫肌炎。

7. D

[解析] 女性盆腔静脉炎为妇产科感染的严重并发症，其病情复杂多变，常见两种类型，即血栓性静脉炎和静脉血栓形成，是一种疾病的不同阶段。盆腔血栓性静脉炎，厌氧菌为常见病原体，多为单侧发病，累及的静脉包括子宫静脉、卵巢静脉、髂内静脉、髂总静脉及阴道静脉。临床表现有发热、寒战，可反复发作。

8. E

[解析] 产褥感染确定病原体的方法：①病原体培养；②分泌物涂片检查；③病原体抗原和特异性抗体检测。

9. D

[解析] 急性盆腔结缔组织炎、急性附件炎感染达宫旁组织，出现急性炎症反应而形成炎性包块，同时波及输卵管系膜、管壁。若侵及整个盆腔，亦可形成"冰冻骨盆"。

10. D

[解析] 需氧性杆菌能产生内毒素，是菌血症和感染性休克最常见的病原菌。

11. C

[解析] 产褥感染病原体种类包括需氧菌、厌氧菌、支原体和衣原体。

12. B

[解析] 产妇在产褥期出现抑郁症状常在产后 2 周出现，是产褥期精神综合征中最常见的一种。

13. D

[解析] 对产后抑郁的治疗原则包括减轻抑郁症状、改善社会适应能力、减少对后代的影响，以心理治疗为主，必要时给予对婴儿影响小的抗抑郁药物。

14. B

[解析] 产后抑郁症一般预后良好，约70%患者于 1 年

内痊愈，但再次妊娠复发率达 20%左右。

15. B

[解析] 晚期产后出血是指分娩 24 小时后，在产褥期内发生的子宫大量出血。以产后 1～2 周发病最常见。产妇多伴有寒战、低热，且常因失血过多导致严重贫血或失血性休克。

16. E

[解析] 晚期产后出血的常见原因包括：胎盘、胎膜残留；蜕膜残留；子宫胎盘附着面感染或复旧不全；剖宫产术后子宫伤口裂开。

17. E

[解析] 根据病人出血量、感染程度、有无生育要求综合制定治疗方案。少量或中等量阴道流血，抗炎、促宫缩及支持治疗，贫血严重者输血治疗。反复大量阴道流血可行髂内动脉或子宫动脉栓塞术，必要时切除子宫。

18. E

[解析] 剖宫产术后子宫切口裂开的原因有切口感染、切口过低或过高、缝合技术不当、术中损伤子宫动脉向下斜行分支、止血不良形成切口血肿等。

19. B

[解析] 盆腔血栓性静脉炎常见于产后 1～2 周，下肢血栓性静脉炎，通常继发于盆腔血栓性静脉炎，常见于产后 2～3 周。常见的几种产褥感染中，子宫内膜炎较多见。急性盆腔结缔组织炎可形成"冰冻骨盆"，子宫不活动。β溶血性链球菌是产褥感染最常见的病原体。

20. A

[解析] 为预防产褥感染，妊娠晚期应避免性交，加强营养，增强体质。避免医源性感染。正确掌握会阴侧切术指征，严格无菌操作，而不是避免。缝合过紧可导致组织缺血坏死，增加感染的风险。贫血产妇需要纠正贫血，但是否输血根据贫血的程度决定。

21. E

[解析] 外源性感染一般由被污染的用具和器械等造成，常见病原体有金黄色葡萄球菌、表皮葡萄、β溶血性链球菌，其中β溶血性链球菌致病性最强。大肠埃希菌寄生于阴道、会阴、尿道口周围，是内源性条件致病菌。

22. A

[解析] 胎盘、胎膜残留引起的晚期产后出血多发生于产后10日左右。

23. B

[解析] 晚期产后出血以产后 1～2 周发病最常见，也有延迟至产后 2 个月余发病者。

24. C

[解析] 子宫胎盘附着面感染，复旧不全，胎盘附着部血栓脱落，血窦重新开放导致子宫出血。多发生在产后 2 周左右。

25. C

[解析] 急性盆腹膜炎，在直肠子宫陷凹形成脓肿，必须切开排脓，充分引流，否则治疗效果不佳。

26. E

[解析] 发热、疼痛、异常恶露是产褥感染三大主要症状。产后宫缩痛是产褥期正常表现，产后 10 天阴道排出大量小块肉样物可能是坏死蜕膜组织排出，不能说明有产褥感染。如有恶臭，提示存在产褥感染。

27. B

[解析] 诊断产褥期抑郁症，情绪抑郁或对全部或多数活动明显缺乏兴趣或愉悦感，两者必须具备其一。

【B 型题】

28. A；29. D；30. C；31. B；32. E

[解析] 晚期产后出血以产后 1～2 周发病最常见，其中胎盘、胎膜残留引起的晚期产后出血多发生于产后 10 日左右；而蜕膜多在产后 1 周内脱落，若蜕膜剥离不全也可引起晚期产后出血。子宫胎盘附着面复旧不全多发生在产后 2 周左右；剖宫产术后子宫切口裂开多发生在术后 2～3 周，缝线溶解脱落，血窦重新开放。恶性肿瘤所致的阴道流血也可能长时间存在。

33. A；34. B；35. C；36. D；37. E

[解析] 感染是导致子宫复旧不良及晚期产后出血的重要原因；产后子宫内膜完成修复需至产后 6 周，因此产褥期性生活容易导致产褥感染。产褥中暑因高温环境使体内余热不能及时散发，引起中枢性体温调节功能障碍的急性热病称为产褥中暑。

38. D；39. E；40. C；41. B；42. A

[解析] 剖宫产时子宫切口撕裂向下延伸容易导致切口对合不好，且增加感染机会，均影响切口愈合，进而导致晚期产后出血。产后出血过多是发生产褥感染的诱因，子宫内膜炎多为黏膜上行感染所致。下肢血栓性静脉炎表现为发热，下肢持续性疼痛、水肿。宫颈裂伤向深部蔓延，可达宫旁组织，引起急性盆腔结缔组织炎。

43. A；44. B；45. E；46. C

[解析] 产后 9 天，出现寒战、高热、呕吐、腹胀等明显全身中毒症状，检查有子宫压痛、腹肌紧张、压痛、反跳痛，考虑急性盆腔腹膜炎。股白肿考虑下肢血栓静脉炎。头痛、头晕、口渴、多汗、胸闷等，体温达 40℃，无汗少尿是产褥中暑的表现。

【X 型题】

47. ABCDE

[解析] 记忆题，产褥感染的诱因：产妇体质虚弱、营养不良、孕期贫血、妊娠晚期性生活、胎膜早破、羊膜腔感染、慢性疾病。产科手术操作、产程延长、孕产期卫生不良、产前产后出血过多等。

48. ABCDE

[解析] 能引起晚期产后出血的病因与临床表现：①胎盘、胎膜残留；②蜕膜残留：若蜕膜剥离不全可影响子宫复旧，继发子宫内膜炎，引起晚期产后出血；③子宫胎盘附着面复旧不全：多发生在产后 2 周左右，表现为突然大量阴道出血，检查发现子宫大而软，宫口松弛，阴道及宫口有血块堵塞；④感染：子宫内膜炎可引起子宫复旧不良，血窦关闭不全导致子宫出血；⑤剖宫产术后子宫切口裂开。

49. ABCDE

[解析] 导致产褥感染的病原体包括：①需氧菌：包括需氧链球菌，需氧杆菌如大肠埃希菌、克雷伯杆菌、变形杆菌等，葡萄球菌；②厌氧菌：革兰阳性球菌、厌氧性链球菌、厌氧性杆菌、芽孢梭菌；③支原体和衣原体。

50. ABCD

[解析] 造成产褥病率的原因以产褥感染为主，但也包括生殖道以外的感染如急性乳腺炎等。

51. ABCDE

[解析] 预防产褥感染的措施包括：加强孕期卫生宣传，保持全身及外阴清洁，妊娠晚期避免性交，加强营养，增强体质。避免医源性感染。临产前避免胎膜早破，产程异常者要及早处理，避免反复阴道检查、滞产、产道损伤、产后出血等引起感染的诱因。如有可能发生产褥感染预防性使用抗生素等。

52. ABCE

[解析] 中度贫血是切口愈合不良的诱因，不是直接原因。

53. ABCDE

[解析] 产褥期抑郁症是产妇在产褥期出现抑郁症状，常在产后 2 周出现，是产褥期精神综合征中最常见的一种。治疗包括心理治疗和药物治疗，再次妊娠复发率可达 20%。

54. ABCD

[解析] 产褥感染指分娩及产褥期生殖道受病原体侵袭，引起局部或全身的感染。产褥感染分为以下几种类型：①急性外阴、阴道、宫颈炎；②剖宫产后腹壁伤口感染；③子宫内膜炎和子宫肌炎；④急性盆腔结缔组织炎、急性附件炎；⑤急性盆腔腹膜炎及弥漫性腹膜炎；⑥血栓性静脉炎。

二、名词解释

1. 产褥病率是指分娩 24 小时以后的 10 日内，用口表每日测体温 4 次，有 2 次≥38℃，造成产褥病率的原因以产褥感染为主，但也包括生殖道以外的急性乳腺炎、上呼吸道感染、泌尿系统感染和血栓静脉炎等。

2. 产褥感染是指分娩及产褥期生殖道受病原体侵袭，引起局部或全身的感染，病原体包括厌氧菌、需氧菌、真菌、支原体和衣原体等，以厌氧菌为主。根据感染途径分为内源性和外源性感染。

3. 晚期产后出血指分娩 24 小时后，在产褥期内发生的子宫大量出血，以产后 1～2 周发病最常见。产妇多伴有寒战、低热，且常因失血过多导致严重贫血或失血性休克。

4. 产褥期抑郁症指产妇在产褥期出现抑郁症状，常在产后 2 周出现，是产褥期精神综合征中最常见的一种。

三、填空题

1. 内源性　外源性

2. 胎盘、胎膜残留　蜕膜残留　子宫胎盘附着面感染或复旧不全　剖宫产术后子宫切口裂开　其他

3. 分娩　产褥期　局部　全身

4. 2 周　易激惹　恐怖　焦虑　沮丧　生活自理　照料婴儿

四、简答题

1.（1）急性外阴、阴道、宫颈炎：分娩时会阴部损伤或手术产导致感染。会阴裂伤或会阴后侧切开伤口感染时，会阴部可出现疼痛，常不能取坐位，可有低热。局部伤口红肿、发硬、伤口裂开，脓液流出，压痛明显。阴道裂伤及挫伤感染表现为黏膜充血、坏死，脓性分泌物增多。感染部位较深时，可引起阴道旁结缔组织炎。宫颈裂伤感染向深部蔓延，可达宫旁组织，引起盆腔结缔组织炎。

（2）急性子宫内膜炎、子宫肌炎：病原体经胎盘剥离面侵入，扩散到子宫蜕膜层称子宫内膜炎，进入子宫肌层称子宫肌炎。两者常伴发。由于子宫内膜充血、坏死，阴道内有大量脓性分泌物且有臭味。若为子宫肌炎，则子宫复旧不良，腹部有压痛，尤其是宫底部。表现为高热、头痛、白细胞增高等症状。

（3）急性盆腔结缔组织炎、急性输卵管炎：病原体沿宫旁淋巴和血运达宫旁组织，出现急性炎性反应而形成炎性包块，同时波及输卵管，形成输卵管炎。产妇表现为寒战、高热、腹胀、下腹痛，严重者侵及整个盆腔形成"冰冻骨盆"。患者白细胞持续升高，

中性粒细胞明显增多，核左移。

（4）急性盆腔腹膜炎及弥漫性腹膜炎：炎症继续发展，扩散至子宫浆膜，形成盆腔腹膜炎。续而发展成弥漫性腹膜炎，出现全身中毒症状，如高热、恶心、呕吐、腹胀，检查时下腹有明显的压痛、反跳痛。腹膜面分泌大量渗出液，纤维蛋白覆盖引起肠粘连，也可在直肠子宫陷凹形成局限性脓肿，若脓肿波及肠管与膀胱出现腹泻、里急后重与排尿困难。

（5）血栓性静脉炎：盆腔内血栓静脉炎常侵及子宫静脉、卵巢静脉、髂内静脉、髂总静脉及阴道静脉，厌氧性细菌为常见病原体。病变单侧居多，产后 1～2 周多见，表现为寒战、高热，症状可持续数周或反复发作。局部检查不易与盆腔结缔组织炎鉴别。下肢血栓性静脉炎，病变多在股静脉、静脉及大隐静脉，多继发于盆腔静脉炎，表现为弛张热，下肢持续性疼痛，局部静脉压痛或触及硬索状，使血液回流受阻，引起下肢水肿，皮肤发白，习称"股白肿"。

（6）脓毒血症及败血症：感染血栓脱落进入血循环可引起脓毒血症，随后可并发感染性休克和迁徙性脓肿（肺脓肿、左肾脓肿）。病原体大量进入血循环并繁殖形成败血症，表现为持续高热、寒战、全身明显中毒症状，可危及生命。

2. 产褥感染的来源有内源性感染（孕妇生殖道寄生的病原体，当出现感染诱因时可致病）和外源性感染（由被污染的衣物、用具、各种手术器械等接触孕妇后造成感染）两类。病原体种类有 β - 溶血性链球菌、大肠埃希菌、金黄色葡萄球菌、厌氧性链球菌及厌氧类杆菌等。

3. 诊断：①详细询问病史及分娩经过；②全身及局部检查，确定感染部位和严重程度；③辅助检查：通过超声、CT 检查、MRI 检查等作出定位诊断；血清 C-反应蛋白大于 8mg/L 有助于早期诊断感染；④确定病原体。

治疗：①支持疗法：加强营养，增强全身抵抗力，纠正水、电解质失衡、输血等；②清除宫腔内残留物、脓肿切开引流，半卧位以利于引流；③抗生素应用；④血栓性静脉炎：抗生素+肝素。

4. 剖宫产时合理选择切口，避免子宫下段横切口两侧角部撕裂及合理缝合。

产后仔细检查胎盘、胎膜，如有残缺，应及时取出；不能排除胎盘残留时，应探查宫腔。

严格无菌操作，根据情况合理应该抗生素预防感染。

5. 产褥期抑郁症的诊断尚无统一的诊断标准。目前应用较多的 2013 年美国精神疾病学会发布的《精神疾

病的诊断与统计（第五版）》中的标准。

A. 至少持续 2 周每天或几乎每天出现下列 5 条或 5 条以上症状（必须具备第 1 项或第 2 项症状之一）：

（1）情绪抑郁

（2）对全部或多数活动明显缺乏兴趣或愉悦感

（3）体重显著下降或增加

（4）精神运动性兴奋或阻滞

（5）失眠或睡眠过度

（6）疲劳或乏力

（7）思维能力减退或注意力涣散

（8）遇事皆感毫无意义或有自罪感

（9）反复出现死亡想法

B. 症状不符合其他精神疾病的标准

C. 病人的症状严重影响日常各项活动

D. 症状与药物或其他物质无关

五、病例分析题

1. 诊断：①产褥感染；②中度贫血。

诊断依据：①既往体弱，产时有感染诱因（旧法接生）；②产后 3 天，发热伴腹痛 1 天；③体格检查，体温 39.3℃，子宫底平脐，全腹压痛、反跳痛、肌紧张，恶露有臭味；④实验室检查示 Hb 63g/L，WBC 17.2×10^9/L，N 0.90，L 0.10，PLT 171×10^9/L，CO$_2$CP 23.24mmol/L。

2. 治疗方案

（1）完善超声、生化等检查，行血培养及宫颈分泌物培养加药敏试验，排除子宫腔内胎盘残留，盆腔内脓肿及合并其他疾病。

（2）在无病原学证据之前，根据临床经验选择广谱抗生素，需氧菌与厌氧菌兼顾，革兰阳性菌与革兰阴性菌兼顾，并快速、足量给药。细菌培养结果出来后，根据药敏试验调整，选用有效抗生素。

（3）加强支持治疗，Hb 63g/L，输血纠正贫血，输注氨基酸等及进食高营养食物补充能量。

（4）注意休息，采取半坐卧位，以利炎症局限。

第十九章　妇科病史及检查

【同步习题】

一、选择题

【A 型题】

1. 妇科检查时，下述哪项是不对的
   A. 盆腔检查前应首先排空膀胱
   B. 每检查一人应更换臀垫
   C. 行妇科双合诊必须消毒外阴
   D. 避免月经期检查
   E. 未婚者禁行内诊检查

2. 关于双合诊检查，下述哪项正确
   A. 双合诊不是盆腔检查的主要方法
   B. 检查前无需排空膀胱
   C. 正常情况下可触及卵巢
   D. 正常情况下可触及输卵管
   E. 检查方法是一手放入阴道，另一手在腹部配合检查

3. 在询问病史时，错误的是
   A. 主诉是简单明确地指出主要症状和病期
   B. 现病史包括主要疾病发生发展和治疗全过程
   C. 既往史指患者过去的健康和疾病情况
   D. 家族史包括患者及配偶的父母、兄弟姐妹及其子女健康状况
   E. 婚育史包括采用何种避孕措施及其效果

4. 50 岁女性，婚育史为早产 1 次，足月产 2 次，流产 2 次，现存子女 3 人，可简写为
   A. 1-2-2-3　　　　B. 2-2-1-3
   C. 2-1-2-3　　　　D. 3-2-2-1
   E. 2-1-3-2

5. 发现子宫后壁、直肠子宫陷凹、宫骶韧带病变选用
   A. 双合诊　　　　B. 肛诊
   C. 腹部触诊　　　D. 三合诊
   E. 直肠腹部诊

6. 对患者进行盆腔检查时，下列哪项不正确
   A. 检查前应排空膀胱
   B. 对无性生活者禁止作双合诊及阴道检查
   C. 一般应避免在经期进行检查
   D. 凡有阴道出血者，均应在出血停止后进行盆腔检查
   E. 男医生对患者进行盆腔检查时应有其他女性医务人员在场

7. 关于盆腔检查，以下哪项错误
   A. 检查者应该态度严肃、动作轻柔，告知患者盆腔检查可能出现的不适，放松
   B. 除尿失禁者外，均应排空膀胱，必要时导尿
   C. 习惯性便秘者，大便充盈不妨碍盆腔检查
   D. 为避免交叉感染，臀下放一人一垫
   E. 高度肥胖或查体不合作者，可疑盆腔病变，可改用超声检查

8. 外阴检查不包括下列哪项
   A. 外阴发育、阴毛分布和多少、有无畸形
   B. 外阴皮肤和黏膜色泽、有无溃疡、皮炎、赘生物、手术瘢痕
   C. 尿道口和阴道口有无畸形和新生物
   D. 有无前庭大腺囊肿及其大小、质地
   E. 阴道黏膜颜色、皱襞、有无溃疡和赘生物

9. 关于阴道窥器的使用，以下哪项是正确的
   A. 可以统一使用一种型号的窥器
   B. 使用前应蘸取石蜡油使之润滑
   C. 将窥器前后叶闭合，倾斜 45°，沿阴道后壁缓慢插入至阴道顶端后张开窥器暴露宫颈。
   D. 宫颈检查完毕后，直接取出阴道窥器即可
   E. 应以一手拇指示指分开小阴唇，另一手将窥器避开敏感的尿道周围区，斜行沿阴道侧后壁缓慢插入阴道内，边推进边打开窥器前后叶，暴露宫颈、阴道壁及穹窿部。

10. 窥器检查不包括的项目是
    A. 阴道分泌物的颜色、性状
    B. 子宫的硬度
    C. 宫颈的大小、颜色
    D. 阴道是否通畅
    E. 阴道穹窿是否饱满

11. 以下哪项不是通过双合诊可以了解的情况
    A. 阴道横隔、纵隔或斜隔
    B. 宫颈举痛和摇摆痛
    C. 子宫脱垂
    D. 子宫主韧带病变
    E. 附件区肿物

12. 盆腔检查时，下列哪种情况不需要行三合诊

  A. 可疑恶性肿瘤患者

  B. 子宫前倾前屈位

  C. 子宫后倾后屈位

  D. 可疑子宫骶骨韧带病变

  E. 子宫内膜异位症，子宫直肠陷凹封闭患者

13. 下列说法不正确的是

  A. 无性生活史或阴道狭窄、阴道闭锁者可行直肠-腹部诊

  B. 对无性生活史的女性做阴道检查时须经患者本人及家属同意，并签署知情同意书后进行

  C. 病情危重患者应待其病情稳定后再进行盆腔检查

  D. 双合诊可以了解子宫、卵巢及宫旁组织的情况

  E. 3 个月前曾行宫颈细胞学检查且结果正常者可以不做宫颈细胞学检查

14. 盆腔检查不需要准备的物品是

  A. 一次性臀部垫单　　B. 阴道窥器

  C. 玻片、干试管　　　D. 10%氢氧化钾溶液

  E. 75%酒精

【B 型题】

  A. 下腹正中疼痛

  B. 一侧下腹反复隐痛后突发撕裂样剧痛

  C. 周期性下腹痛但无月经来潮

  D. 转移性右下腹痛伴发热、恶心

  E. 经间期一侧下腹痛伴肛门坠胀感

15. 输卵管妊娠破裂型

16. 人工流产术后

17. 急性阑尾炎

  A. 子宫均匀增大，质地硬，患者有痛经

  B. 绝经后老年女性子宫增大且有不规则阴道流血

  C. 育龄妇女停经后子宫增大

  D. 子宫增大，表面可触及多个结节样突起，伴有月经量增多

  E. 青春期无月经来潮伴周期性下腹痛，可扪及下腹部正中肿块

18. 子宫肌瘤

19. 子宫恶性肿瘤

20. 妊娠

21. 处女膜闭锁

  A. 灰黄色或黄白色泡沫状稀薄白带

  B. 脓性白带

  C. 间断性排除红色水样白带

  D. 豆渣样白带

  E. 灰白色匀质鱼腥味白带，无临床症状

22. 外阴阴道假丝酵母菌病

23. 滴虫性阴道炎

24. 细菌性阴道炎

25. 输卵管癌

【X 型题】

26. 患者 32 岁，"持续阴道出血 1 个月"，拟行盆腔检查，检查前需要做哪些准备

  A. 患者排空膀胱

  B. 患者臀下垫一次性垫单

  C. 消毒外阴，使用无菌手套和器械

  D. 检查者无菌刷手

  E. 告知患者盆腔检查可能引起不适，尽量放松腹肌

二、名词解释

1. 子宫前倾前屈

2. 直肠 – 腹部诊

三、填空题

1. 患者 12 岁初潮，平素月经规律，周期 28～30 天，持续 4～5 天，末次月经 2018 – 05 – 29，月经史可简写为_____。

2. 子宫的位置一般是_____。

3. 双合诊时，正常卵巢____扪及，正常输卵管_____扪及。

4. 进行双合诊时，当两手指放入阴道后，患者感觉疼痛不适，可_____替代双指进行检查。

四、简答题

1. 请简述三合诊的检查方法和意义。

2. 请简述盆腔检查的基本要求。

（王世军）

【参考答案及解析】

一、选择题

【A型题】

1. C

[解析] 若阴道异常出血阴道检查前应消毒外阴，使用无菌手套及器械，以防发生感染，阴道为有菌环境，一般情况下无需消毒。

2. E

[解析] 双合诊是盆腔检查中最重要的项目，检查者一手放入阴道，另一手在腹部配合检查。目的在于检查阴道、宫颈、宫体、输卵管、卵巢、宫旁结缔组织以及盆腔内壁有无异常。正常卵巢偶可扪及，正常输卵管不能扪及。

3. D

[解析] 家族史指患者父母、兄弟姐妹及子女的健康状况。

4. C

[解析] 生育史包括足月产、早产、流产次数以及现存子女数，以4个阿拉伯数字顺序表示。

5. D

[解析] 通过三合诊能扪清后倾或后屈子宫大小，发现子宫后壁、宫颈旁、直肠子宫陷凹、宫骶韧带和盆腔后部病变，估计盆腔内病变范围，及其与子宫或直肠的关系，特别是癌肿与盆壁间的关系，以及扪清阴道直肠隔、骶骨前方或直肠内有无病变。

6. D

[解析] 应避免经期行盆腔检查，但若为阴道异常流血则必须检查。检查时消毒外阴，使用无菌手套及器械以免发生感染。

7. C

[解析] 盆腔检查前，大便充盈者应于排便或灌肠后进行检查。

8. E

[解析] 阴道黏膜颜色、皱襞、有无溃疡和赘生物需要放置阴道窥器后方能观察，属阴道检查项目。

9. E

[解析] 阴道检查应根据阴道宽窄选择大小合适的阴道窥器。放置窥器时，将其前后叶两端合并，表面涂抹润滑剂以利插入，避免损伤。若拟行宫颈细胞学检查或取阴道分泌物做涂片检查时，改用生理盐水润滑以免影响涂片质量。放置窥器时，检查者左手分开阴唇，右手持窥器斜行沿着阴道后侧壁缓慢插入阴道，插入

后逐渐旋转至正前方，张开前后叶，暴露宫颈、阴道壁及穹窿部，然后旋转窥器，充分暴露阴道各壁。取出窥器时，先将前后叶合拢再沿阴道侧后壁缓慢取出。

10. B

[解析] 子宫的硬度需要通过双合诊检查，双合诊可以扪清子宫的位置、大小、质地、活动度以及有无压痛。

11. C

[解析] 行外阴部检查时，还应让患者屏气用力，观察有无阴道前后壁脱垂、子宫脱垂或尿失禁等。双合诊的目的在于检查阴道、宫颈、宫体、输卵管、卵巢、宫旁结缔组织以及骨盆腔内壁有无异常。

12. B

[解析] 三合诊是对双合诊检查不足的重要补充，通过三合诊，能扪清后倾后屈子宫大小，发现子宫后壁、宫颈旁、直肠子宫陷凹、宫骶韧带和盆腔后部病变，估计盆腔内病变范围及其与子宫或直肠的关系，特别是癌肿和盆壁间的关系，以及扪清阴道直肠隔、骶骨前方或直肠内有无病变。三合诊在生殖器官肿瘤、结核、子宫内膜异位症、炎症的检查时尤为重要。

13. C

[解析] 行盆腔检查时，患者取膀胱截石位。患者臀部置于台缘，头部略抬高，两手平放于身旁，放松腹肌。检查者面向患者，立于患者两腿之间。不宜搬动的危重患者可在病床上检查。

14. E

[解析] 盆腔检查时为避免交叉感染，要于患者臀下垫一次性垫单。使用阴道窥器检查阴道和宫颈。外阴阴道假丝酵母菌病检查时，可取阴道分泌物置于玻片上，滴注10%氢氧化钾，10%氢氧化钾可溶解其他细胞成分提高假丝酵母菌检出率，也可棉签取阴道分泌物置于干试管中送培养。

【B型题】

15. B; 16. C; 17. D

[解析] 下腹痛是妇女常见的临床症状，根据下腹痛的性质和特点可以鉴别不同妇科疾病。反复隐痛后突发撕裂样剧痛应想到输卵管妊娠破裂型或流产型的可能。周期性下腹痛但无月经来潮多为经血排出受阻所致，见于先天性生殖道畸形或术后宫腔、宫颈管粘连。转移性右下腹痛要除外阑尾炎的可能。

18. D; 19. B; 20. C; 21. E

[解析]下腹部肿块是妇女就诊时的常见主诉。育龄妇女有停经史，下腹正中扪及包块，应考虑妊娠子宫。子宫肌瘤的典型症状为月经过多，查体子宫均匀增大，或表面有单个或多个球形隆起。子宫腺肌病子宫均匀增大，通常不超过妊娠3个月大小，质地硬，患者多有逐年加剧的痛经。年老患者子宫增大且伴有不规则阴道流血应考虑子宫恶性肿瘤，如子宫内膜癌或子宫肉瘤。

22. D；23. A；24. E；25. C

[解析]正常白带呈白色稀糊状或蛋清样，高度黏稠，无腥臭味，量少，对妇女健康无不良影响，称生理性白带。生殖道出现炎症，特别是阴道炎和宫颈炎或有生殖道恶性肿瘤时，白带数量显著增多且性状改变，称病理性白带。灰黄色或黄白色泡沫状稀薄白带是滴虫性阴道炎的特征，可伴有外阴瘙痒。凝乳块状或豆渣样白带是假丝酵母菌的特征，常伴有严重外阴瘙痒或灼痛。灰白色匀质鱼腥味白带常见于细菌性阴道炎，可有轻度外阴瘙痒或无临床症状。间断性排出清澈、黄红色或红色水样白带应考虑输卵管癌的可能。

【X型题】

26. ABCE

[解析]行盆腔检查时检查者应关心体贴被检查的患者，做到态度严肃、语言亲切、检查仔细、动作轻柔。检查前告知患者盆腔检查可能引起不适，不必紧张。除尿失禁患者外，检查前应排空膀胱，必要时导尿。大便充盈者应于排便或灌肠后检查。为避免交叉感染，置于臀下的垫单或纸单应一人一换，一次性使用。避免于经期做盆腔检查。若为阴道异常流血者则必须检查。检查前消毒外阴，使用无菌手套及器械，以防发生感染。但不需要无菌刷手。

二、名词解释

1. 子宫位置一般是前倾略前屈。"倾"指宫体纵轴和身体纵轴的关系。宫体朝向耻骨称为前倾。"屈"指宫体和宫颈的关系，两者间的纵轴形成的角度朝向前方，称为前屈。

2. 一手示指伸入直肠，另一手在腹部配合检查，称直肠－腹部诊。适用于无性生活史、阴道闭锁或因其他原因不宜行双合诊检查的患者。

三、填空题

1. $12\dfrac{4-5}{28-30}$ lmp2018－05－29

2. 前倾略前屈

3. 偶可 不能

4. 单用示指

四、简答题

1. 经直肠、阴道、腹部联合检查称三合诊。方法是双合诊结束后，一手示指放入阴道，中指插入直肠以替代双合诊时的两指，其余步骤与双合诊相同。三合诊是对双合诊检查不足的重要补充，通过三合诊，能扪清后倾后屈子宫大小，发现子宫后壁、宫颈旁、直肠子宫陷凹、宫骶韧带和盆腔后部病变，估计盆腔内病变范围及其与子宫或直肠的关系，特别是癌肿和盆壁间的关系，以及扪清阴道直肠隔、骶骨前方或直肠内有无病变。三合诊在生殖器官肿瘤、结核、子宫内膜异位症、炎症的检查时尤为重要。

2. ①检查者应关心体贴被检查的患者，做到态度严肃、语言亲切、检查仔细、动作轻柔。检查前告知患者盆腔检查可能引起不适，不必紧张。②除尿失禁患者外，检查前应排空膀胱，必要时导尿。大便充盈者应于排便或灌肠后检查。③为避免交叉感染，置于臀下的垫单或纸单应一人一换，一次性使用。④患者取膀胱截石位。患者臀部置于台缘，头部略抬高，两手平放于身旁，放松腹肌。检查者面向患者，立于患者两腿之间。不宜搬动的危重患者可在病床上检查。⑤应避免于经期做盆腔检查。若为阴道异常流血则必须检查。检查前消毒外阴，使用无菌手套及器械，以防发生感染。⑥对无性生活者禁止做双合诊及阴道窥器检查，应行直肠－腹部诊。确有检查必要时，应先征得患者及其家属同意后，方可作阴道窥器检查或双合诊检查。⑦男性医生对患者进行检查时，需要有女性医务人员在场，以减轻患者紧张心理和避免发生不必要的误会。⑧可疑有盆腔内病变的腹壁肥厚、高度紧张不合作或无性生活患者，盆腔检查不满意时可在麻醉下进行盆腔检查或改用超声检查。

第二十章 外阴上皮非瘤样病变

【同步习题】

一、选择题

【A型题】

1. 女性，40岁。自觉外阴发痒3年余，未做外阴活检，检查发现双大阴唇正常，双小阴唇萎缩，阴蒂包皮粘连，阴道口缩小，双大小阴唇沟，双小阴唇、阴蒂包皮，会阴肛周色素减退，黏膜变薄，最可能的诊断为
   - A. 外阴白化病
   - B. 外阴白斑
   - C. 外阴神经性皮炎
   - D. 外阴湿疹
   - E. 外阴硬化萎缩性苔藓

2. 关于外阴白色病变，哪项描述是错误的
   - A. 外阴白色病变是一组外阴常见慢性病变
   - B. 鳞状上皮增生者病变区皮肤发白，增厚似皮革
   - C. 硬化性苔藓病变区皮肤萎缩变薄变白
   - D. 混合型病变区有增生与苔藓型两种病变同时存在
   - E. 硬化性苔藓较易发展为外阴癌

3. 外阴硬化性苔藓的早期病理改变是
   - A. 表层细胞过度角化
   - B. 表层细胞增生
   - C. 真皮乳头层水肿
   - D. 毛囊角质栓塞
   - E. 底层细胞增生

4. 关于外阴瘙痒，下列哪项是正确的
   - A. 外阴瘙痒是外阴癌的早期表现
   - B. 外阴瘙痒最见的原因是蛲虫病
   - C. 外阴瘙痒严重时用肥皂液清洗会有好转
   - D. 外阴瘙痒经药物治疗无效应行单纯性外阴切除术
   - E. 外阴瘙痒不是一种疾病而是多种疾病引起的一种症状

5. 女性，52岁。因外阴瘙痒就诊，组织病理为鳞状上皮增生，下列治疗中哪项是正确的
   - A. 因为容易发生癌变，应尽早手术
   - B. 全身药物治疗
   - C. 补充多种维生素
   - D. 活检有非典型增生时要行手术治疗
   - E. 加强体育锻炼，增强抵抗力

6. 女性，35岁。外阴奇痒，分泌物不多。妇科检查：两侧小阴唇增厚，皮肤纹理明显，外阴黏膜不红，阴道畅，皱襞正常，无异常分泌物，宫颈肥大，表面光滑，子宫前位，正常大小，双侧附件未及异常，为确诊应选用
   - A. 外阴活检
   - B. 阴道分泌物涂片
   - C. 宫颈涂片（TCT）
   - D. 阴道镜+宫颈活检
   - E. 盆腔超声检查

【B型题】
   - A. 多见于50岁以前的中年妇女，外阴瘙痒为主要症状
   - B. 可发生于任何年龄妇女，以绝经后妇女最常见，晚期病例有阴道口挛缩
   - C. 青春期发病者居多，外阴色素减退，但皮肤光滑润泽，弹性正常
   - D. 常见于绝经后妇女，阴道分泌物增多伴外阴瘙痒
   - E. 常见于5岁以下的幼女，阴道分泌物增多呈脓性

7. 外阴白癜风表现为
8. 外阴鳞状上皮增生表现为
9. 外阴硬化性苔藓表现为

【X型题】

10. 外阴鳞状上皮增生的诊断下列哪些是正确的
   - A. 组织活检病理是最可靠的诊断依据
   - B. 应在病变区做多点活检
   - C. 用碘涂抹病变区，皮肤不着色区，多点活检准确率高
   - D. 活检应选在皮肤有皲裂、溃疡、隆起、硬结和粗糙等不同部位取材
   - E. 由于病变不恒定，活检不但要多点取材，还要定期随访，才能提高准确率

二、名词解释

1. 外阴鳞状上皮增生
2. 外阴硬化性苔藓

三、填空题

1. 外阴硬化性苔藓的病因可能与以下因素有关：

①_____；②性激素缺乏，如_____不足；
③_____；④局部组织自由基作用。

2. 外阴鳞状上皮增生若有长期溃疡不愈要尽早_____
确诊以排除外阴癌。

四、简答题

简述外阴鳞状上皮增生应与哪些疾病鉴别。

（王世军）

【参考答案及解析】

一、选择题

【A型题】

1. E

[解析]外阴硬化性苔藓常位于大阴唇、小阴唇、阴蒂包皮、阴唇后连合及肛周，多呈对称性。病变发展可出现外阴萎缩，小阴唇变小甚至消失，大阴唇变薄，皮肤颜色发白、发亮、皱褶、弹性差，常伴有皲裂及脱皮，晚期病变则出现皮肤进一步萎缩、菲薄、阴道口挛缩狭窄。

2. E

[解析]外阴鳞状上皮增生若有溃疡长期不愈要行组织活检除外外阴癌。硬化性苔藓极少发展为外阴癌。

3. C

[解析]外阴硬化性苔藓病理镜下可见表皮萎缩，过度角化，上皮增厚和上皮脚变钝，基底层细胞的胞质空泡化和毛囊栓塞。病变早期真皮乳头层水肿，晚期出现均质化，表皮细胞过度角化，黑色素细胞减少。

4. E

[解析]外阴瘙痒不是一种疾病而是一种临床表现，外阴白色病变、非特异性外阴炎、外阴上皮瘤样病变、多种阴道炎都可有这种症状。

5. D

[解析]外阴鳞状上皮增生的治疗主要目的是局部用药或物理治疗控制瘙痒，缓解症状。因为外阴鳞状上皮增生发生癌变的概率很低，术后易复发，因此，一般仅适用于：①局部病损组织出现不典型增生或有恶变可能；②反复应用药物或物理治疗无效者。

6. A

[解析]外阴鳞状上皮增生的临床表现为反复搔抓与外阴瘙痒的恶性循环，检查可见病变呈局灶性、多发性或对称性。病变晚期皮肤增厚，色素增加，似皮革样增厚且粗糙隆起。根据临床症状和体征可作出初步判断，确诊靠组织学检查。

【B型题】

7. C；8. A；9. B

[解析]外阴白癜风青春期发病者居多，外阴色素减退，但皮肤光滑润泽，弹性正常。外阴鳞状上皮增生的临床表现是外阴瘙痒难耐和反复搔抓形成恶性循环，多见于40～50岁妇女。外阴硬化性苔藓可发生于任何年龄妇女，以绝经后妇女最常见，病变晚期病例阴道口挛缩狭窄。

【X型题】

10. ABDE

[解析]为使取材适当，活检前先以1%甲苯胺蓝涂抹局部皮肤，干燥后以1%醋酸液擦洗脱色，在不脱色区活检，有助于提高不典型增生或早期癌变的检出率。

二、名词解释

1. 外阴鳞状上皮增生是以外阴瘙痒为主要症状的鳞状上皮细胞良性增生为主的外阴疾病，是最常见的外阴上皮非瘤样病变，多见于50岁左右女性。

2. 外阴硬化性苔藓是一种以外阴及肛周皮肤萎缩变薄、色素减退呈白色病变为主要特征的疾病。可发生于任何年龄，但以绝经后妇女最多见。

三、填空题

1. 自身免疫性疾病　睾酮　基因遗传疾病

2. 活检病理

四、简答题

外阴鳞状上皮增生应与外阴白癜风、白化病、特异性外阴炎及外阴上皮内瘤变和外阴癌相鉴别。若外阴皮肤出现界限分明的发白区，表面光滑润泽，质地完全正常，且无任何自觉症状者为白癜风；外阴皮肤增厚，发白或发红，伴有瘙痒且阴道分泌物增多这，应首先排除假丝酵母菌病、滴虫性阴道炎和外阴炎，分泌物中可见病原体，炎症治愈后白色区逐渐消失；外阴皮肤出现对称性发红、增厚，伴有严重瘙痒，但无阴道分泌物增多者，应考虑糖尿病所致外阴炎的可能。长期溃疡不愈要尽早活检病理确诊已排除外阴癌。

第二十一章 外阴及阴道炎症

一、选择题

【A型题】

1. 女性，45岁，已婚，体型肥胖。近2年自觉外阴瘙痒，经期加重，涂用"氟轻松霜"治疗无明显好转。妇科检查：外阴发育正常，大小阴唇潮红，可见抓痕，未见明显色素脱失，溃疡及皲裂，分泌物不多，无异味。外阴瘙痒最大可能是由下列哪种疾病引起
   A. 外阴白色病变
   B. 滴虫性阴道炎
   C. 外阴阴道假丝酵母菌病
   D. 非特异性外阴炎
   E. 萎缩性阴道炎

2. 女性，28岁。会阴部肿块5天，伴发热3天。妇科检查：左侧小阴唇下方一肿块，约4cm×3cm×3cm大小，局部皮肤充血，有波动感，压痛明显。首先考虑的诊断是
   A. 前庭大腺囊肿　　B. 外阴脂肪瘤
   C. 前庭大腺脓肿　　D. 外阴疖肿
   E. 前庭大腺癌

3. 女性，34岁。1个月前自己发现阴道口有一肿块，逐渐长大，无胀痛感。妇科检查：左侧外阴部后下方可触及一囊性肿块，凸向大阴唇外侧，约4cm直径大小，无触痛。拟诊为左侧前庭大腺囊肿。首选的治疗方法是
   A. 前庭大腺囊肿剥出术
   B. 前庭大腺囊肿造口术
   C. 前庭大腺囊肿抽液术
   D. 抗生素治疗
   E. 随访观察

4. 在女性阴道炎中下列哪项是正确的
   A. 妊娠期间不易发生外阴阴道假丝酵母菌病
   B. 滴虫性阴道炎夫妻间不会相互传染
   C. 绝经后雌激素水平降低，易引起外阴阴道假丝酵母菌病
   D. 滴虫性阴道炎用甲硝唑治疗，足量用药一次能彻底治愈
   E. 人体口腔、阴道黏膜、肠道存在的假丝酵母菌可

相互传染

5. 与滴虫性阴道炎发病原因有直接关系的是
   A. 阴道内湿度改变
   B. 阴道内pH值改变
   C. 月经中期最易发病
   D. 阴道细胞内糖原合成增加
   E. 滴虫寄生于阴道内

6. 糖尿病合并阴道炎以下哪种最常见
   A. 外阴阴道假丝酵母菌病
   B. 滴虫性阴道炎
   C. 细菌性阴道病
   D. 萎缩性阴道炎
   E. 前庭大腺脓肿

7. 48岁已婚妇女，因胆道感染入院，应用抗生素14天，近一周来外阴瘙痒明显，检查发现外阴红肿，阴道黏膜充血，有白色膜状物，擦拭后露出红肿黏膜面，最可能的诊断是
   A. 非特异性外阴炎　　B. 外阴瘙痒症
   C. 滴虫性阴道炎　　　D. 外阴阴道假丝酵母菌病
   E. 萎缩性阴道炎

8. 有关假丝酵母菌阴道炎的诱发因素，错误的是
   A. 糖尿病　　　　　B. 妊娠
   C. 长期用抗生素　　D. 接受免疫抑制剂治疗
   E. 使用避孕套避孕

9. 下列对阴道炎表述不正确的是
   A. 阴道黏膜产生的炎症
   B. 阴道分泌物出现量、色、质的变化
   C. 阴道炎是由病毒引起的
   D. 阴道炎是由病原体侵入引起的
   E. 阴道炎是阴道微生态平衡发生改变而产生的

10. 下列哪种药物不是治疗外阴阴道假丝酵母菌病的
   A. 硝酸咪康唑栓　　B. 左氧氟沙星栓
   C. 克霉唑栓　　　　D. 伊曲康唑胶囊
   E. 氟康唑

11. 下列不是萎缩性阴道炎的病因是
   A. 雌激素水平低　　B. 阴道壁萎缩
   C. 卵巢功能衰退　　D. 阴道内pH降低

E. 阴道内乳酸杆菌数量减少

12. 滴虫性阴道炎的传播方式不包括
    A. 衣物传播　　　　B. 性交传播
    C. 公共浴池传播　　D. 母婴垂直传播
    E. 不洁器械和敷料传播

13. 维持阴道生态平衡中起重要作用的细菌是
    A. 大肠埃希菌　　　B. 棒状杆菌
    C. 非溶血性链球菌　D. 乳酸杆菌
    E. 表皮葡萄球菌

14. 维持阴道生态平衡中起重要作用的激素是
    A. 雌激素　　　　　B. 孕激素
    C. 黄体生成素　　　D. 卵泡刺激素
    E. 雄激素

15. 女性，35 岁。白带增多伴腥臭味 2 周，妇科检查见阴道分泌物多，呈灰白色稀薄，镜检发现线索细胞约 30%，胺臭味试验阳性，考虑诊断为
    A. 外阴阴道假丝酵母菌病
    B. 细菌性阴道炎
    C. 萎缩性阴道炎
    D. 支原体性阴道病
    E. 滴虫性阴道炎

16. 诊断外阴阴道假丝酵母菌病的最确切依据是分泌物涂片中
    A. 红细胞增多　　　B. 白细胞增多
    C. 上皮细胞减少　　D. 找到阴道毛滴虫
    E. 找到假丝酵母菌

17. 检查阴道毛滴虫，以下哪种方法最正确
    A. 常温下生理盐水涂片法
    B. 常温下氢氧化钾涂片法
    C. 粪便涂片法
    D. 阴道分泌物涂片后静置一小时送检
    E. 阴道分泌物涂片后低温保存送检

18. 老年妇女患阴道炎的原因是
    A. 卵巢功能衰退，雌激素水平降低
    B. 阴道壁萎缩，黏膜变薄
    C. 上皮细胞内糖原含量减少
    D. 阴道内 pH 值上升，局部抵抗力降低
    E. 以上均是

19. 关于滴虫性阴道炎临床表现，正确的是
    A. 外阴瘙痒，红肿灼痛
    B. 悬滴法找到白细胞增多
    C. 阴道 pH 值 4.5
    D. 阴道黏膜上附着白膜，擦拭后露出红肿黏膜面
    E. 稀薄泡沫状白带增多

20. 关于阴道炎，哪项是正确的
    A. 阴道毛滴虫生活力较强，在 3~5℃ 下可生存 21 天
    B. 假丝酵母菌耐热力较强，必须煮沸一小时才可死亡，对紫外线无抵抗力
    C. 应用广谱抗生素能消除外阴阴道假丝酵母菌病的诱因
    D. 为预防癌变，老年妇女不应使用雌激素
    E. 悬滴检查白带发现的滴虫与白细胞大小类似

21. 妇女白带的来源，下述何项表述不正确
    A. 宫颈腺体分泌物
    B. 阴道上皮腺体分泌物
    C. 子宫内膜分泌物
    D. 阴道黏膜渗出物
    E. 宫颈及阴道的脱落细胞

22. 关于外阴阴道假丝酵母菌病，错误的是
    A. 假丝酵母菌能产生芽生孢子与假菌丝
    B. 假丝酵母菌对热抵抗力强，加热至60℃ 4小时才死亡
    C. 对日光、干燥与化学制剂抵抗力较强
    D. 适于假丝酵母菌生长的阴道 pH 值为 4~5
    E. 接受大量雌激素治疗者，阴道内假丝酵母菌易于繁殖引起感染

23. 滴虫的特征，错误的是
    A. 适合滴虫生存的阴道 pH 值为 5.1~5.4
    B. 隐藏在腺体与阴道皱襞中的滴虫能在月经后繁殖
    C. 阴道正常菌群内可有滴虫存在
    D. 滴虫消耗或吞噬阴道细胞内糖原，阻碍乳酸生成
    E. 滴虫可侵入尿道、尿道旁腺及男方尿道、前列腺

24. 不符合细菌性阴道炎的诊断标准是
    A. 匀质、稀薄的阴道分泌物
    B. 阴道 pH<4.5
    C. 胺臭味试验阳性
    D. 分泌物涂片高倍光镜下见到>20%的线索细胞
    E. 阴道分泌物可有鱼腥臭味

25. 下列哪个组合是错误的
    A. 滴虫性阴道炎——灰黄色泡沫状白带
    B. 萎缩性阴道炎——脓血性白带
    C. 子宫内膜癌——透明黏液性白带
    D. 外阴阴道假丝酵母菌病——豆渣样白带
    E. 子宫颈癌晚期——淘米水样白带

【B 型题】
    A. 滴虫性阴道炎

B. 外阴阴道假丝酵母菌病

C. 细菌性阴道炎

D. 慢性宫颈炎

E. 萎缩性阴道炎

26. 一 34 岁妇女，外阴瘙痒一周，检查白带呈豆渣状，应首先考虑

27. 一 40 岁妇女，阴道分泌物增多，有鱼腥臭味，伴轻度外阴瘙痒，应首先考虑

A. 甲硝唑　　　　B. 丙硫咪唑

C. 利巴韦林　　　D. 制霉菌素

E. 诺氟沙星

28. 外阴瘙痒，白带呈黄绿色泡沫状，阴道黏膜散在红斑点，局部用

29. 外阴瘙痒，白带呈豆渣状，阴道黏膜红肿，局部用

30. 外阴瘙痒，白带稀薄，灰白，有鱼腥臭味

31. 60 岁女性，绝经 10 年，外阴瘙痒，白带稀薄黄色

A. 滴虫性阴道炎

B. 外阴阴道假丝酵母菌病

C. 萎缩性阴道炎

D. 幼女性阴道炎

E. 淋球菌性阴道炎

32. 妊娠，糖尿病患者及接受大量雌激素治疗者易于发生

33. 58 岁绝经妇女容易发生

34. 男性伴侣前列腺分泌物中找到滴虫的女性易发生

A. 4.0～4.7　　　B. 3.8～4.4

C. 4.5～5　　　　D. 5.4～6.0

E. 5～7.0

35. 正常阴道 pH 值为

36. 滴虫性阴道炎阴道 pH 值为

37. 外阴阴道假丝酵母菌病阴道 pH 值为

38. 萎缩性阴道炎阴道 pH 值为

【X 型题】

39. 女性，25 岁。外阴瘙痒 10 天，分泌物增多，有鱼腥臭味，性交后明显加重。来院检查，根据下列哪些条件可以诊断细菌性阴道炎

A. 阴道黏膜充血，可见散在出血点

B. 阴道黏膜无充血的炎症表现

C. 分泌物特点为匀质、稀薄、灰白色，有鱼腥

臭味

D. 线索细胞阳性

E. 胺臭味试验阳性

40. 阴道毛滴虫的常见寄生部位是

A. 阴道　　　　　B. 尿道或尿道旁腺

C. 肛周　　　　　D. 男性的包皮皱褶

E. 男性前列腺

二、名词解释

1. 阴道自净作用

2. 前庭大腺脓肿

3. 前庭大腺囊肿

三、填空题

1. 阴道毛滴虫适宜在温度_____、pH_____的_____环境中生长。

2. _____是滴虫性阴道炎的主要传播方式。由于_____感染滴虫后常常无症状，易成为感染源。

3. 滴虫性阴道炎的分泌物典型特点为稀薄脓性、____、泡沫状、_____。

4. 滴虫性阴道炎的主要治疗药物为_____及_____。

5. 假丝酵母菌对热的抵抗力_____，但对干燥、日光、紫外线及化学制剂等抵抗力_____。

6. 外阴阴道假丝酵母菌病的主要传染途径是_____。

7. 细菌性阴道病时，正常阴道内产生过氧化氢的_____减少，导致其他微生物大量繁殖，其中以_____居多。

8. 细菌性阴道病的分泌物____，特点是白色匀质、_____、有_____。

9. 萎缩性阴道炎的治疗原则为补充_____增加阴道抵抗力；应用_____抑制细菌生长。

10. 细菌性阴道病患者的性伴侣_____常规治疗。

11. 正常阴道环境是_____，pH_____，多在_____。

四、简答题

1. 简述滴虫性阴道炎、外阴阴道假丝酵母菌病阴道分泌物的典型特征。

2. 简述滴虫性阴道炎的传播方式。

3. 简述细菌性阴道病的诊断标准。

4. 简述外阴阴道假丝酵母菌病发病的常见诱因。

5. 简述引起前庭大腺管阻塞的原因。

（王世军）

【参考答案及解析】

一、选择题

【A 型题】

1. D

[解析] 非特异性外阴炎是由物理、化学因素而非病原体引起的外阴皮肤或黏膜的炎症。肥胖、糖尿病、粪瘘、尿瘘以及经期使用卫生巾局部潮湿均容易引起非特异性外阴炎。外阴无色素脱失，无溃疡及皲裂提示无外阴上皮非瘤样病变，阴道分泌物不多，无异味提示无阴道炎症。

2. C

[解析] 前庭大腺炎症多为单侧，局部皮肤有红、肿、热、痛。当脓肿形成时，疼痛加重，局部可触及波动感。部分患者出现发热等全身症状。

3. B

[解析] 前庭大腺囊肿造口术因方法简单、损伤小、保留了腺体功能从而取代了以前的囊肿剥除术。

4. E

[解析] 假丝酵母菌作为条件致病菌寄生在阴道内，也可寄生于人体的口腔、肠道，一旦条件适宜可引起感染。妊娠期雌激素水平增高，机体免疫力下降，阴道内糖原增多，酸度增高，有利于假丝酵母菌繁殖。性交是滴虫性阴道炎的主要传播方式，滴虫性阴道炎患者再感染率高，需性伴侣同时治疗并门诊定期复查。

5. B

[解析] 阴道毛滴虫适宜在 pH5.2～6.6 的潮湿环境中生长，pH 小于 5 或大于 7.5 环境中则不生长。月经前后，雌激素水平低，阴道细胞内糖原合成减少，阴道 pH 值升高，滴虫得以繁殖，引起炎症发作。

6. A

[解析] 酸性环境（通常 pH<4.5）适宜假丝酵母菌生长，糖尿病患者，机体免疫力下降，阴道组织内糖原增加，酸度增高，有利于假丝酵母菌生长、繁殖引起炎症。滴虫性阴道炎和细菌性阴道炎的阴道 pH 值高于4.5，不利于假丝酵母菌繁殖。萎缩性阴道炎是因为绝经后雌激素水平低，阴道上皮糖原少，阴道 pH 值增高，其他致病菌过度繁殖或侵入阴道致病。

7. D

[解析] 长期应用广谱抗生素，抑制阴道乳酸杆菌生长，有利于假丝酵母菌繁殖。

8. E

[解析] 假丝酵母菌为条件致病菌，在全身及阴道局部细胞免疫功能下降时，假丝酵母菌大量繁殖并转变为菌丝相，才出现症状。常见的发病诱因有长期应用广谱抗生素、妊娠、糖尿病、大量应用免疫抑制剂以及接受大剂量雌激素治疗。

9. C

[解析] 正常阴道内有许多微生物群存在，包括革兰阴性/阳性需氧菌和兼性厌氧菌、专性厌氧菌以及支原体及假丝酵母菌。当阴道的微生态平衡被打破或外源病原体侵入可导致阴道炎症发生。

10. B

[解析] 外阴阴道假丝酵母菌病的治疗原则是消除诱因，根据患者情况选择局部或全身应用抗真菌药物，左氧氟沙星属于抗生素，而非抗真菌药。

11. D

[解析] 萎缩性阴道炎常见于绝经后妇女，绝经后妇女因卵巢功能衰退，雌激素水平低，阴道壁萎缩，黏膜变薄，上皮细胞内糖原减少，阴道内 pH 增高，嗜酸性的乳酸杆菌不再是优势菌，局部抵抗力降低，其他致病菌过度繁殖或容易入侵引起炎症。

12. D

[解析] 滴虫性阴道炎的传播方式有①经性交直接传播是滴虫性阴道炎的主要传播方式。②间接传播：由公共浴室、浴盆、浴巾、游泳池、坐便器、衣物、污染的器械及敷料等传播。

13. D

[解析] 正常阴道内虽有多种微生物存在，但由于阴道与这些微生物之间形成生态平衡并不致病。在维持阴道生态平衡中，乳酸杆菌、雌激素及阴道 pH 值起重要作用。阴道乳酸杆菌将单糖转化为乳酸，维持阴道正常酸性环境，抑制其他病原体生长。

14. A

[解析] 正常阴道内虽有多种微生物存在，但由于阴道与这些微生物之间形成生态平衡并不致病。在维持阴道生态平衡中，乳酸杆菌、雌激素及阴道 pH 值起重要作用。生理情况下，雌激素使阴道上皮增生变厚并增加细胞内糖原含量，阴道上皮细胞分解糖原为单糖，阴道乳酸杆菌将单糖转化为乳酸，维持阴道正常酸性环境，抑制其他病原体生长，称为阴道自净作用。

15. B

[解析] 在下列 4 项中有 3 项阳性，即可诊断为细菌性阴道炎。①匀质、稀薄、白色阴道分泌物，常黏附于阴道壁；②线索细胞阳性；③阴道 pH＞4.5；④胺臭味试验阳性。

16. E

[解析] 对有阴道炎症状或体征的女性，在阴道分泌物中找到假丝酵母菌的芽生孢子或假丝酵母菌即可确诊。

17. A

[解析] 滴虫性阴道炎确诊最简单的方法是 0.9%氯化钠溶液湿片法。取阴道分泌物时阴道窥器不涂润滑剂，分泌物取出后应及时送检并保暖，否则滴虫活动力减低会造成辨认困难。

18. E

[解析] 萎缩性阴道炎是雌激素水平低，阴道局部抵抗力下降引起的以需氧菌感染为主的炎症。常见于自然绝经或人工绝经后妇女，也可见于产后闭经或药物假绝经治疗妇女。绝经后妇女卵巢功能衰退，雌激素水平低，阴道壁萎缩，黏膜变薄，上皮细胞内糖原减少，阴道 pH 增高。阴道内占优势的乳酸杆菌减少，局部抵抗力降低，其他致病菌过度繁殖或入侵引起炎症。

19. E

[解析] 滴虫性阴道炎主要症状是阴道分泌物增多及外阴瘙痒，分泌物典型特点为稀薄脓性、黄绿色、泡沫状、有臭味。滴虫性阴道炎患者阴道 pH 为 5.0～6.5。湿片法显微镜下可见呈波状运动的滴虫及增多的白细胞被推移。

20. A

[解析] 阴道毛滴虫生活史简单，只有滋养体无包囊期，滋养体生存力较强，3～5℃可以生存 21 日，在 46℃生存 20～60 分钟，在半干燥环境中生存约 10 小时；在普通肥皂水中能生存 45～120 分钟。假丝酵母菌对热的抵抗力不强，加热至 60℃1 小时即死亡；对干燥、日光、紫外线及化学制剂等抵抗力较强。针对病因，补充雌激素是萎缩性阴道炎的主要治疗方法。

21. B

[解析] 白带是由阴道黏膜渗出液、宫颈管及子宫内膜腺体分泌物等混合而成，其形成与雌激素的作用有关。阴道黏膜层由非角化复层鳞状上皮覆盖，无腺体。

22. B

[解析] 外阴阴道假丝酵母菌病的病原体 80%～90%为白假丝酵母菌。白假丝酵母菌为双相菌，有酵母相和菌丝相。酵母相为芽生孢子，在无症状寄居及传播中起作用；菌丝相是芽生孢子伸长成假菌丝，侵袭组织能力加强。假丝酵母菌对热的抵抗力不强，加热至 60℃ 1 小时即死亡；对干燥、日光、紫外线及化学制剂等抵抗力较强。常见发病诱因有长期应用广谱抗生素、妊娠、糖尿病、大量应用免疫抑制剂、大量应用雌激素治疗。

23. C

[解析] 正常阴道环境：酸性，pH≤4.5，多在 3.8～4.4，滴虫性阴道炎患者阴道 pH 为 5.0～6.5。阴道毛滴虫在 pH＜5 或 pH＞7.5 环境不生长。月经前后阴道 pH 改变，接近中性，隐藏在腺体及阴道皱褶中的滴虫繁殖，引起炎症发作。

24. B

[解析] 在下列 4 项中有 3 项阳性，即可诊断为细菌性阴道炎。①匀质、稀薄、白色阴道分泌物，常黏附于阴道壁；②线索细胞阳性；③阴道 pH＞4.5；④胺臭味试验阳性。

25. C

[解析] 透明黏性白带外观与正常白带相似，但数量显著增多，应考虑卵巢功能失调、阴道腺病或宫颈高分化腺癌等疾病的可能。子宫内膜癌为血性白带。

【B 型题】

26. B；27. C

[解析] 凝乳块状或豆渣样白带是假丝酵母菌的特征，常伴有严重外阴瘙痒或灼痛。灰白色匀质鱼腥味白带常见于细菌性阴道炎，可有轻度外阴瘙痒或无临床症状。

28. A；29. D；30. A；31. E

[解析] 根据临床症状及分泌物的性状，28 题诊断为滴虫性阴道炎，29 题诊断为外阴阴道假丝酵母菌病，30 题诊断为细菌性阴道炎，31 题诊断为萎缩性阴道炎，故 28 题、30 题选用甲硝唑治疗，29 题选用抗真菌药物制霉菌素，31 题选用抗生素抑制细菌生长。利巴韦林为抗病毒药物，丙硫咪唑为广谱驱虫药。

32. B；33. C；34. A

[解析] 应用广谱抗生素、妊娠、糖尿病患者及接受大量雌激素或免疫抑制剂治疗是外阴阴道假丝酵母菌病的诱发因素。绝经后妇女因卵巢功能衰退，雌激素水平低，阴道壁萎缩，黏膜变薄，上皮细胞内糖原减少，阴道内 pH 增高，嗜酸性的乳酸杆菌不再是优势菌，局部抵抗力降低，其他致病菌过度繁殖或容易入侵引起炎症。经性交直接传播是滴虫性阴道炎的主要传播方式。

35. B；36. D；37. A；38. E

[解析] 正常阴道环境为酸性环境（pH≤4.5，多在 3.8～

4.4），阴道毛滴虫适宜在 pH5.2～6.6 的潮湿环境下生长，假丝酵母菌感染的阴道 pH 多在 4.0～4.7，绝经后女性因雌激素水平低，阴道上皮糖原减少，阴道 pH 升高，多为 5.0～7.0，容易引起炎症。

【X 型题】

39. CDE

[解析] 在下列 4 项中有 3 项阳性，即可诊断为细菌性阴道炎。①匀质、稀薄、白色阴道分泌物，常黏附于阴道壁；②线索细胞阳性；③阴道 pH＞4.5；④胺臭味试验阳性。

40. ABDE

[解析] 滴虫不仅寄生于阴道，还常常侵入人体的尿道或尿道旁腺，甚至膀胱、肾盂以及男性的包皮褶皱、尿道或前列腺中。

二、名词解释

1. 生理情况下，雌激素使阴道上皮增生变厚并增加细胞内糖原含量，阴道上皮细胞分解糖原为单糖，阴道乳酸杆菌将单糖转化为乳酸，维持阴道正常的酸性环境（pH≤4.5，多在 3.8～4.4），抑制其他病原体生长，称为阴道自净作用。

2. 前庭大腺炎症急性发作时，病原体首先侵犯腺管，导致前庭大腺导管炎，腺管开口往往因肿胀或渗出物凝集而堵塞，脓液不能外流，积存而形成脓肿，称为前庭大腺脓肿。

3. 前庭大腺囊肿是因前庭大腺腺管开口堵塞，分泌物积聚于腺腔而形成。

三、填空题

1. 25～40℃　5.2～6.6　潮湿
2. 经性交直接传播　男性
3. 黄绿色　有臭味
4. 甲硝唑　替硝唑
5. 弱　较强
6. 内源性传染
7. 乳酸杆菌　厌氧菌
8. 增多　稀薄　鱼腥臭味
9. 雌激素　抗生素
10. 不需要
11. 酸性　≤4.5　3.8～4.4

四、简答题

1. 滴虫性阴道炎分泌物的特点为稀薄脓性、黄绿色、泡沫状、有臭味。外阴阴道假丝酵母菌病的分泌物特点为白色稠厚呈凝乳或豆渣样。

2. 滴虫性阴道炎的传播方式有①经性交直接传播是滴虫性阴道炎的主要传播方式。②间接传播：由公共浴室、浴盆、浴巾、游泳池、坐便器、衣物、污染的器械及敷料等传播。

3. 在下列 4 项中有 3 项阳性，即可诊断为细菌性阴道炎。
1）匀质、稀薄、白色阴道分泌物，常黏附于阴道壁
2）线索细胞阳性
3）阴道 pH＞4.5
4）胺臭味试验阳性

4. 假丝酵母菌为条件致病菌，在全身及阴道局部细胞免疫功能下降时，假丝酵母菌大量繁殖并转变为菌丝相，才出现症状。常见的发病诱因有长期应用广谱抗生素、妊娠、糖尿病、大量应用免疫抑制剂以及接受大剂量雌激素治疗。

5. 引起前庭大腺管阻塞的原因有：①前庭大腺脓肿消退后，腺管阻塞，脓液吸收后由黏液分泌物代替；②先天性腺管狭窄或腺管内黏液浓稠，分泌物排出不畅，导致囊肿形成；③前庭大腺损伤，如分娩时会阴与阴道损伤后瘢痕阻塞腺管。

第二十二章　子宫颈炎

一、选择题

【A 型题】

1. 目前急性宫颈炎最常见的病原体是
   A. 厌氧菌
   B. 大肠埃希菌
   C. 金黄色葡萄球菌
   D. 溶血性链球菌
   E. 淋病奈瑟菌

2. 急性宫颈炎症的特征性体征之一是
   A. 宫颈举痛
   B. 阴道豆渣样分泌物
   C. 宫颈柱状上皮外移
   D. 宫体压痛
   E. 宫颈管肉眼可见黏液脓性分泌物

3. 治疗沙眼衣原体的常用药物是
   A. 青霉素类
   B. 头孢类
   C. 干扰素
   D. 红霉素
   E. 喹诺酮类

4. 目前治疗单纯急性淋病奈瑟菌性宫颈炎首选抗生素是
   A. 青霉素类
   B. 四环素
   C. 甲硝唑
   D. 头孢类
   E. 红霉素

5. 患者女性，36 岁。既往有结核病史，妇科检查：宫颈有乳头状增生，0.5cm 小溃疡，为明确诊断应行
   A. 血常规
   B. 白带常规检查
   C. 宫颈病理检查
   D. 结核菌素试验
   E. 宫颈细胞学检查

【B 型题】

患者女性，20 岁。有不洁性生活史，自述阴道分泌物增多，伴外阴灼热不适。查体：阴道内分泌物多，宫颈充血，表面有黏液脓性分泌物，宫体大小正常，无压痛，附件区无异常。

6. 辅助检查对诊断最有帮助的是
   A. 阴道分泌物细菌培养
   B. 阴道分泌物滴虫检查
   C. 阴道分泌物 pH 测定
   D. 宫颈分泌物检查白细胞
   E. 阴道分泌物查找线索细胞

7. 若宫颈分泌物显微镜检查提示中性粒细胞>30/HP，初步诊断考虑为
   A. 滴虫阴道炎
   B. 细菌性阴道病
   C. 急性子宫颈炎
   D. 外阴阴道假丝酵母菌病
   E. 盆腔炎性疾病

8. 该患者不需要检查的是
   A. 分泌物查找滴虫
   B. 分泌物查找线索细胞
   C. 分泌物淋病奈瑟菌培养
   D. 沙眼衣原体检查
   E. 高危型 HPV-DNA 检测

9. 若分泌物培养报告淋病奈瑟菌阳性，恰当的治疗是
   A. 青霉素
   B. 氧氟沙星+多西环素
   C. 红霉素
   D. 红霉素+甲硝唑
   E. 头孢曲松

二、名词解释

1. 子宫颈腺囊肿
2. 慢性子宫颈炎
3. 急性子宫颈炎

（李东林）

【参考答案及解析】

一、选择题

【A 型题】

1. E

[解析] 记忆题。

2. E

[解析] 急性宫颈炎的特异性体征有：①于子宫颈管或子宫颈管棉拭子标本上，肉眼可见脓性或黏液脓性分泌物；②用棉拭子擦拭子宫颈管时，容易诱发子宫颈管内出血。

3. D

[解析] 沙眼衣原体治疗主要选用四环素类和大环内酯类抗生素。

4. D

[解析] 单纯急性淋病奈瑟菌性宫颈炎首选头孢类抗生素。

5. C

[解析] 病理组织检查可明确诊断，同时排除宫颈恶性肿瘤。

【B 型题】

6. D；7. C；8. E；9. E

[解析] 该病例中，患者宫颈表面可见黏液脓性分泌物，为急性子宫颈炎特异性体征之一，可进一步行宫颈脓性分泌物的白细胞检查及病原体检测。高危型 HPV-DNA 是宫颈癌或癌前病变的检测指标，不作为急性宫颈炎的常规检查。单纯急性淋病奈瑟菌性子宫颈炎可选用头孢类抗生素。

二、名词解释

1. 子宫颈腺囊肿绝大多数情况下是子宫颈的生理性变化。子宫颈转化区鳞状上皮取代柱状上皮过程中，新生的鳞状上皮覆盖子宫颈腺管口或伸入腺管，将腺管口阻塞，导致腺体分泌物引流受阻，潴留形成囊肿。

2. 指的是子宫颈间质内有大量淋巴细胞、浆细胞等慢性炎细胞浸润，可伴有子宫颈腺上皮及间质的增生和鳞状上皮化生。

3. 指的是子宫颈发生急性炎症，包括局部充血、水肿，上皮变性、坏死，黏膜、黏膜下组织、腺体周围见大量中性粒细胞浸润，腺腔中可有脓性分泌物。

第二十三章　盆腔炎性疾病及生殖器结核

一、选择题

【A型题】

1. 盆腔炎性疾病的高危因素不包括
   A. 分段诊刮
   B. 阑尾炎
   C. 细菌性阴道病
   D. 性伴侣使用避孕套
   E. 性伴侣患性传播疾病

2. 关于盆腔炎性疾病的外源性病原体正确的是
   A. 往往是需氧菌与厌氧菌混合感染
   B. 以厌氧菌为主
   C. 以需氧菌为主
   D. 以兼性厌氧菌为主
   E. 性传播疾病的病原体

3. 盆腔炎性疾病的感染途径正确的是
   A. 产褥感染及流产后感染是血行播散
   B. 结核杆菌是沿生殖器黏膜上行蔓延
   C. 沙眼衣原体是沿生殖器黏膜上行蔓延
   D. 阑尾炎通过淋巴系统蔓延至内生殖器
   E. 淋病奈瑟菌通过性接触侵及泌尿系统后直接蔓延至生殖道

4. 盆腔炎性疾病多发生在
   A. 围绝经期妇女
   B. 绝经后妇女
   C. 性生活活跃期妇女
   D. 初潮前少女
   E. 无性生活妇女

5. 最常见的盆腔炎性疾病是
   A. 子宫内膜炎
   B. 子宫肌炎
   C. 输卵管炎及输卵管卵巢炎
   D. 盆腔结缔组织炎
   E. 盆腔腹膜炎

6. 盆腔炎性疾病的临床表现正确的是

   A. 患者均出现腹痛
   B. 患者均有发热
   C. 患者均有阴道分泌物增多
   D. 患者均有月经改变
   E. 可出现消化道症状, 如呕吐、腹泻等

7. 盆腔炎性疾病最低诊断标准是
   A. 子宫内膜活检证实子宫内膜炎
   B. 下腹压痛、反跳痛
   C. 阴道分泌物为脓性
   D. 宫颈举摆痛
   E. 体温大于 38.5℃

8. 盆腔炎性疾病的初始治疗, 以下叙述正确的是
   A. 经验性使用抗生素
   B. 根据药敏试验结果选用抗生素
   C. 诊断不明确时, 待明确后再使用抗生素
   D. 用药期间, 根据病情随时行妇科检查
   E. 病情严重时, 需平卧位休息

9. 盆腔炎性疾病需考虑手术治疗的是
   A. 严重的呕吐、腹泻
   B. 体温大于 38.5℃
   C. 病情严重, 出现电解质紊乱
   D. 抗生素治疗 72 小时, 病情加重
   E. 超声提示盆腔脓肿

10. 盆腔炎性疾病后遗症不包括
    A. 继发性不孕
    B. 异位妊娠
    C. 子宫内膜异位症
    D. 慢性盆腔痛
    E. 炎症反复发作

11. 盆腔炎性疾病的预防不正确的是
    A. 注意性生活卫生
    B. 治疗急性盆腔炎性疾病时应及时、彻底
    C. 加强生殖道感染的卫生宣传
    D. 宫腔操作选择在月经干净后 10 天进行

E. 注意妇科无菌操作

12. 有关输卵管积水，哪项是错误的
    A. 输卵管伞端闭锁，浆液性渗出物聚集形成
    B. 输卵管积脓，脓液逐渐吸收，被浆液性渗出物代替形成
    C. 常与周围粘连
    D. 常为双侧性，呈腊肠型
    E. 由盆腔结缔组织增生，子宫固定而形成

13. 女性生殖器结核最常见的是
    A. 输卵管结核
    B. 子宫内膜结核
    C. 宫颈结核
    D. 卵巢结核
    E. 盆腔腹膜结核

14. 女性生殖器结核最常见的传播途径是
    A. 病灶种植
    B. 上行感染
    C. 血行传播
    D. 淋巴传播
    E. 直接蔓延

15. 关于生殖器结核正确的是
    A. 原发感染居多
    B. 输卵管病变多为双侧
    C. 腹部症状不明显
    D. 月经通常不受影响
    E. 是继发不孕的主要原因

16. 诊断子宫内膜结核最可靠的依据是
    A. 盆腔 X 线摄片
    B. 子宫输卵管碘油造影
    C. 月经血结核杆菌培养
    D. 子宫内膜活组织检查
    E. 结核菌素试验

17. 生殖器结核行子宫内膜病理检查错误的是
    A. 应选经前 1 周或月经来潮 6 小时内进行
    B. 术前 3 日及术后 4 日肌注链霉素 0.75g 及口服异烟肼 0.3g
    C. 术中注意刮取子宫角部内膜
    D. 无组织物刮出排除子宫内膜结核
    E. 病理切片找到典型结核结节

18. 生殖器结核的好发年龄是
    A. 儿童
    B. 青壮年
    C. 围绝经期
    D. 绝经期

E. 无好发年龄

19. 生殖器结核首先侵犯的器官是
    A. 外阴
    B. 阴道
    C. 宫颈
    D. 子宫
    E. 输卵管

20. 患者女性，25 岁。人工流产术后 5 日出现发热，体温 38℃。查体：外阴（－）阴道内见少量血性分泌物，宫颈充血，有举摆痛，子宫稍饱满，压痛，双侧附件无增厚及压痛。本病例诊断首先考虑
    A. 不全流产
    B. 输卵管卵巢脓肿
    C. 子宫内膜炎及子宫肌炎
    D. 急性腹膜炎
    E. 急性阑尾炎

21. 患者女性，28 岁。放置宫内节育器后 6 天，出现发热，体温 38.5℃，伴下腹痛，少量阴道流血。应排除以下哪种情况
    A. 节育器移位
    B. 盆腔炎性疾病
    C. 子宫穿孔
    D. 急性阑尾炎
    E. 异位妊娠

22. 患者女性，35 岁。继发不孕 5 年，经后 4 天突起高热，寒战，下腹痛，右侧为主，血压 110/80mmHg，脉搏 120 次/分，体温 39℃，白细胞 18×10⁹/L，中性 80%，下腹轻压痛。妇科检查：宫颈有脓性分泌物，子宫后倾，稍大稍软，有压痛，双侧附件增厚、压痛，根据上述症状，应考虑为下述何种疾病
    A. 急性阑尾炎
    B. 急性盆腔结缔组织炎
    C. 急性盆腔腹膜炎
    D. 重型急性子宫内膜及肌层炎
    E. 以上均不是

【B 型题】

患者女性，25 岁。人工流产术后 1 周，发热 4 天，最高体温 39℃，右下腹痛 3 天，追问病史有术后性交史。查体：38.5℃，血压 100/60mmHg，心率 102 次/分，右下腹有压痛、反跳痛。妇科检查：阴道有淡血性分泌物，宫颈举痛（＋），宫口闭，子宫正常大，压痛明显，有附件增厚，压痛。辅助检查：白细胞 16×10⁹/L，中性 0.85。

23. 本例最可能的诊断是
    A. 急性阑尾炎
    B. 急性肾盂肾炎
    C. 急性肠炎
    D. 急性盆腔炎
    E. 急性膀胱炎

24. 本例紧急处理应选
    A. 口服退热止痛片
    B. 腹部置冰袋
    C. 后穹窿穿刺注药
    D. 中药活血化瘀+理疗
    E. 经验性使用广谱抗生素

患者女性，28 岁。结婚 3 年未孕，低热数月，近 5 个月月经稀少。查体：子宫略小，轻压痛，双侧附件区轻压痛，右附件区触及 5cm 包块，质硬，表面不平，活动度差。

25. 能明确诊断的辅助检查是
    A. C–反应蛋白
    B. 血常规
    C. 血沉
    D. 尿妊娠试验
    E. 诊断性刮宫

26. 诊断可能性最大是
    A. 生殖器结核
    B. 盆腔炎性疾病
    C. 卵巢肿瘤
    D. 异位妊娠
    E. 阑尾炎

27. 主要治疗措施是
    A. 理疗
    B. 中药活血化瘀
    C. 抗生素
    D. 抗结核药物
    E. 干扰素

    A. 卵巢肿瘤蒂扭转
    B. 盆腔炎性疾病
    C. 异位妊娠
    D. 阑尾炎
    E. 卵巢子宫内膜异位囊肿

28. 有高热、腹痛、子宫压痛者，考虑可能为

29. 有痛经、子宫后位固定者，考虑可能为

    A. 经血传播
    B. 经淋巴传播
    C. 经生殖器黏膜上行传播
    D. 直接蔓延
    E. 间接接触传播

30. 淋病奈瑟菌的主要传播途径是

31. 结核菌的主要传播途径是

32. 厌氧菌感染的主要传播途径是

【X 型题】

33. 关于盆腔炎性疾病，以下正确的是
    A. 病原体一般为化脓菌，经胎盘剥离面及手术创面进入体内
    B. 少数病人因临近器官炎症直接蔓延
    C. 急性输卵管卵巢炎是化脓菌炎症继宫旁结缔组织蔓延至输卵管周围
    D. 阑尾炎病菌经过淋巴系统蔓延至盆腔引起右侧输卵管炎
    E. 输卵管炎病变以间质炎为主，内膜层可不受累或受累轻

34. 急性盆腔炎手术治疗指征为
    A. 演变为慢性盆腔炎
    B. 药物治疗无效
    C. 脓肿破裂
    D. 病情危重
    E. 脓肿持续存在

35. 关于盆腔炎性疾病后遗症，以下哪几项正确
    A. 子宫内膜炎症少见
    B. 病变主要有输卵管炎，输卵管卵巢炎，盆腔结缔组织炎
    C. 盆腔内有长条形不活动包块
    D. 常有腰酸、下腹痛
    E. 宫旁一侧或两侧片状增厚

36. 引起急性盆腔炎的主要细菌是
    A. 葡萄球菌
    B. 链球菌
    C. 支原体
    D. 肺炎双球菌
    E. 大肠埃希菌

37. 盆腔炎性疾病后遗症的临床表现有
    A. 不孕
    B. 反复阴道分泌物增多
    C. 慢性盆腔痛

D. 盆腔炎性疾病反复发作

E. 盆腔包块

二、名词解释

Fitz-Hugh-Curtis 综合征

三、填空题

1. 盆腔炎性疾病指女性上生殖道的一组感染性疾病，主要包括子宫内膜炎、_____、_____、盆腔腹膜炎。

2. 生殖器结核的传染途径包括 _____、_____、_____、_____。

3. 抗结核药物治疗应遵循 _____、_____、

_____、_____、_____的原则。

四、问答题

1. 盆腔炎性疾病后遗症的病理改变主要有哪些？

2. 根据美国疾病控制中心（CDC）推荐，盆腔炎性疾病的诊断标准包括哪些？

3. 盆腔炎性疾病手术治疗指征具体有哪些？

4. 急性盆腔炎的病理类型有哪些？

5. 生殖器结核的临床表现有哪些？

（李东林）

【参考答案及解析】

一、选择题

【A 型题】

1. D

[解析] 记忆题。

2. E

[解析] 盆腔炎性疾病的病原体有外源性及内源性两个来源，其中外源性病原体主要为性传播疾病的病原体，如沙眼衣原体、淋病奈瑟菌。

3. C

[解析] 沿生殖道黏膜上行蔓延是非妊娠期、非产褥期盆腔炎性疾病的主要感染途径，淋病奈瑟菌、沙眼衣原体及葡萄球菌等常沿此途径扩散；经淋巴系统蔓延是产褥感染、流产后感染及放置宫内节育器后感染的主要感染途径；生殖器结核主要经血循环传播；阑尾炎可引起右侧输卵管炎是直接蔓延。

4. C

[解析] 盆腔炎性疾病多见于性活跃期妇女。

5. C

[解析] 记忆题。

6. E

[解析] 腹膜炎时可出现恶心、呕吐、腹胀、腹泻等消化系统症状。

7. D

[解析] 记忆题，诊断盆腔炎性疾病的最低标准、附加标准及特异标准。

8. A

[解析] 治疗 PID 时，根据药敏试验选用抗生素较合理，但通常需在获得药敏试验结果前即给予抗生素治疗，初始治疗往往根据经验选择抗生素。

9. D

[解析] 盆腔炎性疾病手术治疗指征：药物治疗无效、脓肿持续存在以及脓肿破裂。

10. C

[解析] 盆腔炎性疾病后遗症有不孕、异位妊娠、慢性盆腔痛及盆腔炎性疾病反复发作。

11. D

[解析] 宫腔操作应在月经干净 3~7 日内进行。

12. E

[解析] 记忆题。

13. A

[解析] 记忆题。

14. C

[解析] 生殖器结核传播途径有：血行传播、直接蔓延、淋巴传播、性交传播，其中血行传播为最主要的传播途径。

15. B

[解析] 生殖器结核主要为继发性感染，累及输卵管最常见，通常为双侧，早期月经量增多，中晚期月经量减少甚至闭经。

16. D

[解析] 诊断子宫内膜结核最可靠的依据是子宫内膜活组织检查。

17. D

[解析] 无组织物刮出也不能排除子宫内膜结核。

18. B

[解析] 生殖器结核多见于 20~40 岁妇女。

19. E

[解析] 结核分枝杆菌感染肺部后，大约 1 年内引起内

生殖器感染，输卵管结核较常见，其次是子宫内膜、卵巢，再次宫颈、阴道和外阴感染。

20. C

［解析］育龄期女性，有宫腔操作史，有发热症状，妇科查体有宫颈举摆痛、子宫压痛，附件区无异常，考虑盆腔炎性疾病中的子宫内膜炎和子宫肌炎。

21. B

［解析］宫腔操作术后发热、腹痛，最常见的为盆腔炎性疾病。

22. E

［解析］患者有不孕病史，发热、腹痛伴白细胞及中性粒细胞百分比升高，妇科查体宫颈脓性分泌物，双侧附件区增厚、压痛，应考虑输卵管积脓或输卵管卵巢脓肿。

【B型题】

23. D；24. E

［解析］该病例人工流产手术史以及术后性交史，出现发热、腹痛，妇科查体有宫颈举痛，子宫及附件区压痛，首先考虑为盆腔炎性疾病。盆腔炎性疾病的初始治疗往往根据经验选择抗生素，应选择广谱抗生素联合应用。

25. E；26. A；27. D

［解析］患者育龄期女性，有不孕病史，低热、腹痛及月经量减少，妇科查体附件区有不活动包块，有压痛，考虑子宫内膜结核及输卵管结核可能性大。可进一步行诊断性刮宫明确诊断。生殖器结核的治疗采用抗结核药物治疗为主，休息营养为辅的治疗原则。

28. B；29. E；30. C；31. A；32. B

【X型题】

33. ABCE

［解析］阑尾炎主要经直接蔓延途径引起右侧输卵管炎。

34. BCE

［解析］急性盆腔炎手术治疗指征：药物治疗无效、脓肿持续存在以及脓肿破裂。

35. ABCDE

36. ABDE

［解析］支原体不属于细菌。

37. ACD

［解析］盆腔炎性疾病后遗症的临床表现有：①不孕；②异位妊娠；③慢性盆腔痛；④盆腔炎性疾病反复发作。

二、名词解释

急性盆腔炎性疾病过程中合并的肝、肾、脾周围炎，以及升结肠-腹壁粘连称为 Fitz-Hugh-Curtis 综合征，腹腔镜检查可确诊。

三、填空题

1. 输卵管炎　输卵管卵巢脓肿
2. 血行传播　直接蔓延　淋巴传播　性交传播
3. 早期　联合　规律　适量　全程

四、问答题

1. 盆腔炎性疾病后遗症的主要病理改变为组织破坏、广泛粘连、增生及瘢痕形成，导致：①输卵管阻塞、输卵管增粗；②输卵管卵巢粘连形成输卵管卵巢肿块；③若输卵管伞端闭锁、浆液性渗出物聚集形成输卵管积水或输卵管积脓或输卵管卵巢脓肿的脓液吸收，被浆液性渗出物代替形成输卵管积水或输卵管卵巢囊肿；④盆腔结缔组织表现为主、骶韧带增生、变厚，若病变广泛，可使子宫固定。

2. 诊断标准包括最低标准、附加标准及特异标准。
　　最低标准：宫颈举痛或子宫压痛或附件区压痛。
　　附加标准包括：①体温超过 38.3℃（口温）；②宫颈或阴道异常黏膜脓性分泌物；③阴道分泌物湿片出现大量白细胞；④红细胞沉降率升高；⑤血 C 反应蛋白升高；⑥实验室证实的宫颈淋病奈瑟菌或衣原体阳性。
　　特异性标准：①子宫内膜活检组织学证实子宫内膜炎；②阴道超声或磁共振检查显示输卵管增粗，输卵管积液，伴或不伴有盆腔积液、输卵管卵巢肿块，或腹腔镜检查发现盆腔炎性疾病征象。

3. ①药物治疗无效：输卵管卵巢脓肿或盆腔脓肿经药物治疗 48～72 小时，体温持续不降，患者中毒症状加重或包块增大者；②脓肿持续存在：经药物治疗病情有好转，继续控制炎症 2～3 周，包块仍未消失但已局限化；③脓肿破裂：突然腹痛加剧，寒战、高热、恶心、呕吐、腹胀，检查腹部拒按或有中毒性休克表现，一旦怀疑脓肿破裂，需立即在抗生素治疗的同时行手术探查。

4. ①急性子宫内膜炎及子宫肌炎；②急性输卵管炎、输卵管积脓、输卵管卵巢脓肿；③急性盆腔腹膜炎；④急性盆腔结缔组织炎；⑤败血症及脓毒血症；⑥肝周围炎。

5. ①不孕；②月经失调；③下腹坠痛；④全身症状，包括发热、盗汗、乏力、食欲缺乏、体重减轻；⑤全身及妇科检查阳性体征，包括腹部查体柔韧感或盆腹腔积液征，盆腔包块，附件区条索状肿块。

第二十四章　子宫内膜异位症与子宫腺肌病

一、选择题

【A型题】

1. 子宫内膜异位症最易被侵犯的部位是
   A. 卵巢　　　　　　　B. 输卵管
   C. 子宫直肠陷凹　　　D. 宫骶韧带
   E. 宫颈

2. 确诊子宫内膜异位症的依据是
   A. 包块中可见暗褐色、似巧克力样糊状陈旧血性液体
   B. 继发性痛经、进行性加重
   C. 性交痛明显
   D. 镜下找到子宫内膜间质细胞
   E. 包块呈紫蓝色

3. 可有助于评估子宫内膜异位症疗效和预测复发的指标是
   A. CA199　　　　　　B. CA125
   C. CEA　　　　　　　D. HE4
   E. B超

4. 子宫腺肌病的主要病因是
   A. 子宫内膜增生　　　B. 子宫内膜基底层损伤
   C. 炎性因子增加　　　D. 遗传因素
   E. 易感因素

5. 子宫内膜异位症诊断的最佳方法是
   A. 腹腔镜检查　　　　B. CA125
   C. B超　　　　　　　D. CT
   E. MRI

6. 子宫内膜异位症的主要临床特点是
   A. 腹痛于月经第1~2天开始
   B. 腹痛于月经前1~2天开始
   C. 经期腹痛，肛门坠胀感
   D. 不规则阴道流血
   E. 痛经进行性加重

7. 关于子宫内膜异位症下述哪项是错误的
   A. 因子宫内膜异位症的部位不用，症状差别大
   B. 异位的子宫内膜面积越大，则症状越明显
   C. 痛经的特点为继发性和进行性加重
   D. 不孕是因盆腔粘连、子宫后倾、卵巢功能失调及性交痛造成的
   E. 体征随病变部位不同而改变

8. 下列哪项为诊断子宫内膜异位症的最佳依据
   A. CA125 测定值升高
   B. 进行性痛经，子宫后方可扪及痛性结节
   C. 超声检查
   D. 宫腔镜检查
   E. 腹腔镜检查并做组织活检

9. 对于子宫腺肌病的治疗，下列哪项最不适宜
   A. 假孕疗法
   B. 全子宫切除，保留双侧卵巢
   C. 吲哚美辛对症治疗
   D. 达那唑持续服用
   E. GnRH-a

10. 关于子宫内膜异位症下述哪项是错误的
    A. 子宫腺肌病是子宫内膜异位症的一种
    B. 常发生在生育年龄
    C. 最常发生的部位是卵巢
    D. 妊娠后症状可以缓解，甚至消失
    E. 很少发生恶变

11. 关于子宫内膜异位症下列哪项描述是错误的
    A. 常发生于生育年龄妇女
    B. 以手术治疗为主
    C. 腹腔镜检查为最佳辅助检查方法
    D. 常侵犯的部位为卵巢
    E. 可合并子宫肌瘤

12. 子宫内膜异位症患者 CA125 值一般不超过
    A. 100U/ml　　　　　B. 150U/ml
    C. 200U/ml　　　　　D. 250U/ml
    E. 300U/ml

13. 子宫腺肌病下列特点哪项是正确的
    A. 多发生在初产妇
    B. 大部分合并有子宫内膜异位症
    C. 异位于子宫肌层的内膜组织对卵巢激素敏感
    D. 检查时子宫呈均匀性增大或局限性结节隆起，硬且有压痛，经期为甚
    E. 假孕疗法有效

14. 关于子宫腺肌病的症状，下列哪项是最典型
    A. 月经过多　　　　B. 不孕
    C. 进行性痛经　　　D. 经期延长
    E. 白带增多

15. 子宫内膜异位症的临床表现下列哪项是正确的
    A. 卵巢子宫内膜异位囊肿越大，疼痛越重
    B. 盆腔腹膜上小的子宫内膜异位结节病灶不导致痛经
    C. 疼痛的程度与病灶大小不一定成正比
    D. 凡患子宫内膜异位症的患者都有痛经
    E. 疼痛不放射至阴道、会阴、肛门或大腿

16. 下列哪项不是子宫内膜异位症的症状
    A. 痛经　　　　　　B. 月经失调
    C. 不孕　　　　　　D. 性交痛
    E. 脓性白带

17. 女性，30 岁。婚后 3 年未孕，经期腹痛 2 年。平素月经规律，近 2 年出现经期腹痛，呈进行性加重。男方精液检查未见明显异常。妇科检查：外阴、阴道、宫颈未见异常，子宫后倾后屈，大小正常，子宫后壁峡部可扪及触痛性结节，右侧附件区可触及一囊肿，大小约 8cm×5cm，活动欠佳。左侧附件区未触及明显异常。该病例引起不孕的原因最可能为
    A. 输卵管阻塞　　　B. 子宫内膜异位症
    C. 排卵功能障碍　　D. 内分泌因素
    E. 免疫因素

18. 子宫腺肌病最应与下列哪种疾病鉴别
    A. 妊娠子宫　　　　B. 子宫肌瘤
    C. 子宫内膜异位症　D. 盆腔炎性包块
    E. 子宫肉瘤

19. 女性，35 岁。G2P1，痛经 3 年，加重半年，月经量偏多。查体：子宫后位，大小正常，质中，活动稍差；右附件增厚伴压痛，左附件未扪及明显异常，子宫直肠陷凹可扪及黄豆大小结节，有触痛。以下处理哪项不正确
    A. 行 B 超检查　　　B. 行腹腔镜检查
    C. 使用假孕疗法　　D. 使用妇康片治疗
    E. 行宫腔镜检查

20. 女性，30 岁。G3P1，5 年来痛经，近 2 年加重，需服镇痛药物。查体：子宫后位，大小正常，质中，活动差；右附件区可触及直径约 5cm 囊肿，活动差，子宫直肠陷凹（－）。该病的发病原因下列哪项是不正确的
    A. 月经期做盆腔检查可引起

B. 由月经血播散引起
C. 机体免疫功能紊乱可引起
D. 卵巢生发上皮和腹膜化生可引起
E. 子宫肌瘤和子宫肥大可引起

21. 对于子宫腺肌病的治疗下述哪项是不恰当的
    A. 长期剧烈痛经者应行子宫全切术
    B. 已近绝经期的患者可保守治疗
    C. 年轻患者可用高效孕激素治疗
    D. 假孕疗法无效
    E. 服用布洛芬仅为对症治疗

22. 子宫腺肌病的叙述错误的是
    A. 常出现继发性痛经
    B. 多发生与 30～50 岁经产妇
    C. 对孕激素敏感
    D. 腺肌瘤与瘤周的肌层无包膜
    E. 约有半数同时合并子宫肌瘤

23. 女性，40 岁，上环 8 年，B 超体检发现盆腔有多个结节。妇科检查：宫颈光，子宫后位、正常大小、活动受限，在后穹窿处触及多个痛性结节，附件区有增厚感。追问病史有继发性痛经，程度能忍。考虑下列哪项可能性大
    A. 直肠癌　　　　　B. 卵巢癌
    C. 子宫内膜异位症　D. 盆腔炎
    E. 盆腔结核

24. 女性，38 岁。0－0－1－0，经期第 2 天急腹痛来院。有子宫肌瘤和卵巢囊肿史，以往有痛经史，日益加重，此次剧痛，伴有发热 39℃，肛门刺痛感。妇科检查：宫颈举摆痛，子宫略大，右侧附件区可扪及 4cm 囊性肿块、触痛，全腹均有压痛及肌紧张，血压 110/75mmHg。下列哪项疾病最可能
    A. 卵巢囊肿蒂扭转
    B. 盆腔炎
    C. 异位妊娠
    D. 子宫肌瘤红色变性
    E. 子宫内膜异位囊肿破裂

25. 关于子宫腺肌病的病理下列正确的是
    A. 病灶内有子宫内膜腺体与间质
    B. 其周围有假包膜
    C. 与周围肌层分界明显
    D. 为子宫平滑肌细胞局限性生长形成的结节
    E. 以上均并不是

26. 达那唑治疗子宫内膜异位症的主要机制是
    A. 假孕作用　　　　B. 雄激素作用
    C. 假绝经作用　　　D. 抗前列腺素作用

E. 抗雌激素作用

27. 女性，35 岁。8 年前曾行人工流产术一次，术后半年出现痛经，并进行性加重，经量较前略多。查体：子宫后位增大活动受限，B 超检查见子宫肌层回声增强。最可能的诊断是

A. 盆腔炎
B. 侵蚀性葡萄胎
C. 继发性痛经
D. 子宫腺肌病
E. 盆腔结核

28. 女性，40 岁。经量增多 6 年，经期 6 天，痛经进行性加重，周期尚规则。查体：子宫增大，如孕$^{2+}$个月大小，最可能的诊断是

A. 子宫肌瘤
B. 子宫腺肌病
C. 子宫内膜癌
D. 子宫畸形
E. 子宫肥大症

29. 女性，30 岁。结婚 3 年未孕，继发性痛经 7 年。查体：左附件区可扪及囊性包块，直径约 8cm，活动度差，最适合的治疗方法是

A. 假孕疗法
B. 假绝经疗法
C. 期待疗法
D. 保留卵巢功能手术
E. 保留生育功能手术

【B 型题】

A. 40 岁，单侧囊性包块，直径 4cm
B. 26 岁，双侧囊实性包块，直径 8cm，活动
C. 50 岁，子宫直肠陷凹有凹凸不平实性结节，有腹水
D. 35 岁，痛经，子宫直肠陷凹有触痛性结节
E. 30 岁，原发不孕，低热、腹水、盗汗、消瘦

下列查体最可能符合的疾病是

30. 可能为卵巢恶性肿瘤
31. 可能为黄体囊肿
32. 可能为成熟性畸胎瘤
33. 可能为盆腔子宫内膜异位症
34. 可能为盆腔结核

A. 达那唑
B. 孕三烯酮
C. 戈舍瑞林
D. 甲羟孕酮
E. 米非司酮

35. 无转氨酶升高的不良反应的药物为
36. 属于孕激素受体拮抗剂的药物是
37. 属于 17α-乙炔睾酮衍生物的药物是
38. 对肝功能影响较小，很少因转氨酶过度升高而需中途停药的药物为
39. 常见不良反应为点滴出血的药物为

【X 型题】

40. 子宫内膜异位症的基本病理变化是

A. 异位子宫内膜随卵巢激素变化而发生周期性出血
B. 囊肿、粘连形成
C. 周围纤维组织增生
D. 微血管密度增加
E. 紫褐色实质性结节或包块

41. 子宫内膜异位症恶变的细胞类型是

A. 未分化癌
B. 无性细胞癌
C. 移行细胞癌
D. 透明细胞癌
E. 子宫内膜样癌

42. 子宫内膜异位症的主要发病因素有

A. 体腔上皮化生学说
B. 异位种植学说
C. 诱导学说
D. 遗传因素
E. 免疫与炎症因素

43. 前列腺素合成酶抑制剂包括

A. 吲哚美辛
B. 莱普生
C. 布洛芬
D. 米非司酮
E. 亮丙瑞林

二、名词解释

1. 子宫腺肌病
2. 子宫内膜异位症
3. adenomyoma
4. 子宫内膜异位性疾病

三、填空题

1. 子宫内膜异位症治疗的根本目的是_____、_____、_____、_____。
2. 子宫内膜异位的鉴别诊断有_____、_____和_____。
3. 对于症状较轻，有生育要求及近绝经期的子宫腺肌病患者可试用_____、_____或_____治疗。
4. 子宫内膜异位性疾病包括_____和_____。
5. 子宫腺肌病常合并_____和_____。

四、简答题

1. 子宫内膜异位症的主要临床症状是哪些？
2. 异位子宫内膜来源的主要说法及发病因素有哪些？
3. 子宫内膜异位症的治疗有哪些？
4. 子宫内膜异位症需与哪些疾病相鉴别？

五、病例分析题

患者，女，44 岁，G$_1$P$_1$。下腹疼痛，经期加重 5 年，经期长，经量多，药物治疗无效。查体：宫颈光滑，子宫后位、活动、增大，如孕 2 个月大小，右侧

宫角结节状突起、质硬、轻压痛。

1. 首先考虑的诊断是什么？
2. 首先采用的治疗措施是什么？

患者，女，30 岁，婚后 3 年未孕，月经规律，近 2 年出现进行性痛经，曾行输卵管通液检查显示通畅。

查体：子宫正常大小，后位，不活动，后壁有触痛性小结节，左附件区可扪及 4cm×4cm×3cm 包块，不活动，有压痛。

3. 为进一步确诊，应进行哪些检查及处理？

（李东林）

【参考答案及解析】

一、选择题

【A 型题】

1. A

[解析] 卵巢最易被异位内膜侵犯，约 80%病变累及一侧，累及双侧占 50%。

2. D

[解析] 镜下找到少量内膜间质细胞即可确诊内异症。

3. B

[解析] 动态监测 CA125 有助于评估子宫内膜异位症疗效和预测复发的指标。

4. B

[解析] 多次妊娠及分娩、人工流产、慢性子宫内膜炎等造成子宫内膜基底层损伤，与腺肌病发生密切相关。

5. A

[解析] 腹腔镜是目前国际公认的内异症诊断的最佳方法，除了阴道或其他部位的直视可见的病灶之外，腹腔镜检查是确诊盆腔内异症的标准方法。

6. E

[解析] 内异症临床最典型的特点是痛经进行性加重。

7. B

[解析] 子宫内膜异位症的临床表现可因侵犯的部位不同而有不同的症状，与异位的子宫内膜面积大小无明显关系。

8. E

[解析] 腹腔镜检查并做组织活检是诊断子宫内膜异位症的金标准。

9. A

[解析] 子宫腺肌病的治疗应视患者症状、年龄和生育要求而定。对于症状较轻、有生育要求及近绝经期患者可试用达那唑、GnRH-a 或孕三烯酮治疗，均可缓解症状。对症状重、无生育要求或药物治疗无效者，应行全子宫切除术。

10. A

[解析] 子宫内膜异位性疾病包括子宫内膜异位症和子宫腺肌病。

11. B

[解析] 治疗方法应根据患者年龄、症状、病变部位和范围以及对生育要求等加以选择，强调治疗个体化。

12. C

[解析] 记忆题。

13. D

[解析] 子宫腺肌病妇科检查时子宫呈均匀性增大或局限性结节隆起，硬且有压痛，经期为甚。

14. C

[解析] 子宫腺肌病的典型临床症状为进行性痛经。

15. C

[解析] 疼痛的程度与病灶大小不一定成正比，疼痛的程度与病灶位置有关，可呈放射性，部分患者无明显自觉症状。

16. E

[解析] 脓性白带是阴道炎的症状。

17. B

[解析] 内异症约有 40%合并不孕，临床症状以经期腹痛进行性加重为主，查体可扪及盆腔占位，活动欠佳，以及触痛性结节。

18. B

[解析] 子宫腺肌病与子宫肌瘤均为子宫上局限性占位病灶。

19. E

[解析] 宫腔镜检查了解的是子宫腔内的情况。

20. E

[解析] 该病考虑为子宫内膜异位症，目前主要学说及发病因素有异位种植学说、体腔上皮化生学说、诱导学说、遗传因素、免疫与炎症因素、其他因素。

21. C

[解析] 子宫腺肌病的治疗应视患者症状、年龄和生育要求而定。对于症状较轻、有生育要求及近绝经期患者可试用达那唑、GnRH-a 或孕三烯酮治疗，均可缓

解症状。对症状重、无生育要求或药物治疗无效者，应行全子宫切除术。子宫腺肌病对孕激素不敏感。

22. C

[解析] 子宫腺肌病与子宫内膜异位症病因不同，但均受雌激素的调节，对孕激素不敏感。

23. C

[解析] 子宫内膜异位症的临床表现为继发性痛经，查体可扪及痛性结节及包块。

24. E

[解析] 根据患者既往病史考虑为子宫内膜异位症，结合目前症状体征考虑囊肿破裂可能性大。

25. A

[解析] 当子宫内膜腺体及间质侵入子宫肌层时称为子宫腺肌病。

26. C

[解析] 达那唑可抑制 FSH、LH 峰，抑制卵巢甾体激素生成并增加雌孕激素代谢，直接与子宫内膜雌孕激素受体结合抑制子宫内膜细胞增生，最终导致子宫内膜萎缩，出现闭经。

27. D

[解析] 育龄期女性，有过宫腔操作史，结合症状、查体及辅助检查考虑子宫腺肌病可能性大。

28. B

[解析] 子宫腺肌病可表现为痛经进行性加重，经量增多，查体可扪及增大的子宫。

29. E

[解析] 子宫内膜异位症对有生育要求的重者行保留生育功能手术。

【B 型题】

30. C；31. A；32. B；33. D；34. E

35. C；36. E；37. A；38. B；39. D

【X 型题】

40. ABCE

[解析] 记忆题，异位子宫内膜随卵巢激素变化而发生周期性出血，导致周围纤维组织增生、粘连形成，在病变区出现紫褐色斑点或小泡，最终发展为大小不等的紫褐色实质性结节或包块是内异症基本病理变化。

41. DE

[解析] 记忆题。异位内膜极少发生恶变，发生率低于1%，恶变机制并不明确。内异症恶变的细胞类型为透明细胞癌和子宫内膜样癌。

42. ABCDE

[解析] 异位子宫内膜来源至今尚未阐明，目前主要学

说及发病因素有体腔上皮化生学说、异位种植学说、诱导学说、遗传因素、免疫与炎症因素、在位内膜决定论等。

43. ABC

[解析] 前列腺素合成酶抑制剂包括吲哚美辛、萘普生、布洛芬等。

二、名词解释

1. 当子宫内膜腺体及间质侵入子宫肌层时称为子宫腺肌病。主要临床表现是经量增多，经期延长，以及逐渐加剧的进行性痛经。

2. 子宫内膜组织（腺体和间质）出现在子宫体以外的部位时，称为子宫内膜异位症。

3. 少数腺肌病病灶呈局限性生长形成结节或团块，似肌壁间肌瘤，称为子宫腺肌瘤。

4. 子宫内膜异位性疾病包括子宫内膜异位症和子宫腺肌病，两者均由具有生长功能的异位子宫内膜所致，临床上常可并存，但两者的发病机制及组织发生学不尽相同，临床表现及其对卵巢激素的敏感性亦有差别，前者对孕激素敏感，后者不敏感。

三、填空题

1. 缩减和去除病灶　减轻和控制疼痛　治疗和促进生育　预防和减少复发

2. 卵巢恶性肿瘤　盆腔炎性包块　子宫腺肌病

3. 达那唑　孕三烯酮　GnRH－a

4. 子宫内膜异位症　子宫腺肌病

5. 子宫内膜异位症　子宫肌瘤

四、简答题

1. 子宫内膜异位症的主要临床症状为：①下腹痛和痛经，典型症状为继发性痛经、进行性加重；②不孕，子宫内膜异位症病人不孕率高达 40%；③性交不适，一般表现为深部性交痛，月经来潮前性交痛最明显；④月经异常，有 15%～30%的病人有经量增多、经期延长或月经淋漓不尽或经前期点滴出血；⑤其他特殊症状，盆腔外任何部位有异位内膜种植生长时，均可在局部出现周期性疼痛、出血和肿块，并出现相应症状。

2. ①异位种植学说：经期时子宫内膜腺上皮和间质细胞可随经血逆流，经输卵管进入盆腔，种植于卵巢和邻近的盆腔腹膜，并在该处继续生长、蔓延，形成盆腔内异症，也称为经血逆流学说。子宫内膜还可以通过淋巴及静脉向远处播散，发生异位种植，是子宫内膜异位种植学说的组成部分。②体腔上皮化生学说：体腔上皮分化来的组织在受到持续卵巢

激素或经血及慢性炎症的反复刺激后能被激活转化为子宫内膜样组织。③诱导学说：未分化的腹膜组织在内源性生物化学因素诱导下，可发展成为子宫内膜组织，种植的内膜可以释放化学物质诱导未分化的间充质形成子宫内膜异位组织。④遗传因素：内异症具有一定的家族聚集性，某些患者的发病可能与遗传有关。有研究发现内异症与谷胱甘肽转移酶、半乳糖转移酶和雌激素受体的基因多态性有关，提示该病存在遗传易感性。⑤免疫与炎性因素：免疫调节异常在内异症的发生、发展各环节起重要作用，表现为免疫监视功能、免疫杀伤细胞的细胞毒作用减弱而不能有效清除异位内膜。⑥其他因素：国内学者提出"在位内膜决定论"，认为在位子宫内膜的生物学特性是内异症发生的决定因素，局部微环境是影响因素。内异症患者在位子宫内膜的特性如黏附性、侵袭性、刺激形成血管的能力均强于非内异症患者的在位子宫内膜。血管生成因素也可能参与内异症的发生，异位内膜除自身分泌雌激素外，还可削弱对局部雌激素的灭活作用促进自身增殖。此外，异位内膜细胞凋亡减少也可能与疾病进程有关。

3. 治疗内异症的根本目的是"缩减和去除病灶，减轻和控制疼痛，治疗和促进生育，预防和减少复发"。治疗方法应根据患者年龄、症状、病变部位和范围以及对生育要求等加以选择，强调治疗个体化。①期待治疗：仅适用于轻度内异症患者，采用定期随访，并对症处理病变引起的轻微经期腹痛，可给予前列腺素合成酶抑制剂等；希望生育者一般不用期待治疗，应尽早促使其妊娠，一旦妊娠，异位内膜病灶坏死萎缩，分娩后症状缓解并有望治愈。②药物治疗：包括抑制疼痛的对症治疗、抑制雌激素合成使异位内膜萎缩、阻断下丘脑–垂体–卵巢轴的刺激和出血周期为目的的性激素治疗，适用于有慢性盆腔痛、

经期痛经症状明显、有生育要求及无卵巢囊肿形成患者。如口服避孕药、高效孕激素、孕激素受体拮抗剂、孕三烯酮、达那唑、促性腺激素释放激素激动剂。③手术治疗：适用于药物治疗后症状不缓解、局部病变加剧或生育功能未恢复者，较大的卵巢内膜异位囊肿者。腹腔镜手术是首选的手术方法，目前认为腹腔镜确诊、手术+药物为内异症的金标准治疗。手术方式有：保留生育功能手术、保留卵巢功能手术、根治性手术。④手术与药物联合治疗：手术之前给予3～6个月的药物治疗，使异位病灶缩小、软化，有利于缩小手术范围和手术操作。对保守性手术、手术不彻底或术后疼痛不缓解者，术后给予6个月的药物治疗，推迟复发。

4. ①卵巢恶性肿瘤：早期无症状，有症状时多呈持续性腹痛、腹胀，病情发展快，一般情况差。B型超声图像显示包块为混合性或实性，血清CA125值多显著升高，多大于100IU/ml。腹腔镜检查或剖腹探查可鉴别。②盆腔炎性包块：多有畸形或反复发作的盆腔感染史，疼痛无周期性，平时亦有下腹部隐痛，可伴有发热和白细胞增高等，抗生素治疗有效。③子宫腺肌病：痛经症状与内异症相似，但多位于下腹症状且更剧烈，子宫多成均匀性增大，质硬。经期检查时，子宫触痛明显。此病常与内异症并存。

五、病例分析题

1. 根据患者症状及查体，考虑子宫腺肌病可能性最大。

2. 患者病程长，且药物治疗无效，现患者无生育要求，故建议行保留卵巢功能手术。

3. 根据病情介绍诊断考虑子宫内膜异位症可能性大，可进一步行B超及腹腔镜检查，患者症状不重，可试用假孕疗法减轻疼痛，也可试用妇康片治疗排除盆腔炎性包块。腹腔镜手术是首选的手术方法，目前认为腹腔镜确诊、手术+药物为内异症的金标准治疗。

第二十五章　女性生殖器发育异常

一、选择题

【A型题】

1. 下列哪项不是正常性别分化的内容
   A. 性别决定　　　B. 性腺分化
   C. Y染色体存在　D. 内生殖器发育
   E. 外生殖器发育

2. 一侧副中肾管发育不全，另一侧发育正常，形成哪种异常子宫
   A. 双角子宫　　　B. 幼稚子宫
   C. 纵隔子宫　　　D. 无子宫
   E. 残角子宫

3. 20岁女性，妊娠近5个月发现残角子宫妊娠，活胎，以下处理哪项最恰当
   A. 期待足月后剖腹产
   B. 立即手术，剖宫取胎
   C. 立即手术，剖宫取胎，同时行残角子宫切除术
   D. 立即手术，剖宫取胎，同时行残角子宫切除术+患侧输卵管切除术
   E. 立即手术，剖宫取胎，同时行残角子宫切除术+患侧输卵管切除术+对侧输卵管绝育术

4. 17岁少女，月经一直未来潮，近三个月出现周期性下腹部疼痛，查发育中等，第二性征发育良好。应考虑的诊断为
   A. 卵巢肿瘤　　　B. 子宫肌瘤
   C. 处女膜闭锁　　D. 充盈膀胱
   E. 巧克力囊肿

5. 下述哪项不是处女膜闭锁的常见临床表现
   A. 青春期出现逐渐加重的周期性下腹痛
   B. 严重者伴便秘、肛门坠胀、尿频或尿潴留等症状
   C. 均有经血长期倒流进入盆腔
   D. 可见处女膜向外膨胀，表面呈紫蓝色，无阴道开口
   E. 肛诊可扪及阴道内球状包块压向直肠

6. 先天性无阴道叙述错误的是
   A. 常合并无子宫

B. 常合并卵巢发育不良
C. 第二性征发育正常
D. 为双侧副中肾管发育不全的结果
E. 青春期后无月经来潮

7. 下述哪项不属于子宫畸形
   A. 鞍型子宫　　　B. 双子宫
   C. 幼稚子宫　　　D. 单角子宫
   E. 残角子宫

8. 关于先天无阴道无子宫，下列处理哪项不正确
   A. 常规行泌尿系统检查
   B. 应检查骨骼、心血管系统有无异常
   C. 必要时检查染色体核型
   D. 诊断后应立即手术
   E. 手术后应使用模具扩充阴道，防止缩窄

9. 关于先天性无阴道，下列哪项正确
   A. 为双侧中肾管发育异常造成
   B. 多合并卵巢缺失，子宫发育多为正常
   C. 诊断后应及时手术
   D. 青春期无周期性腹痛
   E. 可合并泌尿系统畸形，应行相应的检查

10. 先天性肾上腺皮质增生的叙述错误的是
    A. 是性染色体隐性遗传性疾病
    B. 常常引起女性新生儿假两性畸形
    C. 常因21-羟化酶缺乏
    D. 女性青春期无月经来潮
    E. 出生时有阴蒂

11. 关于幼稚子宫，下列描述不正确的是
    A. 子宫小于正常，宫体:宫颈为2:3
    B. 月经极少
    C. 原发不孕
    D. 可给予人工周期治疗
    E. 多合并无阴道

12. 女性假两性畸形的叙述错误的是
    A. 染色体核型为46，XX
    B. 生殖腺是卵巢
    C. 最常见的原因是先天性肾上腺皮质增生

D. 不可能正常生育

E. 女性内生殖器均存在，生殖器出现部分男性化

13. 以下女性生殖器官发育异常，不影响性生活，能正常怀孕，但影响正常分娩的是

A. 处女膜闭锁　　　　B. 阴道纵隔

C. 阴道闭锁　　　　　D. 宫颈闭锁

E. 阴道横隔

14. 以下女性生殖器官发育异常，合并存在子宫内膜异位症可能性最大的是

A. 中隔子宫　　　　　B. 幼稚子宫

C. 单角子宫　　　　　D. 残角子宫

E. 双子宫

15. 下列哪项不是副中肾管发育异常

A. 阴道闭锁　　　　　B. 输卵管发育不全

C. 处女膜闭锁　　　　D. 先天无子宫

E. 阴道横隔

16. 下列哪项属于副中肾管衍化物发育不全

A. 先天性无子宫　　　B. 鞍状子宫

C. 双角子宫　　　　　D. 阴道横隔

E. 纵隔子宫

17. 以下女性生殖器官发育异常，合并存在原发不孕可能性最大的是

A. 双子宫　　　　　　B. 单角子宫

C. 子宫纵隔　　　　　D. 幼稚子宫

E. 阴道横隔

18. 以下女性生殖器官发育异常，合并存在泌尿系统畸形可能性最大的是

A. 双子宫、双阴道　　B. 双角子宫

C. 残角子宫　　　　　D. 幼稚子宫

E. 无子宫、无阴道

19. 有关阴道横隔患者描述不正确的是

A. 可能影响性生活

B. 全都能经阴道分娩

C. 可能影响分娩

D. 横隔可位于阴道任何部位

E. 完全横隔少见

20. 18 岁少女，无月经来潮，有周期性腹痛病史，疑诊处女膜闭锁作何种检查可确诊

A. 处女膜闭锁检查　　B. MRI 检查

C. 穿刺检查　　　　　D. 肛诊检查

E. 双合诊检查

21. 产妇 23 岁，G_1P_0。第 1 产程进展顺利，因第 2 产程延长发现阴道横隔，此时应作处理

A. 横隔切开

B. 立即剖宫产

C. 会阴切开

D. 观察先露部，能否进一步下降

E. 薄者横隔切开，厚者行剖宫产

22. 17 岁少女，无月经来潮，周期性下腹痛半年，考虑为处女膜闭锁。应最先与下列哪些疾病相鉴别

A. 先天性无阴道　　　B. 阴道闭锁

C. 卵巢巧克力囊肿　　D. 阑尾炎

E. 巨大卵巢肿瘤

23. 副中肾管尾端纵隔消失异常致

A. 阴道纵隔　　　　　B. 无子宫

C. 双子宫　　　　　　D. 纵隔子宫

E. 处女膜闭锁

24. 25 岁女性，已婚，自然流产 2 次，宫腔镜检查可见双侧输卵管开口之间的宫底部向宫腔内突出，最可能的诊断是

A. 双角子宫　　　　　B. 中隔子宫

C. 单角子宫　　　　　D. 残角子宫

E. 双子宫

25. 女性，17 岁初潮后月经量极少，24 岁结婚至今未孕最可能的诊断是

A. 双子宫　　　　　　B. 双角子宫

C. 中隔子宫　　　　　D. 单角子宫

E. 幼稚子宫

26. 23 岁女性。婚后性生活正常，第 2 性征女性，应用人工周期治疗有少量月经。最可能的诊断是

A. 单角子宫　　　　　B. 始基子宫

C. 幼稚子宫　　　　　D. 女性假两性畸形

E. 男性假两性畸形

27. 社会性别女性，染色体核型为 46，XX，阴蒂粗大最可能的诊断为

A. 女性假两性畸形　　B. 男性假两性畸形

C. 生殖腺发育异常　　D. 睾丸女性化综合征

E. 真两性畸形

【B 型题】

25 岁女性，2 次妊娠分别均于孕 5 个半月左右出现胎膜早破而流产。胎儿发育正常。双方的染色体正常，女方月经周期规则，排卵良好，男性精液检查正常。

28. 本患者下一步的辅助检查手段应是

A. 盆腔增强 MRI 检查

B. 腹腔镜检查

C. 胎儿镜检查

D. 子宫输卵管造影

E. 子宫内膜活组织检查

29. 最不可能的诊断是

A. 单角子宫   B. 双角子宫

C. 双子宫   D. 残角子宫

E. 始基子宫

    23 岁未婚女性，乳房发育但乳头小，无明显阴毛和腋毛，原发性闭经。黄体酮注射后无撤退性出血。检查外阴女性，但阴道短浅呈盲端。双侧腹股沟扪及 12mm×14mm×12mm 大小的实质性质地中等的包块。

30. 下一步首先检查的项目是

A. 阴道镜检查   B. 染色体核型分析

C. 垂体 MRI 扫描   D. 子宫输卵管造影

E. 腹腔镜检查

31. 为确定诊断，下一步的诊断方法应是

A. 性激素测定

B. AMH 测定

C. 地塞米松抑制试验

D. 尿 LH 测定

E. 垂体兴奋试验

32. 性激素检查后，最可能的结果是

A. 雌激素如正常女性

B. 雄激素如正常女性

C. 雌激素如正常男性

D. 雄激素如正常男性

E. 雌激素和雄激素均如正常女性

33. 双侧腹股沟包块首先考虑是

A. 双侧卵巢   B. 双侧肾上腺

C. 双侧睾丸   D. 双侧淋巴结

E. 双侧转移性肿瘤

A. 女性假两性畸形

B. 混合型性腺发育不全

C. 睾丸女性化综合征

D. 真两性畸形

E. 男性假两性畸形

34. 体内同时有卵巢和睾丸

35. 性腺是卵巢，染色体为 46，XX，外阴发育有不同程度的男性化

A. 阴道闭锁   B. 阴道纵隔

C. 无孔处女膜   D. 阴道横隔

E. 双子宫

36. 尿生殖窦上皮未能贯穿前庭

37. 双侧副中肾管汇合后，其中隔未消失或未完全消失

38. 尿生殖窦未参与形成阴道下端

39. 两侧副中肾管完全未融合

40. 双侧副中肾管汇合后的尾端与尿生殖窦相连接处未贯通或部分贯通

A. 女性假两性畸形   B. 男性假两性畸形

C. 真两性畸形   D. 混合型生殖腺发育不全

E. 单纯型生殖腺发育不全

41. 体内睾丸和卵巢两种生殖腺同时存在属于

42. 雄激素不敏感综合征属于

A. 先天性无子宫   B. 先天性无阴道

C. 始基子宫   D. 残角子宫

E. 一侧输卵管缺失

43. 两侧副中肾管中段及尾段未发育

44. 两侧副中肾管发育不全

45. 一侧副中肾管发育正常，另一侧发育不全

46. 副中肾管汇合后不久即停止发育

47. 一侧副中肾管未发育

【X 型题】

48. 子宫发育异常包括

A. 先天性无子宫   B. 单角子宫

C. 双子宫   D. 始基子宫

E. 纵隔子宫

49. 下列哪些核型属于真两性畸形患者

A. 46，XX   B. 46，XX/46，XY 嵌合型

C. 46，XY   D. 45，XO

E. 45，X/46，XY

50. 正常管道形成受阻所致的女性生殖器官发育异常有

A. 处女膜闭锁   B. 阴道纵隔

C. 纵隔子宫   D. 痕迹子宫

E. 阴道闭锁

51. 下列哪些女性生殖器官发育异常可致反复流产

A. 双子宫   B. 双角子宫

C. 鞍状子宫   D. 纵隔子宫

E. 单角子宫

二、名词解释

1. 两性畸形

2. urogenital ridge

三、填空题

1. 女性假两性畸形最常见的类型是_____。

2. 两性畸形的治疗应根据_____、_____及_____制定矫治方案。

3. 根据发病原因，两性畸形分为_____、_____、_____类。

4. 女性生殖器官发育异常的处理原则是_____、_____、_____。

四、简答题

1. 先天性阴道发育异常有哪些类型？

2. 简述两性畸形的分类。

3. 处女膜闭锁的临床表现有哪些？

（刘开江）

【参考答案及解析】

一、选择题

【A 型题】

1. C

[解析] 男女生物学性别可根据性染色体、生殖腺结构、外生殖器形态及第二性征加以区分。

2. E

[解析] 残角子宫系因一侧副中肾管发育正常，另一侧副中肾管中下段发育不全，有正常的输卵管及卵巢，可伴有该侧泌尿系发育畸形。

3. D

[解析] 残角子宫妊娠靠近输卵管间质部，血运丰富，妊娠通常在 16～20 周时破裂而出现典型输卵管妊娠破裂症状，若不及时手术切除破裂的残角子宫，患者可因大量内出血而死亡。

4. C

[解析] 绝大多数处女膜闭锁患者临床表现为青春期后出现进行性加剧的周期性下腹痛，但无月经来潮。检查时见处女膜向外膨隆，表面呈紫蓝色，无阴道开口。行直肠–腹部触诊时，在下腹部扪及位于阴道包块上方的另一较小包块，压痛明显。若用手往下按此包块时，可见处女膜向外膨隆更明显。

5. C

[解析] 绝大多数处女膜闭锁患者临床表现为青春期后出现进行性加剧的周期性下腹痛，但无月经来潮。检查时见处女膜向外膨隆，表面呈紫蓝色，无阴道开口。行直肠–腹部触诊时，在下腹部扪及位于阴道包块上方的另一较小包块，压痛明显。若用手往下按此包块时，可见处女膜向外膨隆更明显。输卵管伞端可因积血而粘连闭锁，故经血较少进入腹腔。

6. B

[解析] 先天性无阴道系因双侧副中肾管尾端发育不全，几乎均合并先天性无子宫或仅有始基子宫，极个别患者有发育正常的子宫，卵巢一般正常。

7. C

[解析] 幼稚子宫为子宫发育不良，较正常小，宫体与宫颈之比为 1:1 或 2:3，患者月经量极少，婚后不生育。

8. D

[解析] 先天性无阴道手术应在性生活开始前进行，手术方法很多，对有发育正常子宫的患者，初潮时即应行阴道成形术。

9. E

[解析] 先天性无阴道系因双侧副中肾管发育不全，几乎均合并先天性无子宫或仅有始基子宫，极个别患者有发育正常的子宫，卵巢一般正常，约 15%合并泌尿道畸形。

10. A

[解析] 为常染色体隐性遗传病，由于皮质激素合成过程中所需酶的先天缺陷所致，皮质醇合成不足负反馈刺激垂体分泌促肾上腺皮质激素（ACTH），导致肾上腺皮质增生并产生过多激素，使原本分泌较少的雄激素分泌增加，引起女性男性化，是女性假两性畸形最常见类型，以 21-羟化酶缺乏最常见；内生殖器发育受抑制，女性青春期无月经来潮，出生时外生殖器外观正常。

11. E

[解析] 幼稚子宫为子宫发育不良，较正常小，宫体与宫颈之比为 1:1 或 2:3，患者月经量极少，婚后不生育。治疗方法视患者是否有规律排卵，如无排卵，可用小剂量雌激素加孕激素序贯用药刺激子宫生长。

12. D

[解析] 女性假两性畸形也称外生殖器男性化，性腺是卵巢，染色体为 46,XX，内生殖器包括子宫、卵巢和阴道均存在，可正常生育，但外生殖器男性化程度取决于胚胎和胎儿暴露于高雄激素的时期和雄激素剂量。

13. B

[解析] 绝大多数阴道纵隔无症状，有些是婚后性交困

难才诊断，应将其切除；若临产后发现纵隔阻碍胎先露部下降，可沿隔的中部切断，分娩后缝合切缘止血。

14. D

[解析] 当残角子宫内膜有周期性出血且与正常宫腔不相通时，往往因宫腔积血而出现痛经，甚至并发子宫内膜异位症，需切除残角子宫。

15. C

[解析] 处女膜闭锁系泌尿生殖窦上皮未能贯穿前庭部所致。

16. A

[解析] 先天性无子宫系两侧副中肾管中段及尾段未发育，常合并无阴道。副中肾管衍化物发育不全所致异常，包括无子宫、无阴道、痕迹子宫、子宫发育不良、单角子宫、始基子宫、输卵管发育异常。

17. D

[解析] 幼稚子宫为子宫发育不良，较正常小，宫体与宫颈之比为1:1或2:3，患者月经量极少，婚后不生育。

18. E

[解析] 先天性无阴道系因双侧副中肾管发育不全，几乎均合并先天性无子宫或仅有始基子宫，极个别患者有发育正常的子宫，卵巢一般正常，约15%合并泌尿道畸形。

19. B

[解析] 阴道横隔可位于阴道内任何部位，若分娩时横隔阻碍胎先露部下降，薄者可切开，厚者应行剖宫产。

20. A

[解析] 处女膜闭锁检查时见处女膜向外膨隆，表面呈紫蓝色，无阴道开口。

21. E

[解析] 阴道横隔可位于阴道内任何部位，若分娩时横隔阻碍胎先露部下降，薄者可切开，厚者应行剖宫产。

22. B

[解析] 阴道闭锁位于阴道下段，长2～3cm，其上多为正常阴道，症状与处女膜闭锁相似，无阴道开口，但闭锁处黏膜表面色泽正常，亦不向外膨隆，直肠指检扪及向直肠凸出的阴道积血包块，其位置较处女膜闭锁高。

23. A

[解析] 阴道纵隔系因双侧副中肾管会合后，其尾端纵隔未消失或未完全消失。

24. A

[解析] 双角子宫因子宫底部融合不全呈双角，发育不良的宫腔狭窄的双角子宫可能发生妊娠中期流产，或晚期早产。

25. E

[解析] 幼稚子宫为子宫发育不良，较正常小，宫体与宫颈之比为1:1或2:3，患者月经量极少，婚后不生育。

26. C

[解析] 幼稚子宫为子宫发育不良，较正常小，宫体与宫颈之比为1:1或2:3，患者月经量极少，婚后不生育。治疗方法视患者是否有规律排卵，如无排卵，可用小剂量雌激素加孕激素序贯用药刺激子宫生长。

27. A

[解析] 女性假两性畸形也称外生殖器男性化，性腺是卵巢，染色体为46，XX，内生殖器包括子宫、卵巢和阴道均存在，但外生殖器男性化程度取决于胚胎和胎儿暴露于高雄激素的时期和雄激素剂量。

【B型题】

28. D

[解析] 习惯性晚期流产要排除子宫畸形的原因，可以先通过子宫输卵管碘油造影检查来观察子宫的形态。

29. E

[解析] 始基子宫是不可能怀孕的。

30. B

[解析] 症状和体征需要对性别和遗传问题进行鉴别和诊断，通过染色体检查可能发现核型异常。

31. A

[解析] 性激素检查可能进一步分析性别翻转的原因。

32. D

[解析] 推测患者可能是睾丸女性化综合征，因雄激素受体的异常导致。该患者的雄激素水平与正常男性相似。

33. C

[解析] 双侧腹股沟的包块很可能是睾丸组织。

34. D；35. A

[解析] 真两性畸形为患者体内睾丸和卵巢两种生殖腺同时存在，两性畸形中最罕见的一种；女性假两性畸形也称外生殖器男性化，性腺是卵巢，染色体为46，XX，内生殖器包括子宫、卵巢和阴道均存在。

36. C；37. B；38. A；39. E；40. D

[解析] 无孔处女膜又称处女膜闭锁，系由尿生殖窦上皮未能贯穿前庭所导致；阴道纵隔由双侧副中肾管汇合后，其中隔未消失或未完全消失；阴道闭锁系尿生殖窦未参与形成阴道下段；双子宫系由两侧副中肾管完全未融合，各自发育形成两个子宫体和两个宫颈，阴道也完全分开，左右侧子宫各有单一的输尿管和卵巢；阴道横隔系由双侧副中肾管汇合后的尾端与尿生殖窦相连接处未贯通或部分贯通。

41. C；42. B

[解析]真两性畸形为患者体内睾丸和卵巢两种生殖腺同时存在，两性畸形中最罕见的一种；男性假两性畸形多见为外周组织雄激素受体基因缺陷而使雄激素表型低下，临床将此病为雄激素不敏感综合征。

43. A；44. B；45. D；46. C；47. E

[解析]先天性无子宫因两侧副中肾管中段及尾段未发育，常合并无阴道，但卵巢发育正常，第二性征不受影响；先天性无阴道系因双侧副中肾管发育不全，几乎均合并先天性无子宫或仅有始基子宫，极个别患者有发育正常的子宫，卵巢一般正常；残角子宫系因一侧副中肾管发育正常，另一侧发育不全形成残角子宫，可伴有该侧泌尿系发育畸形；始基子宫系因两侧副中肾管汇合后不久即停止发育，常合并无阴道；一侧输卵管缺失系因该侧副中肾管未发育。

【X型题】

48. ABCDE

[解析]子宫发育异常包括先天性无子宫，单角子宫，双子宫，始基子宫，双角子宫，幼稚子宫，纵隔子宫，残角子宫。

49. ABC

[解析]真两性畸形染色体核型多为 46，XX，其次为 46，XX/46，XY 嵌合型，单纯型 46，XY 较少见。

50. ABE

[解析]正常管道形成受阻所致生殖器畸形包括处女膜闭锁、阴道横隔、阴道纵隔、阴道闭锁和宫颈闭锁等。

51. ABCDE

[解析]双角子宫和鞍状子宫宫腔狭窄容易发生妊娠中期流产；纵隔子宫容易发生不孕、流产、早产和胎位异常；妊娠可发生在单角子宫，但妊娠中、晚期反复流产、早产较多见。

二、名词解释

1. 患者生殖器官同时具有某些男女两性特征，称为两性畸形。

2. 在胚胎第 5～6 周时，体腔背面肠系膜基底部两侧各出现 2 个由体腔上皮增生所形成的隆起称泌尿生殖嵴。

三、填空题

1. 先天性肾上腺皮质增殖症

2. 患者原社会性别 本人性别自认 畸形程度

3. 女性假两性畸形 男性假两性畸形 生殖腺发育异常

4. 建立正常解剖结构 生理功能 提供生育条件

四、简答题

1. 先天性无阴道、阴道闭锁、阴道横隔、阴道纵隔等。

2. 分为 3 类，女性假两性畸形，男性假两性畸形，生殖腺发育异常。后者又包括真两性畸形，混合型生殖腺发育不全和单纯型生殖腺发育不全。

3. 新生儿期多无临床表现而漏诊。绝大多数处女膜闭锁患者临床表现为青春期后出现进行性加剧的周期性下腹痛，但无月经来潮。严重时伴有便秘、肛门坠胀、尿频或尿潴留等症状。检查时见处女膜向外膨隆，表面呈紫蓝色，无阴道开口。行直肠－腹部触诊时，在下腹部扪及位于阴道包块上方的另一较小包块，压痛明显。若用手往下按此包块时，可见处女膜向外膨隆更明显。盆腔 B 超检查可发现子宫及阴道内有积液。

第二十六章　盆底功能障碍性及生殖器官损伤疾病

【同步习题】

一、选择题

【A型题】

1. 女性，60岁。自觉阴道口脱出肿物半年。妇科检查：宫颈及部分宫体脱出阴道口外，宫颈6点处可见溃疡，应诊断为
    A. 子宫Ⅲ度脱垂
    B. 子宫Ⅱ度脱垂（轻度）
    C. 子宫Ⅱ度脱垂（重度）
    D. 子宫Ⅰ度脱垂（轻度）
    E. 子宫Ⅰ度脱垂（重度）

2. 女性，62岁。患子宫Ⅱ度脱垂并发阴道前后壁膨出，最有效的治疗方法是
    A. 宫颈部分切除及阴道前后壁修补
    B. 经阴道全子宫切除及阴道前后壁修补
    C. 阴道前后壁修补及主韧带短缩
    D. 子宫托
    E. 经阴道全子宫切除

3. 最为少见的可导致子宫脱垂的是
    A. 分娩损伤　　　　B. 长期便秘
    C. 长期超负重劳动　D. 雌激素水平下降
    E. 盆底组织先天性发育不良

4. 我国大、中型城市医院中发生尿瘘的最常见的原因是
    A. 产伤　　　　　　B. 输尿管癌
    C. 盆腔放疗　　　　D. 妇科手术
    E. 膀胱癌

5. 关于尿瘘术后注意事项，不正确的是
    A. 术后留置尿管保持通畅
    B. 发现尿管阻塞应及时处理
    C. 导尿管保留7～14天
    D. 预防感染
    E. 拔除尿管前应定时夹闭尿管锻炼膀胱

6. 最容易出现压力性尿失禁的是
    A. 子宫脱垂Ⅰ度轻　B. 子宫脱垂Ⅰ度重
    C. 子宫脱垂Ⅱ度轻　D. 子宫脱垂Ⅱ度重
    E. 阴道前壁轻～中度膨出

7. 子宫脱垂病因不包括

    A. 分娩损伤　　　　B. 产褥期过度劳累
    C. 腹压增加　　　　D. 剖宫产
    E. 卵巢功能衰退

8. 患者60岁。诉外阴肿物脱出1年，内裤带血1个月，出血最可能的原因是
    A. 子宫内膜癌
    B. 宫颈癌
    C. 外阴癌
    D. 子宫脱垂Ⅱ度以上，伴宫颈炎症、溃疡
    E. 卵巢癌

9. 60岁女性，外阴脱出肿物半年，妇科检查示部分宫体脱出阴道，下面哪项正确
    A. 子宫Ⅱ度脱垂轻—手术
    B. 子宫Ⅱ度脱垂重—手术
    C. 子宫Ⅲ度脱垂—手术
    D. 子宫Ⅰ度脱垂轻—子宫托
    E. 子宫Ⅰ度脱垂重—子宫托

10. 65岁女性。1年来阴道口脱出一肿物，逐渐增大，咳嗽时伴溢尿。妇科检查：阴道前后壁膨出，宫颈轻度溃疡，用力时宫颈脱出阴道口外。此患者应诊断为
    A. 子宫Ⅰ度脱垂伴阴道前后壁膨出
    B. 子宫Ⅱ度脱垂伴会阴陈旧裂伤
    C. 子宫Ⅲ度脱垂伴张力性尿失禁
    D. 子宫Ⅱ度脱垂伴阴道前后壁膨出
    E. 子宫Ⅱ度脱垂伴张力性尿失禁

11. 关于尿瘘的预防，下列描述不正确的是
    A. 防止第二产程延长及滞产
    B. 经阴道助产前应先导尿
    C. 经阴道助产后要常规检查泌尿道有无损伤
    D. 可疑损伤者，产后留置尿管长期开放
    E. 疑有损伤者，尿管留置10日

12. 关于子宫脱垂正确的诊断及病因是
    A. 分娩损伤是发病的重要原因
    B. 初产妇居多
    C. 子宫颈已达处女膜缘为Ⅰ度轻
    D. 子宫颈已脱出阴道口外为Ⅱ度重

E. 子宫颈及部分宫体脱出阴道口外为Ⅲ度

13. 23 岁女性，孕 2 产 1，由于滞产压迫致尿瘘，漏尿开始出现时间多是在
    A. 分娩后立即出现
    B. 产后 3～7 天
    C. 产后 10～14 天
    D. 产后 14 天～1 个月
    E. 产后 2 个月

14. 尿瘘术后处理错误的是
    A. 给予抗生素抗感染
    B. 保证导尿管引流持续通畅
    C. 多饮水，增加尿量
    D. 导尿管一般放置 24 小时
    E. 保持大便通畅

15. 40 岁女性，妇科检查可见子宫颈脱出阴道口，其临床分度为
    A. Ⅰ度轻   B. Ⅰ度重
    C. Ⅱ度轻   D. Ⅱ度重
    E. Ⅲ度

16. 下列哪项组织与子宫脱垂的发生无关
    A. 肛提肌   B. 卵巢悬韧带
    C. 主韧带   D. 子宫骶韧带
    E. 圆韧带

17. 在膀胱充盈时才出现漏尿的尿瘘类型是
    A. 膀胱阴道瘘   B. 输尿管阴道瘘
    C. 尿道阴道瘘   D. 压迫性尿瘘
    E. 膀胱宫颈瘘

18. 关于阴道前后壁膨出、子宫脱垂的预防，下列描述错误的是
    A. 正确处理产程，头盆不称者尽早剖宫产
    B. 积极剖宫产
    C. 产后避免过早参加体力劳动
    D. 积极治疗咳嗽、便秘
    E. 产褥期可进行 Kegel 训练

19. 子宫脱垂最主要的原因是
    A. 分娩损伤和产褥早期体力劳动
    B. 长期慢性咳嗽
    C. 长期便秘
    D. 盆底组织先天发育不良
    E. 卵巢功能不全

20. 妇科手术引起缺血坏死型的尿瘘的产生漏尿的时间是
    A. 手术当中
    B. 术后 3～7 天

C. 术后 7～14 天
D. 术后 2 个月
E. 术后 3 个月

21. 关于亚甲兰试验，下列描述错误的是
    A. 目的为鉴别膀胱阴道瘘、输尿管阴道瘘
    B. 可协助辨认位置不明的小的瘘孔
    C. 蓝色液体由阴道流出为膀胱阴道瘘
    D. 蓝色液体由宫颈流出为膀胱宫颈瘘
    E. 流出液体为无色或淡黄色为尿道阴道瘘

22. 44 岁患者，POP-Q 分期 I 期，最为合适的处理为
    A. 休息   B. Kegel 训练
    C. 子宫托   D. 手术治疗
    E. 口服中药

23. 下列何种术式适宜于子宫脱垂Ⅱ度并有子宫颈延长的年轻患者
    A. 阴道前后壁修补术
    B. 曼彻斯特手术
    C. 宫颈切除术
    D. 经腹子宫全切除术
    E. 经阴道子宫全切除术

24. 关于阴道前壁膨出的临床表现，下列哪项错误
    A. 下坠感，腰酸
    B. 自觉外阴肿物脱出
    C. 排尿困难及尿失禁都有可能出现
    D. 表现为排尿困难是因为尿道膨出明显，而膀胱膨出不明显
    E. 可同时合并泌尿系感染

25. 尿瘘的临床表现错误的是
    A. 出现的时间多在产后立即出现
    B. 尿道阴道瘘仅在膀胱充盈时才漏尿
    C. 外阴皮炎
    D. 尿路感染
    E. 手术直接损伤者术后即开始出现漏尿

26. 关于尿瘘的手术时机，不正确的是
    A. 妇科手术中切断输尿管，应立即修补
    B. 妇科手术中输尿管缺血损伤引起的输尿管阴道瘘，应立即修补
    C. 上次尿瘘修补失败，再次手术应 3～6 个月后手术
    D. 未绝经女性，应月经干净后 3～7 天手术
    E. 合并泌尿系感染者，应先控制感染再手术

27. 患者 40 岁，大笑后有溢尿，查体可见患者部分阴道前壁膨出阴道外，临床分度为
    A. Ⅰ度轻   B. Ⅱ度重

C. Ⅱ度轻　　　　　D. Ⅱ度

E. Ⅲ度

28. 尿瘘病人检查时应取的体位是

A. 平卧位　　　　　B. 侧卧位

C. 膝胸卧位　　　　D. 膀胱截石位

E. 俯卧位

29. 在我国农村尿瘘产生的最常见原因是

A. 产伤　　　　　　B. 手术损伤

C. 盆腔放疗　　　　D. 长期放置子宫托

E. 恶性肿瘤

30. 阴道后壁脱垂的最主要原因是

A. 产伤　　　　　　B. 妇科手术

C. 腹压增加　　　　D. 卵巢功能不全

E. 便秘

31. 女性，22 岁，G1P1。阴道分娩后 3 天开始出现不能控制小便，最可能的诊断是

A. 子宫脱垂　　　　B. 阴道前壁膨出

C. 阴道后壁膨出　　D. 张力性尿失禁

E. 阴道膀胱瘘

32. 25 岁女性，孕 2 产 2，产后阴道脱出一物 1 年，逐渐增大来诊。妇科检查：加腹压时见宫颈及部分宫体脱出阴道口外，宫颈长 4cm，阴道前后壁膨出，其处理应是

A. 使用子宫托

B. 行曼氏手术

C. 阴式子宫全切+阴道前后壁修补术

D. 行宫颈部分切除术

E. 经腹行子宫全切术

33. 下列哪项在尿瘘中最多见

A. 膀胱阴道瘘　　　B. 膀胱宫颈瘘

C. 尿道阴道瘘　　　D. 膀胱尿道阴道瘘

E. 输尿管阴道瘘

34. 未产妇子宫脱垂的主要原因是

A. 肥胖　　　　　　B. 妇科手术

C. 慢性咳嗽　　　　D. 先天发育不良

E. 老年退行性变

35. 40 岁农村女性，G₃P₂，外阴发现肿物 1 年，平卧后可消失。最可能的诊断是

A. 子宫脱垂　　　　B. 阴道前壁膨出

C. 阴道后壁膨出　　D. 张力性尿失禁

E. 阴道膀胱瘘

36. 60 岁妇女，阴道口脱出一肿物 1 年，逐渐增大，不能回纳。咳嗽有尿流出。妇科检查：会阴Ⅱ度裂伤，阴道前壁膨出，宫颈脱出阴道口外，肥大，

8 点处有 1cm 直径溃疡，子宫稍小，活动良，附件（-），诊断为子宫脱垂Ⅱ度轻，应采取的治疗措施是

A. 子宫托

B. 曼氏手术

C. 宫颈溃疡愈合后阴道纵隔成形术

D. 宫颈溃疡愈合后阴道前后壁修补术

E. 溃疡愈合后，经阴道子宫切除加阴道前后壁修补术

37. 40 岁女性，术后 4 天，漏尿 1 天，亚甲蓝试验示阴道内流出清亮尿液，明确诊断后，适宜的治疗方法是

A. 输尿管导管　　　B. 3 月后手术

C. 留置尿管　　　　D. 立刻手术修补

E. 剖腹探查

38. 粪瘘的最主要原因是

A. 产伤　　　　　　B. 妇科手术

C. 慢性咳嗽　　　　D. 便秘

E. 老年退行性变

【B型题】

A. 补中益气汤等支持疗法

B. 子宫托

C. 曼氏手术（阴道前后壁修补，主韧带缩短及宫颈部分切除）

D. 阴道子宫全切及阴道前、后壁修补

E. 阴道纵隔形成术

39. 40 岁，Ⅱ度脱垂及阴道壁膨出

40. 32 岁，Ⅱ度脱垂要求保留生育功能

41. 35 岁，Ⅰ度脱垂轻

A. 正常子宫位置

B. Ⅰ度子宫脱垂

C. Ⅱ度轻型子宫脱垂

D. Ⅱ度重型子宫脱垂

E. Ⅲ度子宫脱垂

42. 整个子宫脱出阴道口外为

43. 子宫颈内口平阴道口为

44. 子宫颈与部分子宫体脱出阴道口外为

45. 子宫颈外口低于坐骨棘水平为

A. 曼氏手术

B. 阴道前、后壁修补术

C. 经阴道子宫全切除及阴道前、后壁修补术

D. 子宫托

E. 宫颈切除术

46. 患女，40 岁，1-0-0-1。阴道有肿物脱出 1 年，屏气后妇科检查发现宫颈脱出于阴道外口，宫颈长度约 4cm，伴有阴道前、后壁膨出

47. 患女，60 岁，5-0-1-4。外阴部有块物脱出 2 年。屏气后妇科检查发现宫颈及全部宫体脱出于阴道外口，伴阴道前、后壁膨出

A. 子宫Ⅱ度脱垂　　B. 阴道前壁膨出

C. 子宫Ⅲ度脱垂　　D. 会阴Ⅲ度裂伤

E. 张力性尿失禁

48. 55 岁女性，绝经 2 年，生 2 胎，行走时有块状物脱出阴道 1 年，平卧时可消失，妇检嘱患者使用腹压时，见宫颈口外露于阴道外口

49. 35 岁农村妇女，生 2 胎，诉下腹坠胀、腰痛半年，久站或负重时以上症状加重，妇检患者使用腹压时，见阴道前壁向外突出，触及宫颈外口在坐骨棘水平

50. 30 岁农村女性，生 2 胎，自产后有尿急感，近 1 年大笑时有尿液流出

A. 阴道子宫全切术及前后壁修补术

B. 曼氏手术

C. 纯阴道前后壁修补术

D. 阴道纵隔成形术

E. 腹式子宫全切术

51. Ⅱ、Ⅲ度子宫脱垂并发阴道前后壁膨出

52. Ⅱ、Ⅲ度子宫脱垂，年轻、宫颈较长，需保留生育功能者

A. 亚甲蓝试验　　B. 膀胱镜检查

C. 输尿管镜检查　　D. 静脉肾盂造影

E. 盆腔 MRI

53. 为鉴别膀胱阴道瘘和输尿管阴道瘘，选择

54. 为了解膀胱瘘孔位置和数目及输尿管阴道瘘位于何侧，选择

55. 反复泌尿系感染，超声疑有膀胱内占位，选择

A. 无脱垂　　B. POP-QI 度

C. POP-QⅡ度　　D. POP-QⅢ度

E. POP-QⅣ度

56. 屏气下宫颈外口降至处女膜缘，诊断为子宫脱垂

57. 非屏气下宫颈外口在处女膜，屏气下降至处女膜缘

外 2cm，诊断为子宫脱垂

58. 宫颈及部分宫体脱出阴道口，诊断为子宫脱垂

【X 型题】

59. 下列哪些与子宫脱垂有关

A. 子宫颈延长　　B. 陈旧性会阴撕裂

C. 张力性尿失禁　　D. 子宫颈部溃疡

E. 早婚

60. 子宫脱垂应与下列哪些疾病鉴别

A. 阴道前壁脱垂

B. 阴道壁囊肿

C. 子宫黏膜下肌瘤或宫颈肌瘤

D. 子宫颈延长

E. 阴道后壁脱垂

61. 尿瘘术前准备包括

A. 术前 2 周开始应用抗生素预防感染

B. 有尿路感染者应先控制感染再行手术

C. 必要时术前给予地塞米松，促进瘢痕软化

D. 老年妇女或闭经者，术前应口服雌激素制剂半个月

E. 术前 3～5 天用 1:5000 高锰酸钾溶液坐浴

62. 尿瘘的辅助诊断方法有

A. 亚甲蓝试验　　B. 靛胭脂试验

C. 膀胱镜检查　　D. 腹部 X 线检查

E. 排泄性尿路造影

63. 预防子宫脱垂下列哪些正确

A. 开展计划生育

B. 提高接生技术防止产伤

C. 普及产褥期知识

D. 治疗慢性气管炎

E. 积极剖宫产

64. 阴道后壁修补术适应证

A. Ⅱ度阴道前壁脱垂　B. Ⅱ度阴道后壁脱垂

C. Ⅲ度阴道前壁脱垂　D. Ⅲ度阴道壁脱垂

E. 陈旧性会阴裂伤

二、名词解释

1. SUI

2. uterine prolapse

3. fecal fistula

4. urinary fistula

三、填空题

1. 子宫脱垂最主要的发病原因是_____和_____、重体力劳动。

2. 阴道前壁主要由_____、_____和_____的深筋

膜支持。

3. 尿瘘的辅助检查有_____、_____、_____、_____、_____。

4. 生殖道瘘以_____最常见，其次是_____。

5. _____、_____和_____是压力性尿失禁的主要辅助检查。

6. _____是治疗生殖道瘘的主要方法。

7. 压力性尿失禁程度有_____和_____，_____主要基于尿垫试验。

四、简答题

1. 简述阴道前壁膨出的分度。

2. 简述子宫脱垂的病因。

3. 简述导致泌尿生殖道瘘的原因。

4. 简述简述子宫脱垂的手术治疗。

5. 子宫脱垂的手术治疗有几种？

（刘开江）

【参考答案及解析】

一、选择题

【A 型题】

1. C

[解析] 检查时以患者平卧用力向下屏气时子宫下降的程度将子宫脱垂分为 3 度，Ⅰ度轻型为宫颈外口距处女膜缘<4cm，未达处女膜缘；重型为宫颈已达处女膜缘，阴道口可见宫颈。Ⅱ度轻型为宫颈脱出阴道口，宫体仍在阴道内；重型为宫颈及部分宫体脱出阴道口。Ⅲ度为宫颈与宫体全部脱出阴道口外。

2. B

[解析] 经阴道子宫全切术及阴道前后壁修补术适用于年龄较大、无需考虑生育功能的患者，但重度子宫脱垂患者的术后复发概率较高。

3. E

[解析] 子宫脱垂病因：①分娩损伤；②长期腹压增加，绝经后盆底松弛；③医源性原因，包括没有充分纠正手术所造成的盆底支持结构的缺损。

4. D

[解析] 曾经分娩时产伤最常见，分为坏死型（产程过长致阴道前壁膀胱、尿道受压过久缺血坏死）和创伤型（产科助产手术，如产钳分娩直接损伤），如今在发达国家已不存在，现仅发生在医疗条件落后的地区；其次是妇科手术时误伤膀胱、输尿管或输尿管末端游离过度所致。其他原因包括外伤、放射治疗后、膀胱结核、晚期生殖泌尿道肿瘤、子宫托安放不当等。

5. E

[解析] 尿瘘修补术后不需要定时夹闭尿管锻炼膀胱。

6. E

[解析] 阴道前壁与膀胱紧连，阴道前壁膨出尤其是重度膨出，多伴有尿道膨出，常带有压力性尿失禁症状。

7. D

[解析] 子宫脱垂病因：①分娩损伤；②长期腹压增加，绝经后盆底松弛；③医源性原因，包括没有充分纠正手术所造成的盆底支持结构的缺损。

8. D

[解析] 重症子宫脱垂常伴有排尿、排便困难，部分患者可发生压力性尿失禁，阴道脱出宫颈不能还纳，与裤子摩擦可致溃疡。

9. B

[解析] 检查时以患者平卧用力向下屏气时子宫下降的程度将子宫脱垂分为 3 度，Ⅰ度轻型为宫颈外口距处女膜缘<4cm，未达处女膜缘；重型为宫颈已达处女膜缘，阴道口可见宫颈。Ⅱ度轻型为宫颈脱出阴道口，宫体仍在阴道内；重型为宫颈及部分宫体脱出阴道口。Ⅲ度为宫颈与宫体全部脱出阴道口外。对脱垂超出处女膜且有症状者可考虑手术治疗。

10. D

[解析] 检查时以患者平卧用力向下屏气时子宫下降的程度将子宫脱垂分为 3 度，Ⅰ度轻型为宫颈外口距处女膜缘<4cm，未达处女膜缘；重型为宫颈已达处女膜缘，阴道口可见宫颈。Ⅱ度轻型为宫颈脱出阴道口，宫体仍在阴道内；重型为宫颈及部分宫体脱出阴道口。Ⅲ度为宫颈与宫体全部脱出阴道口外。

11. D

[解析] 疑有损伤者，尿管留置 10 日，保证膀胱空虚，有利于膀胱受压部位血液循环恢复，预防尿瘘发生。

12. A

[解析] 子宫脱垂病因：①分娩损伤；②长期腹压增加，绝经后盆底松弛；③医源性原因，包括没有充分纠正手术所造成的盆底支持结构的缺损。以患者平卧用力向下屏气时子宫下降的程度将子宫脱垂分为 3 度，Ⅰ度轻型为宫颈外口距处女膜缘<4cm，未达处女膜缘；重

型为宫颈已达处女膜缘，阴道口可见宫颈。Ⅱ度轻型为宫颈脱出阴道口，宫体仍在阴道内；重型为宫颈及部分宫体脱出阴道口。Ⅲ度为宫颈与宫体全部脱出阴道口外。

13. B

[解析] 坏死型尿瘘多在产后及手术后 3～7 日开始漏尿。

14. D

[解析] 尿瘘术后导尿管一般放置 10～14 天。

15. C

[解析] 以患者平卧用力向下屏气时子宫下降的程度将子宫脱垂分为 3 度，Ⅰ度轻型为宫颈外口距处女膜缘<4cm，未达处女膜缘；重型为宫颈已达处女膜缘，阴道口可见宫颈。Ⅱ度轻型为宫颈脱出阴道口，宫体仍在阴道内；重型为宫颈及部分宫体脱出阴道口。Ⅲ度为宫颈与宫体全部脱出阴道口外。

16. B

[解析] 子宫的正常位置依靠四对子宫韧带（子宫阔韧带、子宫圆韧带、子宫主韧带、子宫骶韧带）及骨盆底肌和筋膜的支托。

17. C

[解析] 尿道阴道瘘若损伤范围不累及尿道内括约肌者，膀胱仍能保留一定量的尿液，充盈时才出现漏尿。

18. B

[解析] 预防和治疗使腹压增加的疾病，避免重体力劳动，提高产科质量，避免困难阴道助娩。

19. A

[解析] 子宫脱垂病因：①分娩损伤；②长期腹压增加，绝经后盆底松弛；③医源性原因，包括没有充分纠正手术所造成的盆底支持结构的缺损。

20. B

[解析] 漏尿发生的时间因病因不同而不同，坏死型漏尿多在产后及手术后 3～7 日开始漏尿。

21. E

[解析] 将 3 个棉球逐一放在阴道顶端、中 1/3 处和远端，用稀释的亚甲蓝溶液 300ml 充盈膀胱，若染色液体从阴道壁小孔流出为膀胱阴道瘘，海绵无色或黄染提示输尿管阴道瘘。

22. B

[解析] POP-QⅠ度脱垂最远端在处女膜平面上>1cm；该患者属于Ⅰ期，单独采用盆底肌肉锻炼适用于POP-Q 分期Ⅰ期和Ⅱ期。

23. B

[解析] 曼氏手术包括阴道前后壁修补、主韧带缩短及

宫颈部分切除术，适用于年龄较轻、宫颈延长的子宫脱垂患者。

24. D

[解析] 膀胱膨出加重可导致排尿困难，常用手将阴道前壁向上抬起才能排尿。

25. A

[解析] 漏尿发生的时间因病因不同而不同，坏死型漏尿多在产后及手术后 3～7 日开始漏尿，手术直接损伤者术后即开始出现漏尿。

26. B

[解析] 手术直接损伤应尽早手术，其他原因导致尿瘘应等待 3 个月，待组织水肿消退、局部血液供应恢复正常再行手术。

27. D

[解析] 根据膨出和脱垂的程度，临床上分为 3 度：Ⅰ度为阴道前壁向下突出，但仍位于阴道内；Ⅱ度为部分阴道前壁脱出至阴道口外；Ⅲ度为阴道前壁全部脱出至阴道口外。

28. C

[解析] 患者采取胸膝位，用单叶拉钩将阴道后壁向上拉开，可查见位于阴道上段或近穹隆处的瘘孔。

29. A

[解析] 曾经分娩时产伤最常见，分为坏死型（产程过长致阴道前壁膀胱、尿道受压过久缺血坏死）和创伤型（产科助产手术，如产钳分娩直接损伤），如今在发达国家已不存在，现仅发生在医疗条件落后的地区。

30. A

[解析] 阴道分娩时损伤是阴道后壁膨出的主要原因。

31. E

[解析] 漏尿发生的时间因病因不同而不同，坏死型漏尿多在产后及手术后 3～7 日开始漏尿，主要表现为尿液自阴道排出，不能控制。

32. B

[解析] 检查时以患者平卧用力向下屏气时子宫下降的程度将子宫脱垂分为 3 度，Ⅰ度轻型为宫颈外口距处女膜缘<4cm，未达处女膜缘；重型为宫颈已达处女膜缘，阴道口可见宫颈。Ⅱ度轻型为宫颈脱出阴道口，宫体仍在阴道内；重型为宫颈及部分宫体脱出阴道口。患者诊断为子宫脱垂Ⅱ度重型。对于脱垂超出处女膜且有症状者可考虑手术。曼氏手术包括阴道前后壁修补、主韧带缩短及宫颈部分切除术，适用于年龄较轻、宫颈延长的子宫脱垂患者。

33. A

[解析] 临床上泌尿生殖瘘最常见，泌尿生殖瘘常见为膀胱阴道瘘和输尿管阴道瘘，产伤导致膀胱阴道瘘最多见。

34. D

[解析] 子宫脱垂病因：①分娩损伤；②长期腹压增加，肥胖、绝经后盆底松弛；③医源性原因，包括没有充分纠正手术所造成的盆底支持结构的缺损。

35. A

[解析] 分娩损伤是子宫脱垂最主要的病因。分娩次数增加影响盆底支撑力量，产后过早参加劳动影响盆底组织张力恢复。

36. E

[解析] 经阴道子宫全切术及阴道前后壁修补术适用于年龄较大、无需考虑生育功能的患者。

37. A

[解析] 亚甲蓝试验：将 3 个棉球逐一放在阴道顶端、中 1/3 处和远端，用稀释的亚甲蓝溶液 300ml 充盈膀胱，若染色液体从阴道壁小孔流出为膀胱阴道瘘，海绵无色或黄染提示输尿管阴道瘘。输尿管阴道瘘的治疗取决于位置和大小。小的瘘孔通常在放置输尿管支架后能自然愈合。

38. A

[解析] 粪瘘最常见为直肠阴道瘘，产伤是最主要原因，可因胎头在阴道内滞留过久，直肠受压坏死而形成粪瘘。

【B型题】

39. D；40. C；41. A

[解析] 经阴道子宫全切术及阴道前后壁修补术适用于年龄较大、无需考虑生育功能的患者，但重度子宫脱垂患者的术后复发几率较高；曼氏手术包括阴道前后壁修补、主韧带缩短及宫颈部分切除术，适用于年龄较轻、宫颈延长的子宫脱垂患者；无症状的 POP-Q Ⅱ 度以内的患者无需治疗。

42. E；43. C；44. D；45. B

[解析] 检查时以患者平卧用力向下屏气时子宫下降的程度将子宫脱垂分为 3 度，Ⅰ度轻型为宫颈外口距处女膜缘<4cm，未达处女膜缘；重型为宫颈已达处女膜缘，阴道口可见宫颈。Ⅱ度轻型为宫颈脱出阴道口，宫体仍在阴道内；重型为宫颈及部分宫体脱出阴道口。Ⅲ度为宫颈与宫体全部脱出阴道口外。

46. A；47. C

[解析] 曼氏手术包括阴道前后壁修补、主韧带缩短及宫颈部分切除术，适用于年龄较轻、宫颈延长的子宫脱垂患者；经阴道子宫全切术及阴道前后壁修补术适

用于年龄较大、无需考虑生育功能的患者，但重度子宫脱垂患者的术后复发概率较高。

48. A；49. B；50. E

[解析] 检查时以患者平卧用力向下屏气时子宫下降的程度将子宫脱垂分为 3 度，Ⅱ度轻型为宫颈脱出阴道口，宫体仍在阴道内；重型为宫颈及部分宫体脱出阴道口。阴道前壁脱垂主要因分娩韧带、筋膜和肌肉撕裂，产后过早参加体力劳动。张力性尿失禁为盆底组织松弛，主要因妊娠与阴道分娩损伤、绝经后雌激素水平降低等。

51. A；52. B

[解析] 经阴道子宫全切术及阴道前后壁修补术适用于年龄较大、无需考虑生育功能的患者，但重度子宫脱垂患者的术后复发概率较高；曼氏手术包括阴道前后壁修补、主韧带缩短及宫颈部分切除术，适用于年龄较轻、宫颈延长的子宫脱垂患者。

53. A；54. D；55. B

[解析] 亚甲蓝试验将 3 个棉球逐一放在阴道顶端、中 1/3 处和远端，用稀释的亚甲蓝溶液 300ml 充盈膀胱，若染色液体从阴道壁小孔流出为膀胱阴道瘘，海绵无色或黄染提示输尿管阴道瘘；静脉肾盂造影了解肾脏功能、输尿管通畅情况，有助于输尿管阴道瘘及膀胱阴道瘘的诊断；膀胱镜检查了解膀胱容积、黏膜情况，有无炎症、结石、憩室。

56. C；57. D；58. D

[解析] POP-Q 分度应在向下用力屏气时，以脱垂完全呈现出来时的最远端部位计算。POP-Q 0 度无脱垂。

【X型题】

59. ABCD

[解析] 产伤是子宫脱垂最主要的原因，重症子宫脱垂常伴有排尿、排便困难，部分患者可发生压力性尿失禁，阴道脱出宫颈不能还纳，与裤子摩擦可致溃疡；不能还纳的子宫常伴有前后壁膨出、阴道黏膜增厚角化、宫颈肥大并延长。

60. ABCDE

[解析] 需要和阴道脱出块状物相鉴别，如：阴道前壁脱垂、阴道壁囊肿、子宫黏膜下肌瘤或宫颈肌瘤、子宫颈延长、阴道后壁脱垂等。

61. BCDE

[解析] 术前可 3～5 天用 1:5000 高锰酸钾溶液坐浴，有尿路感染者应先控制感染，再行手术，如无感染不常规应用抗生素预防感染；必要时术前给予地塞米松，促进瘢痕软化；老年妇女或闭经者，术前应口服雌激素制剂半月。

62. ABCE

[解析] 大瘘孔时阴道检查即可发现，小瘘孔则通过触摸瘘孔边缘的瘢痕组织也可初步诊断，也可通过辅助检查协助明确诊断：亚甲蓝试验、靛胭脂试验、膀胱镜输尿管镜检查、影像学检查及肾图。

63. ABCD

[解析] 针对导致子宫脱垂的病因进行预防，子宫脱垂的病因为①分娩损伤；②长期腹压增加；③医源性原因，包括没有充分纠正手术所造成的盆底支持结构的缺损。避免产褥早期从事重体力劳动。

64. BDE

[解析] 仅有阴道后壁膨出而无症状者，不需治疗。有症状的阴道后壁膨出伴会阴陈旧性裂伤者，应行阴道后壁修补术及会阴修补术。

二、名词解释

1. 压力性尿失禁指腹压突然增加导致的尿液不自主流出，但不是由逼尿肌收缩压或膀胱壁对尿液的张力压所引起。

2. 子宫脱垂即子宫从正常位置沿阴道下降，宫颈外口达坐骨棘水平以下，甚至子宫全部脱出阴道口以外。多伴发阴道前壁和后壁脱垂。

3. 粪瘘指肠道与生殖道之间的异常通道，致使粪便由阴道后壁排出，最常见的是直肠阴道瘘。

4. 尿瘘指生殖道与泌尿道之间形成异常通道，尿液自阴道排出，不能控制。

三、填空题

1. 分娩损伤 产褥早期

2. 耻骨宫颈韧带 膀胱宫颈韧带 泌尿生殖膈

3. 亚甲蓝试验 靛胭脂试验 膀胱镜、输尿管镜检查 影像学检查 肾图

4. 尿瘘 粪瘘

5. 压力试验 指压试验 尿动力学检查

6. 手术修补

7. 主观分度 客观分度 客观分度

四、简答题

1. 根据膨出和脱垂的程度，临床上分为 3 度：Ⅰ度为阴道前壁向下突出，但仍位于阴道内；Ⅱ度为部分阴道前壁脱出至阴道口外；Ⅲ度为阴道前壁全部脱出至阴道口外。

2. ①分娩损伤；②长期腹压增加；③医源性原因，包括没有充分纠正手术所造成的盆底支持结构的缺损。

3. 原因很多，曾经分娩时产伤最常见，分为坏死型（产程过长致阴道前壁膀胱、尿道受压过久缺血坏死）和创伤型（产科助产手术，如产钳分娩直接损伤）；其次是妇科手术时误伤膀胱、输尿管或输尿管末端游离过度所致。其他原因包括外伤、放射治疗后、膀胱结核、晚期生殖泌尿道肿瘤、子宫托安放不当等。

4. 根据患者年龄、生育要求及全身健康状态，结合子宫脱垂的严重程度，治疗应个体化，可选择以下 4 种手术：①曼氏手术：包括阴道前后壁修补、主韧带缩短及宫颈部分切除术；②经阴道子宫全切术及阴道前后壁修补术；③阴道封闭术；④盆底重建手术。

5. 根据年龄、生育要求及全身健康状态，结合子宫脱垂的严重程度，治疗应个体化，可选择以下 4 种：①曼氏手术：包括阴道前后壁修补、主韧带缩短及宫颈部分切除术。适用于年龄较轻、宫颈延长的子宫脱垂患者。②经阴道子宫全切除及阴道前后壁修补术：适用于年龄较大、无需考虑生育功能的患者，但重度子宫脱垂患者的术后复发概率较高。③阴道封闭术：分阴道半封闭术和阴道全封闭术。该手术将阴道前后壁分别剥离长方形黏膜面，然后将阴道前后壁剥离创面相对缝合以部分或完全封闭阴道。术后失去性交功能，故仅适用于年老体弱不能耐受较大手术者。④盆底重建手术：通过吊带、网片、缝线将阴道穹窿或宫骶韧带悬吊固定于骶骨前或骶棘韧带等可承力的部位，经阴道、经腹腔镜或开腹完成。

第二十七章 外阴肿瘤

一、选择题

【A 型题】

1. 外阴鳞状细胞癌与下列哪项因素无关
   A. 外阴慢性皮肤病，如慢性外阴营养不良、外阴慢性炎症等
   B. HPV 感染
   C. 性传播疾病
   D. 免疫功能低下或损害
   E. 早婚、早育、多产

2. 外阴恶性黑色素瘤的叙述正确的是
   A. 由结合痣或复合痣发展
   B. 仅发生于老年妇女
   C. 常无明显自觉症状
   D. 均行外阴根治术
   E. 手术范围应在病变处 3～4cm 处

3. 下列关于外阴鳞状细胞癌的叙述中，错误的是
   A. 是最常见的一种外阴癌
   B. 外阴上皮不典型增生是外阴鳞状细胞癌的一种癌前病变
   C. 外阴上皮不典型增生不能逆转
   D. 以直接浸润和淋巴转移较为多见
   E. 手术是主要的治疗手段

4. 关于 VIN 诊断标准，错误的是
   A. VIN Ⅰ：轻度非典型增生，上皮过度增生和异型细胞的改变，局限于上皮的下 1/3
   B. VIN Ⅱ：中度非典型增生，上皮过度增生和异型细胞的改变，占上皮下 2/3
   C. VIN Ⅲ：重度非典型增生，上皮过度增生和异型细胞的改变，超过上皮下 2/3
   D. 原位癌：重度非典型增生累及上皮全层，但未穿透基底层
   E. 原位癌：重度非典型增生累及上皮全层，穿透基底层

5. 患者 39 岁，因外阴白色病变行外阴活检，病理报告为：VIN Ⅲ级。是指下列哪种情况
   A. 外阴硬化性苔藓
   B. 外阴上皮轻度不典型性增生
   C. 外阴上皮中度不典型性增生
   D. 外阴鳞状上皮增生
   E. 外阴重度不典型性增生和原位癌

6. 下列有关外阴恶性肿瘤说法，错误的是
   A. 约占女性全身恶性肿瘤的 9%
   B. 常见于 60 岁以上妇女
   C. 外阴鳞状细胞癌多见
   D. 占女性生殖道癌肿的 3%～5%
   E. 一般都能获得早期诊断和治疗

7. 下列有关外阴鳞状细胞癌说法，错误的是
   A. 是最常见的外阴癌
   B. 占外阴恶性肿瘤的 80%～90%
   C. 确诊需病理活检
   D. 肿瘤局限于外阴，直径 3cm 属于Ⅲ期
   E. 手术治疗为主，放化疗为辅

8. 患者 39 岁，发现外阴肿物 5 年，妇检：左侧大阴唇外直径 3cm 肿物，质硬，边界清楚，有一定活动度表面见沟纹。此病最可能的诊断是
   A. 外阴乳头状瘤
   B. 外阴平滑肌瘤
   C. 外阴纤维瘤
   D. 外阴颗粒成肌细胞瘤
   E. 外阴脂肪瘤

9. 外阴鳞状细胞癌最多见的发病部位是
   A. 阴蒂周围
   B. 小阴唇
   C. 大阴唇
   D. 会阴
   E. 尿道口

10. 外阴左侧大阴唇鳞状细胞癌，局限于外阴，直径 2cm，浸润深度 1.5cm，最佳治疗方案是
    A. 外阴广泛切除术
    B. 外阴根治术加同侧腹股沟淋巴结清扫术
    C. 外阴根治术加双侧腹股沟淋巴结清扫术
    D. 放化疗
    E. 外阴病灶切除

11. 外阴上皮内瘤样变哪项是不正确的
    A. 年轻患者的 VIN 常自然消退
    B. VIN 症状无特异性，仅表现为瘙痒或烧灼感，无明显体征
    C. 阴道镜检查也可确诊

D. 病理学检查可确诊

E. VIN Ⅰ可用药物治疗

12. 外阴癌中最常见的病理类型是

A. 汗腺癌

B. 前庭大腺癌

C. 鳞状上皮癌

D. 恶性黑色素癌

E. 基底细胞癌

13. 下列哪项不属于外阴上皮内瘤样病变

A. 外阴鳞状上皮增生

B. 外阴鳞状上皮轻度不典型增生

C. 外阴鳞状上皮中度不典型增生

D. 外阴鳞状上皮重度不典型增生

E. 原位癌

14. 外阴上皮内瘤样变Ⅲ级的最佳治疗方案是

A. 激光治疗　　　　B. 药物治疗

C. 单纯外阴切除　　D. 单纯病灶切除

E. 外阴根治术

15. 外阴癌最多见的转移途径是

A. 直接浸润　　　　B. 淋巴转移

C. 血行转移　　　　D. 淋巴转移及血行转移

E. 直接浸润及淋巴转移

16. 外阴Paget病出现浸润时，最佳治疗方案是

A. 外阴单纯切除

B. 外阴根治术加同侧腹股沟淋巴结清扫术

C. 外阴根治术加双侧腹股沟淋巴结清扫术

D. 激光治疗

E. 放疗

17. 关于外阴癌，错误的是

A. 外阴鳞状细胞癌最常见

B. 外阴癌分为原发性和继发性两类，以继发性为主

C. 外阴鳞状细胞癌最常见的部位为大阴唇

D. 外阴疣状鳞状细胞癌是一种特殊的低度恶性鳞状细胞癌

E. 外阴恶性黑色素瘤多数由色素痣恶变所致，恶性程度高，预后差

18. 下列哪个不是外阴癌的临床表现

A. 外阴溃疡　　　　B. 外阴充血

C. 疼痛　　　　　　D. 渗血

E. 出血

19. 外阴癌预后与下列哪项无关

A. 病灶大小　　　　B. 部位

C. 细胞分化程度　　D. 有无淋巴转移

E. 瘙痒程度

20. 外阴恶性黑色素瘤占阴恶性肿瘤的多少

A. 4%～5%　　　　B. 1%～2%

C. 2%～3%　　　　D. 3%

E. 3%～4%

21. 59岁女性，左侧小阴唇1cm结节状隆起伴有色素沉着及外阴瘙痒，色素沉着范围较前扩大，明确诊断后应

A. 病灶切除

B. 外阴切除

C. 外阴根治术

D. 外阴根治术+腹股沟淋巴结清扫

E. D+盆腔淋巴结清扫

22. 外阴鳞状细胞原位癌治疗应采取

A. 单纯外阴切除

B. 外阴广泛切除及病灶同侧或双侧腹股沟淋巴结清扫

C. 激光治疗

D. 单纯病灶切除

E. 放疗

23. 55岁，大阴唇1.0cm溃疡，活检为外阴鳞状细胞癌，未见转移征象，为何期别

A. 0　　　　　　　B. Ⅰ

C. Ⅱ　　　　　　D. Ⅲ

E. Ⅳa

【B型题】

65岁女性，因外阴瘙痒和出现外阴白斑反复局部药物和物理治疗2年无效，出现外阴肿物1月余就诊，检查发现右侧腹股沟可扪及一约1cm×2cm大小淋巴结，质较硬，活动度差，但表面尚光滑。外阴右侧大阴唇可见一约3cm×4cm大小菜花样肿物，触之易出血，基底似与骨质相连，活动度差，余妇科检查未发现异常。

24. 根据临床表现及体征，临床诊断最有可能是

A. 外阴乳头瘤　　　B. 外阴黑色素瘤

C. 外阴鳞状细胞癌　D. 硬化性苔藓

E. 纤维瘤

25. 如果右侧腹股沟和右侧大阴唇肿物活检组织病理学确诊为恶性肿瘤，按FIGO（2009年手术病理分析）分期标准，可能属于

A. ⅠB期　　　　　B. Ⅲ期

C. Ⅱ期　　　　　D. ⅢC期

E. Ⅳ期

26. 若患者心、肝、肾、血液检查均正常，其首选治疗
    A. 单纯手术治疗
    B. 手术联合化学药物治疗
    C. 手术治疗为主，辅以放射治疗
    D. 单纯放射治疗
    E. 免疫治疗

    A. 外阴病灶切除   B. 单侧外阴切除
    C. 外阴广泛切除   D. 较广的外阴病灶切除
    E. 外阴根治术+同侧腹股沟淋巴结清扫术

27. VIN Ⅱ级治疗应行
28. 外阴癌Ⅱ期应行

【X型题】

29. 外阴癌的主要症状有
    A. 外阴水肿、充血
    B. 外阴结节或肿块，溃疡形成，外阴痛，出血
    C. 下腹痛
    D. 侵犯尿道时，出现尿频，尿痛，排尿灼热感或排尿困难
    E. 外阴瘙痒

30. 外阴癌主要发病因素有
    A. 外阴慢性炎性长期刺激
    B. 早婚、早育、多产
    C. HPV 感染
    D. STD
    E. 免疫功能低下或损害

31. 关于外阴癌转移途径，不正确的是
    A. 主要为血行转移
    B. 主要为直接蔓延
    C. 主要为淋巴转移
    D. 淋巴转移途径与病灶部位有关
    E. 阴道上 1/3 癌灶，向腹股沟淋巴结方向

32. 外阴病变的叙述正确的是
    A. 需病理诊断
    B. 外阴癌生在外阴皮肤表面，易发现，均能获早期诊断
    C. 对外阴病变未活检确诊前，不能给药以免延误病情
    D. 外阴鳞状细胞癌以小阴唇最多见
    E. 可能有外阴瘙痒

33. 诊断外阴癌应遵循以下原则
    A. 病变在外阴
    B. 除外其他部位肿瘤转移所致

    C. 癌瘤累及宫颈阴道部，宫颈外口区域有癌瘤者，应归于宫颈癌
    D. 癌瘤累及宫颈阴道部，宫颈外口区域有癌瘤者，应诊断为阴道癌Ⅱ期
    E. 癌瘤局限于尿道者，应诊断为尿道癌

34. 患者 35 岁，左侧大阴唇直径 1.5cm 皮肤增厚，活检病理：VIN Ⅲ（原位癌）。手术治疗的范围应为
    A. 广泛局部病灶切除术（切口距病灶边缘＞1cm）
    B. 右侧外阴切除术
    C. 单纯外阴切除术
    D. 切除深度仅为表皮即可
    E. 单纯外阴+右侧腹股沟浅淋巴结切除术

35. 下列有关外阴恶性肿瘤说法正确的是
    A. 多见于 60 岁以上妇女
    B. 外阴恶性黑色素瘤较外阴基底细胞癌少见
    C. 外阴鳞状细胞癌最多见
    D. 外阴恶性黑色素瘤多见于小阴唇、阴蒂
    E. 外阴黑痣有潜在恶变可能，应尽早切除

36. 外阴黑色素瘤恶性表现为
    A. 疼痛   B. 发痒
    C. 出血   D. 炎症
    E. 隆起长毛

37. 诊断外阴癌的主要辅助检查有
    A. 涂片细胞学检查
    B. 阴道镜检查
    C. 肾图
    D. 活检病理检查
    E. B超、CT、淋巴造影等影像学检查

38. 外阴癌预后与下列哪项有关
    A. 病灶大小   B. 部位
    C. 细胞分化程度   D. 有无淋巴转移
    E. 分期

二、名词解释
    VIN

三、填空题
1. 外阴恶性肿瘤以_____最常见，确诊依据_____。
2. 外阴上皮内瘤变的病理特征为_____、_____及_____。
3. 外阴上皮内瘤变包括_____、_____。
4. 外阴上皮内瘤变的治疗目的是_____、_____及_____。
5. 外阴基底细胞瘤为_____，治疗以_____为主。
6. 外阴良性肿瘤较少见，包括_____和_____两类。_____是最常见的外阴良性肿瘤。

四、简答题

1. 简述外阴鳞状细胞癌的手术治疗。

2. 简述外阴上皮内瘤变的分类。

3. 简述外阴上皮内瘤变的手术治疗。

（刘开江）

【参考答案及解析】

一、选择题

【A 型题】

1. E

[解析] 与 HPV 感染和吸烟相关，来自 VIN，倾向多灶性，多发生于年轻妇女；与慢性非瘤性皮肤黏膜病变相关，倾向于单灶性，多见于老年妇女。

2. C

[解析] 外阴恶性黑色素瘤较少见，居外阴恶性肿瘤第 2 位，但恶性程度高，多见于成年女性，好发部位为阴蒂及小阴唇。外阴恶性黑色素瘤表现为外阴瘙痒、出血、色素沉着范围增大。病灶稍隆起，有色素沉着，呈平坦状或结节状可伴溃疡，为单病灶或多病灶。早期低危可选局部病灶扩大切除（切缘距肿瘤＜2～3cm），晚期或高危组选用广泛性外阴切除及腹股沟淋巴切除。

3. C

[解析] 外阴上皮轻度不典型增生主要是 HPV 感染的反应性改变，中重度不典型增生通过局部对症治疗及手术治疗部分可逆转。

4. E

[解析] 原位癌：重度非典型增生累及上皮全层，但未穿透基底层。

5. E

[解析] VIN Ⅲ：重度非典型增生和原位癌，上皮过度增生和异型细胞的改变，超过上皮下 2/3，但未穿透基底层。

6. A

[解析] 外阴恶性肿瘤相对少见，占女性生殖道恶性肿瘤 3%～5%。

7. D

[解析] 肿瘤局限于外阴，直径 3cm 属于 Ⅰ B 期。

8. C

[解析] 外阴纤维瘤是最常见的外阴良性肿瘤。大多发生于大阴唇，单发，生长缓慢。检查见大阴唇绿豆到樱桃大小、光滑质硬赘生物。

9. C

[解析] 外阴癌早期可为外阴结节或小溃疡，均需尽早做活体组织检查，病灶取材应有足够的深度，避免误取坏死组织。癌灶可生长在外阴任何部位，但大多数发生于大阴唇。

10. B

[解析] Ⅰ B 期病灶位于侧边则行外阴根治术及病灶同侧腹股沟淋巴结清扫术，若病灶位于中线则行外阴根治术及双侧腹股沟淋巴结清扫术。

11. C

[解析] 阴道镜有助于提高病灶活检的准确率。

12. C

[解析] 外阴癌最常见的病理类型是鳞状细胞癌。

13. A

[解析] 外阴鳞状上皮增生属于外阴上皮非瘤样病变。

14. C

[解析] 老年人和广泛性 VIN，特别是分化型患者采用单纯外阴切除，切除范围包括外阴皮肤和部分皮下组织，但不切除会阴筋膜。

15. E

[解析] 外阴癌主要局部蔓延及淋巴转移，血行转移极少见。

16. C

[解析] 外阴 Paget 病由于病变多超越肉眼所见病灶边缘，且偶有浸润发生，应行较广泛局部病灶切除或单纯外阴切除，若出现浸润时或合并汗腺癌时，需做广泛外阴切除和双侧腹股沟淋巴切除。

17. B

[解析] 外阴癌以原发性为主。

18. B

[解析] 外阴癌主要表现为长时间持续久治不愈的外阴瘙痒和各种不同形态的肿物，合并感染或较晚期可出现疼痛、渗液和出血。

19. E

[解析] 外阴癌的预后与癌灶大小、部位、分期、肿瘤分化、有无淋巴结转移及治疗措施有关。其中以淋巴结转移最为重要。

20. C

[解析] 外阴恶性黑色素瘤较少见，居外阴恶性肿瘤第

2 位（2%～3%），但恶性程度高，好发部位为阴蒂及小阴唇。

21. E

[解析] 考虑诊断外阴恶性黑色素瘤，早期低危可选局部病灶扩大切除（切缘距肿瘤<2～3cm），晚期或高危组选用广泛性外阴切除及腹股沟淋巴切除。

22. A

[解析] 外阴原位癌采用单纯外阴切除，切除范围包括外阴皮肤和部分皮下组织，但不切除会阴筋膜。

23. B

[解析] I 期肿瘤局限于外阴，肿瘤最大直径≤2cm，腹股沟淋巴结无可疑转移。

【B 型题】

24. C

[解析] 外阴鳞状细胞癌的症状主要为长时间持续久治不愈的外阴瘙痒和各种不同形态的肿物，体征为癌灶可生长在外阴任何部位，但大多数发生于大阴唇。

25. B

[解析] FIGO（2009）Ⅲ期标准为任何大小的肿瘤，有或无侵犯至会阴邻近结构（下 1/3 尿道、下 1/3 阴道、肛门），有腹股沟淋巴结转移。

26. C

[解析] 外阴鳞状细胞癌治疗以手术治疗为主，辅以放疗及化疗综合治疗，Ⅱ－Ⅲ期：广泛外阴切除及受累的部分下尿道、阴道与肛门皮肤切除，双侧腹股沟淋巴结切除。腹股沟淋巴结转移的补充治疗，包括一处转移直径>10cm，淋巴结扩散或血管淋巴间隙受累，两处或更多处微转移。

27. B；28. E

[解析] 老年人和广泛性 VIN，特别是分化型患者采用单纯外阴切除，切除范围包括外阴皮肤和部分皮下组织，但不切除会阴筋膜。外阴癌Ⅱ～Ⅲ期行广泛性外阴切除及受累的部分下尿道、阴道与肛门皮肤切除、双侧腹股沟淋巴结切除。

【X 型题】

29. BDE

[解析] 外阴癌的症状主要为长时间持续久治不愈的外阴瘙痒和各种不同形态的肿物，合并感染或较晚期可出现疼痛、渗液和出血。

30. ACDE

[解析] HPV 感染、外阴慢性炎性长期刺激、性传播疾病、吸烟、免疫低下与外阴癌发病有关。

31. AE

[解析] 外阴癌主要局部蔓延及淋巴转移，血行转移极少见。阴蒂癌肿可绕过腹股沟浅层淋巴结直接至深淋巴结。

32. ACE

[解析] 外阴癌早期可为外阴结节或小溃疡，均需尽早做活体组织检查，病灶取材应有足够的深度，避免误取坏死组织。癌灶可生长在外阴任何部位，但大多数发生于大阴唇。

33. ABCE

[解析] 癌瘤累及宫颈阴道部，宫颈外口区域有癌瘤者，应归于宫颈癌。

34. AD

[解析] 老年人和广泛性 VIN，特别是分化型患者采用单纯外阴切除，切除范围包括外阴皮肤和部分皮下组织，但不切除会阴筋膜。

35. ACDE

[解析] 外阴恶性黑色素瘤较少见，居外阴恶性肿瘤第 2 位，但恶性程度高，好发部位为阴蒂及小阴唇。

36. ABCD

[解析] 外阴恶性黑色素瘤表现为外阴瘙痒、出血、色素沉着范围增大。病灶稍隆起，有色素沉着，呈平坦状或结节状可伴溃疡，为单病灶或多病灶。

37. ABDE

[解析] 除涂片细胞学、阴道镜、活检及 B 超、CT、MRI、淋巴造影等影像学检查外，膀胱镜、直肠镜检有助于判断是否有局部或远处转移。

38. ABCDE

[解析] 外阴癌的预后与癌灶大小、部位、分期、肿瘤分化、有无淋巴结转移及治疗措施等有关。其中以淋巴结转移最为重要。

二、名词解释

外阴上皮内瘤变是一组外阴病变的病理学诊断名称，包括外阴鳞状上皮内瘤变和外阴非鳞状上皮内瘤变，多见于 45 岁左右女性。

三、填空题

1. 鳞状细胞癌　组织学检查
2. 上皮层内细胞分化不良　核异常　核分裂象增加
3. 外阴鳞状上皮内瘤变　外阴非鳞状上皮内瘤变
4. 消除病灶　缓解症状　预防癌变
5. 低度恶性肿瘤　局部病灶切除
6. 上皮来源　中胚叶来源　纤维瘤

四、简答题

1. ⅠA 期行局部病灶扩大切除或单侧外阴切除，通常不需要切除腹股沟淋巴结。ⅠB 期行广泛外阴切除及腹股沟淋巴结切除。Ⅱ～Ⅲ期行广泛性外阴切除及受累的部分下尿道、阴道与肛门皮肤切除、双侧腹股沟淋巴结切除。Ⅳ期除广泛性外阴切除、双侧腹股沟淋巴结切除外，分别根据膀胱、上尿道或直肠受累情况选做相应切除术。

2. 普通型、基底细胞型、混合型、分化型、未分化型。

3. 手术方式依据病变范围、分类和年龄来决定。对局部的分化型病灶可采用外阴上皮局部表浅切除术，切除边缘超过肿物外缘 0.5～1.0cm 即可；对大的病变可行表浅外阴切除术和薄层皮片植皮术；老年人和广泛性 VIN，特别是分化型患者采用单纯外阴切除，切除范围包括外阴皮肤和部分皮下组织，但不切除会阴筋膜。对外阴 Paget 病由于病变多超越肉眼所见病灶边缘，且偶有浸润发生，应行较广泛局部病灶切除或单纯外阴切除，若出现浸润时或合并汗腺癌时，需做广泛外阴切除和双侧腹股沟淋巴切除。

第二十八章　子宫颈肿瘤

【同步习题】

第一节　子宫颈上皮内瘤变

一、选择题

【A 型题】

1. 下列关于子宫颈上皮内瘤变的说法，错误的是
   - A. 均为癌前病变
   - B. 多见于 25~35 岁妇女
   - C. 多数低级别 CIN 可自动消退
   - D. 发病与 HPV 感染相关
   - E. 与子宫颈癌发展相关

2. 关于 CIN 病理学分级的描述，错误的是
   - A. CIN Ⅰ 级病变累及上皮下 1/3
   - B. CIN Ⅱ 级细胞极性尚存
   - C. CIN Ⅲ 级病变累及肌层
   - D. CIN Ⅲ 级镜下细胞无极性
   - E. CIN Ⅱ 和 CIN Ⅲ 属于高级别上皮内瘤变

3. 下列关于宫颈细胞学检查的说法，错误的是
   - A. 是 CIN 和早期宫颈癌筛查的基本方法
   - B. 在性生活≥3 年或年龄≥21 岁开始
   - C. 高度鳞状细胞上皮内病变（HSIL）特指 CIN Ⅲ
   - D. 敏感性低，特异性强
   - E. 轻度鳞状细胞上皮内病变（LSIL）包括 HPV 感染/CIN Ⅰ

4. 关于 HPV 的说法，正确的是
   - A. 妇女感染的高峰年龄是 30~35 岁
   - B. 是 RNA 病毒
   - C. 性活跃妇女感染率低
   - D. 持续 HPV 感染妇女有更高的患子宫颈癌的风险
   - E. 感染 HPV 一定会患宫颈癌

5. 下列关于子宫颈转化区的说法，错误的是
   - A. 位于子宫颈鳞状上皮与柱状上皮交界处
   - B. 纳氏囊肿可作为辨认转化区的一个标志
   - C. 新生的鳞状上皮可覆盖子宫颈管腺口
   - D. 转化区成熟的鳞状上皮对致癌物刺激十分敏感
   - E. 也称为移行带

6. 宫颈上皮内瘤变确诊的手段是

   - A. 宫颈活组织检查
   - B. 醋酸涂抹
   - C. 宫颈细胞涂片
   - D. 阴道分泌物检查
   - E. 阴道镜检查

7. 女性，47 岁。性交后出血半年。妇科检查：宫颈 Ⅰ 度糜烂状。宫颈细胞学检查结果为低度鳞状上皮内病变（LSIL）。为明确诊断，下一步应首选的处理是
   - A. 宫颈冷刀锥切
   - B. 宫颈管搔刮
   - C. 宫颈电热圈切除术
   - D. 阴道镜下活检
   - E. 高危型 HPV–DNA 检测

8. 女性，28 岁，G_1P_1。因接触性出血来院就诊，患者行阴道镜下活检为 CIN Ⅲ，以下正确的处理方式是
   - A. 全子宫切除术
   - B. 手术加化疗
   - C. 宫颈锥切术
   - D. 改良根治性子宫切除术
   - E. 放疗

9. 女性，38 岁。妇科普查时，宫颈刮片细胞学检查结果为 CIN Ⅲ 级，首先应做的检查项目为
   - A. 阴道镜下宫颈活组织检查
   - B. 重复宫颈刮片细胞学检查
   - C. 阴道镜检查
   - D. 宫颈碘试验
   - E. 宫颈锥形切除送病理检查

10. 关于子宫颈原位癌的特征，正确的是
    - A. 好发部位为子宫颈鳞状上皮区域内
    - B. 多数伴有淋巴转移
    - C. 与子宫颈重度异型是不同的 CIN 级别
    - D. 阴道镜检查多能与微小浸润癌相鉴别
    - E. 病变限于上皮层内，基底膜未穿透

11. 下列哪项不是宫颈上皮内瘤变的高危因素
    - A. HPV 感染
    - B. 多个性伴侣
    - C. 吸烟
    - D. 多产
    - E. 屏障避孕

【B 型题】

A. 包括 HPV 感染/CINI

B. 包括 CIN Ⅱ 及 Ⅲ

C. 宫颈癌 Ⅰ A 期

D. 慢性子宫颈炎

E. 宫颈息肉

12. 轻度鳞状细胞上皮内病变（LSIL）

13. 高度鳞状细胞上皮内病变（HSIL）

患者，女，55 岁。白带多，接触性出血 3 个月余，3 年前曾因宫颈柱状上皮细胞异位行宫颈冷冻治疗。妇科检查：外阴阴道未见异常，宫颈肥大，质脆，子宫及双附件未见异常。

14. 为明确诊断，首选检查项目应是

A. 分段诊刮　　C. HPV DNA

D. 宫颈锥切术　　E. 宫颈多点活检

15. 检查结果证实为宫颈上皮内瘤样病变，异型细胞占宫颈上皮全层 2/3 以上，伴人乳头瘤病毒（HPV）感染。此例应诊断为

A. CINI　　　　B. CIN Ⅱ

C. 慢性宫颈炎　　D. CIN Ⅲ

E. 宫颈浸润癌

16. 此例的正确治疗为

A. 局部用药 3 个月后复查

B. 激光治疗 3 个月后复查

C. 随访

D. 行全子宫切除

E. 局部用药+口服消炎药

【X 型题】

17. 以下关于宫颈上皮内瘤变的说法，正确的是

A. CIN Ⅰ 级约 60% 会自然消退

B. 若细胞学检查为高度鳞状上皮内病变（HSIL）应予以治疗

C. 20%CIN Ⅱ 会发展为 CIN Ⅲ

D. 5%CIN Ⅱ 会发展为 CIN Ⅲ

E. CIN Ⅲ 均需要治疗

18. 某患者型 CIN Ⅱ 子宫锥形切除术后，关于随访，以下正确的是

A. 可间隔 6～12 个月检测高危型 HPV DNA

B. 可单独采用细胞学随访

C. 在 6 个月和 12 个月检测到治疗前同一型别的高危型，提示病变复发的可能大

D. 联合采用细胞学和阴道镜检查进行随访

E. 不用随访

二、名词解释

1. CIN

2. CIN Ⅱ

三、填空题

1. CIN Ⅰ 级约_____会自然消退；_____CIN Ⅱ 会发展为 CIN Ⅲ，_____会发展为浸润癌（填百分比）。

2. 子宫颈上皮内瘤变的主要诊断方法包括_____、_____、_____、_____。

四、简答题

1. 简述宫颈细胞学 TBS 关于上皮细胞异常的报告内容。

2. 简述子宫颈活组织取材的要点。

3. 简述 CIN 的治疗。

五、案例分析题

女性，36 岁，接触性出血半年，妇科检查：外阴、阴道无异常，宫颈轻度柱状上皮细胞异位，触之易出血，子宫正常大小，宫旁组织及双侧附件未触及异常。

1. 首选的检查方法是什么？

2. 如检查结果为鳞状上皮内高度病变（HSIL），首选的处理方法是什么？

3. 如为宫颈上皮内瘤变 Ⅲ 级，宜采取的处理方法是什么？

54 岁妇女，绝经 9 年，近一周白带中带血丝，阴道窥器见子宫颈呈糜烂样改变，妇科检查除子宫稍小外，未见其他异常。阴道 B 型超声子宫内膜厚度 3mm。

4. 首先采用的辅助检查手段应是什么？

5. 如果子宫颈刮片细胞学检查结果为 ASC–US，下一步处理应是什么？

53 岁经产妇，已绝经。性交后阴道血性白带 3 个月。查子宫颈肥大，糜烂样改变，子宫颈刮片细胞学检查见可疑癌细胞，阴道镜检查不能看到完整的转化区，子宫颈活检为原位癌。

6. 能排除子宫颈浸润癌的检查项目是什么？

7. 如确诊为原位癌，合适的治疗措施是什么？

第二节　子宫颈癌

一、选择题

【A 型题】

1. 子宫颈癌的始发部位通常是

A. 子宫颈移行带区

B. 子宫颈解剖学内口区

C. 子宫颈组织学内口区

D. 子宫颈管柱状上皮区

E. 子宫颈鳞状上皮区

2. 宫颈鳞癌起源于

    A. 宫颈管内口及附近黏膜

    B. 宫颈外口

    C. 宫颈管内口

    D. 宫颈外口鳞状上皮与柱状上皮交界处

    E. 宫颈阴道部

3. 与宫颈癌的发生密切相关的病原体是

    A. 苍白密螺旋体　　　B. 滴虫

    C. 单纯疱疹病毒　　　D. 巨细胞病毒

    E. 人乳头瘤病毒

4. 宫颈癌最常见的病理类型是

    A. 恶性腺癌　　　　　B. 腺癌

    C. 鳞腺癌　　　　　　D. 鳞状细胞癌

    E. 黏液腺癌

5. 下列不属于宫颈癌相关危险因素的是

    A. 过早性生活　　　　B. 不洁性行为

    C. 未生育　　　　　　D. 多个性伴侣

    E. 吸烟

6. 患者，女，35 岁，G_3P_3。性交后出血 3 个月。妇科检查：外阴阴道无异常，宫颈可见菜花样肿物，质地较脆，直径 2cm，触之易出血，子宫前位，正常大小，无压痛，双附件无异常。为明确诊断，首选的检查是

    A. 超声检查　　　　　B. 宫颈锥切术

    C. HPV 检查　　　　　D. 宫颈细胞学检查

    E. 宫颈活检

7. 患者，女，52 岁。接触性出血 2 个月。妇科检查：宫颈前唇有一菜花样新生物，接触易出血，宫体正常大小，附件（−）。该患者最可能的诊断是

    A. 子宫内膜炎　　　　B. 慢性宫颈炎

    C. 宫颈癌　　　　　　D. 宫颈肌瘤

    E. 急性宫颈炎

8. 不属于宫颈癌淋巴转移一级组的是

    A. 腹主动脉旁　　　　B. 髂外

    C. 髂内　　　　　　　D. 闭孔

    D. 宫旁

9. 宫颈癌临床分期依据是

    A. 术中探查结果　　　B. 有无淋巴结转移

    C. 盆腔检查　　　　　D. 病理检查

    E. 临床表现

10. 下列表现属于宫颈癌 II 期的是

    A. 癌局限在宫颈内

    B. 原位癌

    C. 超出宫颈，未及盆壁，侵及阴道上 2/3

    D. 癌侵及盆腔壁及阴道下 1/3

    E. 癌超越骨盆，或累及直肠、膀胱

11. 宫颈癌临床分期 IIA 是指

    A. 癌累及阴道，未达阴道下 1/3 段，无明显宫旁浸润

    B. 癌累及宫旁，无明显阴道浸润

    C. 肉眼可见癌灶虽位于宫颈，但体积 >4cm

    D. 癌累及阴道下 1/3 段，无明显宫旁浸润

    E. 癌累及宫旁，间质浸润深度 3～5mm

12. 患者，女，45 岁。血性白带 3 个月，妇检阴道未受肿瘤侵犯，宫颈菜花样，宫体正常大小，宫旁明显增厚，未达盆腔，宫颈活检为鳞癌。其 FIGO 分期是

    A. I B 期　　　　　　B. I C 期

    C. II A 期　　　　　　D. II B 期

    E. III A 期

13. 患者，女，43 岁。不规则阴道流血 4 个月，性交后出血，宫颈锥切标本显微镜下可见低分化鳞状细胞癌，间质浸润深度 2mm，宽度 6mm，正确的分期为

    A. I A1 期　　　　　　B. I A2 期

    C. I B2 期　　　　　　D. I B1 期

    E. II A 期

14. 子宫颈癌最早出现的症状是

    A. 大量米汤恶臭白带

    B. 接触性出血

    C. 进行性下肢肿痛

    D. 尿频尿急

    E. 绝经后长期阴道流血

15. 宫颈癌的临床表现不包括

    A. 绝经后阴道流血　　B. 阴道排液

    C. 血性白带　　　　　D. 不孕

    E. 接触性阴道流血

16. 诊断宫颈癌时有关碘试验，不正确的是

    A. 本试验对癌有特异性

    B. 鳞状上皮含糖原丰富

    C. 若不染色为阳性

    D. 主要识别宫颈病变危险区

    E. 提高诊断率

17. 普查宫颈癌时，最有实用价值的检查方法是

A. 阴道镜检查　　B. 宫颈碘试验

C. 妇科三合诊检查　D. 宫颈刮片细胞学检查

E. 宫颈活组织检查

18. 早期发现宫颈癌的简便，可靠的初筛方法是

A. 宫颈刮片细胞学检查

B. 阴道镜

C. 宫颈锥形切除术

D. 碘试验

E. 宫颈活检

19. 患者，女，24 岁。外阴瘙痒，白带增多 5 天。妇科检查：外阴皮肤黏膜充血，小阴唇内侧见多个小菜花状赘生物，宫颈柱状上皮异位，子宫正常大，附件无明显异常。为确诊，应选择的辅助检查是

A. 白带革兰染色检查

B. 宫颈细胞学检查

C. 赘生物活组织检查

D. 外阴细胞学检查

E. 宫颈高危型 HPV DNA 检测

20. 患者，女，45 岁。同房后阴道流血 3 个月，G_4P_1。妇科检查：宫颈重度糜烂状，下唇息肉样赘生物，直径 2cm，三合诊宫颈旁组织无异常。取宫颈赘生物送病理检查，提示宫颈鳞癌，首选的治疗方法是

A. 根治性放疗

B. 子宫颈切除+盆腔淋巴结切除术

C. 广泛性子宫切除+盆腔淋巴结切除术

D. 筋膜外子宫切除术

E. 宫颈锥形切除术

21. 早期宫颈癌最有价值的诊断方法是

A. 阴道镜检查

B. 宫颈刮片细胞学检查

C. 宫颈及宫颈管活体组织检查

D. 高危型 HPV－DNA 检测

E. 宫颈醋酸染色

22. 慢性宫颈炎与子宫颈癌早期肉眼难以鉴别，确诊方法应是

A. 阴道镜检查

B. 宫颈刮片细胞学检查

C. 宫颈碘试验

D. 氮激光肿瘤固有荧光诊断法

E. 宫颈及宫颈管活检

23. 48 岁，白带多，接触性出血半年。妇科检查：宫颈糜烂状，阴道外观正常，子宫正常大小，双侧附件区无明显增厚，首选确诊检查是

A. 宫颈锥形切除术

B. 宫颈涂片检查

C. 宫颈和宫颈管活检

D. 阴道镜检查

E. 宫颈荧光检查

24. 患者，女，33 岁。阴道接触性出血，初步诊断为"宫颈癌"。宫颈刮片多次检查为阳性，而宫颈活检为阴性为确诊需做的进一步检查为

A. 宫颈锥切术　　C. 碘试验

B. MRI　　　　　D. CT

E. 不做任何处理，1 个月后再次活检

25. 患者，女，40 岁。不规则阴道流血 3 个月。妇科检查：宫颈呈菜花样，约 5cm×4cm×4cm 大小，质脆易出血，三合诊左侧主韧带结节状增粗，已达盆壁。宫颈活检示鳞状细胞癌。合适的治疗是

A. 化疗后行宫颈癌根治术

B. 宫颈癌根治术

C. 化疗

D. 宫颈癌根治术后加化疗

E. 放疗

26. 患者，女，49 岁。接触性出血 10 个月。妇科检查发现宫颈有 4cm×4cm 菜花状肿物，累及阴道上 2/3，周围无盆腔浸润。该患者应该行的治疗是

A. 子宫切除术及盆腔淋巴结清扫术

B. 宫颈锥切术

C. 手术加放疗

D. 子宫全切术

E. 放疗

27. 子宫颈癌癌前病变是

A. 子宫颈柱状上皮移位

B. 子宫颈上皮不典型增生

C. 子宫颈鳞状上皮化生

D. 子宫颈鳞状上皮化

E. 子宫颈储备细胞增生

28. 关于子宫颈癌 2009 FIGO 临床分期，正确的是

A. 多数ⅠB 期靠肉眼判断难诊断

B. 癌侵宫旁属于ⅡA 期

C. 癌使肾功能丧失时属于Ⅱ期

D. 癌扩展至盆壁时属于ⅢB 期

E. 膀胱黏膜有癌浸润属于Ⅲ期

29. 子宫颈癌超出子宫颈累及阴道，但未达阴道下 1/3，按 2009 FIGO 的临床分期，应属于

A. ⅠB 期　　　　　B. ⅡB 期

C. ⅡA 期　　　　　D. ⅢA 期

E. ⅢB 期

30. 子宫颈癌癌灶穿透直肠黏膜，按 2009 FIGO 的临床分期，应属于
    A. ⅢB 期
    B. ⅡB 期
    C. ⅢA 期
    D. ⅣA
    E. ⅣB

31. 子宫颈癌最常用的筛查方法是
    A. 高危型 HPV DNA 检测
    B. 子宫颈刮片细胞学检查
    C. 子宫颈碘试验
    D. 染色体检查
    E. 阴道镜检查

32. 确诊子宫颈癌的依据是
    A. 盆腔检查结果
    B. 子宫颈及子宫颈管活组织检查
    C. 阴道镜检查结果
    D. 子宫颈刮片细胞学检查
    E. 性交后出血

33. 子宫颈癌淋巴转移首先侵犯
    A. 腹股沟深淋巴结
    B. 子宫旁和盆腔淋巴结
    C. 左锁骨上淋巴结
    D. 腹股沟浅淋巴结
    E. 腹主动脉旁淋巴结

34. 关于 HPV 和子宫颈癌的关系，正确的是
    A. 大多数 HPV 型别和子宫颈癌密切相关
    B. 高危型 HPV 检测可用于诊断子宫颈癌
    C. HPV 检测可用于所有女性的筛查
    D. 约 70% 的子宫颈癌和 HPV16、HPV18 型相关
    E. 可用高危型 HPV DNA 检测代替子宫颈刮片细胞学检查

35. 关于子宫颈刮片细胞学检查，正确的是
    A. 目前多推荐采用 TBS 分类法
    B. 能区分原位癌和微小浸润癌
    C. 细胞阳性率与临床分期密切相关
    D. 可由阴道镜检查所取代
    E. 可用高危型 HPV 检测取代

36. 40 岁妇女，接触性阴道流血 3 个月。检查见子宫颈后唇菜花状赘生物直径 2cm 并侵及阴道后穹窿达 1cm，双侧宫旁不增厚，无结节，子宫正常大小，活动好。子宫颈活检为鳞状细胞癌。本例合适的治疗方法是
    A. 广泛性子宫切除术及盆腔淋巴结切除术，必要时腹主动脉旁淋巴结取样
    B. 子宫全切除及双附件切除术

    C. 化疗后放疗
    D. 化疗后行广泛性子宫切除术及盆腔淋巴结切除术
    E. 同期放化疗

37. 63 岁妇女，绝经 4 年，阴道流液 4 个月。检查子宫颈前唇菜花状赘生物直径 3cm。子宫萎缩，双侧宫旁增厚浸润明显，但未达盆壁，子宫颈活检为鳞状细胞癌。本例合适的治疗方法是
    A. 广泛性子宫切除术及盆腔淋巴结切除术
    B. 放疗后再行广泛性子宫切除术及淋巴结清扫
    C. 化疗后再行广泛性子宫切除术
    D. 同期放化疗
    E. 广泛性子宫切除术及盆腔淋巴结切除术后行放射治疗

【B 型题】
    A. 分段诊刮活组织检查
    B. 子宫颈活组织检查
    C. 吸取宫腔分泌物细胞学检查
    D. 子宫颈刮片细胞学检查
    E. 子宫颈碘试验

38. 54 岁妇女，绝经 5 年，近 4 个月阴道再现流血伴分泌物，确诊需选择

39. 46 岁妇女，月经周期规律。近 1 个月常发生性交后出血，查子宫颈见一直径 2cm 赘生物。确诊需选择

    A. 子宫颈刮片细胞学检查
    B. 阴道镜检查
    C. 子宫颈碘试验
    D. 子宫颈及子宫颈管活组织检查
    E. 子宫颈锥形切除

40. 子宫颈癌最常用的筛查方法是
41. 确诊子宫颈癌最可靠的方法
42. 确诊ⅠA 期子宫颈癌的可靠方法是

    A. 子宫颈癌ⅠA1 期
    B. 子宫颈癌ⅠA2 期
    C. 子宫颈癌ⅡA1 期
    D. 子宫颈癌ⅡB 期
    E. 子宫颈癌ⅡB 期

43. 子宫颈微小浸润癌，浸润间质深度≤3mm，宽度≤7mm，为

44. 子宫颈浸润癌，浸润间质深度 4mm，宽度≤7mm，为

45. 子宫颈癌病灶直径 3cm，侵犯阴道上 2/3 段，为

46. 子宫颈癌侵犯宫旁，但未达盆壁，为

    A. 全子宫切除术

    B. 全子宫及双附件切除术

    C. 全子宫、双附件及大网膜切除术

    D. 广泛性子宫切除术及盆腔淋巴结切除术

    E. 改良广泛性子宫切除术及盆腔淋巴结切除术

47. 治疗 60 岁的子宫颈原位癌可选择

48. 治疗 50 岁的ⅠA 期无淋巴脉管间隙浸润子宫颈癌应选择

49. 治疗子宫颈癌ⅠA2 期应选择

50. 治疗子宫颈癌ⅠB1 期应选择

    A. 淋巴转移和种植

    B. 血行转移和淋巴转移

    C. 直接蔓延和腹腔种植

    D. 直接蔓延和淋巴转移

    E. 血行转移

51. 子宫颈癌的主要播散方式为

52. 卵巢癌的主要播散方式为

53. 绒毛膜癌的主要播散方式为

    患者，女，46 岁。因白带增多，性交后出血 1 周就诊。宫颈刮片病理检查：宫颈鳞癌，浸润深度 7mm，肉眼见癌灶最大直径≤4cm。

54. 患者临床分期属于

    A. ⅠB2 期   B. ⅠA2 期

    C. ⅠB1 期   D. ⅠA 期

    E. ⅡB 期

55. 宜选的手术方式是

    A. 子宫全切术

    B. 部分子宫切除术

    C. 宫颈锥切术

    D. 广泛性子宫切除术+盆腔淋巴结切除术

    E. 改良子宫根治切除术

56. 若要清扫淋巴结，下列哪组不属清扫范围

    A. 腹股沟浅淋巴结   B. 髂外

    C. 闭孔   D. 髂内

    E. 髂总

【X 型题】

57. 下列哪些属于宫颈癌 FIGO 分期Ⅱ及以上者

    A. 累及阴道上 2/3，无明显宫旁浸润

    B. 临床可见癌灶局限于子宫颈，或镜下可见病灶范围超出ⅠA 期

    C. 癌灶已超出宫颈，但未达骨盆壁或未达阴道下 1/3

    D. 有明显宫旁浸润，但未达骨盆壁

    E. 癌累及阴道下 1/3，但未扩散到骨盆壁

二、名词解释

1. "三阶梯"程序

2. 宫颈癌ⅠA 期

三、填空题

1. 宫颈癌手术治疗后病检发现的高危因素包括_____、_____。

2. 宫颈鳞状细胞癌的病理类型包括_____、_____、_____。

3. 宫颈癌转移途径主要为_____，_____，_____少见。

4. 宫颈癌淋巴转移淋一级组包括宫旁、子宫颈、_____、_____、_____、_____、_____。

五、案例分析题

    患者，女，38 岁。接触性出血 1 个月余，白带有恶臭，妇科检查：宫颈Ⅱ度糜烂，前唇有 4cm 的质脆赘生物，易出血，子宫正常大，三合诊（−）。

1. 最可能的诊断是什么？

2. 为确定诊断，最可靠的检查方法为？

3. 确诊后，其临床期别为？

4. 最正确的治疗方法是什么？

    女，48 岁，接触性出血 3 个月。妇科检查：宫颈呈糜烂状，宫体正常大小，活动好，双侧附件区无异常。三合诊（−）。阴道镜下活检病理示鳞状细胞癌，间质浸润深度 6mm。

5. 该患者的临床分期应是？

6. 最适合的手术方式为什么？

（郭剑锋）

【参考答案及解析】

第一节　子宫颈上皮内瘤变

一、选择题

【A型题】

1. A

[解析] 高级别CIN具有癌变潜能，被视为癌前病变。

2. C

[解析] CINⅢ级病变累及上皮2/3以上或全层。

3. C

[解析] 高度鳞状上皮内瘤变包括CINⅡ和CINⅢ。

4. D

[解析] 妇女感染HPV的高峰年龄是18～28岁，性活跃妇女的感染率更高，HPV持续感染的妇女有更高的宫颈癌患病率，但不是一定会患病，HPV是环状DNA病毒。

5. D

[解析] 转化区成熟的鳞状上皮对致癌物的刺激相对不敏感。

6. A

[解析] 确诊子宫颈上皮内瘤变的最可靠方法是宫颈活组织检查。

7. D

[解析] 中老年妇女，接触性出血，应首先考虑宫颈癌。宫颈上皮内瘤变的诊断应遵循"三阶梯式"诊断程序，即细胞学检查（或加HPV检测）—阴道镜检查—组织病理学检查。若细胞学检查发现异常细胞，则应作阴道镜+活组织检查，以明确诊断。宫颈电热圈切除术、宫颈冷刀锥切主要用于CINⅠ和CINⅡ的治疗。宫颈管搔刮主要用于诊断子宫颈管病变。高危型HPV-DNA检测常与宫颈细胞学检查联合用于宫颈癌的筛查。

8. C

[解析] CINⅢ均需要治疗，通常行子宫颈锥切术。对于经锥切术确诊、年龄较大、无生于要求、合并有其他手术指征（妇科良性疾病）者也可行子宫全切术，此为年轻患者，首选子宫颈锥切术。

9. A

[解析] 宫颈刮片细胞学检查是目前普查宫颈癌的主要方法，Ⅰ级为正常，Ⅱ级为炎症，Ⅲ级为可疑，Ⅳ级为高度可疑癌，Ⅴ级为典型癌细胞。Ⅲ级和Ⅲ级以上均应在阴道镜观察下选择可疑病变区行宫颈活组织检查，以明确诊断，宫颈碘试验对宫颈癌的诊断无特异性，宫颈锥形切除+病检为有创检查，适用于宫颈刮片多次阳性而宫颈活检阴性者。

10. E

[解析] 子宫颈癌好发部位在子宫颈的转化区；原位癌应无淋巴转移。原位癌上皮全层受累，重度异型上皮几乎全层受累；阴道镜检查只看表面，不能与微小浸润癌相鉴别。

11. E

[解析] 屏障避孕有一定的保护作用。

【B型题】

12. A；13. B

14. E

[解析] 老年妇女，接触性出血，宫颈肥大，糜烂，质脆，应考虑宫颈癌，为明确诊断应首选宫颈多点活检。

15. D

[解析] CINⅠ级指异型细胞局限于上皮的下1/3；Ⅱ级指异型细胞累及上皮层的下1/3～2/3；Ⅲ级指增生的异型细胞超过上皮全层的2/3，但未累及上皮全层。子宫颈上皮内瘤变（CIN）=非典型增生+原位癌。本例异型细胞占宫颈上皮全层2/3以上，应诊断为CINⅢ。

16. D

[解析] 治疗首选宫颈环形电切术（LEEP），对年龄较大、无生育要求的CINⅢ，也可行全子宫切除术。

【X型题】

17. ABCE

[解析] 5%CINⅡ会发展为浸润癌。

18. ABCD

[解析] CINⅡ和CINⅢ治疗后可间隔6～12个月检测高危型HPV DNA。如果治疗后6个月、12个月检测到治疗前同一型别的高危型，提示病变复发的可能性大。也可单独采用细胞学或联合采用细胞学和阴道镜检查进行随访，每两次间隔6个月。

二、名词解释

1. 子宫颈上皮内瘤变，是与子宫颈浸润癌密切相关的一组子宫颈病变，包括不典型增生和原位癌。

2. 宫颈上皮内瘤变病变累及上皮下1/3～2/3,核明显增大，核深染，核质比增大，细胞极性尚存。

三、填空题

1. 60%　20%　5%

2. 子宫颈细胞学检查　高危型 HPV DNA　阴道镜检查　子宫颈和宫颈管活组织检查

四、简答题

1.

鳞状上皮细胞异常
鳞状细胞分两类：意义未明的不典型鳞状细胞（ASC-US）与不能排除高度上皮内病变的不典型鳞状细胞（ASC-H）
轻度鳞状细胞上皮内病变（LSIL），包括 HPV 感染/CINI
高度鳞状细胞上皮内病变（HSIL），包括 CINII 及 III 鳞状细胞癌
腺上皮细胞改变
不典型（AGC），倾向于瘤样变
原位腺癌（宫颈管）
腺癌（宫颈管、子宫内膜、子宫外）
其他恶性肿瘤

2. 任何肉眼可见病灶均应做单点或多点活检。若无明显病变可选择在子宫颈转化区 3、6、9、12 处活检或在碘实验不染色区或涂抹醋酸后的醋酸白上皮区取材，或在阴道镜下取材以提高确诊率。

3. CIN I 级约 60%会自然消退。细胞学检查为 LSIL 及以下者可观察随访，若在随访过程中病变发展或持续达两年，宜进行治疗。所有 CINII 均需治疗，阴道镜检查满意者可采用物理治疗或子宫颈锥切术，不满意者行子宫颈锥切术。CINIII 均需要治疗，通常行子宫颈锥切术，经锥切术确诊、年龄较大、无生育要求、合并有其他手术指征（妇科良性疾病）者也可行子宫全切术。

五、案例分析

1. 患者接触性出血，伴宫颈柱状上皮细胞异位，应考虑宫颈癌。为明确诊断，首选检查是无创的宫颈细胞学检查。ABCE 均为有创检查，不作为首选。

2. 若宫颈细胞学检查结果为 HSIL，则选用阴道镜下活检+病理学检查，以进一步明确其病理性质；宫颈锥切+活检损伤较大，常用于宫颈细胞学检查阳性，而宫颈活检阴性者。宫颈碘试验常用于定位细胞学检查的取材部位。HPV DNA 和宫颈细胞学检查联合用于宫颈癌的筛查。

3. CINIII 首选宫颈锥形切除术，子宫切除术适用于经宫颈锥切确诊为 CINIII，年龄较大，无生育要求者。CINIII 一般不行放疗和化学治疗；CIN I 级约 60%会自然消退。细胞学检查为 LSIL 及以下者可观察随访。

4. 本例应怀疑是子宫颈癌或癌前病变，按三阶梯方法先行细胞学检查，有异常再行进一步检查。分段刮宫活组织检查用于诊断子宫内膜癌。

5. 细胞学检查为意义未明的不典型鳞状细胞（ASCUS）时进行高危 HPV DNA 检查，阳性者行阴道镜检查，阴性者 12 个月后行细胞学检查。

6. 只有行子宫颈锥形切除，连续切片镜检才能排除子宫颈浸润癌。

7. 经锥切术确诊的原位癌，年龄较大，无生育要求，或合并其他手术指征者，可行子宫全切除术。

第二节　子宫颈癌

一、选择题

【A 型题】

1. A

[解析] 子宫颈癌的始发部位通常是子宫颈移行带区。

2. D

[解析] 子宫颈鳞状上皮与柱状上皮交界部未成熟的化生鳞状上皮代谢活跃，在人乳头瘤病毒等的刺激下，发生细胞异常增生、分化不良、排列紊乱、细胞核异常、有丝分裂增加、最后形成 CIN，进而癌变，进展为子宫颈癌。

3. E

[解析] 持续感染 HPV 的妇女有更高的患子宫颈癌的风险。在接近 90%的 CIN 和 99%以上的子宫颈癌组织发现有高危型 HPV 感染，其中 70%与 HPV16 和 HPV18 相关。

4. D

[解析] 宫颈癌病理类型以鳞癌最常见，占 80%~85%。

5. C

[解析] 宫颈癌的危险因素包括：性生活过早、多个性伴侣、多孕多产、性混乱、吸烟、HPV 感染等，未生育不是危险因素。

6. E

[解析] 接触性出血，宫颈菜花状肿物，应考虑子宫颈癌。为明确诊断，应首选宫颈活组织检查。HPV 检查和宫颈细胞学检查均用于宫颈癌的普查。宫颈锥切术常用于宫颈上皮内瘤变的治疗，超声检查不能确诊宫颈癌。

7. C

[解析] 老年妇女，宫颈菜花样肿物，接触易出血，考虑宫颈癌。子宫内膜炎常表现为寒战高热，白细胞计数增高，阴道脓血性分泌物等。慢性宫颈炎多无症状，少数患者可有阴道分泌物增多，妇检可有宫颈柱状上皮细胞异位。宫颈肌瘤常表现为宫颈实质性不规则肿块，无接触性出血。急性宫颈炎常表现为阴道分泌物增多，妇检可见宫颈充血水肿。

8. A

[解析] 淋巴转移一级组包括宫旁、宫颈旁、闭孔、髂内、髂外、髂总、骶前淋巴结；二级组包括腹股沟深浅淋巴结、腹主动脉旁淋巴结。

9. A

[解析] 宫颈癌的临床分期是根据术中观察的癌灶大小、深度、侵袭及转移情况来确定的。

10. C

[解析] Ⅱ期指癌灶已超出宫颈，但未达骨盆壁或未达阴道下1/3。

11. A

[解析] ⅡA期指癌累及阴道上2/3，无明显宫旁浸润。

12. D

[解析] ⅡB期指癌出现宫旁浸润，但阴道、宫体、盆腔未受累。

13. A

[解析] 镜下宫颈浸润癌应属于ⅠA期。ⅠA1期间质浸润深度<3mm，宽度<7mm。

14. B

[解析] 阴道出血是宫颈癌的主要症状，占80%～85%，早期多为接触性出血，晚期多为不规则阴道流血，年轻患者多为经期延长，经量增多，老年患者常为绝经后不规则阴道流血，晚期宫颈癌浸润膀胱时，可出现尿频尿急，疼痛是晚期宫颈癌的症状，癌肿沿宫旁组织延伸，侵犯骨盆壁，压迫坐骨神经，可引起下肢肿痛，晚期癌组织坏死伴感染，可有大量米汤样恶臭白带。

15. D

[解析] 阴道出血是宫颈癌的主要症状，早期多为接触性出血，老年患者多为绝经后不规则阴道流血，多数患者有阴道排液，可为血性，水样，米泔状白带，有腥臭味，宫颈癌可以合并妊娠。

16. A

[解析] 碘试验是将2%的碘溶液直接涂抹在宫颈和阴道黏膜上，观察碘染色的情况。正常宫颈阴道部鳞状上皮含丰富糖原，碘溶液涂染后呈棕色或深褐色，不染区说明此处上皮缺乏糖原，为阳性，可能为炎性或其他病变区。可见本试验可用于识别病变的危险区域，在碘不染区取材活检，可提高宫颈癌的诊断率，但对宫颈癌的诊断无特异性。

17. D

[解析] 宫颈细胞学检查是宫颈癌筛查最有实用价值的检查方法。

18. A

[解析] 宫颈刮片细胞学检查是目前普查宫颈癌的主要方法。

19. C

[解析] 患者主要症状是外阴瘙痒及小阴唇菜花状赘生物，应考虑外阴肿瘤。为明确诊断，应首选赘生物活组织病理检查。

20. C

[解析] 宫颈癌患者临床病灶局限于宫颈，无明显宫旁浸润，癌灶<4cm，应诊断为宫颈癌ⅠB1期，其治疗首选广泛性子宫切除及盆腔淋巴结切除术，必要时行腹主动脉旁淋巴结取样。

21. C

[解析] 活组织检查是确诊的方法。

22. E

[解析] 鉴别慢性宫颈炎与子宫颈癌最准确的方法，当然是宫颈及宫颈管取活组织行病理检查。

23. C

[解析] 中老年妇女，接触性出血，应首先考虑宫颈癌，为明确诊断首选宫颈和宫颈管活检。

24. A

[解析] 宫颈锥切术主要用于宫颈涂片多次阳性而宫颈活检阴性者，切除组织作连续病理切片，以明确诊断。

25. E

[解析] 宫颈癌患者，已扩散至盆壁，应诊断为ⅢB期。ⅢB期宫颈癌已失去手术根治机会，只能行放射治疗和（或）化疗，放疗为主。

26. A

[解析] ⅡA1期宫颈癌的治疗应选用广泛性子宫切除术+盆腔淋巴结切除术。

27. B

[解析] 子宫颈上皮不典型增生是癌前病变，其余均为良性病变。

28. D

[解析] ⅠB期靠肉眼多数能诊断；癌侵及宫旁为ⅡB期或以上；癌扩散到骨盆壁，使肾功能丧失时属于ⅢB期；膀胱黏膜有癌浸润属ⅣA期。

29. C

[解析] ⅡA期波及阴道未达下1/3，又无宫旁浸润。

30. D

[解析] 癌浸润膀胱黏膜或直肠黏膜和（或）癌播散超出真骨盆均属于ⅣA期。

31. B

[解析] 最常用的筛查方法是子宫颈刮片细胞学检查。

32. B

[解析]确诊子宫颈癌必须靠子宫颈及子宫颈管活组织病理检查。

33. B

[解析]首先侵犯宫旁和盆腔淋巴结。

34. D

[解析]只有高危型 HPV 才和子宫颈癌相关，其中 70% 与 HPV16、HPV18 型相关。最常用的筛查方法是子宫颈刮片细胞学检查。高危型 HPV DNA 检测一般推荐用于 30 岁以上女性。不能代替细胞学检查，也不能用于诊断子宫颈癌。

35. A

[解析]巴氏分类法已普遍被 TBS 分类法代替。细胞学检查不能区分原位癌与微小浸润癌；细胞阳性率与临床分期无关；阴道镜不能取代细胞学检查。高危型 HPV DNA 检测一般推荐用于 30 岁以上女性。不能代替细胞学检查，也不能用于诊断子宫颈癌。

36. A

[解析]诊断为子宫颈癌 ⅡA1 期，行广泛性子宫切除术及盆腔淋巴结切除术并保留卵巢是恰当的。全子宫切除术范围不够，放疗则会使卵巢功能损失。

37. D

[解析]本例为子宫颈癌 ⅡB 期，年龄较大，不适宜手术治疗，适合行放射治疗。目前推荐在放疗的同时加用化疗，提高放疗治疗效果，称同期放化疗。

【B 型题】

38. A；39. B

[解析]38 题应鉴别内膜癌和宫颈癌；39 题患者考虑宫颈癌。

40. A；41. D；42. E

43. A；44. B；45. C；46. D

[解析]参见 2009 子宫颈癌 FIGO 分期。

47. B；48. B；49. E；50. D

[解析]无生育要求的原位癌患者可选择全子宫及双附件切除术；ⅠA1 期无淋巴脉管间隙浸润者，行筋膜外全子宫切除术；ⅠA2 期选择改良广泛性子宫切除术及盆腔淋巴结切除术，也可行广泛子宫颈切除术及盆腔淋巴结切除术；ⅠB1 和 ⅡA1 期选择广泛性子宫切除术及盆腔淋巴结切除术，必要时行腹主动脉旁淋巴结取样，直径<2cm 的 ⅠB1 期也可行广泛子宫颈切除术及盆腔淋巴结切除术。

51. D；52. C；53. E

[解析]子宫颈癌的主要转移途径是直接蔓延和淋巴转移，血行转移极少见。其中，以直接蔓延最常见，多表现为癌组织局部浸润，向邻近器官及组织扩散。卵巢癌的主要转移途径是直接蔓延和腹腔种植，淋巴转移也是重要的转移途径，血行转移少见。绒毛膜癌侵袭破坏血管的能力很强，极易经血道转移，其他转移方式少见。

54. C

[解析]临床可见癌灶局限于子宫颈，可见癌灶最大径线≤4cm，故临床分期属于 ⅠB1 期。

55. D

[解析]ⅠB1 期行广泛性子宫切除术及盆腔淋巴结切除术，必要时行腹主动脉旁淋巴结取样。

56. A

[解析]盆腔淋巴结清扫手术范围包括双侧髂总、髂外、髂内、闭孔及腹股沟深淋巴结，不包括腹股沟浅淋巴结。

【X 型题】

57. ACDE

[解析]参见 2009 子宫颈癌 FIGO 分期。

二、名词解释

1. 子宫颈细胞学检查和（或）高危型 HPV DNA 检测、阴道镜检查、子宫颈活组织检查，确诊依据为组织学诊断。

2. 仅在显微镜下可见浸润癌（所有肉眼可见的癌灶，包括浅表浸润，均为 ⅠB 期），局部间质浸润，深度小于 5mm，宽度≤7mm。

三、填空题

1. 盆腔淋巴结转移　宫旁转移或阴道有残留癌灶者

2. 外生型　内生型　溃疡型　颈管型

3. 直接蔓延　淋巴转移　血行转移

4. 闭孔　髂内　髂外　髂总　骶前淋巴结

五、案例分析题

1. 中年妇女接触性出血，白带恶臭，宫颈赘生物，应首先考虑子宫颈癌。

2. 为明确宫颈癌的诊断，最可靠的检查方法是宫颈活组织检查。

3. 患者宫颈癌局限于宫颈，直径>4cm，无宫旁及阴道浸润，故应诊断为 ⅠB2 期。

4. ⅠB2 期首选广泛性子宫切除术加盆腔淋巴结切除术和腹主动脉旁淋巴结取样，或同期放化疗后行全子宫切除术。

5. 宫颈癌间质浸润深度>5mm，应诊断为宫颈癌 ⅠB1 期。

6. ⅠB1 期宫颈癌的治疗首选广泛性子宫切除术+盆腔淋巴结清扫。

第二十九章　子宫体肿瘤

【同步习题】

一、选择题

【A型题】

1. 下列哪项是女性生殖系统最常见的良性肿瘤
   A. 子宫腺肌瘤　　　B. 子宫肌瘤
   C. 子宫动脉血管瘤　D. 滋养细胞瘤
   E. 子宫肉瘤

2. 与子宫肌瘤患者临床症状轻重关系最密切的是
   A. 肌瘤的大小　　　B. 肌瘤的数目
   C. 肌瘤的生长部位　D. 肌瘤与肌壁之间的关系
   E. 肌瘤有无变性

3. 各类肌瘤变性中，最常见的是
   A. 玻璃样变　　　　B. 囊性变
   C. 红色样变　　　　D. 肉瘤变
   E. 钙化

4. 产褥期子宫肌瘤患者发生红色样变时，首选的处理措施是
   A. 立即行肌瘤切除术　B. 立即切除子宫
   C. 立即终止妊娠　　　D. 积极止血治疗
   E. 保守治疗

5. 不具有明确手术指征的子宫肌瘤是
   A. 黏膜下肌瘤，月经量增多
   B. 后壁肌瘤，伴腹坠、便秘
   C. 前壁肌瘤，伴尿频、尿急
   D. 多发性肌瘤，无症状
   E. 肌瘤短期内增长较快

6. 下列关于子宫肌瘤的叙述，错误的是
   A. 多无明显症状
   B. 月经改变为最常见的症状
   C. 腹部可有包块
   D. 可有继发性贫血
   E. 有症状的不需要手术

7. 子宫肌瘤患者行全子宫切除术，下列哪个韧带无需离断
   A. 圆韧带　　　　　B. 主韧带
   C. 阔韧带　　　　　D. 骶韧带
   E. 骨盆漏斗韧带

8. 雌激素治疗子宫肌瘤时，每月总剂量不能超过

   A. 100mg　　　　　B. 200mg
   C. 250mg　　　　　D. 300mg
   E. 350mg

9. 子宫内膜癌的高危因素不包括
   A. 卵巢早衰　　　　B. 不孕症
   C. 肥胖　　　　　　D. 糖尿病
   E. 无排卵性功能失调性子宫出血

10. 子宫内膜癌早期最常见的症状是
    A. 下腹疼痛
    B. 宫腔积脓
    C. 绝经后阴道不规则流血
    D. 低热
    E. 阴道排出大量脓血性分泌物

11. 子宫内膜癌的首选治疗方法是
    A. 手术治疗　　　　B. 放射治疗
    C. 激素治疗　　　　D. 手术和放射联合治疗
    E. 化学治疗

12. 子宫内膜癌最多见的病理类型是
    A. 腺角化癌　　　　B. 子宫内膜样腺癌
    C. 透明细胞癌　　　D. 鳞腺癌
    E. 鳞癌

13. 下面关于子宫内膜癌的说法，不正确的是
    A. 子宫内膜癌是女性生殖道三大恶性肿瘤之一，以腺癌最常见
    B. 子宫内膜癌大多数为子宫内膜样腺癌，雌孕激素受体阳性率高，恶性程度相对较低，预后相对良好
    C. 非雌激素依赖型子宫内膜癌肿瘤分化较好，雌孕激素受体多呈阴性，恶性程度较低，预后良好
    D. 子宫内膜样腺癌分级越高，恶性程度越高
    E. 淋巴转移为子宫内膜癌的主要转移方式

14. 下面哪项指标可作为子宫外转移的子宫内膜癌患者的疗效观察指标
    A. AFP　　　　　　B. CA125
    C. CEA　　　　　　D. CA19－9
    E. CA72－4

15. I 期子宫内膜癌患者，伴有下列情况者需行盆腔淋

巴结切除及腹主动脉旁淋巴结取样，除外

A. 可疑的盆腔和（或）腹主动脉旁淋巴结转移

B. 特殊病理类型，如浆液性腺癌、鳞癌、癌肉瘤、透明细胞癌、未分化癌等

C. 肌层浸润深度≥1/2

D. 子宫内膜样腺癌 G3

E. 癌灶累及宫腔面超过 30%

16. 下列关于子宫肉瘤的说法，不正确的是

A. 是一类来源于子宫平滑肌组织、子宫间质等的恶性肿瘤

B. 最常见的类型是子宫平滑肌肉瘤，来源于子宫平滑肌，易发生盆腔血管、淋巴结及肺转移

C. 原发性子宫平滑肌肉瘤的预后较继发性子宫平滑肌肉瘤好

D. 腺肉瘤由良性的腺上皮和低级别肉瘤紧密混合而成，肉瘤常为子宫内膜间质成分，低度恶性

E. 癌肉瘤由癌和肉瘤两种组分构成，是一种由恶性上皮组分和恶性间叶组分混合组成的子宫恶性肿瘤，也称为恶性中胚叶混合瘤，高度恶性

17. 子宫肉瘤最常见的转移途径为

A. 很少转移　　　　B. 淋巴转移

C. 血行转移　　　　D. 直接蔓延

E. 种植转移

18. 确诊子宫内膜癌最可靠的方法是

A. 诊断性刮宫　　　B. 分段诊刮

C. 宫颈刮片　　　　D. 阴道镜下取活检

E. 宫腔镜检查

19. 患者，女，28 岁。足月产后 5 天，下腹疼痛 3 天，发热 1 天，阴道分泌物无异味，子宫增大，既往有子宫肌瘤史，本例首先考虑的诊断是

A. 产褥感染　　　　B. 肌瘤恶性变

C. 肌瘤玻璃样变　　D. 肌瘤囊性变

E. 肌瘤红色样变

20. 患者，女，45 岁。月经量增多、经期延长 2 年，伴头晕心悸。妇科检查子宫如妊娠 3 个月大，B 型超声检查提示子宫肌瘤，血红蛋白 80g/L，最恰当的处理是

A. 随访观察

B. 肌瘤摘除术

C. 应用宫缩剂、止血药

D. 子宫切除

E. 应用雄激素

21. 患者，女，36 岁。月经量增多 2 年。妇科检查：子宫增大，如孕 3 个月大小，形态不规则、质硬。

该患者最可能的诊断是

A. 子宫内膜癌

B. 早孕

C. 弥漫型子宫腺肌病

D. 急性子宫内膜炎

E. 子宫肌瘤

22. 患者，女，60 岁。绝经 5 年，反复阴道流血 3 次，量中等，平时白带少许。B 超提示子宫稍大，宫腔内可见实质不均回声区，形态不规则，宫腔线消失。首先考虑的诊断是

A. 输卵管癌　　　　B. 子宫内膜癌

C. 子宫颈癌　　　　D. 子宫内膜炎

E. 萎缩性阴道炎

23. 患者，女，45 岁。近 2 年月经不规则，现停经 6 个月，阴道不规则流血 10 天，无腹痛。查体：中度贫血貌，子宫及双侧附件无明显异常。首选的辅助检查方法是

A. X 线检查　　　　B. 分段诊刮

C. CT 检查　　　　D. 阴道镜检查

E. 尿 β-hCG 检查

24. 患者，女，50 岁。绝经 3 年，阴道流血 5 天。查体：子宫稍大稍软。行分段诊刮，宫腔内膜及宫颈管刮出物病理结果为腺癌。本例最适宜的手术方式是

A. 筋膜外子宫切除术保留双附件

B. 次广泛子宫切除+双附件切除

C. 盆腔外照射治疗

D. 广泛子宫切除+双侧盆腔淋巴结切除

E. 广泛子宫切除+双侧盆腔淋巴结切除+腹主动脉旁淋巴结活检或切除

25. 患者，女，35 岁。已婚已育，无生育要求，平素月经量大，经期长，无腹痛。查体：重度贫血貌，子宫不规则增大，双侧附件无明显异常，血 Hb 50/L。首选的治疗方案是

A. 输血　　　　　　B. 全子宫切除术

C. 子宫肌瘤剔除术　D. 药物治疗

E. 输血+全子宫切除术

【B 型题】

患者，女，54 岁。绝经 5 年，近 2 个月阴道流水样白带，近 2 周出现阴道间断少量血性排液。妇科检查宫颈光滑，宫体稍大且软，双侧附件未及异常。

26. 本案例最可能的诊断是

A. 子宫内膜增生过度

B. 子宫内膜息肉

C. 子宫内膜癌

D. 子宫颈癌

E. 子宫黏膜下肌瘤

27. 最有确诊价值的方法是

    A. B超检查

    B. 阴道镜检查

    C. 分段诊刮+组织病理学检查

    D. 进行碘试验和阴道镜检查

    E. 阴道后穹窿分泌物涂片检查

28. 确诊后最佳治疗方案是

    A. 刮宫

    B. 宫颈锥形切除

    C. 子宫切除保留卵巢

    D. 放射治疗

    E. 全子宫切除及双附件切除术

29. 激素治疗不适用于

    A. 早期子宫内膜癌患者

    B. 晚期子宫内膜癌患者

    C. 复发性子宫内膜癌患者

    D. 不能耐受手术治疗的子宫内膜癌患者

    E. 要求留生育能力的子宫内膜癌患者

    患者，女，32 岁。月经量较前增多 3 倍、经期延长近 1 年。查体：子宫不规则增大，表面可触及质硬突起。

30. 患者最可能的诊断为

    A. 流产   B. 子宫内膜息肉

    C. 子宫内膜癌   D. 子宫颈癌

    E. 子宫肌瘤

31. 进行手术治疗术前必须完善除去下列哪项

    A. 血常规检查   B. 备血

    C. 胸片   D. 心电图

    E. 预防性抗感染治疗

32. 首选的治疗方案为

    A. 全子宫切除术   B. 宫颈锥形切除

    C. 子宫切除保留卵巢 D. 放射治疗

    E. 全子宫切除及双附件切除术

    A. 黏膜下子宫肌瘤

    B. 子宫肌瘤玻璃样变

    C. 子宫肌瘤肉瘤样变

    D. 子宫肌瘤红色样变

    E. 黏膜下子宫肌瘤感染

33. 患者，女，27 岁。有子宫肌瘤病史，产后 2 个月腹痛，查体发现肌瘤较前增大，可能诊断为

34. 患者，女，54 岁。有子宫肌瘤病史 4 年，近 2 个月出现不规则阴道出血，查子宫较前增大，尿妊娠试验阴性，可能诊断为

35. 患者，女，32 岁。有子宫肌瘤病史，近 1 周出现阴道脓性分泌物，查体发现宫颈口有 5cm 脓性赘生物脱出，可能诊断为

    A. 随访观察   B. 经阴道镜摘除

    C. 子宫肌瘤别除术   D. 全子宫切除术

    E. 全子宫切除术+双侧附件切除术

36. 患者，女，37 岁。已婚已育，无生育要求，B 超提示子宫前壁多个不规则突起，诊断为子宫肌瘤。应行

37. 患者，女，21 岁。未婚未育，诊断为多发性子宫肌瘤。应行

38. 子宫肌瘤肉瘤变患者，应行

    A. 全子宫切除术

    B. 全子宫切除术+双侧附件切除术

    C. 全子宫切除术+双侧附件切除术+盆腔淋巴结清扫术

    D. 肿瘤细胞减灭术

    E. 放疗

39. 子宫内膜间质肉瘤对哪项治疗敏感

40. I 期子宫肉瘤患者，应行

41. 合并子宫外转移的子宫肉瘤患者，应行

42. 子宫内膜间质肉瘤和癌肉瘤患者，应行

    A. 子宫肌瘤   B. 宫颈癌

    C. 子宫内膜癌   D. 子宫肉瘤

    E. 卵巢癌

43. 最常见的妇科良性肿瘤是

44. 最常见的妇科恶性肿瘤是

45. 死亡率最高的妇科恶性肿瘤是

    A. 全子宫切除术

    B. 全子宫切除术+双侧附件切除术

    C. 输血+全子宫切除术

    D. 全子宫切除术+双侧附件切除术+盆腔、腹主动脉旁淋巴结清扫术

    E. 肿瘤细胞减灭术

46. 患者，女，33 岁。无生育要求，黏膜下子宫肌瘤，

重度贫血，应行

47. 患者，女，35 岁。子宫多发肌瘤，轻度贫血，应行

48. 子宫肉瘤 I 期无子宫外转移，应行

49. 子宫内膜癌 II 期，应行

【X 型题】

50. 下列哪些是子宫内膜癌的高危因素
    A. 肥胖　　　　　　B. 糖尿病
    C. 55 岁仍未绝经　　D. 乳腺癌家族史
    E. 长期雌激素应用史

二、填空题

1. 女性生殖系统最常见的良性肿瘤是_____。

2. 子宫肌瘤可分为_____、_____和_____，其中_____是最常见的肌瘤类型。

3. 肌瘤失去原有的典型结构称为_____。

4. 子宫内膜癌根据可能的病因可分为_____和_____。

5. 子宫内膜癌最常见的病理类型是_____。

6. 子宫内膜癌最常见的转移类型为_____。血道转移常见部位为_____。

7. 子宫内膜癌确诊的依据是_____。

8. 根据不同的组织发生来源，子宫肉瘤主要分为 3 种

类型，即_____、_____和_____。

9. 子宫肉瘤的主要转移途径为_____，主要转移部位为_____和_____。

10. _____是子宫肉瘤的确诊依据，诊断子宫肉瘤的 3 个最重要组织学标准为：_____、_____和_____。

11. 子宫肉瘤的主要治疗方法为_____。

三、名词解释

1. 子宫肌瘤（uterine leiomyoma）

2. 子宫肌瘤变性

3. 玻璃样变

4. 囊性变

5. 红色样变

6. 子宫内膜癌

7. 雌激素依赖型子宫内膜癌

8. 子宫肉瘤

四、简答题

1. 子宫肌瘤的主要症状有哪些？

2. 简述子宫肌瘤的手术适应证。

3. 常见的子宫肌瘤变性有哪些类型？

（王泽华）

【参考答案及解析】

一、选择题

【A 型题】

1. B

[解析] 子宫肌瘤是女性生殖系统最常见的良性肿瘤。

2. C

[解析] 子宫肌瘤的临床表现与肌瘤的生长部位、有无变性相关，而与肌瘤的大小、数目关系不大，其中最有关的是肌瘤的生长部位。

3. A

[解析] 最常见的肌瘤变性类型为玻璃样变，妊娠期或者产褥期最常见的变性类型为红色样变。

4. E

[解析] 产褥期子宫肌瘤患者发生红色样变时，首选保守治疗。

5. D

[解析] 无症状的肌瘤无需治疗。

6. E

[解析] 无症状的肌瘤无需治疗，但有明显症状的患者

需采取药物、手术治疗等。

7. E

[解析] 子宫肌瘤患者全子宫切除术中，圆韧带、主韧带、阔韧带、骶韧带均需离断，骨盆漏斗韧带无需离断。

8. D

[解析] 记忆题。子宫肌瘤雌激素治疗时，每月总剂量不能超过 300mg。

9. A

[解析] 子宫内膜癌的高危因素包括肥胖、糖尿病、不育、绝经延迟，或长期应用雌激素、他莫昔芬或雌激素增高病史，或有乳腺癌、子宫内膜癌家族史等。

10. C

[解析] 绝经后异常阴道流血是子宫内膜癌早期最常见的症状。

11. A

[解析] 手术治疗是包括子宫肌瘤、子宫内膜癌、子宫肉瘤在内的子宫体肿瘤的首选治疗方式。

12. B

[解析] 外阴恶性肿瘤最常见的病理类型为鳞癌；宫颈癌最常见的病理类型为鳞癌；子宫内膜癌最常见的病理类型为腺癌；子宫肉瘤最常见的病理类型为子宫平滑肌肉瘤；卵巢癌最常见的病理类型为上皮性卵巢癌。

13. C

[解析] 雌激素依赖型子宫内膜癌肿瘤分化较好，雌孕激素受体多呈阳性，恶性程度较低，预后良好；非雌激素依赖型子宫内膜癌肿瘤分化较差，雌孕激素受体多呈阴性，恶性程度较高，预后差。

14. B

[解析]　血清 CA125 在有子宫外转移的患者体内会显著升高，可作为子宫外转移的子宫内膜癌患者疗效观察指标。

15. E

[解析] Ⅰ 期子宫内膜癌患者行筋膜外全子宫切除及双侧附件切除术。伴如下情况之一者，需行盆腔淋巴结切除及腹主动脉旁淋巴结取样：①可疑的盆腔和（或）腹主动脉旁淋巴结转移；②特殊病理类型，如浆液性腺癌、鳞癌、癌肉瘤、透明细胞癌、未分化癌等；③子宫内膜样腺癌 G3；④肌层浸润深度≥1/2；⑤癌灶累及宫腔面超过 50%，而非 30%。

16. C

[解析] 原发性子宫平滑肌肉瘤是由具有平滑肌分化的细胞组成的恶性肿瘤，来源于子宫肌壁或肌壁间血管壁的平滑肌组织，呈弥漫性增长，与子宫壁之间无明显界限，无包膜。继发性子宫平滑肌肉瘤为原有的平滑肌瘤恶变所致，肌瘤恶变常自肌瘤中心部分开始向周围扩展至整个肌瘤发展为肉瘤，往往侵及包膜，通常肿瘤体积较大，切面为均匀一致的黄色或红色结构，呈鱼肉状或豆渣样，异型性显著。继发性子宫平滑肌肉瘤的预后较原发性平滑肌肉瘤好。

17. C

[解析] 子宫肉瘤的转移途径包括直接蔓延、淋巴转移及血行转移，其中主要为血行转移及直接蔓延，血行转移部位以肺、肝为主。

18. B

[解析] 诊断性刮宫+组织学检查是子宫内膜癌的确诊依据，适用于弥散型子宫内膜病变的诊断，而对局限型病灶的诊断价值有限，易漏诊。分段诊刮是确诊子宫内膜癌最可靠的方法。

19. E

[解析] 产褥期患者，既往有子宫肌瘤史，主诉下腹疼痛 3 天，发热 1 天，首先考虑诊断为子宫肌瘤红色样变。

20. D

[解析] 患者诊断为子宫肌瘤；中度贫血。患者无明显生育要求，首选手术治疗。

21. E

[解析] 子宫肌瘤的典型临床表现：月经改变，经量增多、经期延长，伴或不伴月经周期异常，子宫不规则增大为其典型体征。

22. B

[解析] 子宫内膜癌的典型临床表现：绝经后阴道流血；B 超示子宫内膜不规则增厚，或可见明显的病灶。

23. B

[解析] 患者绝经后阴道流血，考虑诊断为子宫内膜癌，为明确诊断，首选的辅助检查为分段诊刮+组织病理学检查。

24. E

[解析] 患者考虑诊断为子宫内膜癌 Ⅱ 期，Ⅱ 期患者首选的治疗方法为改良广泛性子宫切除及双侧附件切除术，同时行盆腔淋巴结切除及腹主动脉旁淋巴结取样术。

25. E

[解析] 患者诊断为子宫肌瘤；重度贫血。患者无生育要求，首选治疗方式为全子宫切除手术治疗，患者血 Hb 50g/L，术前应纠正贫血情况。

【B 型题】

26. C；27. C；28. E；29. A

[解析] 患者主诉绝经后异常阴道流血、流液。妇科检查宫颈光滑，宫体稍大且软，双侧附件未及异常。首先考虑诊断为子宫内膜癌 Ⅰ 期。子宫内膜癌确诊最有价值的检查为分段诊刮+组织病理学检查。患者无生育要求，对于 Ⅰ 期子宫内膜癌，首选手术治疗方式为筋膜外全子宫切除及双侧附件切除术。伴如下情况之一者，需行盆腔淋巴结切除及腹主动脉旁淋巴结取样：①可疑的盆腔和（或）腹主动脉旁淋巴结转移；②特殊病理类型，如浆液性腺癌、鳞癌、癌肉瘤、透明细胞癌、未分化癌；③子宫内膜样腺癌 G3；④肌层浸润深度≥1/2；⑤癌灶累及宫腔面超过 50%。激素治疗主要用于晚期或复发的子宫内膜癌，也可试用于极早期要求保留生育功能的年轻患者，早期子宫内膜癌患者不适于激素治疗。

30. E；31. E；32. A

[解析] 患者主要症状为月经量多，经期延长，主要体征为子宫不规则增大，表面可触及质硬突起，符合子宫肌瘤的显著表现。首选的治疗方式为全子宫切除术。

33. D；34. C；35. E

[解析] 产褥期子宫肌瘤患者常见的肌瘤变性类型为红色样变。

36. D；37. C；38. E

[解析] 子宫肌瘤患者治疗应根据症状轻重、肌瘤生长部位、患者年龄、生育要求及全身状况而定。对于有生育要求的无症状患者可行随访观察，无需治疗；有症状患者需治疗，对于无生育要求的患者，首选全子宫切除术；对于子宫肌瘤肉瘤变的患者，首选全子宫切除术+双侧附件切除术。

39. E；40. B；41. D；42. C

[解析] 记忆题。子宫内膜间质肉瘤对放疗敏感；I 期子宫肉瘤需行全子宫及双侧附件切除术，有子宫外转移病变者应行肿瘤细胞减灭术。子宫内膜间质肉瘤和癌肉瘤还应进行淋巴结切除。III 期和 IV 期应考虑手术、放疗和化疗综合治疗。

43. A；44. B；45. E

[解析] 女性生殖器最常见的良性肿瘤是子宫肌瘤；最常见的妇科恶性肿瘤是宫颈癌；死亡率最高的妇科恶性肿瘤是卵巢癌。

46. C；47. A；48. B；49. D

[解析] 子宫肌瘤、子宫内膜癌、子宫肉瘤患者首选治疗方案均为手术治疗。轻中度贫血的子宫肌瘤患者首选全子宫切除术；重度贫血的子宫肌瘤患者首选纠正贫血后全子宫切除术。I 期子宫肉瘤需行全子宫及双侧附件切除术，有子宫外转移病变者应行肿瘤细胞减灭术。子宫内膜间质肉瘤和癌肉瘤还应进行淋巴结切除。III 期和 IV 期应考虑手术、放疗和化疗综合治疗。

I 期子宫内膜癌，首选手术治疗方式为筋膜外全子宫切除及双侧附件切除术。伴如下情况之一者，需行盆腔淋巴结切除及腹主动脉旁淋巴结取样：①可疑的盆腔和（或）腹主动脉旁淋巴结转移；②特殊病理类型，如浆液性腺癌、鳞癌、癌肉瘤、透明细胞癌、未分化癌等；③子宫内膜样腺癌 G3；④肌层浸润深度≥1/2；⑤癌灶累及宫腔面超过 50%。II 期患者行改良广泛性子宫切除及双侧附件切除术，同时行盆腔淋巴结切除及腹主动脉旁淋巴结取样术。III 期和 IV 期患者行肿瘤细胞减灭术，尽可能切除所有肉眼可见的病灶。

【X 型题】

50. ABCDE

[解析] 子宫内膜癌的高危因素包括肥胖、糖尿病、不育、绝经延迟，或长期应用雌激素、他莫昔芬或雌激素增高病史，或有乳腺癌、子宫内膜癌家族史等。

二、填空题

1. 子宫肌瘤

2. 肌壁间肌瘤　浆膜下肌瘤　黏膜下肌瘤　肌壁间肌瘤

3. 肌瘤变性

4. 雌激素依赖型子宫内膜癌　非雌激素依赖型子宫内膜癌

5. 内膜样腺癌

6. 淋巴转移　肺、肝、骨

7. 诊断性刮宫+组织学检查

8. 子宫平滑肌肉瘤　子宫内膜间质肉瘤　上皮和间叶混合性肉瘤

9. 血行转移及直接蔓延　肺　肝

10. 组织病理学检查　核分裂象　细胞异型性　凝固性坏死

11. 手术治疗

三、名词解释

1. 子宫肌瘤（uterine leiomyoma）是女性生殖器最常见的良性肿瘤，由平滑肌及结缔组织组成。

2. 肌瘤变性是肌瘤失去原有的典型结构的过程。常见的肌瘤变性包括玻璃样变、囊性变、红色样变、肉瘤样变、脂肪变性和钙化等。

3. 为子宫肌瘤变性中最常见的类型。肌瘤部分组织水肿变软，肌瘤剖面漩涡状结构消失，由均匀透明样物质替代，颜色苍白，镜下可见病变区域肌细胞消失，为均匀粉红色无结构区，与无变性区边界明显。

4. 多继发于玻璃样变，肌细胞坏死液化即可发生。肌瘤内可出现大小不等的囊腔，囊内含清澈无色液体，也可凝固成胶冻状。

5. 多见于妊娠期或产褥期，为一种特殊类型的肌瘤变性、坏死。肌瘤体积迅速改变，发生血管破裂，出血弥散于组织内。剖面为暗红色，有腥臭味。常见症状有剧烈腹痛，发热，白细胞高，肌瘤迅速增大，压痛。

6. 子宫内膜癌（endometrial carcinoma）是女性生殖道三大恶性肿瘤之一，是发生于子宫内膜的一组上皮性恶性肿瘤。

7. 雌激素依赖型（estrogen-dependent），又称为 I 型子宫内膜癌，均为子宫内膜样腺癌，占子宫内膜癌的大多数。其发生可能与无孕激素拮抗的长期雌激素作用相关，子宫内膜增生（单纯型或复杂型，伴或不伴不典型增生），继而癌变。这类子宫内膜癌肿瘤分化较好，雌孕激素受体阳性率高，恶性程度相对较低，预后相对良好。

8. 子宫肉瘤是一类来源于子宫平滑肌组织、子宫间质等的恶性肿瘤。发病较少见，约占所有女性生殖道恶性肿瘤的1%，占子宫体恶性肿瘤的3%～7%。多见于40～60岁女性，恶性程度高。

四、简答题

1. 子宫肌瘤的临床症状与肌瘤生长部位、生长速度及有无变性关系密切，与肌瘤大小、数目关系不大。主要症状如下。

（1）月经改变：最常见，表现为经量增多，经期延长及月经周期缩短。长期经量增多者可继发贫血。

（2）腹部包块。

（3）白带增多：肌壁使宫腔面积增大，内膜腺体分泌增多，致使白带增多；黏膜下肌瘤一旦感染，可有脓性和脓血性恶臭白带。

（4）压迫症状：子宫前壁下段肌瘤压迫膀胱引起尿频、尿急等膀胱刺激症状；宫颈肌瘤可引起排尿困难、尿潴留；子宫后壁肌瘤压迫直肠可引起排便不畅。阔韧带肌瘤压迫输尿管可发生输尿管扩张甚至肾盂积水。

（5）不孕：肌瘤压迫输卵管使之扭曲，或使宫腔变形，妨碍受精卵着床。

（6）其他：包括下腹坠胀，腰酸背痛等。肌瘤红色样变或者浆膜下肌瘤蒂扭转可引起急性腹痛。

2. 子宫肌瘤的治疗应根据症状轻重、肌瘤生长部位、患者年龄、生育要求及全身状况而定。手术治疗指征：

（1）月经过多或不规则出血导致贫血。

（2）体积大或压迫邻近器官膀胱、直肠等引起症状。

（3）确定子宫肌瘤是导致不孕或反复流产的唯一原因。

（4）药物治疗无法控制肌瘤生长。

（5）肌瘤生长迅速或者绝经后继续生长，疑有肉瘤变等。

3. 肌瘤变性是肌瘤失去原有的典型结构。常见的变性如下表。

类型	主要特点及临床意义	镜下特点
玻璃样变	最多见，又称透明变性。肌瘤剖面漩涡状结构消失，由均匀透明样物质替代	肌细胞结构消失，代之以均匀粉红色无结构区
囊性变	继发于玻璃样变，肌细胞坏死液化即可发生。肌瘤内可出现大小不等的囊腔，囊内含清澈无色液体，也可凝固成胶冻状	囊腔为玻璃样变的肌瘤组织构成，囊壁内层无上皮覆盖
红色样变	多见于妊娠期或产褥期，为一种特殊类型的坏死。剖面为暗红色，有腥臭味。常见症状有剧烈腹痛，发热，白细胞高，肌瘤迅速增大，压痛	组织水肿，广泛出血伴溶血，肌细胞减少，瘤体内小静脉血栓形成
肉瘤样变	属恶性，较少见。多见于绝经后伴疼痛和出血的患者。若绝经后妇女肌瘤增大，应警惕发生恶变可能	平滑肌细胞增生，排列紊乱，细胞有显著异型性，漩涡状结构消失
脂肪变性和钙化	X线片可见钙化阴影，剖面可见白色钙化灶。若脂肪皂化与钙盐结合，使肌瘤变硬如石	肌细胞中出现内含脂肪的小空泡，呈灰黄色。有深蓝色钙盐沉积

第三十章 卵巢肿瘤与输卵管肿瘤

第一节 卵巢肿瘤概述与卵巢上皮性肿瘤

一、选择题

【A型题】

1. 近年女性生殖系统恶性肿瘤中死亡率最高的是
   A. 恶性滋养细胞肿瘤 B. 外阴癌
   C. 子宫颈癌 D. 卵巢癌
   E. 子宫内膜癌

2. 卵巢肿瘤最常见的并发症是
   A. 感染 B. 恶变
   C. 破裂 D. 蒂扭转
   E. 瘤体内出血

3. 易发生蒂扭转的卵巢囊肿是
   A. 黏液性囊腺瘤 B. 巧克力囊肿
   C. 皮样囊肿 D. 滤泡囊肿
   E. 浆液性囊腺瘤

4. 晚期卵巢癌最常见的症状是
   A. 腹痛 B. 尿急
   C. 阴道出血 D. 发热
   E. 腹胀

5. 患者，女，25岁。活动后突然左下腹剧痛，伴恶心，呕吐。月经规律，末次月经为8天前。妇科检查：左侧附件区可触及手拳头大小囊实性包块，触痛，推移后疼痛加剧。首先考虑为
   A. 急性盆腔炎 B. 输卵管妊娠破裂
   C. 卵巢黄体破裂 D. 卵巢囊肿蒂扭转
   E. 急性阑尾炎

6. 患者，女，30岁。1年前查体发现右侧卵巢囊肿直径5cm，今晨起突发右下腹痛伴恶心，呕吐。妇科检查：扪及右下腹肿物增大，有压痛，蒂部最明显。首选的处理是
   A. 抗生素治疗
   B. 剖腹探查或腹腔镜检查
   C. 密切观察
   D. 急查血清CA125，甲胎蛋白
   E. 急查盆腔磁共振成像

7. 患者，女，22岁。月经周期规律。查体：左侧卵巢囊实性肿物，直径6cm，表面光滑，规则，活动，无压痛。血AFP明显升高。卵巢肿物的性质最可能是
   A. 卵黄囊瘤 B. 浆液性腺癌
   C. 支持-间质细胞瘤 D. 黏液性腺癌
   E. 颗粒细胞瘤

8. 晚期卵巢癌的首选治疗方法是
   A. 肿瘤切除术 B. 肿瘤细胞减灭术+化学治疗
   C. 化学治疗 D. 放射治疗
   E. 激素治疗

9. 患者，女，63岁。绝经12年，阴道少量出血4次。查体：腹膨隆，如足月妊娠，腹水征（-）。B超示：巨肿物40cm×50cm×32cm大，囊性，多房性。体重，食欲，二便均无变化，最可能的诊断是
   A. 浆液性囊腺瘤 B. 黏液性囊腺瘤
   C. 皮样囊肿 D. 卵泡膜细胞瘤
   E. 透明细胞癌

10. 卵巢上皮癌的常用化疗方案为
    A. 长春新碱+卡铂
    B. 紫杉醇+卡铂
    C. 博来霉素+长春新碱
    D. 顺铂+博来霉素
    E. 顺铂+长春新碱+异环磷酰胺

11. 卵巢浆液性肿瘤来源于
    A. 卵巢的生发上皮，向输卵管上皮分化
    B. 卵巢的生发上皮，恶变
    C. 卵巢的生发上皮，向宫颈黏膜分化
    D. 卵巢的生发上皮，发生逆转现象
    E. 卵巢的生发上皮，向子宫内膜分化

12. 属于肿瘤的囊肿是
    A. 前庭大腺囊肿 B. 卵巢巧克力囊肿
    C. 宫颈腺囊肿 D. 输卵管卵巢囊肿
    E. 卵巢皮样囊肿

13. 上皮性卵巢癌的治疗首选
    A. 顺铂+拓扑替康 B. 卡铂+紫杉醇
    C. 顺铂+阿霉素 D. 顺铂+博来霉素+依托泊苷

E. 卡铂+吉西他滨

14. 卵巢上皮性肿瘤不包括
　　A. 黏液性囊腺瘤　　B. 浆液性囊腺瘤
　　C. 子宫内膜样肿瘤　D. 卵黄囊瘤
　　E. 透明细胞癌

15. 下列哪项不是卵巢恶性肿瘤主要的转移途径
　　A. 血行转移　　　　B. 腹腔种植
　　C. 淋巴转移　　　　D. 直接蔓延
　　E. 以上均不是

16. 鉴别巨大卵巢囊肿与腹水，最有价值的项目是
　　A. 腹部 X 线摄片　　B. 小肠镜
　　C. 腹部叩诊　　　　D. 盆腹腔 B 型超声检查
　　E. 腹部胃肠钡餐透视

17. 属于卵巢上皮性肿瘤的是
　　A. 浆液性囊腺瘤　　B. 无性细胞瘤
　　C. 纤维瘤　　　　　D. 颗粒细胞瘤
　　E. 卵泡膜细胞瘤

18. 有关卵巢交界性肿瘤的描述，错误的是
　　A. 属于上皮性肿瘤
　　B. 是一种低度恶性潜能肿瘤
　　C. 转移率低，复发迟
　　D. 临床表现为生长缓慢
　　E. 常存在间质浸润

19. 患者，女，30 岁。8 年前左下腹有一拳大肿物，逐渐增大，现已达妊娠 7 个月大小，仍能进行家务活动。最可能的诊断是
　　A. 黏液性囊腺瘤　　B. 浆液性囊腺瘤
　　C. 内胚窦瘤　　　　D. 透明细胞瘤
　　E. 颗粒细胞瘤

20. 卵巢癌病变局限于一侧或双侧卵巢或输卵管，伴随腹水中或腹腔冲洗液中找到恶性细胞，FIGO 分期
　　A. Ⅰ A　　　　　　B. Ⅰ B
　　C. Ⅰ C2　　　　　D. Ⅰ C3
　　E. Ⅱ A

21. 下列关于早期卵巢癌患者的治疗说法，错误的是
　　A. 早期患者据情况可行保留生育手术
　　B. 横结肠下大网膜切除
　　C. 黏液瘤者应切除阑尾
　　D. 行肿瘤细胞减灭术
　　E. 均需化疗

22. 下列关于肿瘤标志物在卵巢癌中意义的描述，错误的是
　　A. 80%卵巢上皮性癌患者血清 CA125 水平高于正常值

B. HE4 比 CA125 敏感度更高，特异性更强
C. CA199 和 CEA 对卵巢黏液性癌的诊断价值较高
D. AFP 诊断纤维瘤有特异性价值
E. hCG 对非妊娠性的原发性卵巢绒癌有特异性

23. 上皮性卵巢癌的治疗一般不包括
　　A. 手术治疗　　　　B. 化疗
　　C. 放射治疗　　　　D. 激光治疗
　　E. 分子靶向药物治疗

24. 最常见的上皮性卵巢癌是
　　A. 畸胎瘤　　　　　B. 子宫内膜样癌
　　C. 透明细胞癌　　　D. 黏液性囊腺癌
　　E. 浆液性囊腺癌

25. 卵巢良性肿瘤的治疗
　　A. 先放疗　　　　　B. 一旦确诊，立即手术
　　C. 先化疗　　　　　D. 观察为主
　　E. 必须切除双侧附件

【B 型题】

　　A. 血清雄激素　　　B. 血清雌激素
　　C. 血清 CA125　　　D. 血清 AFP
　　E. 血清β-hCG

26. 卵巢内胚窦瘤标记物是

27. 卵巢浆液性囊腺癌最常用的肿瘤标记物是

　　A. 淋巴结转移
　　B. 直接蔓延
　　C. 血行转移
　　D. 直接蔓延、腹腔种植和淋巴转移
　　E. 直接蔓延和淋巴结转移

28. 卵巢恶性肿瘤的主要转移途径是

29. 子宫颈癌的主要转移途径是

　　A. 全子宫切除术
　　B. 全面分期手术
　　C. 全子宫、双附件及大网膜切除术
　　D. 根治性子宫切除术及盆腔淋巴结切除术
　　E. 肿瘤细胞减灭术

30. 早期卵巢上皮性癌的手术治疗应选择

31. 晚期卵巢上皮性癌的手术治疗应选择

　　A. 血雌激素值升高
　　B. 血甲胎蛋白（AFP）值升高
　　C. 血 CA125 升高
　　D. 血β-hCG 值升高

E. 尿 17 酮类固醇值升高

32. 卵巢上皮性癌可出现

33. 卵巢绒癌可出现

34. 卵巢卵泡膜细胞瘤可出现

35. 卵巢内胚窦瘤可出现

A. 未成熟畸胎瘤

B. 颗粒细胞瘤

C. 成熟型囊性畸胎瘤

D. 无性细胞瘤

E. 内胚窦瘤

36. 能分泌雌激素的卵巢肿瘤是

37. 恶性变多发生于绝经后妇女的卵巢肿瘤是

38. 含有原始神经组织（神经胶质及神经管上皮）的卵巢肿瘤是

患者，女，65 岁。腹胀伴食欲不振半年余。查体：腹部膨隆，移动性浊音（+）。妇科检查：宫颈光滑，盆底可触及多个质硬结节。左侧附件区可触及包块，约 6cm×5cm 大小，呈囊实性，界限不清。

39. 下列对该患者鉴别诊断价值最小的辅助检查是

A. 血肿瘤标志物检测

B. 腹水查癌细胞

C. 腹腔镜检查

D. B 超检查

E. 消化道内镜检查

40. 若检查结果示 CA125 1250U/ml，最可能的诊断是

A. 卵巢库肯勃瘤 B. 子宫内膜异位症

C. 生殖器结核 D. 乙状结肠癌转移

E. 卵巢上皮性癌

41. 该患者手术后首选的治疗是

A. 放射治疗 B. 抗结核治疗

C. 内分泌治疗 D. 生物治疗

E. 化学药物治疗

【X 型题】

42. 卵巢肿瘤包括下列哪些类别

A. 卵巢巧克力囊肿

B. 转移性肿瘤

C. 性索-间质细胞肿瘤

D. 上皮性肿瘤

E. 生殖细胞肿瘤

43. 下列哪些属于卵巢上皮性肿瘤

A. 子宫内膜样肿瘤 B. 浆液性囊腺癌

C. 黏液性囊腺癌 D. 透明细胞癌

E. 畸胎瘤

44. 下列关于卵巢良恶性肿瘤的说法，正确的是

A. 良性肿瘤病程短，生长快

B. 恶性肿瘤表面不平，结节状

C. 恶性肿瘤 B 超示液性暗区内有杂乱光团，光点，肿块边界不清

D. 恶性肿瘤可出现恶病质

E. 良性肿瘤表面光滑，多为单侧

45. 卵巢良性肿瘤常与下列哪些疾病鉴别

A. 卵巢瘤样病变 B. 输卵管卵巢囊肿

C. 子宫肌瘤 D. 妊娠子宫

E. 腹水

46. 下列关于卵巢恶性肿瘤预后的说法正确的是

A. 期别越早预后较好

B. 残留灶越小，低度恶性肿瘤预后较好

C. 细胞分化良好者预后较好

D. 对化疗药物敏感者、术后残余癌灶直径＜1cm 者，化疗效果较明显

E. 老年患者预后较好

二、名词解释

卵巢蒂扭转

三、填空题

1. 卵巢恶性肿瘤的主要转移途径有_____，_____，_____。

2. 卵巢肿瘤的并发症有_____，_____，_____，_____。

3. 上皮性卵巢癌常见的病理类型有_____，_____，_____。

4. 产生较高水平雌激素的卵巢肿瘤是_____，_____。

5. AFP 诊断_____有特异性价值，80%_____患者血清 CA25 水平高于正常值。

四、简答题

1. 妊娠合并卵巢肿瘤容易发生哪些异常情况？

2. 简述卵巢上皮性肿瘤发病的高危因素。

3. 卵巢肿瘤有哪些并发症及相关诱因？

五、病例分析题

患者，女，43 岁。因消瘦乏力，下腹部发现包块 2 月，腹胀 3 周就诊。体检：消瘦，腹部移动性浊音（+）。妇科检查：子宫正常大小，右侧有 12cm×8cm×7cm 不规则肿块，尚活动，后穹窿扪及少许结节，质硬。

1. 最可能的诊断是什么？

女性，21 岁，未婚，突发下腹疼痛半天急诊来院。否认性生活史，月经规律。直肠-腹部触诊扪及下腹肿

物如女拳头大小，触痛（+），急诊剖腹探查术，见左侧卵巢肿大，实囊性包块，包膜完整。右侧附件及子宫外观无异常。行患侧附件切除术，快速病理示左卵巢未成熟畸胎瘤，分化Ⅱ级。腹腔冲洗液未见癌细胞。

2. 该患者应选择的手术方式是？

3. 患者术后病理诊断为左侧卵巢未成熟畸胎瘤Ⅱ级，病理分期ⅠA期。下一步处理方案是什么？

56 岁女性，腹胀伴食欲不振 2 个月余，G₂P₂。查体：T36.8℃，P79 次/分，R18 次/分，BP125/80mmHg。腹部膨隆，压痛（+），无反跳痛，移动性浊音（+）。妇科检查：阴道后穹窿可触及散在结节，无触痛，子宫后位，大小正常，子宫左后方可触及质硬包块，边界及大小欠清，三合诊检查子宫后方包块活动度差，直肠黏膜光滑，血 CA125 3865U/ml，CEA 正常。

4. 最可能的诊断是什么？

5. 该患者首选的辅助检查是什么？

第二节　非上皮性卵巢肿瘤与输卵管肿瘤

一、选择题

【A型题】

1. 患者，女，30 岁。患卵巢肿瘤伴甲状腺功能亢进 4 年，如怀疑是由卵巢肿瘤引起，应考虑的肿瘤类型是
   - A. 浆液性囊腺癌
   - B. 无性细胞瘤
   - C. 卵泡膜细胞瘤
   - D. 纤维瘤
   - E. 高度特异性畸胎瘤

2. 对放射治疗最敏感的卵巢肿瘤是
   - A. 浆液性囊腺癌
   - B. 黏液性囊腺瘤
   - C. 未成熟畸胎瘤
   - D. 无性细胞瘤
   - E. 内胚窦瘤

3. 下列卵巢肿瘤中，属于恶性的是
   - A. 浆液性囊腺瘤
   - B. 皮样囊肿
   - C. 黏液性囊腺瘤
   - D. 内胚窦瘤
   - E. 纤维瘤

4. 最常见于幼女和少女的卵巢肿瘤是
   - A. 内胚窦瘤
   - B. 黏液性囊腺瘤
   - C. 纤维瘤
   - D. 颗粒细胞瘤
   - E. 透明细胞癌

5. 卵巢肿瘤患者盆腔 X 线平片显示牙齿及骨骼提示
   - A. 内胚窦瘤
   - B. 卵泡膜细胞瘤
   - C. 畸胎瘤
   - D. 颗粒细胞瘤
   - E. 浆液性囊腺瘤

6. 卵巢内胚窦瘤的特异性肿瘤标志物是
   - A. AFP
   - B. CA125
   - C. CEA
   - D. PSA
   - E. CA199

7. 患者，女，19 岁。下腹疼痛 3 个月。盆腔 B 超检查子宫大小正常，右侧宫旁探及 6cm×5cm×6cm 大小肿物，边界清。血清 AFP 890μg/L，最可能的诊断是
   - A. 卵巢内胚窦瘤
   - B. 卵巢畸胎瘤
   - C. 卵巢颗粒细胞瘤
   - D. 卵巢卵泡膜细胞瘤
   - E. 卵巢纤维瘤

8. 最常见的低度恶性卵巢性索－间质肿瘤是
   - A. 颗粒细胞瘤
   - B. 颗粒－卵泡膜细胞瘤
   - C. 卵泡膜细胞瘤
   - D. 间质细胞瘤
   - E. 无性细胞瘤

9. 属于卵巢性索－间质细胞肿瘤的是
   - A. 颗粒细胞瘤
   - B. 胚胎癌
   - C. 卵巢巧克力囊肿
   - D. 卵巢甲状腺肿
   - E. 畸胎瘤

10. 能分泌雌激素的卵巢肿瘤为
    - A. 透明细胞癌
    - B. 颗粒细胞瘤
    - C. 黏液性囊腺瘤
    - D. 浆液性囊腺瘤
    - E. 纤维瘤

11. 患者，女，47 岁。胃癌术后 2 年，下腹不适 3 个月。妇科检查：子宫正常大小，双侧附件区各触及一个手拳大小的椭圆形包块，移动性浊音（－）。最可能的诊断是
    - A. 卵巢卵黄囊瘤
    - B. 卵巢畸胎瘤
    - C. 卵巢子宫内膜异位囊肿
    - D. 卵巢库肯勃瘤
    - E. 卵巢透明细胞癌

12. 容易引起子宫内膜增生的卵巢肿瘤是
    - A. 浆液性囊腺瘤
    - B. 内胚窦瘤
    - C. 颗粒细胞瘤
    - D. 畸胎瘤
    - E. 卵巢转移性肿瘤

13. 能引起子宫内膜增生过长的卵巢肿瘤是
    - A. 卵泡膜细胞瘤
    - B. 成熟囊性畸胎瘤
    - C. 内膜样肿瘤
    - D. 透明细胞癌
    - E. 内胚窦瘤

14. 绝经妇女出现不规则阴道出血首先考虑
    - A. 卵巢颗粒细胞瘤
    - B. 黏液瘤
    - C. 纤维瘤
    - D. 无性细胞瘤
    - E. 卵巢畸胎瘤

15. 53 岁妇女，绝经 7 年，阴道淋漓流血 11 天，查右附件区扪及手拳大肿物，阴道脱落细胞提示雌激素

高度影响，本例最可能的诊断应是右侧卵巢

  A. 浆液性囊腺癌   B. 透明细胞癌

  B. 良性囊性畸胎瘤   D. 卵泡膜细胞瘤

  E. 黏液性囊腺瘤

16. 属于良性卵巢肿瘤的是

  A. 库肯勃瘤   B. 颗粒细胞瘤

  C. 内胚窦瘤   D. 卵泡膜细胞瘤

  E. 无性细胞瘤

17. 镜下可见典型印戒细胞的卵巢肿瘤是

  A. 内胚窦瘤   B. 颗粒细胞瘤

  C. 库肯勃瘤   D. 卵泡膜细胞瘤

  E. 无性细胞瘤

18. 卵巢纤维瘤伴胸腹水形成称为

  A. Meigs 综合征   B. Down 综合征

  C. Meniere 综合征   D. 席汉综合征

  E. Cushing 综合征

19. 卵巢恶性生殖细胞肿瘤的常用化疗方案为

  A. 博来霉素+长春新碱

  B. 紫杉醇+卡铂

  C. 顺铂+紫杉醇

  D. 顺铂+长春新碱+异环磷酰胺

  E. 顺铂+长春新碱

20. 属于卵巢良性肿瘤的是

  A. 库肯勃瘤   B. 内胚窦瘤

  C. 颗粒细胞瘤   D. 纤维瘤

  E. 无性细胞瘤

21. 卵巢良性畸胎瘤最常见的并发症是

  A. 感染   B. 出血

  C. 恶性变   D. 蒂扭转

  E. 破裂

22. 属于卵巢性索-间质肿瘤的是

  A. 畸胎瘤   B. 颗粒细胞瘤

  C. 内胚窦瘤   D. 卵巢甲状腺囊肿

  E. 绒癌

23. 最常见于儿童及少女的卵巢肿瘤是

  A. 黏液囊腺瘤   B. 内胚窦瘤

  C. 纤维瘤   D. 透明细胞瘤

  E. 颗粒细胞瘤

24. 切除肿瘤后，胸水、腹水可自行消失的卵巢肿瘤是

  A. 卵泡膜细胞瘤   B. 纤维瘤

  C. 透明细胞瘤   D. 畸胎瘤

  E. 库肯勃瘤

25. 能产生甲胎蛋白的卵巢肿瘤是

  A. 纤维瘤   B. 黏液性囊腺瘤

  C. 皮样囊肿   D. 颗粒细胞瘤

  E. 内胚窦瘤

26. 卵巢恶性肿瘤中对放疗最敏感的是

  A. 纤维瘤   B. 颗粒细胞瘤

  C. 卵巢无性细胞瘤   D. 卵巢未成熟畸胎瘤

  E. 浆液性囊腺瘤

27. 患者血清甲胎蛋白升高，最可能的卵巢恶性肿瘤是

  A. 卵泡膜细胞瘤   B. 浆液性囊腺瘤

  C. 内胚窦瘤   D. 无性细胞瘤

  E. 黏液性囊腺瘤

28. 原发性输卵管癌好发于

  A. 峡部   B. 伞部

  C. 壶腹部   D. 间质部

  E. 峡部与壶腹交接处

29. 与输卵管癌治疗原则基本相同的是

  A. 宫颈癌   B. 内胚窦瘤

  C. 上皮性卵巢癌   D. 子宫内膜癌

  E. 腹膜间皮瘤

30. 常见的原发性输卵管恶性肿瘤是

  A. 腺癌   B. 鳞癌

  C. 腺鳞癌   D. 恶性畸胎瘤

  E. 子宫内膜样癌

31. 未婚女性，19 岁。B 超声检查发现左附件区 7cm×5cm×5cm 囊实混合性肿瘤。妇检：表面光滑，活动好。本例最可能的诊断是

  A. 卵巢子宫内膜异位囊肿

  B. 纤维瘤

  C. 卵巢良性囊性畸胎瘤

  D. 阔韧带内肌瘤

  E. 盆腔炎症性包块

32. 女性，16 岁，腹部叩诊移动性浊音（+）。肛诊左附件区触及新生儿头大小实性肿瘤，血清甲胎蛋白值＞400μg/L。本例诊断可能是

  A. 卵泡膜细胞瘤   B. 卵巢未成熟畸胎瘤

  C. 卵巢内胚窦瘤   D. 卵巢纤维瘤伴腹水

  E. 卵巢颗粒细胞瘤

33. 患者，女性，24 岁。已婚，结婚 3 年未孕。现停经 58 日。查子宫与停经日数相符，质软。左附件区触及直径约 12cm，表面光滑，壁厚质韧肿物，活动良好。B 型超声提示肿物包膜完整，厚度较均匀，瘤内回声多样化，可见面团征。尿妊娠试验阳

性。对该肿物恰当的处理应是

A. 立即行人工流产术，观察附件肿物是否增大

B. 妊娠 12 周后行剖腹手术切除肿物

C. 待产后切除附件区肿物

D. 立即行剖腹手术切除肿物

E. 妊娠 24 周后行剖腹手术切除肿物

【B 型题】

A. 生殖细胞肿瘤　　B. 上皮性肿瘤

C. 转移性肿瘤　　　D. 性索－间质肿瘤

E. 非特异性间质肿瘤

34. 卵巢畸胎瘤

35. 卵巢颗粒细胞肿瘤

A. CA125 升高

B. 是最常见的卵巢良性肿瘤

C. 具有男性化作用

D. β–hCG 升高

E. 有恶性程度的逆转倾向

36. 卵巢未成熟畸胎瘤

37. 卵巢浆液性囊腺癌

38. 卵巢皮样囊肿

39. 患者，女，14 岁。无性生活史，左下腹肿物直径约 10cm，活动不良，腹部无移动性浊音。本例应查的肿瘤标志物是

A. 卵巢内胚窦瘤　　B. 卵巢纤维瘤

C. 卵巢库肯勃瘤　　D. 卵巢卵泡膜细胞瘤

E. 卵巢无性细胞瘤

40. 镜下见典型印戒细胞的肿瘤为

41. 能产生雌激素的肿瘤为

42. 放射治疗效果最好的肿瘤为

43. 伴胸腔积液、腹水的肿瘤，切除肿瘤胸腔积液、腹水自行消失的肿瘤为

44. 能产生甲胎蛋白（AFP）的肿瘤为

【X 型题】

45. 能产生雌激素的肿瘤是

A. 颗粒细胞　　　　B. 卵泡膜细胞

C. 纤维上皮瘤　　　D. 睾丸母细胞瘤

E. 透明细胞癌

二、名词解释

1. Meigs 综合征

2. Krukenberg tumor

三、填空题

1. 卵巢生殖细胞肿瘤包括＿＿＿＿，＿＿＿＿，＿＿＿＿。

2. 对放疗最敏感，即使是晚期，仍能取得较好疗效的卵巢肿瘤是＿＿＿＿。

3. 卵巢性索间质肿瘤主要包括＿＿＿＿，＿＿＿＿，＿＿＿＿，＿＿＿＿等。

四、简答题

1. 简述恶性生殖细胞肿瘤的治疗方法。

2. 简述恶性性索－间质肿瘤的治疗方法。

3. 简述输卵管癌三联征。

4. 简述卵巢性索－间质肿瘤引起的内分泌功能紊乱的临床表现。

五、病例分析题

女性，16 岁，B 型超声发现右下腹部有一肿物。肛查盆腔肿物直径约 8cm，实质性。血清甲胎蛋白值＞550μg/L。

1. 本例最可能的诊断是什么？

2. 首选的治疗手段是什么？

女，24 岁。G_0P_0。右下腹隐痛半个月，加重 5 小时。月经不规律。查体：T37.1℃，P95 次/分，R23 次/分，BP108/75mmHg。妇科检查：子宫右旁可触及大小约 5cm 的实性包块，触痛。子宫及左侧附件未触及异常，血清 AFP 880μg/L。

3. 该患者最可能的诊断是什么？

4. 手术探查见右卵巢肿物，表面光滑，未破裂，子宫及左侧附件正常，盆、腹腔未见病灶，最适合的治疗方式是什么？

（郭剑锋）

【参考答案及解析】

第一节　卵巢肿瘤概述与卵巢上皮性肿瘤

一、选择题

【A型题】

1. D

[解析] 卵巢恶性肿瘤是女性生殖系统常见的三大恶性肿瘤之一，死亡率位居第一。

2. D

[解析] 卵巢肿瘤最常见的并发症是蒂扭转。

3. C

[解析] 蒂扭转是卵巢肿瘤最常见的并发症，好发于瘤蒂较长，中等大，活动度良好，重心偏于一侧的肿瘤，如成熟畸胎瘤（即皮样囊肿）。

4. E

[解析] 晚期卵巢癌常因产生腹水表现为腹胀。

5. D

[解析] 患者左侧附件区拳头大小囊实性包块，应考虑卵巢囊肿。改变体位后突发左下腹剧痛，应诊断为卵巢囊肿蒂扭转。卵巢黄体破裂常发生于月经中期后1周内，患者平时月经规则，末次月经为8天前，输卵管妊娠的可能性不大。急性盆腔炎常表现为寒战高热，下腹痛阴道脓性分泌物增多，宫颈举痛。急性阑尾炎常表现为转移性右下腹痛，右下腹压痛、反跳痛。

6. B

[解析] 卵巢囊肿患者突发右下腹疼痛，扪及右下腹包块，压痛明显，应诊断为卵巢囊肿蒂扭转，首选治疗是急症剖腹探查。

7. A

[解析] 血清甲胎蛋白（AFP）增高对卵黄囊瘤有特异性诊断价值。

8. B

[解析] 晚期卵巢癌应行肿瘤细胞减灭术，切除所有原发灶，尽可能切除所有转移灶，尽量减少残余肿瘤直径，且卵巢癌对化疗较敏感，即使已有广泛转移也能取得一定疗效，对放疗不敏感。

9. B

[解析] 患者肿物呈多房性，囊性肿物，浆液性囊腺瘤，黏液性囊腺瘤均可为单侧多房性囊性肿瘤，但前者大小不等，很少能达50cm，后者常体积巨大，可达数十

公分，故选B，皮样囊肿多为单房性肿瘤，卵泡膜细胞瘤，透明细胞癌均为实性肿瘤。

10. B

[解析] 卵巢上皮癌常用的化疗方案为：DTC方案=紫杉醇（T）+卡铂（C）；PC方案=顺铂（P）+环磷酰胺（C）；TP方案=紫杉醇（T）+顺铂（P）。

11. A

[解析] 卵巢上皮性肿瘤来源于卵巢表面的生发上皮，生发上皮来自原始体腔上皮，具有分化的潜能：向输卵管上皮分化，形成浆液性肿瘤；向宫颈黏膜分化，形成黏液性肿瘤；向子宫内膜分化，形成子宫内膜样肿瘤。

12. E

[解析] 前庭大腺囊肿是分泌物积聚于腺腔而形成，宫颈腺囊肿是腺体分泌物引流受阻导致，两者均不属于肿瘤。卵巢巧克力囊肿是子宫内膜异位到卵巢，也不是肿瘤。输卵管炎症波及卵巢时，液体渗出可形成输卵管卵巢囊肿。卵巢皮样囊肿也称成熟畸胎瘤，属于良性肿瘤。

13. B

[解析] 顺铂+紫杉醇、紫杉醇+卡铂，为卵巢上皮癌常用的化疗方案。

14. D

[解析] 卵巢上皮性肿瘤包括浆液性囊腺瘤，黏液性囊腺瘤，子宫内膜样肿瘤，透明细胞癌等，卵黄囊瘤属于生殖细胞性肿瘤。

15. A

[解析] 直接蔓延及腹腔种植，淋巴转移是卵巢恶性肿瘤主要的转移途径，血行转移少见。

16. D

[解析] 腹水时B型超声检查见不规则液性暗区，液平面随体位改变，其间有肠曲光团浮动，无占位性病变。而巨大卵巢囊肿时B型超声检查见圆球形液性暗区，边界整齐光滑，液平面不随体位移动。

17. A

[解析] 无性细胞瘤为生殖细胞肿瘤；卵泡膜细胞瘤、纤维瘤、颗粒细胞瘤为性索间质肿瘤。

18. E

[解析] 卵巢上皮性肿瘤分为良性、交界性和恶性。交界性肿瘤是一种低度恶性潜能肿瘤，上皮细胞增生活

跃，细胞层次增加，核异型及核分裂象增加，常无间质浸润。临床表现为生长缓慢，转移率低，复发迟。

19. A

[解析] 长得最大的卵巢肿瘤是黏液性囊腺瘤。

20. D

[解析] 参见 2014 卵巢癌 FIGO 分期。

21. E

[解析] 经过全面分期手术的 I A 期和 I B 期且为 G1－G2 的患者术后可不需化疗。

22. D

[解析] AFP 对含卵黄囊成分的卵巢内胚窦瘤、未成熟畸胎瘤、混合性无性细胞瘤有特异性价值。

23. D

[解析] 卵巢癌的治疗主要是手术，此外还包括化疗、放疗、细胞因子、分子靶向药物治疗。

24. E

[解析] 最常见的上皮性卵巢癌是浆液性囊腺癌，畸胎瘤是生殖细胞肿瘤。

25. B

[解析] 卵巢良性肿瘤一经确诊应手术治疗，单侧良性肿瘤可行卵巢肿瘤剥除术或单侧附件切除术，保留同侧正常卵巢组织和对侧正常卵巢；双侧良性肿瘤，也应争取行卵巢肿瘤剥除术，以保留正常卵巢组织；绝经后妇女可行全子宫及双侧附件切除术或单侧附件切除术。

【B 型题】

26. D；27. C

[解析] 卵巢内胚窦瘤（卵黄囊瘤）绝大多数能分泌甲胎蛋白（AFP），血清 AFP 升高对其有特异性诊断价值。血清雄激素增高多见于支持－间质细胞瘤，血清雌激素升高多见于颗粒细胞瘤和卵泡膜细胞瘤。CA125 是一种糖蛋白性肿瘤相关抗原，在正常卵巢组织中不存在，约 80% 的卵巢上皮性癌（尤其是浆液性腺癌）患者血清 CA125 升高，故卵巢浆液性囊腺癌最常用的肿瘤标志物是血清 CA125，血清β－hCG 增高多见于滋养细胞肿瘤和早孕。

28. D；29. E

[解析] 卵巢癌主要转移途径为直接蔓延、腹腔种植和淋巴转移，宫颈癌主要转移途径为直接蔓延和淋巴结转移。

30. B；31. E

[解析] 早期患者行全面分期手术，晚期行肿瘤细胞减灭术。

32. C；33. D；34. A；35. B

[解析] 80% 卵巢上皮性癌患者血清 CA125 水平高于正常值，绒癌出现β－hCG 升高，卵巢卵泡膜细胞瘤可出现女性化作用，血清 AFP 浓度升高是内胚窦瘤的特点。

36. B；37. C；38. A

[解析] 颗粒细胞瘤能分泌雌激素，成熟囊性畸胎瘤可恶变而形成各种恶性肿瘤，恶变率为 2%～4%，多发生于绝经期后妇女，未成熟畸胎瘤由分化程度不同的未成熟胚胎组织构成，主要为原始神经组织。

39. E

[解析] 老年妇女，腹胀，腹水征，左侧附件巨大囊实性包块，应考虑卵巢肿瘤。腹腔镜检查可取活检行术中快速切片，有助于鉴别卵巢良恶性肿瘤。腹水查癌细胞可确定卵巢肿瘤的性质。血肿瘤标志物（如 CA125、AFP）检测分别有助于诊断卵巢上皮性癌、卵黄囊瘤等。盆腔 B 超检查有助于了解肿瘤大小、部位、形态等。消化道内镜检查对卵巢肿瘤的诊断价值不大。

40. E

[解析] 卵巢上皮性癌患者 CA125 多明显升高。本例血清 CA125 1250U/ml，应首先考虑卵巢上皮性癌。

41. E

[解析] 卵巢上皮性癌对化疗较敏感。

【X 型题】

42. BCDE

[解析] 卵巢巧克力囊肿是子宫内膜异位，其余均为卵巢癌分类。

43. ABCD

[解析] 畸胎瘤是卵巢生殖细胞肿瘤。

44. BCDE

[解析] 良性肿瘤多病程长，生长缓慢。

45. ABCDE

[解析] 以上均是。

46. ABCD

[解析] 年轻患者预后较好。

二、名词解释

卵巢肿瘤的并发症，患者常突发一侧下腹剧痛，伴恶心、呕吐甚至休克；扭转自然复位时腹痛可随之缓解，常突然改变体位或剧烈运动后发生。

三、填空题

1. 直接蔓延　腹腔种植　淋巴转移

2. 蒂扭转　破裂　感染　恶变

3. 浆液性肿瘤　黏液性肿瘤　卵巢子宫内膜样肿瘤

4. 颗粒细胞瘤　卵泡膜细胞瘤

5. 卵黄囊瘤　卵巢上皮性癌

四、简答题

1. 早期妊娠时肿瘤嵌入盆腔可能引起流产，中期妊娠时易并发蒂扭转，晚期妊娠时肿瘤较大可导致胎位异常。分娩时肿瘤易发生破裂，肿瘤位置低可梗阻产道导致难产。妊娠时盆腔充血，可使肿瘤迅速增大，促使恶性肿瘤扩散。

2. ①持续排卵（incessant ovulation）：持续排卵使卵巢表面上皮不断损伤与修复。流行病学调查发现多次妊娠、母乳喂养及口服避孕药可减少卵巢癌的发病率，可能与排卵次数减少有关。应用促排卵药物，如氯米芬等可增加卵巢肿瘤的发病风险。②内分泌因素，过多的促性腺激素（FSH 与 LH）刺激以及雌激素。③遗传因素：5%～10%卵巢恶性肿瘤患者具有遗传异常。常见的有 BRCA1、BRCA2 基因突变、常染色体异常的 Lynch Syndrome I 型等。

3. 常见并发症有蒂扭转、破裂、感染和恶变。蒂扭转常在突然改变体位或向同一方向连续转动、妊娠期或产褥期子宫大小、位置改变时发生。外伤性破裂常因腹部撞击分娩、性交、妇科检查及穿刺等引起。

五、病例分析题

1. 患者消瘦乏力，为晚期肿瘤恶病质的表现，妇检子宫正常，子宫右侧发现巨大包块，考虑为卵巢肿瘤，后穹窿扪及质硬结节，为卵巢癌盆腔转移所致，腹部移动性浊音阳性为卵巢癌腹腔转移所致，故本例应诊断为卵巢癌盆腹腔转移。

2. 对于未成熟畸胎瘤，若患者年轻并希望保留生育能力，手术原则是无论期别。只要对侧卵巢和子宫未被肿瘤浸润，在进行全面手术分期的基础上，均可行保留生育功能的保守性手术，手术范围包括患侧附件切除+对侧附件活检+大网膜、腹膜、腹膜后淋巴结活检。

3. 恶性生殖细胞肿瘤的化疗原则是：I 期无性细胞，I 期分化 I 级的未成。熟畸胎瘤无需化疗，其他患者均需化疗。本例为 I A 期，II 级未成熟畸胎瘤，术后仍需化疗，卵巢癌对放疗不敏感。

4. 卵巢上皮癌 CA125 多明显升高。本例血清 CA125 3865U/ml，应首先考虑卵巢上皮癌，卵巢转移性肿瘤常由胃印戒细胞癌转移而来，血清 CEA 常升高，但本例正常，卵巢巧克力囊肿常表现为痛经进行性加重，一侧或两侧附件常扪及囊性包块，可有血清 CA125 轻度增高。盆腔炎性包块常表现为高热，盆腔可扪及触痛性包块，盆腔结核常表现为低热，盗汗，血清 CA125 一般不升高。

5. 应首选盆腔 B 超检查。

第二节 非上皮性卵巢肿瘤与输卵管肿瘤

一、选择题

【A 型题】

1. E

[解析] 畸胎瘤常含由外胚层、中胚层、内胚层结构组成，偶可向单一胚层分化，形成高度特异性畸胎瘤，如卵巢甲状腺肿，可分泌大量甲状腺激素，引起甲状腺功能亢进症。

2. D

[解析] 无性细胞瘤为中等恶性的实性肿瘤，对放射治疗高度敏感。

3. D

[解析] 内胚窦瘤（卵黄囊瘤）起源于胚外结构的卵黄囊，恶性程度高，生长迅速，易早期转移，预后差。其余均为良性肿瘤。

4. A

[解析] 内胚窦瘤常见于儿童及年轻妇女，发病中位年龄为 16～18 岁。

5. C

[解析] 畸胎瘤起源于多个胚层，有时腔内充满油脂和毛发，有时可见牙齿或骨质。

6. A

[解析] 卵巢内胚窦瘤（卵黄囊瘤）起源于胚外结构的卵黄囊，瘤细胞可产生 AFP。

7. A

[解析] 盆腔 B 超提示子宫旁巨大肿物，考虑卵巢肿瘤，结合患者血清甲胎蛋白（AFP）显著升高，应诊断为卵巢内胚窦瘤。

8. A

[解析] 颗粒细胞瘤属于低度恶性的卵巢性索-间质细胞肿瘤，卵泡膜细胞瘤、间质细胞瘤均属于良性肿瘤，颗粒-卵泡膜细胞瘤为交界性肿瘤，无性细胞瘤属于高度恶性的卵巢生殖细胞肿瘤。

9. A

[解析] 颗粒细胞瘤属于卵巢性索-间质细胞肿瘤。

10. B

[解析] 颗粒细胞瘤能分泌雌激素。

11. D

[解析] 胃癌可种植转移至双侧卵巢，称为库肯勃瘤。

12. C

[解析] 颗粒细胞瘤能分泌雌激素，引起子宫内膜增生。

13. A

[解析] 卵泡膜细胞瘤能分泌雌激素，可使子宫内膜增生，具有女性化作用。

14. A

[解析] 卵巢颗粒细胞瘤能分泌雌激素，导致子宫内膜增生，表现为生育年龄患者出现月经紊乱，绝经期患者出现不规则阴道出血。因此绝经期妇女出现不规则阴道出血，首先应考虑卵巢颗粒细胞瘤。

15. D

[解析] 卵泡膜细胞瘤可分泌雌激素，导致子宫内膜增生，引起不规则阴道出血，本例为绝经期妇女，右侧附件巨大肿物，应考虑卵巢肿瘤。阴道脱落细胞检查提示雌激素高度影响，应诊断为卵泡膜细胞瘤。

16. D

[解析] 内胚窦瘤是起源于婴幼儿生殖细胞的高度恶性肿瘤。库肯勃瘤是指原发于胃癌的卵巢转移癌。颗粒细胞瘤是起源于女性性索-间质细胞的低度恶性肿瘤。无性细胞瘤是由原始生殖细胞组成的恶性肿瘤，卵泡膜细胞瘤为起源于女性性索-间质细胞的良性肿瘤。

17. C

[解析] 库肯勃瘤是指原发于胃癌（尤其胃的印戒细胞癌）的卵巢转移癌。

18. A

[解析] 卵巢纤维瘤患者出现胸水或腹水，称为梅格斯（Meigs）综合征。

19. D

[解析] 卵巢恶性生殖细胞肿瘤的化疗首选BEP方案，即博来霉素+依托泊苷+顺铂。若BEP方案无效，可以采用VIP方案，即长春新碱+异环磷酰胺+顺铂。顺铂+紫杉醇、紫杉醇+卡铂，为卵巢上皮癌常用的化疗方案。

20. D

[解析] 内胚窦瘤恶性程度高；颗粒细胞瘤为低度恶性肿瘤；库肯勃瘤为转移瘤；无性细胞瘤为恶性肿瘤。

21. D

[解析] 卵巢良性囊性畸胎瘤蒂扭转是最常见的妇科急腹症。

22. B

[解析] 畸胎瘤、卵巢甲状腺囊肿、绒癌和内胚窦瘤均为卵巢生殖细胞肿瘤。

23. B

[解析] 卵巢生殖细胞肿瘤多发生于年轻妇女及幼女，而黏液囊腺瘤、纤维瘤、颗粒细胞瘤和透明细胞癌均为非生殖细胞肿瘤。

24. B

[解析] 卵巢纤维瘤常伴胸水或腹水，称为Meigs综合

征，手术切除肿瘤后，胸腹水可自行消失。

25. E

[解析] 内胚窦瘤能产生AFP，故患者血清AFP升高，是诊断及病情监测的重要标志物。

26. C

[解析] 无性细胞瘤对放疗敏感。

27. C

[解析] 内胚窦瘤细胞产生甲胎蛋白，故患者血清甲胎蛋白升高。

28. C

[解析] 原发性输卵管癌好发于壶腹部。

29. C

[解析] 由于原发性输卵管癌的组织学特征，生物学行为和预后相关因素均与卵巢浆液性癌相似，因此原发性输卵管癌的处理原则参照卵巢上皮性癌。

30. A

[解析] 常见的原发性输卵管癌组织学类型为腺癌。

31. C

[解析] 少女有表面光滑的囊实性包块是本病例的特点。

32. C

[解析] 根据血AFP值增高可协助诊断，一般非妊娠正常女性血AFP值$<20\mu g/L$。

33. B

[解析] 本例肿物最大可能是卵巢成熟畸胎瘤。卵巢妊娠黄体功能于妊娠10周后则由胎盘取代，故应在妊娠12周后手术。

【B型题】

34. A；35. D

[解析] 畸胎瘤属于生殖细胞肿瘤，颗粒细胞肿瘤属于性索-间质肿瘤。

36. E；37. A；38. B

[解析] 卵巢未成熟畸胎瘤属恶性肿瘤，有复发转移的潜能，这种潜能与所含神经上皮的数量和未成熟程度直接相关。约1/3可在短期内自发由未成熟组织向成熟组织转化，即恶性程度逆转现象。癌抗原125（CA125）是一种糖蛋白性肿瘤相关抗原，约80%的卵巢浆液性囊腺癌患者血清CA125升高，具有诊断价值。卵巢皮样囊肿也称卵巢成熟畸胎瘤，占卵巢肿瘤的10%~20%，是最常见的卵巢良性肿瘤。β-hCG升高常见于滋养层细胞肿瘤。具有男性化作用的卵巢肿瘤是支持细胞-间质细胞瘤。

39. A

[解析] 考虑内胚窦瘤。

40. C；41. D；42. E；43. B；44. A

[解析] 镜下见印戒细胞为库肯勃瘤典型的病理学特征。卵泡膜细胞瘤多数表现为女性化作用。无性细胞瘤对放疗最敏感，即使是晚期，仍能取得较好疗效。卵巢纤维瘤偶见梅格斯综合征，即伴胸水、腹水的肿瘤，切除肿瘤胸水，腹水自行消失。血清 AFP 浓度升高是内胚窦瘤的特点。

【X 型题】

45. ABC

[解析] 颗粒细胞瘤、卵泡膜细胞瘤产生较高水平雌激素。浆液性、黏液性或纤维上皮瘤有时也分泌一定量雌激素。睾丸母细胞瘤分泌雄激素。

二、名词解释

1. 卵巢纤维瘤患者伴发胸水及腹水，可为血性，在肿瘤切除之后，胸水和腹水可以相继消失的一组症候群。

2. 是一种原发部位为胃肠道的特殊转移性腺癌，肿瘤为双侧性，中等大，多保持卵巢原状或呈肾形。一般无粘连，切面实性，胶质样，多伴腹水。镜下见印戒细胞为其典型的病理学特征。

三、填空题

1. 畸胎瘤　无性细胞瘤　卵黄囊瘤（或内胚窦瘤）

2. 无性细胞瘤

3. 颗粒细胞瘤　卵泡膜细胞瘤　纤维瘤　支持－间质细胞瘤

四、简答题

1. 无论期别早晚，只要对侧卵巢和子宫未受肿瘤累及，均可行保留生育功能的手术，即仅切除患侧附件，同时行全面分期探查术。对复发的卵巢生殖细胞肿瘤仍主张积极手术。恶性生殖细胞肿瘤对化疗十分敏感。除了 I 期无性细胞瘤和 I A 期 G1 级未成熟畸胎瘤可观察随访不需要化疗外，其他患者在进行单侧卵巢切除术和手术分期后均需接受化疗。

2.（1）I 期希望生育的年轻患者在分期手术的基础上行患侧附件切除术，保留生育功能；无生育要求者，手术方法参照卵巢上皮性癌，可不行腹膜后淋巴结

切除。复发患者建议手术。

（2）恶性性索间质肿瘤对化疗较敏感，I 期低危不需术后辅助治疗，定期随访；I 期高危患者（肿瘤破裂，分化差，肿瘤＞10cm）可随访观察或含铂类药物化疗。II－IV 期患者需行辅助化疗。推荐常用方案为 BEP 或 TP（紫杉醇+卡铂）方案 4～6 个疗程。因这类肿瘤多数具有晚期复发的特点，故应坚持长期随诊。

（3）颗粒细胞瘤对放疗中度敏感，II－IV 期患者可行残余灶放疗。

3.（1）阴道排液最常见，浆液性黄水，呈间歇性，有时为血性，一般无臭味。当癌灶坏死或浸润血管时，可出现阴道流血。

（2）腹痛多发生于患侧，为钝痛，以后逐渐加剧呈痉挛性绞痛。当阴道排出水样或血性液体后，疼痛常随之缓解。

（3）盆腔肿块。部分患者扪及位于子宫一侧或后方的下腹肿块，大小不一，表面光滑。肿块大小可随液体积聚或排出发生变化。

4. 肿瘤分泌雌激素，有女性化作用。青春期前患者可出现假性性早熟，生育年龄患者出现月经紊乱，绝经期后患者则有不规则阴道流血，常合并子宫内膜增生症，甚至发生癌变。分泌雄激素者出现临床男性化表现。

五、病例分析题

1. 盆腔肿物合并血清甲胎蛋白水平异常应考虑卵巢内胚窦瘤。

2. 卵巢内胚窦瘤的处理原则是以手术为主的综合治疗。

3. 血清甲胎蛋白 AFP 增高对卵黄囊瘤有特异性诊断价值。最可能的诊断考虑卵巢黄囊瘤。

4. 卵黄囊瘤为卵巢生殖细胞高度恶性肿瘤，对于年轻并希望保留生育能力者，无论期别早晚，只要对侧卵巢和子宫未被肿瘤浸润，均可行保留生育功能的手术。

第三十一章 妊娠滋养细胞疾病

一、选择题

【A 型题】

1. 部分性葡萄胎的染色体基因组来源为
   - A. 精子
   - B. 卵子
   - C. 单精子和单卵子
   - D. 双精子和单卵子
   - E. 单卵子和二倍体精子

2. 完全性葡萄胎的核型为
   - A. 单倍体
   - B. 二倍体
   - C. 三倍体
   - D. 四倍体
   - E. 五倍体

3. 葡萄胎的重要病理特征为
   - A. 黄素化囊肿
   - B. 绒毛结构完好
   - C. 滋养细胞增生
   - D. 绒毛间质水肿
   - E. 血管消失

4. 卵巢黄素化囊肿主要是由于哪项激素刺激造成
   - A. β-hCG
   - B. FSH
   - C. LH
   - D. 孕激素
   - E. 雄激素

5. 完全性葡萄胎和部分性葡萄胎的区别为
   - A. 合体滋养层细胞增生
   - B. 细胞滋养层细胞增生
   - C. 绒毛间质内血管完全正常
   - D. 前者间质内胎源性血管消失
   - E. 绒毛因间质高度水肿而增大

6. 下面关于妊娠滋养细胞肿瘤的发生, 正确的是
   - A. 侵蚀性葡萄胎可继发于葡萄胎妊娠后 2 年
   - B. 侵蚀性葡萄胎不会发生子宫外转移
   - C. 绝经后妇女不会发生绒毛膜癌
   - D. 绒癌可继发于足月妊娠或异位妊娠后
   - E. 侵蚀性葡萄胎多继发于葡萄胎清宫后 1 年以上

7. 绒毛膜癌常见的转移部位依次是
   - A. 肺、盆腔、肝、脑、阴道
   - B. 肺、阴道、盆腔、肝、脑
   - C. 阴道、肺、盆腔、肝、脑
   - D. 肺、脑、盆腔、肝、阴道
   - E. 肺、肝、阴道、盆腔、脑

8. 绒毛膜癌与侵蚀性葡萄胎的主要鉴别依据是

   - A. 尿妊娠试验阳性
   - B. 有卵巢黄素化囊肿
   - C. 病检无绒毛结构
   - D. 继发于葡萄胎妊娠后半年内
   - E. 阴道有紫蓝色结节

9. 下列哪项对诊断葡萄胎意义最大
   - A. 停经后阴道流血
   - B. 子宫增大, 摸不到胎体, 听不到胎心
   - C. 血 β-hCG 持续性增高
   - D. B 超提示落雪征
   - E. 阴道排出水泡样组织

10. 下列哪项不是葡萄胎预防性化疗的指征
    - A. 年龄大于 40 岁
    - B. 血 β-hCG 水平大于 100KIU/L
    - C. 无法进行随访者
    - D. 部分性葡萄胎
    - E. 黄素化囊肿大于 6cm

11. 葡萄胎清宫后随访时间至少为
    - A. 半年
    - B. 1 年
    - C. 1 年半
    - D. 2 年
    - E. 3 年

12. 葡萄胎患者, 若子宫大于妊娠 12 周大小, 或术中见难以刮净者, 可于术后多久行第 2 次刮宫
    - A. 1 周
    - B. 2 周
    - C. 3 周
    - D. 4 周
    - E. 5 周

13. 葡萄胎彻底清宫后, 一般多久血 β-hCG 水平可降至正常水平
    - A. 3~6 周
    - B. 5~9 周
    - C. 7~11 周
    - D. 9~14 周
    - E. 11~15 周

14. 葡萄胎清宫术后, 下列项目均为常规随访项目, 除了
    - A. 定妇科检查
    - B. 避孕 1 年以上
    - C. 定期复查血 β-hCG
    - D. 定期阴道脱落细胞学检查

E. 定期胸部 X 线片或 CT 检查

15. 患者，女，34 岁。G₃P₂，停经 48 天，阴道出血 3
天平素月经规律，1 周前自测尿妊娠试验阳性，伴
下腹隐痛。体检发现子宫增大如孕 9 周大小，质软，
无压痛。妇科超声显示：宫腔内多发囊性区，呈现
"落雪状"，首先考虑的诊断是
A. 葡萄胎　　　　　B. 侵袭性葡萄胎
C. 先兆流产　　　　D. 异位妊娠
E. 稽留流产

16. 患者，女，31 岁。停经 80 天，阴道不规则流血 1
周，伴下腹隐痛。妇科检查：宫底平脐，质软，未
触及胎体，未闻及胎心。妊娠试验阳性。应首先考
虑的诊断是
A. 先兆流产　　　　B. 稽留流产
C. 死胎　　　　　　D. 羊水过多
E. 葡萄胎

17. 患者，女，26 岁。人工流产术后 3 个月后，出现
异常阴道流血。B 超检查可见子宫肌壁有不均匀密
集光点或暗区蜂窝状。患者目前可能诊断为
A. 清宫不完全　　　B. 异位妊娠
C. 葡萄胎　　　　　D. 侵蚀性葡萄胎
E. 绒毛膜癌

18. 患者，女，28 岁。葡萄胎完全清宫后 3 个月，异
常阴道流血，血β-hCG 持续阳性，可能诊断为
A. 部分性葡萄胎　　B. 完全性葡萄胎
C. 持续性葡萄胎　　D. 侵蚀性葡萄胎
E. 绒毛膜癌

19. 患者，女，27 岁。未生育，诊断为绒癌，最首选
的治疗方案为
A. 手术　　　　　　B. 化疗
C. 放疗　　　　　　D. 化疗 2 个疗程后手术
E. 术后辅助化疗

20. 患者，女，31 岁。已婚已育，无生育要求，诊断
为侵蚀性葡萄胎，首选的治疗方案为
A. 彻底清宫
B. 手术切除子宫
C. 化疗 2 个疗程后手术
D. 化疗
E. 放疗

21. 患者，女，40 岁。已婚已育，无生育要求，诊断
为葡萄胎，子宫超孕 14 周大，首选治疗为
A. 彻底清宫　　　　B. 直接切除子宫
C. 先清宫再切除子宫　D. 先化疗再清宫
E. 部分子宫切除

22. 患者，女，27 岁，未育。葡萄胎妊娠清宫后 1 年，
确诊为妊娠 8 周，最合适的处理为
A. 药物流产　　　　B. 人工流产
C. 继续妊娠　　　　D. 按高危妊娠随访
E. 彻底清宫并预防性化疗

23. 患者，女，24 岁。葡萄胎清宫后，最合适的避孕
方式为
A. 安全期避孕　　　B. 口服短效避孕药
C. 安全套避孕　　　D. IUD
E. 体外排精

【B 型题】
患者女，34 岁。G₃P₂，停经 7 天，下腹隐痛、阴
道不规则流血 6 天，子宫达脐水平。尿β-hCG（＋）。

24. 患者最可能的诊断为
A. 异位妊娠　　　　B. 流产
C. 葡萄胎　　　　　D. 侵蚀性葡萄胎
E. 绒癌

25. 为明确诊断，首选的辅助检查是
A. 血β-hCG　　　　B. 血常规
C. B 超　　　　　　D. 诊断性刮宫
E. 体格检查

患者，女，26 岁。平素月经规律，现停经 2 个月
后出现阴道不规则流血 10 余天，偶有轻微阵发性腹痛。
妇检子宫如孕 3 个月大小，双附件区均扪及肿物。

26. 患者可能的诊断为
A. 异位妊娠　　　　B. 流产
C. 葡萄胎　　　　　D. 侵蚀性葡萄胎
E. 绒癌

27. 治疗方案应是
A. 彻底清宫
B. 静滴缩宫素使腔内容物排出
C. 预防性化疗
D. 行子宫切除术
E. 行子宫切除术，随后化疗

患者，女，27 岁。人流后 5 个月，阴道不规则出
血 20 余天，伴头晕、乏力 3 天。近 2 天出现胸痛、咯
血。妇科检查：子宫孕 7 周大小，质软，有轻度压痛，
双侧可触及囊性肿物，直径均约 4cm 大小，胸部 X 线
片提示双下肺多发圆形结节影。

28. 为明断诊断，首选的检查是
A. 血β-hCG　　　　B. 血常规

C. 痰培养　　　　D. B 型超声

E. 诊断性刮宫

29. 确诊后首选的治疗方法是

A. 放疗

B. 化疗

C. 全子宫切除术

D. 全子宫切除术+双侧附件切除术

E. 内分泌治疗

已婚妇女，29 岁。1 年前人工流产术后并行绝育术，近 3 个月以来出现阴道不规则流血。妇科检查：子宫稍大，双附件区未见异常，尿β–hCG（+），胸片见右肺有1cm 直径的两个阴影，边缘模糊不清。

30. 患者最可能的诊断为

A. 异位妊娠　　　　B. 流产

C. 葡萄胎　　　　D. 侵蚀性葡萄胎

E. 绒癌

31. 为明确诊断，首选的检查方法为

A. 血β–hCG　　　　B. 血常规

C. 痰培养　　　　D. B 型超声

E. 诊断性刮宫

32. 确诊后首选的治疗方法为

A. 放疗

B. 化疗

C. 全子宫切除术

D. 全子宫切除术+双侧附件切除术

E. 内分泌治疗

患者，女，33 岁。停经 60 天，阴道不规则流血 4 天，下腹隐痛，呕吐反应剧烈既往无孕产史。妇科检查：宫底平脐，质软未触及胎体，未闻及胎心。尿β–hCG（+）。

33. 为明确诊断，首选的辅助检查是

A. 血β–hCG　　　　B. 颅脑 CT 检查

C. 胸部 X 线片检查　D. B 型超声

E. 诊断性刮宫

34. 该患者最可能的诊断为

A. 葡萄胎　　　　B. 侵蚀性葡萄胎

C. 绒毛膜癌　　　　D. 先兆流产

E. 稽留流产

35. 经过初始治疗 8 周后，患者血β–hCG 降至正常，之后又出现升高。1 天前测β–hCG 10000U/L。超声检查：宫腔内未见异常，子宫后壁近右侧角部肌层内可探及不均质回声，内有丰富的低阻力型血流信号。双侧附件区均探及直径约 4cm 的囊性包块。

下一步首选的治疗是

A. 化疗

B. 双侧卵巢囊肿剥离术

C. 子宫病灶局部切除术

D. 放射治疗

E. 子宫+双侧附件切除术

A. 先兆流产　　　　B. 功血

C. 双胎妊娠　　　　D. 羊水过多

E. 葡萄胎

36. 妇科检查无子宫增大的是

37. B 超检查提示落雪征的是

38. 尿β–hCG 水平正常的是

A. 葡萄胎　　　　B. 侵蚀性葡萄胎

C. 绒癌　　　　D. 异位妊娠

E. 先兆流产

39. 继发于葡萄胎妊娠后 6 个月以内者，应考虑

40. 继发于葡萄胎妊娠后 6 个月以后者，应考虑

41. 继发于人工流产后 3 个月以内者，应考虑

42. 停经后阴道流血伴剧烈腹痛者，应考虑

A. 葡萄胎　　　　B. 侵蚀性葡萄胎

C. 绒癌　　　　D. 胎盘部位滋养细胞肿瘤

E. 胎盘残留

43. 仅能继发于葡萄胎妊娠的疾病是

44. 病理切片中能见到绒毛结构的疾病一定不是

45. 病理切片中无水泡、无绒毛、无间质血管的是

A. 先兆流产　　　　B. 稽留流产

C. 葡萄胎　　　　D. 绒癌

E. 子宫腺肌症

46. 患者，女，22 岁。停经 22 周，阴道少许出血，继之出现阵发性下腹痛，妇检宫颈口未开大，胎膜未破，子宫大小与停经周数相符。该病例考虑为

47. 患者，女，22 岁。停经 12 周，阴道异常出血 1 周，无腹痛，妇检子宫妊娠 4 月大小，双侧附件无异常，未闻及胎心音。该病例考虑为

48. 患者，女，23 岁。停经 23 周，阴道出血伴下腹坠胀 1 周，妇检宫颈口未开，子宫妊娠 5 周大小，质软，双侧附件无异常。该病例考虑为

49. 患者，女，38 岁。已婚经产妇，经量增多 5 年，伴进行性痛经加重，妇检子宫均匀增大，如妊娠 8 周大小，质硬。该病例考虑为

50. 患者，女，27 岁，人工流产术后 3 个月，异常阴道流血 1 周，妇检子宫稍大，双附件区未见异常，尿β-hCG（+）。该病例考虑为

【X 型题】

51. 下列关于妊娠滋养细胞肿瘤的说法，正确的是
    A. 侵蚀性葡萄胎继发于葡萄胎清宫后 6 个月以内
    B. 异位妊娠后 3 个月异常阴道流血者应考虑绒癌
    C. 妊娠滋养细胞肿瘤主要经血行转移，常见部位为肺、阴道、盆腔、肝、脑
    D. 侵蚀性葡萄胎首选治疗方案为手术治疗
    E. 异位妊娠后，6 周后β-hCG 仍居高不下，排除妊娠或前次妊娠物残留的可能性后，应考虑继发于非葡萄胎的妊娠滋养细胞肿瘤

二、填空题

1. 妊娠滋养细胞疾病（GTD）包括：_____、_____、_____和_____。

2. 葡萄胎可分为_____和_____，其中_____占绝大多数。

3. 葡萄胎的典型 B 超征象为_____，若水泡较大，则表现为_____。

4. 葡萄胎彻底清宫后，预防性化疗的高危因素包括：_____、_____、_____、_____和_____。

5. 葡萄胎患者清宫术后应严格避孕_____以上，并进行严密随访。

6. 侵蚀性葡萄胎多发生于_____；绒毛膜癌可继发于_____，继发于葡萄胎的绒癌多发生于清宫术后_____。

7. 绒癌病理特征"三无"包括：_____、_____、

和_____。

8. 转移性滋养细胞肿瘤最常见的转移部位为_____，其次为_____、_____、_____和_____。其中阴道转移者多位于_____，呈现_____。

9. 胎盘部位滋养细胞肿瘤（PSTT）多表现为_____和_____。

10. 胎盘部位滋养细胞肿瘤（PSTT）较少发生子宫外转移，主要的子宫外转移部位是_____和_____。

三、名词解释

1. 妊娠滋养细胞疾病（GTD，gestational trophoblastic disease）
2. 完全性葡萄胎
3. 部分性葡萄胎
4. 侵蚀性葡萄胎
5. 双精子受精（dispermy）
6. 空卵受精（fertilization of an empty egg）
7. 胎盘部位滋养细胞肿瘤（PSTT，placental trophoblastic tumor）
8. 落雪征

四、简答题

1. 葡萄胎的主要临床表现有哪些？
2. 葡萄胎具有子宫局部侵犯和远处转移的潜在风险，相关高危因素有哪些？
3. 葡萄胎患者清宫术后随访，血清β-hCG 水平应如何监测？
4. 如何鉴别侵蚀性葡萄胎和绒癌？

（王泽华）

【参考答案及解析】

一、选择题

【A 型题】

1. D
[解析] 部分性葡萄胎 90% 以上是三倍体，常见的核型为 69，XYY，由一个看似正常的单倍体卵子和 2 个单倍体精子受精形成。

2. B
[解析] 完全性葡萄胎的核型为二倍体，均来自父系，系由一个细胞核缺失或失活的空卵受精后，经自身复制形成的二倍体，主要核型为 46，XX。

3. C
[解析] 葡萄胎的病理特征为绒毛滋养细胞增生、间质水肿、血管消失，重要病理特征为滋养细胞增生。

4. A
[解析] 卵巢黄素化囊肿由萎缩的卵泡内膜细胞和颗粒细胞经异常增高的β-hCG 刺激后发生的黄素化所致。

5. D
[解析] 完全性葡萄胎为二倍体，全部胎盘绒毛受累，多数水泡状变的绒毛中血管消失，无胎儿及附属物；部分性葡萄胎为三倍体，部分绒毛受累及，病变的绒

毛水肿同完全性葡萄胎，但间质中常可见到毛细血管，可见胎儿组织及附属物与水泡状组织共存。

6. D

[解析] 侵蚀性葡萄胎多发生于葡萄胎清宫后半年以内；绒毛膜癌（简称绒癌）可继发于葡萄胎、流产、足月妊娠、异位妊娠等各种妊娠类型之后，而继发于葡萄胎的绒癌多在 1 年以后才发病。

7. B

[解析] 记忆题。妊娠滋养细胞肿瘤主要经血道转移，转移很早即可发生，累及多个器官。最常见的转移部位为肺（80%），其次为阴道（30%）、盆腔（20%）、肝（10%）和脑（10%）。阴道转移者，转移灶多位于阴道前壁，呈现紫蓝色结节。

8. C

[解析] 绒癌的主要特征是无水泡，无绒毛，无间质血管。

9. E

[解析] 组织学诊断是确诊葡萄胎的主要依据。葡萄胎由胎盘中的绒毛滋养细胞增生、间质水肿后形成的大小不一呈串珠相连的水泡状组织。

10. D

[解析] 葡萄胎具有演变为侵袭性葡萄胎或绒毛膜癌的风险，清宫术后除需进行严密随访外，对具有高危因素的患者可给予放线菌素 D（KSM）、甲氨蝶呤（MTX）或氟尿嘧啶（5-Fu）单一药物的预防性化疗方案。高危因素包括：①年龄＞40 岁；②葡萄胎排出前 hCG 值异常增高；③滋养细胞增生明显或不典型增生；④葡萄胎清除后，hCG 不呈进行性下降，而是降至一定水平后即持续不再下降或始终处于高值；⑤出现可疑转移灶者；⑥无条件随访者。黄素囊肿可贮藏大量 hCG，故葡萄胎排出后合并有巨大黄素囊肿的患者，血和尿 hCG 消失比一般患者慢。部分性葡萄胎发生局部侵犯的概率约为 4%，很少发生转移。

11. D

[解析] 所有葡萄胎患者清宫术后均应进行严格避孕 1 年以上，并进行严格的随访，随访内容包括：①血清 β-hCG 水平监测：葡萄胎组织排空后每周一次，直至连续 3 次阴性。随后半年内每月复查 1 次，此后每半年复查 1 次，总共持续监测 2 年。②注意询问患者月经是否规律，有无异常阴道流血，有无咳嗽、咯血等转移症状。③完善全面的妇科检查，必要时进行 B 型超声、X 线胸片或 CT 等影像学检查。

12. A

[解析] 一般子宫小于妊娠 12 周大小者，可一次刮净；子宫大于妊娠 12 周大小者，或术中感到一次刮净有困难者，可于 1 周后行第 2 次刮宫。

13. D

[解析] 正常情况下，葡萄胎彻底清宫后，血清 β-hCG 水平逐渐下降，一般 9～14 周降至正常水平，若持续异常，则需要考虑妊娠滋养细胞肿瘤等疾病。

14. D

[解析] 所有葡萄胎患者清宫术后均应进行严格避孕 1 年以上，并进行严格的随访，随访内容包括：①血清 β-hCG 水平监测：葡萄胎组织排空后每周一次，直至连续 3 次阴性。随后半年内每月复查 1 次，此后每半年复查 1 次，总共持续监测 2 年。②注意询问患者月经是否规律，有无异常阴道流血，有无咳嗽、咯血等转移症状。③完善全面的妇科检查，必要时进行 B 型超声、X 线胸片或 CT 等影像学检查。

15. A

[解析] 葡萄胎的主要临床表现为停经后阴道流血，子宫异常增大，往往大于正常孕周；胎体无法触及，胎心无法闻及；尿妊娠试验阳性；完全性葡萄胎在 B 超下主要特征为子宫明显大于孕周，无孕囊、无胎心，宫腔内充满不均质的密集状或短条状回声，如雪花纷飞，称"落雪征"；若水泡较大，则表现为宫腔内大小不等的回声区，称"蜂窝征"。部分性葡萄胎患者表现为胎儿与"蜂窝状"低回声结构共存。

16. E

[解析] 停经后阴道出血，伴下腹痛，子宫平脐，大于正常孕周，未触及胎体，未闻及胎心，尿妊娠试验阳性，考虑葡萄胎。

17. E

[解析] 继发于人流术后，异常阴道流血，应考虑绒毛膜癌。

18. D

[解析] 继发于葡萄胎完全清宫后 3 个月，表现为异常阴道流血，血 β-hCG 持续阳性，应考虑侵蚀性葡萄胎。

19. B

[解析] 侵蚀性葡萄胎和绒癌首选治疗方案为化疗。

20. D

[解析] 见第 19 题解析。

21. C

[解析] 葡萄胎一经明确诊断，应尽快行清宫术，一般子宫小于妊娠 12 周大小者，可一次刮净；子宫大于妊娠 12 周大小者，或术中感到一次刮净有困难者，可于 1 周后行第 2 次刮宫。对于年龄大且无生育要求（＞40 岁）、有高危因素者可予切除子宫、保留双侧卵巢，术

后需定期随访。

22. D

[解析] 葡萄胎彻底清宫后应严格避孕 1 年以上，1 年内怀孕者应按高危妊娠随访。

23. C

[解析] 葡萄胎彻底后应严格避孕 1 年以上，最合适的避孕方式为安全套避孕。

【B 型题】

24. E；25. D

[解析] 患者 G_3P_2，出现停经 7 天，下腹隐痛、阴道不规则流血 6 天，子宫异常增大，妊娠试验（＋），应考虑绒癌。明确诊断首选诊刮+组织病理学检查。

26. C；27. A

[解析] 患者停经后阴道流血，子宫异常增大，大于正常孕周，首先考虑葡萄胎；葡萄胎一经诊断，应尽快彻底清宫。

28. E；29. B

[解析] 患者人流术后出现阴道异常流血，伴胸痛、咯血等症状，首先考虑绒癌。明确诊断应首选诊断性刮宫+组织病理学检查，首选的治疗方案为化疗。

30. E；31. E；32. B

[解析] 患者人流术后出现阴道异常流血，妊娠试验阳性，胸片见右肺有 1cm 直径的两个阴影，边缘模糊不清首先考虑绒癌。明确诊断应首选诊断性刮宫+组织病理学检查，首选的治疗方案为化疗。

33. E；34. A；35. A

[解析] 患者停经后异常阴道流血，子宫大小大于正常孕周，首先考虑为葡萄胎妊娠，确诊依赖诊断性刮宫+组织病理学检查。葡萄胎清宫后 8 周，患者血 $\beta-hCG$ 降至正常，之后又出现升高，超声检查宫腔内未见异常，子宫后壁近右侧角部肌层内可探及不均质回声，内有丰富的低阻力型血流信号，双侧附件区均探及直径约 4cm 的囊性包块，提示侵蚀性葡萄胎，首选化疗。

36. B；37. E；38. B

[解析] 功血患者妇检无子宫异常增大，妊娠试验阴性；葡萄胎的典型 B 超征象为"落雪征"。

39. B；40. C；41. C；42. D

[解析] 侵蚀性葡萄胎继发于葡萄胎清宫术后 6 个月以内；绒癌可继发于各种妊娠类型，继发于葡萄胎的绒癌多发生于葡萄胎清宫术后 6 个月以上；停经后阴道流血伴剧烈腹痛者，首先应排除宫外孕。

43. B；44. C；45. C

[解析] 侵蚀性葡萄胎继发于葡萄胎清宫后 6 个月以内；绒癌的典型病理特征为"无水泡、无绒毛、无间质

血管"。

46. A；47. C；48. B；49. E；50. D

[解析] 停经后阴道出血者，若子宫大于妊娠周数，则优先考虑葡萄胎；若小于或等于妊娠周数，则优先考虑流产；子宫腺肌症主要表现为继发性痛经进行性加重，子宫均匀增大，但小于妊娠 12 周大小；人流术后异常阴道流血，伴妊娠试验阳性者，首先考虑绒癌。

【X 型题】

51. ABCE

[解析] 侵蚀性葡萄胎继发于葡萄胎清宫后 6 个月以内，6 个月以上应考虑绒癌；绒癌可继发于各种妊娠类型；妊娠滋养细胞肿瘤主要经血行转移，常见部位为肺、阴道、盆腔、肝、脑；妊娠滋养细胞的首选治疗方案为化疗；流产、足月妊娠、异位妊娠后，$\beta-hCG$ 水平一般在 4 周内降到正常范围，若 4 周后 $\beta-hCG$ 仍居高不下或短暂下降后又升高，排除妊娠或前次妊娠物残留的可能性后，应考虑继发于非葡萄胎的妊娠滋养细胞肿瘤。

二、填空题

1. 葡萄胎　侵蚀性葡萄胎　绒毛膜癌　胎盘部位滋养细胞肿瘤

2. 完全性葡萄胎　部分性葡萄胎　完全性葡萄胎

3. 落雪征　蜂窝征

4. hCG＞100 000U/L　子宫明显大于相应孕周　卵巢黄素化囊肿直径＞6cm　年龄＞40 岁　重复葡萄胎

5. 1 年

6. 葡萄胎清宫后半年以内　各种妊娠类型　1 年以后

7. 无绒毛　无水泡　无间质血管

8. 肺　阴道　盆腔　肝　脑　阴道前壁　蓝紫色结节

9. 停经后不规则阴道流血　子宫均匀性或不规则增大

10. 肺　阴道

三、名词解释

1. 妊娠滋养细胞疾病（GTD）是一组来源于妊娠滋养细胞的疾病，包括葡萄胎、侵蚀性葡萄胎、绒毛膜癌和胎盘部位滋养细胞肿瘤。

2. 完全性葡萄胎是染色质基因组均为父亲来源的二倍体葡萄胎疾病，其胎盘绒毛全部受累，无胎儿及其附属物。

3. 部分性葡萄胎是染色质基因组为双精子和单卵子来源的三倍体葡萄胎疾病，其部分绒毛为水泡状，胎儿多已死亡，且常伴发育迟缓或多发性畸形。

4. 侵蚀性葡萄胎是指继发于葡萄胎并出现子宫局限型侵犯和（或）远处转移的妊娠滋养细胞肿瘤，多发生于葡萄胎清宫后半年内，恶性程度不高，以局部

侵犯为主，预后较好。

5. 双精子受精是指由两个性染色体不同的精子同时与空卵细胞结合的过程。

6. 空卵受精是指由一个空卵与一个单倍体精子受精，受精后经自身复制为二倍体。

7. 胎盘部位滋养细胞肿瘤是指来源于胎盘种植部位的一种特殊类型的滋养细胞肿瘤。

8. 完全性葡萄胎在 B 超下主要特征为子宫明显大于孕周，无孕囊、无胎心，宫腔内充满不均质的密集状或短条状回声，如雪花纷飞，称"落雪征"。

四、简答题

1. 葡萄胎的主要临床表现如下。

（1）停经后阴道流血：最常见，为大多数葡萄胎患者的首发症状。一般在停经 8～10 周出现不规则阴道流血，开始量少，逐渐增多，反复发作；部分患者表现为持续性出血，大块葡萄胎组织剥脱时可能出现大血管破裂，造成大量出血，患者出现短时间内休克甚至死亡。

（2）子宫异常增大：大部分患者出现子宫体积异常增大，明显大于停经月份子宫大小；也有少部分患者会出现子宫体积与停经月份相符或体积偏小。异常增大原因可能是葡萄胎组织迅速增生及宫腔内大量出血蓄积所致；而体积偏小可能与胎盘绒毛组织发生退行性变、胚胎停止发育有关。

（3）腹痛：不常见。一般是由轻、中度的阵发性下腹痛。葡萄胎自行排出时也可诱发子宫收缩，表现为阵发性腹痛，常伴阴道大量流血。

（4）妊娠中毒症状：包括妊娠剧吐、妊娠期高血压疾病、甲亢征象等。

（5）卵巢黄素化囊肿：由萎缩的卵泡内膜细胞和颗粒细胞经异常增高的 β-hCG 刺激后发生的黄素化所致。

（6）胎儿情况：完全性葡萄胎时，子宫腔内通常不能找到胎儿及其附属物的痕迹；部分性葡萄胎中可见发育不良的胚胎或羊膜囊等残留的组织。

2. 葡萄胎具有子宫局部侵犯和（或）远处转移的潜在风险，相关高危因素包括：

（1）β-hCG＞100 000U/L。

（2）子宫体积明显大于相应孕周。

（3）卵巢黄素化囊肿直径＞6cm。完全性葡萄胎排空发生子宫局部侵犯、远处转移的发生率分别为 15% 和 4%；部分性葡萄胎发生局部侵犯的概率约为 4%，很少发生转移。

3. 所有葡萄胎患者清宫术后均应进行严格避孕 1 年以上，并进行严格的随访，血清 β-hCG 水平监测原则为：葡萄胎组织排空后每周监测 1 次，直至连续 3 次阴性。之后半年内每月复查 1 次，此后每半年复查 1 次，总共持续监测 2 年。

4. 侵蚀性葡萄胎与绒癌的鉴别：

（1）侵蚀性葡萄胎仅继发于葡萄胎，而绒毛膜癌（简称绒癌）可继发于葡萄胎、流产、足月妊娠、异位妊娠等各种妊娠类型之后。

（2）侵蚀性葡萄胎多发生于葡萄胎清宫后半年内，而绒癌多于葡萄胎清宫后 1 年以上才发病。

（3）侵蚀性葡萄胎的恶性程度一般不高，而绒癌的恶性程度大多较高。

（4）侵蚀性葡萄胎中增生、分化不良的滋养层细胞构成的水泡状组织侵蚀子宫肌层或其他部位，其绒毛结构通常可见；而绒癌的滋养细胞高度增生伴分化不良，无绒毛或葡萄胎的水泡样结构。

第三十二章 生殖内分泌疾病

一、选择题

【A型题】

1. 有排卵性异常子宫出血的临床特点是
   A. 月经周期紊乱
   B. 月经稀发
   C. 短期停经后出血
   D. 经前宫颈黏液见羊齿状结晶
   E. 基础体温双相型

2. 异常子宫出血时具有诊断和治疗双重作用的措施是
   A. 诊断性刮宫术　　B. 雌激素
   C. 孕激素　　　　　D. 雌－孕激素序贯疗法
   E. 止血药物

3. 月经失调患者，基础体温虽然呈双相，但高温相持续 8 天即下降，应选择下述何种方法治疗
   A. 雌孕激素序贯疗法
   B. 低温相时给予雌激素
   C. 低温相时给予 GnRH－α
   D. 月经第五天给予氯米芬
   E. 月经后期口服黄体酮

4. 闭经分析时，下列哪种说法是错误的
   A. 孕激素试验阳性，提示体内有一定水平的雌激素
   B. 孕激素试验阴性，病因可能在子宫
   C. 基础体温双相，病因可能在子宫
   D. 垂体兴奋试验阳性，说明垂体可以分泌促性腺激素
   E. 血催乳激素升高，病因是垂体瘤

5. 原发性闭经，孕激素试验未引起子宫出血，再给予雌孕激素序贯疗法也无出血，闭经原因可能在
   A. 下丘脑　　　　　B. 垂体
   C. 卵巢　　　　　　D. 子宫
   E. 肾上腺

6. 25 岁女性，原发性闭经，身高 131cm，第二性征未发育，有颈蹼、盾胸、肘外翻，考虑诊断为
   A. 先天性子宫发育不全
   B. 对抗性卵巢综合征
   C. Turner's 综合征
   D. 21－三体综合征

   E. 雄激素不敏感综合征

7. 继发闭经患者用孕激素试验及雌孕激素试验未出现撤退性出血，提示
   A. 下丘脑性闭经　　B. 有子宫内膜，卵巢功能正常
   C. 垂体性闭经　　　D. 卵巢性闭经
   E. 可能是妊娠

8. 闭经时，孕激素试验阳性不能说明
   A. 没有排卵障碍
   B. 下丘脑－垂体－卵巢轴正常
   C. 体内有一定雌激素水平
   D. 生殖道通畅
   E. 子宫内膜有功能

9. 以下哪项属于卵巢性闭经
   A. Asherman 综合征　　B. Sheehan 综合征
   C. Kallmann's 综合征　D. 空蝶鞍综合征
   E. 多囊卵巢综合征

10. 何为子宫性闭经
    A. 给予孕酮——有子宫出血
    B. 给予孕酮——无子宫出血
    C. 雌孕激素序贯用药——有子宫出血
    D. 雌孕激素序贯用药——无子宫出血
    E. 给予促性腺激素——有子宫出血

11. 某女，月经一直规律，半年前人流后至今无月经来潮，近 5 个月基础体温双相，诊刮未见内膜组织。请问下列哪项是正确的
    A. 子宫性闭经　　　B. 丘脑性闭经
    C. 垂体性闭经　　　D. 卵巢性闭经
    E. 中枢性闭经

12. Asherman 综合征是指
    A. 因先天性染色体异常所致的闭经
    B. 闭经泌乳综合征
    C. 因垂体功能受损所致闭经
    D. 先天性无子宫
    E. 因子宫内膜受损宫腔粘连所致闭经

13. Asherman 综合征的治疗原则是
    A. 雌激素治疗　　　B. 孕激素治疗
    C. E－P 治疗　　　　D. 促排卵治疗

E. 宫腔镜下分离粘连，后放置 IUD 及雌激素治疗

14. Sheehan 综合征最常见的原因是指

    A. 胎盘早剥　　　　B. 输卵管妊娠

    C. 前置胎盘　　　　D. 产后失血性休克

    E. 不全流产大出血

15. 多囊卵巢综合征的临床特点是

    A. 多毛、肥胖　　　B. 闭经或月经稀发

    C. 卵巢体积增大　　D. 子宫内膜不同程度增生

    E. 以上都是

16. 多囊卵巢综合征的内分泌特点是

    A. FSH/LH≥2～3　B. FSH/LH≤2～3

    C. FSH/LH≤2　　D. LH/FSH≥2～3

    E. LH/FSH≤2～3

17. 氯米芬的促排卵作用是

    A. 促垂体分泌黄体生成素

    B. 促垂体分泌促卵泡素

    C. 具促卵泡素及促黄体生成素作用

    D. 竞争性结合雌激素受体，促进 GnRH 分泌

    E. 以上都不是

18. 关于痛经，以下描述不正确的是

    A. 原发性痛经在青少年多见

    B. 前列腺素水平升高是主要原因

    C. 疼痛多自月经前后或来潮后开始

    D. 偶伴有恶心、呕吐

    E. 妇科检查均无异常

19. 原发性痛经的主要机制是

    A. 雌激素升高　　　B. 孕激素升高

    C. 雄激素升高　　　D. 前列腺素升高

    E. 促性腺激素升高

20. 目前认为与经前综合征的病因无关的是

    A. 社会环境

    B. 精神心理因素

    C. 雌、孕激素比例失调

    D. 血抑制素水平下降

    E. 神经递质异常

21. 围绝经期妇女持续阴道流血 10 天，量多，为止血和明确诊断，应采用下列哪项治疗

    A. 雌激素止血　　　B. 孕激素止血

    C. 雄激素止血　　　D. 诊断性刮宫

    E. 止血药和宫缩剂

22. 围绝经期内分泌发生变化最早的是

    A. 卵巢功能衰退

    B. 下丘脑功能衰退

    C. 垂体功能衰退

    D. 雌激素分泌升高

    E. 促性腺激素释放激素分泌降低

23. 绝经后妇女体内以哪一种雌激素为主

    A. 雌酮　　　　　　B. 雌二醇

    C. 雌三醇　　　　　D. 炔雌醇

    E. 尼尔雌醇

24. 关于高催乳素血症，下列哪项是错误的

    A. 临床表现为月经失调、溢乳

    B. 都是由垂体催乳素瘤引起的

    C. 可能存在垂体微腺瘤

    D. PRL>25μg/L 可辅助诊断

    E. 使用溴隐亭治疗

【B 型题】

    A. FSH 持续在基础值，LH 无高峰形成

    B. FSH、LH、E_2 均在低水平

    C. FSH、LH 低水平，E_2、P 升高

    D. FSH、LH 均升高，而 E_2、P 低下

    E. LH 升高，LH/FSH>2～3

25. 青春期排卵障碍性异常子宫出血内分泌变化是

26. 绝经期内分泌变化是

27. PCOS 的内分泌变化是

28. 垂体性闭经患者的内分泌变化是

29. 妊娠患者的内分泌变化是

    A. 月经稀发或闭经　B. 月经过多

    C. 闭经　　　　　　D. 痛经

    E. 月经周期长短不一

30. PCOS 月经不调常表现为

31. 空蝶鞍综合征的常见症状是

32. 围绝经期月经失调常表现为

33. 黏膜下子宫肌瘤导致的异常子宫出血常表现为

34. 子宫内膜异位症患者常表现为

    A. FSH、LH 均正常

    B. FSH、LH 均低

    C. LH>FSH

    D. FSH、LH 均高

    E. PRL 高

35. 子宫原因所致闭经会出现

36. Sheehan 综合征会出现

37. PCOS 患者会出现

38. 卵巢早衰的患者会出现

39. 高催乳素血症患者会导致

A. 地塞米松　　　　B. 甲状腺素片
C. 溴隐亭　　　　　D. 氯米芬
E. hCG

40. 如先天性肾上腺皮质功能亢进所致月经异常则用
41. 如 PCOS 所致闭经则首选
42. 如闭经伴泌乳则用
43. 甲状腺功能减退常用
44. 黄素化卵泡未破裂综合征患者可用

A. 绝经　　　　　　B. 绝经过渡期
C. 围绝经期　　　　D. 绝经后期
E. 老年期

45. 绝经后的时期
46. 出现有绝经相关的症状至最后一次月经后一年
47. 开始出现绝经趋势至最后一次月经
48. 60 岁后称为

【X 型题】

49. FIGO 的 AUB 病因新分类系统 – PALMCOEIN 系统分类中的 PALM 是指哪些疾病引起的
A. 子宫内膜息肉
B. 子宫腺肌病
C. 子宫平滑肌瘤
D. 子宫内膜恶变和不典型增生
E. 子宫内膜局部异常

50. FIGO 的 AUB 病因新分类系统 – PALMCOEIN 系统分类中的 COEIN 是指哪些疾病引起的
A. 全身凝血相关疾病
B. 排卵障碍
C. 子宫内膜局部异常
D. 医源性
E. 未分类

51. 诊断有无排卵的方法有
A. 诊刮　　　　　　B. BBT
C. 宫颈黏液涂片　　D. 阴道脱落细胞涂片
E. 激素测定

52. 调整月经周期的方法有
A. 人工周期
B. 雌孕激素合并应用
C. 孕激素后半周期疗法
D. 雌激素替代治疗
E. 雌孕激素序贯治疗

53. 可导致卵巢过度刺激综合征的促排卵药是
A. 氯米芬　　　　　B. FSH

C. HMG　　　　　　D. GnRH a
E. 溴隐亭

二、名词解释

1. 异常子宫出血（abnormal uterine bleeding，AUB）
2. 原发性闭经
3. 继发性闭经
4. Sheehan 综合征
5. 空蝶鞍综合征
6. 卵巢早衰
7. Ashermam 综合征
8. 经前期综合征（PMS）
9. 围绝经期综合征
10. 高催乳素血症（HPPL）
11. 月经过多
12. 月经频发
13. 痛经

三、填空题

1. 异常子宫出血的性激素治疗方案包括_____、_____、_____。
2. 按照既往有无月经来潮，可以将闭经分为_____、_____。
3. 孕激素试验出现撤药性出血，提示子宫内膜受到一定水平的_____激素的影响。
4. 血清孕酮超过_____nmol/L 为排卵的标志。
5. 多囊卵巢综合征降低雄激素可以使用_____、_____、_____、_____。
6. 多囊卵巢综合征患者改善胰岛素抵抗常用的药物是_____。
7. 根据是否有器质性病变，痛经可以分为_____、_____。
8. 痛经最主要的鉴别诊断是_____。
9. 围绝经期最早的变化是_____，表现为卵泡对____敏感性下降，以后逐渐出现_____、_____功能退化。
10. 高催乳素血症是指血清中泌乳素超过_____μg/L。

四、简答题

1. 异常子宫出血的辅助检查包括哪些？
2. 列出几条卵巢性闭经的原因。
3. 简述子宫性闭经的原因及诊断方法。
4. 简述何谓人工周期及其适应证。
5. PCOS 内分泌特征有哪些？
6. PCOS 的诊断标准是什么？
7. 原发性痛经的发病原因是什么？

8. 简述经前期综合征的治疗方案。

9. 简述围绝经期雌激素、孕激素、雄激素三种激素的变化。

10. 简述几种常用绝经激素治疗方案的适应证。

11. 高催乳素血症的临床表现有哪些？

（胡丽娜　李　敏）

【参考答案及解析】

一、选择题

【A 型题】

1. E

[解析] 有排卵，所以基础体温为双相型，周期不会紊乱，不会稀发，也不会出现短期停经后出血，在经前有孕酮作用，不会出现羊齿状结晶。

2. A

[解析] 诊断性刮宫术可以刮除较厚的内膜组织，或者脱落不全的组织，避免了大量的出血或者淋漓不净出血，刮出的组织可以送病检，也可以明确诊断。

3. E

[解析] 基础体温虽然双相说明有排卵，但高温相持续时间较短，说明黄体功能不全，所以应该在黄体期加用孕激素。

4. E

[解析] 催乳激素升高的原因很多，可以是生理性的，也可以是炎症、颅脑外伤、甲状腺异常引起，不一定是垂体瘤。

5. D

[解析] 雌孕激素序贯疗法也无出血，说明子宫内膜对雌孕激素无反应，病因在子宫。

6. C

[解析] Turner's 综合征属于性腺先天发育不全，性染色体异常，表现为闭经、卵巢不发育，身材矮小，颈蹼、盾胸、肘外翻。

7. E

[解析] 孕激素未出现撤退性出血，提示①患者体内雌激素水平低下，以致对孕激素无反应；②子宫病变所致闭经；③妊娠可能。应进一步行雌孕激素序贯试验帮助诊断，雌孕激素试验也没有出血，提示病变在子宫或者妊娠可能。

8. B

[解析] 孕激素试验阳性，提示体内有一定水平的雌激素，有出血，所以生殖道通畅，但不能说明是否排卵，所以不能证明下丘脑-垂体-卵巢轴正常。

9. E

[解析] Asherman 综合征是子宫性闭经，Sheehan 综合征是垂体性闭经，Kallmann's 综合征是下丘脑性闭经，空蝶鞍综合征是垂体性闭经。

10. D

[解析] 雌孕激素序贯用药时无出血，说明子宫内膜对性激素无反应，为子宫性闭经。

11. A

[解析] 闭经与人流病史密切相关，考虑 Asherman 综合征可能性大。

12. E

[解析] Asherman 综合征是指人工流产刮宫过度或产后、流产后出血刮宫损伤引起宫腔粘连而闭经。

13. E

[解析] Asherman 综合征宫腔粘连需要宫腔镜分离粘连，然后放置 IUD 防止再粘连，给予大剂量雌激素促进子宫内膜修复。

14. D

[解析] Sheehan 综合征是指由于产后大出血休克，导致垂体尤其是腺垂体促性腺激素分泌细胞缺血坏死引起腺垂体功能低下而出现一系列的症状。

15. E

[解析] 多囊卵巢综合征患者常见闭经、多毛、肥胖。B 超下见卵巢体积增大，子宫内膜长期处于雌激素刺激，无孕激素对抗，出现子宫内膜增生的表现。

16. D

[解析] 多囊卵巢综合征患者由于垂体对 GnRH 敏感性增加，分泌过量的 LH，导致 LH/FSH 增高，常大于 2~3。

17. D

[解析] 氯米芬的作用机制可能是竞争性结合下丘脑细胞内的雌激素受体，阻断内源性雌激素对下丘脑的负反馈作用，使 GnRH 分泌增加。

18. E

[解析] 原发性痛经的发生主要与月经时子宫内膜前列腺素升高有关，其中主要是 PGF2a 升高是主要的原因，继发性痛经是合并器质性病变的痛经，所以妇科检查可以发现异常病灶。

19. D

[解析] 原发性痛经的发生主要与月经时子宫内膜前列腺素升高有关，其中 PGF2a 升高是主要的原因。

20. D

[解析] PMS 的病因目前尚无定论，认为可能涉及精神社会因素、卵巢激素比例失调及神经递质改变等原因。

21. D

[解析] 出血量多且是围绝经期患者，需要了解是否具有内膜病变情况，诊断性刮宫具有治疗及诊断双重作用，所以是首选的方案。

22. A

[解析] 围绝经期内分泌发生变化最早的是卵巢功能衰退，表现为卵泡对 FSH 敏感性下降，对促性腺激素刺激的抵抗性逐渐增加，FSH 水平升高。

23. A

[解析] 绝经后患者卵巢不再分泌雌激素，妇女体内低水平的雌激素主要是由来自肾上腺皮质及来自卵巢的雄烯二酮经周围组织中的芳香化酶转化的雌酮，雌酮高于雌二醇形成 $E_1/E_2 > 1$。

24. B

[解析] 高催乳素血症的原因较多，可能有生理性的高催乳素血症，与妊娠、哺乳、运动、应激刺激、性交有关，还有病理性的高催乳素血症，与下丘脑－垂体的病变如颅咽管瘤、神经胶质瘤、炎症等有关，还与甲状腺功能异常有关。

【B型题】

25. A；26. D；27. E；28. B；29. C

[解析] 青春期排卵障碍性异常子宫出血往往 FSH 持续处在基础水平，不能形成 LH 高峰，无排卵；绝经期因卵巢功能衰退，卵泡对 FSH 敏感性下降，对促性腺激素刺激的抵抗性逐渐增加，FSH 水平升高，无排卵，E_2、P 低下；PCOS 患者由于垂体对 GnRH 敏感性增加，分泌过量的 LH，导致 LH/FSH 增高，常大于 2～3；垂体性闭经患者，FSH 及 LH 分泌受限，所以血清中 FSH，LH 低下，因为没有卵泡发育，所以 E_2 低下；妊娠后 E_2、P 升高，负反馈抑制下丘脑和垂体，所以 FSH、LH 低水平。

30. A；31. C；32. E；33. B；34. D

[解析] PCOS 患者因雄激素过多，促性腺激素比率失常，胰岛素过多，导致无排卵，所以常出现月经稀发，少部分患者表现为闭经；空蝶鞍综合征因垂体柄受脑脊液压迫使下丘脑与垂体之间的门脉系统受阻，FSH、LH 分泌受阻，卵巢排卵障碍，所以表现为闭经；围绝

经期患者卵巢功能衰退，但可能卵巢尚有排卵功能，所以可能出现黄体功能不全，导致周期缩短，也可能卵巢对 FSH 敏感性下降，卵泡期延长，月经周期延长，表现为月经周期长短不一。黏膜下子宫肌瘤患者，因子宫内膜面积增大，所以常表现为月经量多；子宫内膜异位症是造成继发性痛经的最主要的原因。

35. A；36. B；37. C；38. D；39. E

[解析] 子宫原因所致闭经，病变在子宫，下丘脑、垂体、卵巢的反应正常，所以 FSH、LH 均正常；Sheehan 综合征是指由于产后大出血休克，导致垂体尤其是腺垂体促性腺激素分泌细胞缺血坏死引起腺垂体功能低下，所以 FSH、LH 均低；PCOS 患者由于垂体对 GnRH 敏感性增加，分泌过量的 LH，但 FSH 基本在正常水平，导致 LH/FSH 增高，常大于 2～3；卵巢早衰患者，因对下丘脑－垂体的负反馈降低，导致 FSH、LH 升高。高催乳素血症患者表现为血清 PRL > 25μg/L。

40. A；41. D；42. C；43. B；44. E

[解析] 先天性肾上腺皮质功能亢进导致的雄激素过多则常用药物为地塞米松；PCOS 所致闭经常因无排卵引起，所以以促排卵为主，可用氯米芬促排卵；闭经伴泌乳常为高催乳素血症，选用溴隐亭效果较好；甲状腺功能减退患者需要补充甲状腺素片；hCG 可以在排卵前进一步促进卵泡成熟及排卵，所以在患者总是出现黄素化卵泡未破裂综合征时可以在排卵前使用 hCG 帮助排卵。

45. D；46. C；47. B；48. E

[解析] 绝经过渡期指开始出现卵巢功能衰退及绝经趋势至最后一次月经；围绝经期是指绝经过渡期的时间至最后一次月经后一年；我国将 60 岁后称为老年期。

【X型题】

49. ABCD

[解析] PALM 指存在结构性改变导致的异常子宫出血，包括子宫内膜息肉（polyp）、子宫腺肌病（adenomyosis）、子宫平滑肌瘤（leiomyoma）、子宫内膜恶变和不典型增生（malignancy and hyperplasia）。

50. ABCDE

[解析] COINE 指无子宫结构性改变导致的异常子宫出血，包括全身凝血相关疾病（coagulopathy）、排卵障碍（ovulatory dysfunction）、子宫内膜局部异常（endometrial）、医源性（iatrogenic）、未分类（not yet classified）。

51. ABCDE

[解析] 排卵的过程伴随着雌孕激素的变化，所以可以从雌孕激素的作用着手，检查外周器官的反应来判断

是否有排卵，如月经后半期诊刮内膜有分泌反应，提示有孕激素作用于内膜，有排卵；排卵后孕激素升高，基础体温升高，所以通过 BBT 监测可以了解是否有排卵；宫颈黏液在雌激素作用涂片下呈羊齿状结晶，排卵后孕激素使宫颈黏液呈椭圆体；阴道上皮细胞受雌激素作用角化增殖，排卵后孕激素加快阴道上皮细胞的脱落，角化细胞减少，中层细胞增多。

52. ABCE

[解析] 通过周期性使用雌激素及孕激素，不管是序贯使用还是联合使用，都可以调整周期，对于体内有一定雌激素，排卵障碍的患者，也可以在月经后半周期规律加用孕激素，但是单纯用雌激素只能促进子宫内膜增殖，无法发生分泌反应，所以不能调整周期。

53. ABC

[解析] 排卵药物的使用均有可能导致卵巢过度刺激综合征，选项中主要用于促排卵的药物有氯米芬、FSH 和 HMG，其他药物都是在促排卵过程中的辅助用药。

二、名词解释

1. 异常子宫出血是指与正常月经的周期频率、规律性、经期长度、经期出血量任何一项不符的、源自子宫腔的异常出血。

2. 指年龄超过 14 岁，第二性征仍未发育；或年龄超过 16 岁，第二性征已发育，月经还未来潮。

3. 指正常月经已经建立，又出现的月经停止 6 个月及以上，或按自身原有月经周期计算停止 3 个周期以上者。

4. 指由于产后大出血休克，导致垂体尤其是腺垂体促性腺激素分泌细胞缺血坏死，引起腺垂体功能低下而出现一系列的症状，包括闭经、无乳、性欲减退、毛发脱落、生殖器官萎缩以及肾上腺皮质、甲状腺功能减退，出现如畏寒、嗜睡、低血压等症状及基础代谢率降低。

5. 蝶鞍隔因先天性发育不全、肿瘤或者手术破坏，使脑脊液流入蝶鞍的垂体窝，蝶鞍扩大，垂体受压缩小，称空蝶鞍。当垂体柄因受脑脊液压迫而使下丘脑和垂体间的门脉循环受阻时，出现闭经及高催乳素血症，称为空蝶鞍综合征。

6. 女性 40 岁前由于卵巢内卵泡耗竭或因为医源性损伤而发生的卵巢功能衰竭，称为卵巢早衰。

7. 因人工流产刮宫过度或产后、流产后出血刮宫损伤引起，尤其当伴有子宫内膜炎时，更易导致宫腔粘连而闭经。

8. 指反复在月经前周期性出现的以情感、行为和躯体障碍为特征，影响妇女日常生活和工作的症候群。

月经来潮后可自然消失。

9. 围绝经期综合征指妇女绝经前后出现性激素波动或减少所致的一系列躯体及精神心理症状。

10. 各种原因引起的血清催乳素（PRL）异常升高（一般 >1.14nmol/L，或 25μg/L）。

11. 指一个月经周期的月经量超过 80ml。

12. 指两次月经周期间隔时间小于 21 天。

13. 指月经前后或月经期出现的下腹疼痛、坠胀、腰酸等不适，分为原发性痛经和继发性痛经。

三、填空题

1. 单用雌激素　单用孕激素　联合使用激素
2. 原发性闭经　继发性闭经
3. 雌激素
4. 15.9
5. 糖皮质类固醇　酮康唑　螺内酯　醋酸环丙孕酮
6. 二甲双胍
7. 原发性痛经　继发性痛经
8. 子宫内膜异位症
9. 卵巢功能衰退　FSH　下丘脑　垂体
10. 25

四、简答题

1.（1）血常规，了解是否有贫血症状。

（2）妊娠试验。有性生活史，排除是否由于妊娠引起的出血。

（3）疑有甲状腺疾病的患者行甲状腺功能检测（甲状腺结节、甲状腺功能异常）。

（4）催乳素水平。疑有高催乳激素水平者。

（5）宫颈液基细胞学检查。排除是否由于宫颈癌引起出血。

（6）盆腔超声检查。了解子宫大小、形态、内膜的厚度，是否有息肉或黏膜下肌瘤。

（7）出血性疾病筛查。排除由于血液系统疾病导致的异常子宫出血。

（8）子宫内膜活检。诊断性刮宫可明确子宫内膜的病理改变和止血；宫腔镜检查可以诊断子宫内膜息肉、黏膜下肌瘤和其他的子宫内膜异常，也可同时取组织进行病理检查。

2. 先天性性腺发育不全（Turner 综合征）；46，XX/46，XY 单纯性腺发育不全；卵巢抵抗综合征：卵巢对促性腺激素不敏感；卵巢早衰；卵巢功能性肿瘤；多囊卵巢综合征。

3. 由于子宫内膜被破坏或者对卵巢激素不能产生正常的反应出现闭经，常见的有 Asherman 综合征、子宫内膜炎、子宫切除后或宫腔放射治疗后。常用孕激素试验和雌孕激素序贯试验来分析是否是子宫性闭经。

4. 人工周期即雌孕激素序贯疗法，是指模仿自然月经周期中卵巢的内分泌变化，序贯应用雌孕激素以调整月经周期的一种方法。于出血第 5 天起每晚口服雌激素，连续 21 日，至服药第 12 日，每日加用孕激素，两药同时停用，停药后 3～7 日撤退出血。于出血第 5 日重复用药，2～3 个周期后，患者可能自发排卵。适用于青春期异常子宫出血或育龄期异常子宫出血，内源性雌激素水平较低者。

5. 雄激素过多；雌酮过多；促性腺激素比率失常，胰岛素过多。

6. PCOS 诊断标准：①稀发排卵或无排卵；②高雄激素血症和（或）高雄激素的临床表现（如痤疮、多毛）；③卵巢多囊样改变：超声提示一侧或双侧卵巢直径 2～9mm 的卵泡≥12 个，和（或）卵巢体积≥10ml；④3 项中符合 2 项并排除其他高雄激素病因（如先天性肾上腺皮质增生、库欣综合征、分泌雄激素的肿瘤）可诊断 PCOS。

7.（1）前列腺素：主要与子宫内膜前列腺素含量增高有关。

（2）机械因素：宫颈管狭窄或者子宫极度前屈或后屈。

（3）血管加压素：血管加压素升高导致子宫肌层和动脉平滑肌收缩加强引起痛经。

（4）白细胞介素：提高子宫平滑肌对疼痛的敏感性。

（5）其他因素：神经精神因素等。

8.（1）心理治疗：给予心理安慰剂疏导。

（2）调整生活状态：合理饮食及营养，限制高糖、高盐摄入。

（3）药物治疗。

（4）抗抑郁剂：选择性的 5 - 羟色胺再摄取抑制剂。

（5）抗焦虑剂：阿普唑仑经前期用药。

（6）短效口服避孕药：抑制排卵，降低月经周期内源性激素波动。

（7）醛固酮受体拮抗剂：螺内酯可以减轻水钠潴留。

（8）维生素 B_6：调节自主神经与下丘脑 - 垂体 - 卵巢轴的关系。

（9）补充微量元素：补充钙、镁离微量元素。

（10）促性腺激素释放激素激动剂。抑制垂体功能而抑制排卵，改善症状。

9.（1）雌激素：卵巢功能衰退，雌激素分泌呈波动状态，整体呈逐渐减少趋势，雌酮（E_1）高于雌二醇（E_2）。

（2）孕酮：在绝经过渡期，仍有少量孕酮分泌，绝经后无孕酮产生。

（3）雄激素：绝经前，卵巢产生的雄激素是睾酮和雄烯二酮；绝经后，卵巢主要产生睾酮，导致睾酮较绝经前升高。

10.（1）单用雌激素：用于已行子宫切除术妇女，有子宫妇女若用 MHT，需仔细监测子宫内膜。

（2）单用孕激素：适用于月经失调而无绝经症状的患者，或短期用于绝经症状重、需要用 MHT 又存在使用雌激素禁忌证的患者。

（3）合用雌、孕激素：适用于有完整子宫的妇女。

（4）合用雌、孕、雄激素：适用于有完整子宫，需加雄激素者。

11.（1）月经失调及不孕：轻度高值（＜50μg/L）者可能仅导致排卵前卵泡发育不良而引起黄体期缩短，导致不孕或流产；中度高值（50～100μg/L）者多表现为月经稀发甚至闭经。

（2）溢乳：为本病特征之一。超过 50% 的高催乳素血症患者伴有溢乳，通常为乳白、微黄色或透明液体，非血性。

（3）头痛、视物模糊及视觉障碍：主要见于垂体腺瘤增大明显时，视神经受压所致。

（4）性功能改变：重度高值（＞100μg/L）者可导致典型的低促性腺激素、低雌激素并伴有生殖器官萎缩、性欲减退。

第三十三章　不孕症及辅助生殖技术

一、选择题

【A 型题】

1. 育龄期夫妇婚后正常性生活不避孕超过多长时间称为不孕症
   A. 6 月　　　　　　　B. 1 年
   C. 1 年半　　　　　　D. 2 年
   E. 3 年

2. 不孕原因中，女性不孕因素占多少
   A. 10%～30%　　　B. 20%～25%
   C. 30%～40%　　　D. 40%～55%
   E. 60%

3. 不孕原因中，男性不孕因素占多少
   A. 10%～30%　　　B. 20%～25%
   C. 25%～40%　　　D. 40%～55%
   E. 60%

4. 女性不孕因素中最常见因素是
   A. 排卵障碍及输卵管因素
   B. 阴道因素
   C. 子宫因素
   D. 宫颈因素
   E. 免疫因素

5. 卵巢性因素不孕的常见原因是
   A. 影响受精　　　B. 影响卵裂
   C. 精卵结合受阻　　D. PCOS
   E. 排卵异常

6. 排卵障碍占女性不孕因素的
   A. 10%～20%　　　B. 20%～25%
   C. 30%～40%　　　D. 50%～55%
   E. 55%～60%

7. 女性不孕的特殊检查不包括
   A. 排卵监测　　　B. 子宫输卵管造影
   C. B 超　　　　　D. 腹部 CT
   E. 卵巢功能评估

8. 正常精液量需要大于
   A. 1ml　　　　　　B. 1.5ml
   C. 2ml　　　　　　D. 2.5ml
   E. 3ml

9. 正常精液中，前向运动精子的概率需要大于
   A. 15%　　　　　　B. 26%
   C. 30%　　　　　　D. 32%
   E. 35%

10. 正常精液中，正常形态的精子概率需要大于
    A. 2%　　　　　　B. 3%
    C. 4%　　　　　　D. 5%
    E. 6%

11. 进行精液检查前，一般需要禁欲几天比较合适
    A. 1～2 天　　　　B. 3～7 天
    C. 5～10 天　　　D. 15 天
    E. 时间越长越好

12. 人工授精时首选促排卵药是
    A. 氯米芬　　　　B. 重组 LH
    C. 重组 FSH　　　D. LHRH
    E. 溴隐亭

13. 下列哪项不是诱发排卵的药物
    A. 氯米芬　　　　B. FSH
    C. LH　　　　　　D. hCG
    E. TSH

14. 溴隐亭能抑制垂体分泌
    A. PRL　　　　　B. FSH
    C. LH　　　　　　D. TSH
    E. AMH

15. 患者，女，35 岁。月经周期 25 天，反复流产 2 次，基础体温监测高温相约 8 天，估计患者存在黄体功能不全，可用何种药物治疗
    A. 氯米芬　　　　B. 催乳激素
    C. 黄体酮　　　　D. 雌激素
    E. 来曲唑

16. 患者，女，27 岁。婚后 2 年，夫妻性生活无异常，但因工作原因，一直与丈夫两地分居，至今未孕，诊断是
    A. 原发不孕　　　B. 继发不孕
    C. 绝对不孕　　　D. 相对不孕
    E. 以上都不是

17. 患者，女，25 岁。月经不规律，月经周期长达 3～

6个月，近2年一直有乳房白色分泌物，不孕的可能因素是

A. 排卵障碍　　　　B. 输卵管因素

C. 子宫因素　　　　D. 宫颈因素

E. 阴道因素

18. 患者，女，28岁。人工流产后2年，未避孕1年，不孕，子宫输卵管造影提示左侧输卵管未显影，右侧输卵管部分显影，影响受孕的可能因素是

A. 排卵障碍　　　　B. 输卵管因素

C. 子宫因素　　　　D. 宫颈因素

E. 阴道因素

19. 患者，女，28岁。肥胖，婚后3年不孕，既往月经不规律，BBT单相，不孕的可能因素是

A. 排卵障碍　　　　B. 输卵管因素

C. 子宫因素　　　　D. 宫颈因素

E. 男方因素

20. 患者，女，30岁。结婚5年，人流术后3年，避孕套避孕1年，现性生活正常，未避孕未孕2年，可诊断为

A. 原发不孕　　　　B. 继发不孕

C. 绝对不孕　　　　D. 相对不孕

E. 不明原因不孕

21. 男方若是精液常规检查提示无精子症，染色体正常，经过睾丸穿刺可见精子，则应建议

A. AIH　　　　　　B. AID

C. IVF-ET　　　　D. ICSI

E. GIFT

22. 男性不育因素不包括

A. 精液异常　　　　B. 生精异常

C. 逆向射精　　　　D. 男性性功能障碍

E. 泌尿系统结石

23. 患者，女，25岁。月经正常，人工流产后3年未孕，B超检查提示附件区包块，应该选用下列哪项检查最适合

A. 卵巢功能检查　　B. 子宫内膜检查

C. 盆腔CT检查　　D. 子宫输卵管造影

E. 宫-腹腔镜检查

24. 患者，女，30岁。原发不孕4年，月经规律，HSG提示双侧输卵管正常，男性精液检查正常，该患者目前首先选用下列哪种助孕方式合适

A. 监测排卵　　　　B. IVF-ET

C. ICSI-ET　　　　D. 人工授精

E. 腹腔镜手术

25. 下列哪项不属于辅助生育技术

A. AIH　　　　　　B. 人工周期

C. IVF-ET　　　　D. ICSI

E. PGD

【B型题】

A. AIH　　　　　　B. AID

C. IVF-ET　　　　D. ICSI

E. PGD

26. 第一代试管婴儿技术是指

27. 第二代试管婴儿技术是指

28. 第三代试管婴儿技术是指

29. 使用丈夫精液人工授精是指

30. 使用供精者精液人工授精是指

A. 输卵管因素　　　B. 卵巢因素

C. 子宫因素　　　　D. 宫颈因素

E. 阴道因素

31. 不孕症最常见因素是

32. 人工流产后盆腔感染造成的不孕属

33. 子宫内膜分泌反应不良造成的不孕属

34. Asherman综合征的不孕原因是

35. 月经稀发患者的不孕原因最可能是

A. 卵巢功能检查　　B. 输卵管造影

C. 腹腔镜检查　　　D. 腹部CT检查

E. 宫腔镜检查

36. 26岁患者，人工流产后月经明显减少，首选哪项检查

37. 30岁继发不孕患者，造影检查怀疑输卵管伞端粘连堵塞，首选哪项检查

38. 28岁继发不孕患者，月经正常，首选哪项检查

39. 43岁不孕患者，月经稀发，首选哪项检查

【X型题】

40. 检查输卵管通畅情况的方法有

A. 输卵管通液术

B. 子宫输卵管碘油造影

C. 子宫输卵管超声造影

D. 腹腔镜检查辅助输卵管灌注美兰

E. 阴道镜检查

41. 女性不孕因素有

A. 子宫因素　　　　B. 输卵管因素

C. 性功能异常　　　D. 免疫因素

E. 阴道因素

42. 卵巢功能检查方法有
 A. BBT　　　　　B. 宫颈黏液检查
 C. 性激素测定　　D. 宫颈细胞学检查
 E. 宫颈活组织检查
43. 导致不孕的子宫因素有
 A. 单角子宫　　　B. 子宫黏膜下肌瘤
 C. 宫腔粘连　　　D. 子宫内膜炎
 E. 子宫内膜分泌反应不良
44. 适于有遗传性疾病的治疗方法有
 A. ⅣF－ET　　　B. ICSI
 C. PGD　　　　　D. GIFT
 E. AID

二、名词解释

1. 不孕症（infertility）
2. 原发性不孕症
3. 继发性不孕症
4. 人工授精
5. 体外受精－胚胎移植（ⅣF－ET）
6. 卵胞浆内单精子显微注射（ICSI）
7. 胚胎植入前遗传学诊断（PGD）

三、填空题

1. 不孕症子宫输卵管检查的方法有＿＿＿、＿＿＿、
 ＿＿＿、＿＿＿、＿＿＿。
2. 根据既往是否曾经妊娠，不孕症分为＿＿＿、＿＿＿。
3. 男性不育的主要因素是＿＿＿、＿＿＿、＿＿＿。
4. 根据不孕的原因，可以将不孕分为＿＿＿、＿＿＿、
 ＿＿＿、＿＿＿。
5. 凡婚后有正常性生活未避孕，同居＿＿＿年未受孕
 者称为不孕症。
6. 不孕症的原因中，女性因素占＿＿＿%，男性因素
 占＿＿＿%，免疫因素占＿＿＿%，不明原因
 占＿＿＿%
7. 女性因素不孕中，主要包含有＿＿＿、＿＿＿、
 ＿＿＿、＿＿＿、＿＿＿。
8. 女性排卵功能异常的原因主要有＿＿＿、＿＿＿、
 ＿＿＿、＿＿＿。
9. 免疫性不孕包含有＿＿＿、＿＿＿、＿＿＿。
10. 常用的口服促排卵药物有＿＿＿、＿＿＿。
11. ⅣF－ET 的步骤包括＿＿＿、＿＿＿、＿＿＿、
 ＿＿＿、＿＿＿、＿＿＿。
12. 辅助生殖技术的相关并发症包括＿＿＿、＿＿＿、
 ＿＿＿、＿＿＿。

四、简答题

1. 造成不孕症的女性不孕因素有哪些？
2. 造成不孕症的男性不育因素有哪些？
3. 女性不孕特殊检查有几种？
4. 卵巢功能检查常用的方法有几种？
5. 无排卵患者诱发排卵时可用的药物有哪些 ？
6. 子宫内膜异位症引起不孕的原因可能有哪些？
7. ⅣF－ET 有哪些常见并发症？

（胡丽娜　李　敏）

【参考答案及解析】

一、选择题

【A 型题】

1. B
［解析］育龄期夫妇婚后正常性生活不避孕超过 1 年称
为不孕症。
2. D
［解析］不孕原因中，女性因素占 40%～55%，男性因
素占 25%～40%，免疫因素占 10%，不明原因占 10%。
3. C
［解析］不孕原因中，女性因素占 40%～55%，男性因
素占 25%～40%，免疫因素占 10%，不明原因占 10%。
4. A
［解析］女性不孕原因包括输卵管因素（30%～40%），
排卵功能异常（30%～40%），子宫因素（15%），下生

殖道及宫颈（1%～5%）。
5. E
［解析］排卵功能异常占女性不孕的 30%～40%，是常
见的不孕原因。
6. C
［解析］排卵功能异常占女性不孕的 30%～40%，是常
见的不孕原因。
7. D
［解析］女性不孕可以通过 B 超、排卵监测了解卵泡发
育情况，子宫内膜情况；通过子宫输卵管造影了解输
卵管是否通畅；通过监测基础性激素、抗苗勒氏管激
素、基础窦卵泡个数等卵巢功能评估的方法，了解患
者卵巢功能，选择合适的治疗方案。
8. B

[解析] 在第五版 WHO 人类精液检查与处理实验室手册中规定，精液体积需要超过 1.5ml。

9. D

[解析] 在第五版 WHO 人类精液检查与处理实验室手册中规定，前向运动精子的概率需要大于 32%。

10. C

[解析] 在第五版 WHO 人类精液检查与处理实验室手册中规定，正常精液中，正常形态的精子概率需要大于 4%。

11. B

[解析] 一般禁欲 3～7 天检查精液较为合适。

12. A

[解析] 在人工授精时，需要促排卵，但是又不能有超过 3 个卵泡发育，所以常用口服促排卵药物氯米芬作为一线促排卵药物。

13. E

[解析] TSH 为促甲状腺素，不是促进排卵的药物。FSH 和 LH 是垂体分泌的促排卵药物。hCG 是人绒毛膜促性腺激素，可用于促进卵泡的最后成熟及排卵。氯米芬是雌激素类似物，可以减少内源性雌激素与受体的结合，降低雌激素的负反馈，从而使 FSH 升高诱发排卵。

14. A

[解析] 溴隐亭用于高泌乳素患者促排辅助用药，主要是降低泌乳素分泌。

15. C

[解析] 黄体功能不全时，孕激素分泌不足，可能导致基础体温高温相缩短，出现反复流产，这种情况下可以在黄体期加用孕激素治疗。

16. E

[解析] 不孕的定义是育龄期夫妻有正常性生活未避孕一年未孕，本例中患者夫妇虽然未避孕 2 年，但是因为两地分居，没有正常的性生活次数，所以不能诊断不孕。

17. A

[解析] 高泌乳素血症患者，因血清泌乳素增高，导致乳房分泌乳汁，同时通过中枢调节导致不排卵或者稀发排卵，月经失调及不孕。

18. B

[解析] 有人流史，左侧输卵管未显影，右侧部分显影，均提示双侧输卵管不通畅，所以影响受孕的主要原因是输卵管因素。

19. A

[解析] 肥胖，月经不规律，BBT 单相，提示患者可能

存在排卵障碍，导致患者不孕。

20. B

[解析] 性生活正常，未避孕 2 年未孕，考虑为不孕症，因既往曾有过妊娠史，考虑为继发性不孕症。

21. D

[解析] ICSI 是指在 IVF-ET 中，精子和卵子受精时采用特殊的器械将一条精子直接注射进入卵细胞浆内帮助受精的过程，主要用于治疗重度少、弱、畸形精子症的男性不育患者，该患者睾丸穿刺能发现精子，可以通过 ICSI 帮助受精。

22. E

[解析] 男性不育的因素包括精液异常（少精、弱精、畸精、精液不液化）、生精功能异常（无精子症包括睾丸本身疾病、染色体异常、精子发生功能异常）。精卵结合障碍（输精管缺如、梗阻、逆行射精、外生殖器异常、性功能障碍）。

23. E

[解析] 患者有人工流产史，3 年未孕，B 超检查提示附件区包块，可以通过宫-腹腔镜检查了解盆腔包块的情况并同时检查宫腔及输卵管。

24. D

[解析] 患者双侧输卵管通畅，月经规律提示排卵正常，男方精液也正常，考虑不明原因不孕，也是行人工授精的适应证。

25. B

[解析] 人工周期是指在月经出现异常的时候，模拟正常月经周期中性激素的变化，给予外源性雌孕激素从而调整患者的月经周期的办法。

【B 型题】

26. C；27. D；28. E；29. A；30. B

[解析] AIH 指里面的"H"指"husband"；AID 指里面的"D"指"donor"；第一、二、三代试管婴儿技术分别是指 IVF-ET、ICSI、PGD。

31. A；32. A；33. C；34. C；35. B

[解析] 不孕症最常见因素是输卵管因素。人工流产后盆腔感染往往会导致输卵管不通畅，子宫内膜分泌反应不良造成内膜不适宜着床，Asherman 综合征是指宫腔内操作刮宫过度导致宫腔粘连，所以也是子宫因素。月经稀发，患者可能排卵障碍，所以是卵巢因素不孕。

36. E；37. C；38. B；39. A

[解析] 人工流产后月经减少首先考虑刮宫过度导致的子宫内膜损伤，可能有宫腔粘连存在，所以首选宫腔镜检查；怀疑输卵管伞端粘连，可行腹腔镜检查进一步明确，同时可行粘连分离进行治疗；继发不孕患者，

月经正常，提示排卵正常，所以首选输卵管造影检查进一步明确是否存在输卵管因素不孕；43岁患者，月经稀发，提示排卵异常，可能和卵巢储备功能下降有关，所以首选卵巢功能检查了解患者卵巢情况。

【X型题】

40. ABCD

[解析] 输卵管通畅情况检查可以通过造影、通液、腹腔镜明确。阴道镜检查是对宫颈及阴道情况了解的一个方法，不能了解输卵管情况。

41. ABCDE

[解析] 子宫、输卵管、阴道及免疫因素较明确，女性性功能异常也可能导致夫妻双方性生活异常，所以也是女性不孕的因素。

42. ABC

[解析] BBT检查、宫颈黏液检查、性激素测定能了解卵巢排卵情况；宫颈细胞学检查和活组织检查能了解宫颈的病变。

43. ABCDE

[解析] 子宫发育畸形，内膜反应不良，内膜的炎症、粘连、肿瘤都是子宫影响不孕的因素。

44. CE

[解析] 有遗传性疾病，需要行胚胎植入前遗传学诊断排除异常的胚胎，也可以通过供精的方式解决。

二、名词解释

1. 凡婚后未避孕、有正常性生活、夫妻同居1年未受孕者，称为不孕症。

2. 未避孕从未妊娠者称为原发性不孕症。

3. 既往有过妊娠，而后不孕者，称为继发性不孕症。

4. 是将精子通过非性交方式注入女性生殖道内，使其受孕的一种技术。包括使用丈夫精液人工授精和供精者精液人工授精。

5. 指促排卵后，从妇女卵巢内取出卵子，在体外与精子发生受精并培养3～5日，再将发育到卵裂期或囊胚期阶段的胚胎移植到宫腔内，使其着床发育成胎儿的全过程。

6. 是指在ⅣF-ET中，精子和卵子受精时采用特殊的器械将一条精子直接注射进入卵细胞浆内帮助受精的过程，主要用于治疗重度少、弱、畸形精子症的男性不育患者，ⅣF-ET周期受精失败也是ICSI的适应证。

7. ⅣF-ET过程中，胚胎着床前对配子或胚胎进行遗传物质分析，选择没有遗传物质异常的胚胎进行移

植称为胚胎植入前遗传学诊断。

三、填空题

1. 子宫输卵管通液术　X线下子宫输卵管造影　超声子宫输卵管造影　宫腔镜检查　腹腔镜检查

2. 原发性不孕症　继发性不孕症

3. 精液异常　生精功能异常　精卵结合障碍

4. 女性因素　男性因素　免疫因素　不明原因

5. 1年

6. 40%～50%　25%～40%　10%　10%

7. 输卵管因素　排卵功能异常　子宫因素　下生殖道及宫颈因素　子宫内膜异位症

8. 多囊卵巢综合征　下丘脑性　垂体性　卵巢性

9. 精子免疫异常　女方体液免疫异常　子宫内膜局部细胞免疫异常

10. 氯米芬　来曲唑

11. 控制性超促排卵；B超下取卵；体外受精；胚胎移植；黄体支持

12. 卵巢过度刺激综合征　卵巢扭转　多胎妊娠　流产及异位妊娠　出血　感染

四、简答题

1. 输卵管因素（感染性及非感染性）；排卵功能异常；生殖道异常（子宫宫颈及下生殖道病变）；子宫内膜异位症。

2. 精液异常：弱精、少精、精子发育停滞、畸精症等。生精功能异常：如无精症。精卵结合障碍：输精管缺如、阻塞、外生殖器发育不良或勃起障碍、不射精、逆行射精等。

3. 卵巢功能评估（性激素检测+窦卵泡监测）；输卵管检查（碘油造影、超声造影、宫腔镜、腹腔镜）；子宫内膜检查（诊刮，宫腔镜）。

4. 性激素检测，窦卵泡监测，抗苗勒氏管激素，宫颈黏液检查，阴道脱落细胞学检查，子宫内膜诊刮检查，基础体温监测。

5. 氯米芬、来曲唑、人绝经期尿促性素（HMG）、纯化或重组FSH，LH、人绒毛膜促性腺激素、促性腺激素释放激素激动剂。

6. ①盆腔机械因素引起盆腔炎及输卵管周围粘连；②卵巢分泌功能和排卵功能异常；③炎症因子影响卵子质量、受精卵着床；④在位子宫内膜的异常影响子宫内膜容受性。

7. 卵巢过度刺激综合征；卵巢扭转；多胎妊娠，流产及异位妊娠，出血，感染。

第三十四章 计划生育

一、选择题

【A型题】

1. 宫内节育器避孕原理正确的是
   A. 局部组织对异物的反应而干扰受精卵着床
   B. 宫内节育器抑制白细胞和巨噬细胞功能
   C. 抑制子宫内膜产生前列腺素
   D. 带铜宫内节育器在宫内所致异物反应轻
   E. 以上都不正确

2. 下述哪种物质不属于活性IUD的活性物质
   A. 金属铜
   B. 孕激素
   C. 前列腺素合成酶抑制剂
   D. 磁性物质
   E. 聚乙烯材料

3. 下述哪项不是含孕激素T形IUD特点
   A. 激素使子宫内膜变化不利于受精卵着床
   B. 不改变宫颈黏液性状
   C. 其优点为不仅妊娠率低，脱落率低且月经量少
   D. 有时可造成闭经
   E. 早期可有点滴状阴道流血发生

4. 关于宫内节育器的放置，下列说法中哪个不正确
   A. 生殖器官有肿瘤时不宜放置
   B. 顺产后42天后，子宫恢复正常者可以放置
   C. 含孕激素的IUD在月经第5可以放置
   D. 宫腔明显增大不影响IUD的放置
   E. 月经过多过频可以选择适当IUD放置

5. 下列哪种情形可放置宫内节育器
   A. 人流后7天，阴道流血尚未干净
   B. 生殖道急性炎症
   C. 子宫颈裂伤
   D. 严重的子宫脱垂
   E. 人工流产后宫腔深度8cm

6. 放置宫内节育器时间正确的是
   A. 月经干净后3～7日无性交
   B. 人工流产后宫腔深度<12cm
   C. 经阴道分娩后42天，剖宫产后3个月
   D. 哺乳期月经未来潮前

E. 月经第1天

7. 关于宫内节育器放置后出血问题下列说法正确的是
   A. 常发生在放置后1年内
   B. 表现为经量增多，经期延长或月经中期点滴出血
   C. 多由感染引起
   D. 治疗可选择加用雌激素
   E. 经治疗2周期无效可取出宫内节育器

8. 有关放置IUD并发症论述正确的是
   A. 子宫位置检查错误放置IUD致子宫角部穿孔
   B. 子宫大小检查错误放置IUD致子宫峡部穿孔
   C. 有感染时要先控制感染，再取出IUD
   D. 感染病原菌除一般细菌外，厌氧菌、衣原体尤其是放线菌感染占重要地位
   E. 带器妊娠时，不需要取出节育器

9. 下列哪种情况不是放置IUD后妊娠的原因
   A. IUD未放到宫底部
   B. IUD型号偏小而位置下移
   C. IUD嵌顿于子宫肌壁
   D. IUD异位
   E. 放置IUD后继发感染

10. 关于避孕药的避孕原理正确的是
    A. 短效口服避孕药可增加输卵管纤毛摆动，阻碍孕卵着床
    B. 雌激素使宫颈黏液量多，黏稠度增加，不利于精子穿透
    C. 子宫内膜增殖被抑制，腺体发育不良
    D. 使子宫内膜发生无菌性炎症，不利于着床
    E. 抑制下丘脑释放GnRH，垂体分泌FSH，LH增加，抑制排卵

11. 关于口服避孕药的禁忌证正确的是
    A. 有血液及内分泌疾病可选用
    B. 恶性肿瘤，癌前病变，子宫及乳房肿瘤时不影响用药
    C. 精神病，生活不能自理者也可服药
    D. 月经稀少，年龄超过45岁者不可用
    E. 哺乳期月经已来潮可用

12. 口服避孕药对妇女月经的影响正确的是

A. 突破性出血均由漏服造成

B. 服药前半期出血提示孕激素量不足

C. 服药后半期出血提示雌激素量不足

D. 服药前半期出血时增服黄体酮 100mg 至血止停药

E. 服药后半期出血时增服避孕药 1/2～1 片至第 22 日停药

13. 关于短效口服避孕药的副反应正确的是

A. 增加卵巢癌症的发生率

B. 使经量增多，经期延长，痛经加重

C. 可能使妇女体重增加

D. 多数妇女面部出现蝴蝶斑

E. 常发生皮肤痤疮

14. 短效口服避孕药在月经周期中最迟开始服用时间是

A. 月经第 1 天　　B. 月经第 3 天

C. 月经第 5 天　　D. 月经第 2 天

E. 月经干净后

15. 下列哪种情况不是服用短效口服避孕药的禁忌证

A. 冠心病　　　　B. 年龄 38 岁吸烟者

C. 慢性乙型肝炎　D. 盆腔炎性疾病

E. 月经稀少或年龄超过 45 岁者

16. 下列不属于口服避孕药作用的是

A. 改善痛经症状

B. 抑制排卵

C. 治疗子宫内膜异位症

D. 治疗子宫内膜癌

E. 调整月经周期

17. 含孕激素宫内节育器和甾体类避孕药相同的机制是

A. 子宫内膜无菌性炎症反应

B. 产生前列腺素

C. 改变阴道酸碱度

D. 抑制排卵

E. 使宫颈黏液变稠，不利于孕卵着床

18. 有关紧急避孕药的服用正确的是

A. 在无保护性生活后 3 日内服用

B. 服药后对下次性生活仍然具有避孕作用

C. 可以作为常规的避孕方法

D. 可以抑制排卵

E. 不会改变下次月经情况

19. 下列哪种情况不能用作紧急避孕

A. 宫内节育器　　B. 米非司酮

C. 单纯孕激素制剂　D. 长效避孕针

E. 雌、孕激素复方制剂

20. 关于安全期避孕，下列说法正确的是

A. 月经周期正常的妇女，多在月经周期第 14 天排卵

B. 卵子自卵巢排出后可存活 1～2 日，而受精能力最强时间是排卵 48 小时

C. 精子在女性生殖道可存活 2～3 日

D. 采用安全期避孕法比较可靠

E. 排卵前后 7 天为易受孕期

21. 关于避孕方法下述哪项失败率最高

A. 口服避孕药　　B. 长效避孕针

C. 避孕套　　　　D. 宫内节育器

E. 安全期避孕

22. 经腹输卵管结扎术的合适时期是

A. 非孕妇女在月经来潮前 3～7 天

B. 人工流产阴道流血停止后

C. 正常经阴道分娩 48 小时内

D. 剖宫产术后 2～3 周

E. 产后 3～7 天

23. 下列哪种情况不是输卵管结扎术并发症

A. 出血、血肿　　B. 感染

C. 卵巢囊肿　　　D. 脏器损伤

E. 输卵管复通

24. 药物流产使用米非司酮作用机制，下列错误的是

A. 抗孕激素制剂

B. 与孕酮的化学结构相似

C. 软化宫颈

D. 抗糖皮质激素作用

E. 阻断孕酮与孕激素受体结合

25. 关于药物流产，下列说法错误的是

A. 米非司酮配伍前列腺素是目前常用方案

B. 适用于停经 49 天内的妊娠者

C. 第一次药物流产失败可重复应用药物流产

D. 瘢痕子宫妊娠者可以选用

E. 引起不全流产，出血量多者需急诊刮宫

26. 下述哪种情况不宜行人工流产术

A. 慢性宫颈炎

B. 冠心病，心功能Ⅱ级

C. 既往有盆腔炎性疾病发生

D. 药物流产失败者

E. 流产前两次体温 37.5℃

27. 关于人工流产并发症的描述，下列说法正确的是

A. 探针导致子宫穿孔，由于穿孔较小，可不用检查其他脏器，继续手术

B. 吸宫不全者有感染征象应立即清宫并搔刮宫壁防止残留

C. 漏吸时应将吸出物送病检，并严密随访

D. 术中出血多者应停止手术，主要行对症处理

E. 术后不可预防性应用抗生素

28. 关于人工流产子宫穿孔的处理，不正确的是

    A. 继续清除宫腔内胚胎组织

    B. 如果手术操作已经完成，生命体征平稳，可以暂时住院严密观察

    C. 若患者情况稳定，胚胎组织尚未排出可在 B 超或腹腔镜引导下清宫

    D. 若尚未进行吸宫操作，可待 1 周后再清宫

    E. 若发现有脏器损伤应立即进腹腔探查

29. 人工流产中出现人工流产综合反应，首选的治疗是

    A. 肌内注射地西泮

    B. 肌内注射阿托品

    C. 肌内注射子宫收缩药物

    D. 静脉推注地塞米松

    E. 口服镇痛药物

30. 关于计划生育措施选择，错误的是

    A. 有一个子女的夫妇，可选用宫内节育器或者短效口服避孕药

    B. 新婚夫妇可选择短效口服避孕药

    C. 有两个或多个子女夫妇可采取绝育措施

    D. 哺乳期妇女可选用长效避孕针

    E. 45 岁以后妇女禁用口服避孕药或避孕针

31. 患者，女，27 岁。有痛经病史，医院检查未发现器质性病变，现要求避孕，下列哪种方式合适

    A. 安全期避孕法   B. 口服避孕药

    C. 避孕套   D. 阴道隔膜

    E. IUD

32. 患者，女，30 岁。G6P1，多次行人工流产术，现为人工流产术后 4 月，一直无月经来潮，但有周期性下腹痛，周期间隔时间约 30 天。妇科检查子宫稍大，压痛，后穹窿饱满，软，诊断应为

    A. 子宫内膜异位症   B. 盆腔炎性疾病

    C. 异位妊娠   D. 子宫肌瘤

    E. 宫颈管粘连

33. 患者，女。因"停经 40 天，阴道流血 4 天"诊断早孕，在私立诊所行人流术，术后持续少量阴道流血伴发热 3 天。查体：腹软，下腹轻压痛，无反跳痛，子宫压痛明显，两侧附件区无异常，血常规示白细胞总数 $15 \times 10^9/L$，下列哪个诊断最可能

    A. 急性阑尾炎   B. 异位妊娠

C. 卵巢囊肿蒂扭转   D. 急性子宫内膜炎

E. 宫腔粘连

【B 型题】

A. 无菌性炎症反应

B. 兴奋子宫，软化宫颈

C. 竞争性阻断孕激素与其受体结合

D. 改变子宫内膜形态与功能，不利于着床

E. 抑制排卵

34. 带铜宫内节育器的作用是

35. 含孕激素的宫内节育器的作用是

36. 短效口服避孕药的主要作用是

37. 米非司酮避孕的作用是

38. 米索前列醇的作用是

A. 术中心动过缓、心律不齐、头晕、大汗淋漓

B. 术后阴道流血时间长或血量过多

C. 术后腹痛、发热

D. 术后闭经伴周期性下腹痛

E. 术后闭经

39. 人工流产综合反应

40. 人工流产吸宫不全

41. 人工流产感染

42. 人工流产宫颈粘连

43. 人工流产宫腔粘连

A. 72 小时   B. 2～3 日

C. 5 日   D. 24 小时

E. 6 小时内

44. 精子进入女性生殖道内可存活

45. 排卵后卵子受精能力最强的时间

46. 宫内节育器用于紧急避孕需要在无保护性交后多长时间内放入

47. 取子宫内膜了解卵巢功能可以在月经来潮多少小时行内膜活检

48. 紧急避孕药一般在无保护性生活后多少小时内服用

【X 型题】

49. 下列哪种情形可取出宫内节育器

    A. 放置后流血较多

    B. 更年期月经不规律者

    C. 改用其他避孕方法

    D. 有妊娠要求者

    E. 放置期限已满，需要更换

50. 下列哪种是人工流产后远期并发症
    A. 人工流产综合反应
    B. 子宫穿孔
    C. 空气栓塞
    D. 宫颈粘连
    E. 宫腔粘连

51. 下述哪种是人工流产术禁忌证
    A. 生殖道急性炎症期
    B. 糖尿病合并酮症酸中毒
    C. 上呼吸道感染伴发热 38℃
    D. 慢性乙型肝炎
    E. 慢性肾炎

52. 人工流产造成子宫穿孔的原因是
    A. 妊娠期子宫柔软
    B. 剖宫产术后子宫有瘢痕
    C. 子宫过度屈倾
    D. 子宫畸形
    E. 操作者技术欠佳

53. 口服避孕药物的副反应包括
    A. 类早孕反应   B. 月经改变
    C. 体重增加   D. 面部蝴蝶斑
    E. 痤疮减少

二、名词解释
1. 人工流产综合反应
2. 药物流产
3. 紧急避孕
4. IUD 嵌顿

5. 安全期避孕法

三、填空题
1. 宫内节育器的常见副反应是_____。
2. 活性宫内节育器分为_____和_____。
3. 宫内节育器的避孕原理有_____、_____和_____。
4. 放置宫内节育器的并发症有_____、_____、_____、_____和_____。
5. 短效口服避孕药的成分主要是_____和_____。
6. 紧急避孕的方法主要有_____和_____。
7. 药物流产常用的药物是_____和_____。
8. 人工流产的并发症有_____、_____、_____、_____、_____、_____和_____。
9. 哺乳期妇女避孕方式可以选用_____和_____。

四、简答题
1. IUD 的避孕机制是什么？
2. 放置 IUD 的并发症有那些？
3. 口服避孕药的原理有哪些？
4. 口服避孕药的副反应有哪些？
5. 药物避孕的禁忌证是什么？
6. 何谓紧急避孕？常用什么方法？
7. 人工流产并发症有哪些？
8. 请描述不同人群选用避孕方法的原则。
9. 宫内节育器放置的时间选择是如何界定的？
10. 宫内节育器放置后的注意事项是什么？

（胡丽娜 李 敏）

【参考答案及解析】

一、选择题

【A 型题】

1. A
[解析] 宫内节育器的作用机制有：局部组织对异物的反应而干扰受精卵着床；铜离子及局部炎症反应对精子和胚胎的毒性作用；活性 IUD 的避孕机制还与活性物质（铜离子、孕激素）有关。

2. E
[解析] 活性 IUD 其内含有活性物质如铜离子、激素、药物、锌、磁、前列腺素合成酶抑制剂及抗纤溶药物，聚乙烯材料只是作为其支架。

3. B
[解析] 含孕激素的 T 形 IUD 缓慢释放孕激素，孕激素

作用于内膜，使子宫内膜变薄，月经量少，甚至闭经，子宫内膜不适合着床，宫颈黏液黏稠不利于精子穿透，放置早期常出现阴道不规则点滴状出血。

4. D
[解析] 宫腔明显增大会导致 IUD 异位、脱落。

5. E
[解析] 人流后 7 天，阴道流血尚未干净，需要排除是否有残留可能，暂时不适合放置；生殖道急性炎症时放置，增加感染的风险；宫颈裂伤及严重的子宫脱垂情形下放置后易脱落；人工流产后宫腔深度小于 10cm，可以立即放置。

6. A
[解析] 人工流产后宫腔深度小于 10cm，可以立即放

置；经阴道分娩后 42 天，但需要子宫恢复正常，恶露已经干净，会阴伤口愈合才可放置；剖宫产后 6 个月可放置；哺乳期放置需要先排除妊娠。

7. B

[解析] 宫内节育器放置后出血常发生在放置后半年，尤其是最初 3 个月内，表现为经量增多，经期延长或月经中期点滴出血，一般不需要处理，3～6 个月逐渐恢复。

8. D

[解析] 子宫穿孔原因是子宫位置检查错误致子宫峡部穿孔，子宫大小检查错误致子宫角部穿孔；有感染时需要取出 IUD 同时抗感染治疗；带器妊娠时，需要在终止妊娠的同时取出 IUD。

9. E

[解析] 放置 IUD 后带器妊娠多见于 IUD 下移、脱落或者异位。放置 IUD 后继发感染需要取出 IUD，不是妊娠的原因。

10. C

[解析] 负反馈抑制下丘脑，使 GnRH、FSH、LH 分泌减少，抑制排卵。所含孕激素改变宫颈黏液的性状阻碍受精，改变子宫内膜形态和功能，不利于受精卵着床，但并不是发生无菌性炎症。

11. D

[解析] 口服避孕药的禁忌证包括严重心血管疾病、血栓性疾病不宜应用，如高血压病、冠心病、静脉栓塞等；急、慢性肝炎或肾炎；恶性肿瘤、癌前病变；哺乳期不宜使用复方口服避孕药，因雌激素可抑制乳汁分泌；年龄>35 岁的吸烟妇女服用避孕药，增加心血管疾病发病率，不宜长期服用；精神病患者；另外 45 岁以上服用口服避孕药风险增加，口服避孕药本身可引起月经量少，所以对于月经稀少者使用不妥。

12. E

[解析] 部分妇女突破性出血由漏服造成，少量未漏服的也可以发生；服药前半期出血时增服炔雌醇 0.005mg；服药后半期出血时增服避孕药 1/2～1 片至第 22 日停药。

13. C

[解析] 甾体激素避孕药可以使月经过少或闭经，经期缩短；个别妇女服药后可能食欲亢进，且雌激素可以使水钠潴留，导致体重增加，极少数妇女可出现淡褐色的色素沉着，酷似妊娠期蝴蝶斑；近几年随着避孕药发展，雄激素活性降低，还能改善皮肤痤疮。有关研究表明，长期服用甾体避孕药并不增加生殖器官恶性肿瘤的发生率。

14. C

[解析] 短效口服避孕药最迟自月经周期第 5 天开始服用，每晚一片，连续 21～22 日，第一盒药物停药 7 日若月经未来，则第 8 日进入第二周期服用。

15. D

[解析] 口服避孕药的禁忌证包括严重心血管疾病、血栓性疾病不宜应用，如高血压病、冠心病、静脉栓塞等；急、慢性肝炎或肾炎；恶性肿瘤、癌前病变；年龄>35 岁的吸烟妇女服用避孕药，增加心血管疾病发病率，不宜长期服用；精神病患者；另外 45 岁以上服用口服避孕药风险增加。

16. D

[解析] 口服避孕药可以抑制排卵；因调整了内源性激素，所以对痛经改善有效，对子宫内膜异位症有效；也可以规律月经；不增加子宫内膜癌的发生风险，但无治疗子宫内膜癌的作用。

17. E

[解析] 含孕激素的宫内节育器及甾体类口服避孕药（含有孕激素）均可影响宫颈黏液，使宫颈黏液变稠，不利于精子穿透，也能改变内膜着床条件，不利于孕卵着床。

18. A

[解析] 紧急避孕药适用于在无保护性生活后或者避孕失败（如避孕套破裂、滑脱等）时使用，一般在无保护性生活后 72 小时之内服用 2 片，12 小时后再服用 2 片，仅仅对一次无保护性生活有效，避孕率明显低于常规避孕方法，且紧急避孕药激素剂量大，副作用大，不能替代常规避孕；紧急避孕药可能导致下次月经提前或者推迟。

19. D

[解析] 紧急避孕药有雌、孕激素复方制剂，单纯孕激素制剂，米非司酮，带铜宫内节育器也可作为紧急避孕方式，在无保护性生活后 5 日内放入。

20. C

[解析] 月经周期正常的妇女，多在下一次月经前 14 天排卵，卵子自卵巢排出后受精能力最强时间是排卵 24 小时内；排卵前后 4～5 天为易受孕期；安全期避孕法并不可靠，失败率达到 20%，不宜选用。

21. E

[解析] 安全期避孕法并不可靠，失败率达到 20%，不宜选用。

22. C

[解析] 非孕妇女在月经干净后 3～4 天，人工流产或分娩后宜选择在 48 小时内施行，剖宫产可在手术同时

进行。

23. C

[解析] 输卵管结扎术后并发症一般不易发生。并发症有：出血或者血肿；感染；损伤周围脏器；输卵管复通。

24. C

[解析] 米非司酮是一种抗孕激素及抗糖皮质激素制剂，与孕激素的化学结构相似，与孕酮受体结合能力为孕酮的 3～5 倍，可以阻断孕酮与孕激素受体结合，米索前列醇具有软化宫颈的作用。

25. C

[解析] 药物流产的适应证包括妊娠≤49 日，本人自愿、年龄<40 岁的健康妇女；人工流产术高危因素者，如瘢痕子宫、哺乳期、宫颈发育不良或严重骨盆畸形等，第一次药流失败后应行人工流产术终止妊娠，避免出现流产不全，出血风险。

26. E

[解析] 人工流产术的禁忌证包括生殖道炎症；各种疾病的急性期；全身情况不良，不能耐受手术；术前两次体温在 37.5℃以上。

27. C

[解析] 人工流产时，若发生子宫穿孔，即使是探针穿孔，也需要立即停止手术，检查是否有脏器损伤；有感染征象者禁止搔刮宫壁，防止感染扩散；术中出血多是子宫收缩欠佳，可尽快吸出绒毛或者胎盘胎体，加强子宫收缩；术后应预防性使用抗生素，可口服或静脉给药。

28. A

[解析] 子宫穿孔是手术流产严重的并发症，如发现穿孔可能，应该立即停止手术，如为吸管或者胎盘钳导致穿孔，可将腹腔内组织吸出或者钳出；如果手术操作已经完成，穿孔小，无脏器损伤，可以住院严密观察；如果妊娠物未吸干净，应该由有经验的医生在 B 超或腹腔镜帮助下完成手术；若手术尚未开始，可等待一周后再操作，发现有脏器损伤，应该探查腹腔。

29. B

[解析] 人工流产综合反应是迷走神经兴奋所致，所以使用阿托品。

30. D

[解析] 哺乳期妇女避孕方法原则上是不影响乳汁质量和婴儿健康，不宜选用甾体激素避孕药，长效避孕针为甾体激素类药物。

31. B

[解析] 患者考虑原发性痛经，口服避孕药抑制下丘脑－垂体－卵巢轴，抑制排卵，抑制子宫内膜生长，减少月经量，减少分泌期前列腺素的合成，可以缓解原发性痛经情况。

32. E

[解析] 有人流病史，且人流术后一直无月经来潮，但有周期性下腹痛，周期间隔时间约 30 天。考虑腹痛与月经周期符合，可能存在宫颈粘连，经血逆流入腹腔。

33. D

[解析] 有人流病史，私立诊所完成，可能存在消毒不严，术后有发热、腹痛及血常规白细胞升高，提示炎症可能，因为下腹部检查压痛主要在子宫，所以内膜炎的可能性最大。

【B 型题】

34. A；35. D；36. E；37. C；38. B

[解析] 带铜宫内节育器铜离子在宫腔内能产生无菌性的炎症反应，有毒害胚胎的作用，同时产生大量吞噬细胞吞噬精子及影响胚胎发育；含孕激素的节育器缓慢释放孕酮，可以改变子宫内膜的形态和功能；短效口服避孕药的主要作用是负反馈抑制下丘脑－垂体－卵巢轴，抑制排卵；米非司酮有抗孕激素的作用，竞争性的与孕激素的受体结合，阻断孕酮的作用。米索前列醇是前列腺素类似物，具有兴奋子宫和软化宫颈的作用。

39. A；40. B；41. C；42. D；43. E

[解析] 人工流产综合反应指手术时患者因疼痛或局部刺激出现恶心呕吐、心动过缓、心律不齐、面色苍白、头昏、胸闷、大汗淋漓，严重者甚至出现血压下降、晕厥、抽搐等迷走神经兴奋症状；吸宫不全时子宫收缩欠佳，出现阴道流血时间长，流血量多情况；伴有感染时往往有腹痛及发热；闭经时多伴有宫颈或内膜损伤，伴有周期性的下腹痛说明可能有宫颈管粘连，经血逆流；仅仅闭经无周期性腹痛说明内膜损伤，宫腔粘连可能。

44. B；45. D；46. C；47. E；48. A

[解析] 卵子自卵巢内排出后可存活 1～2 日，但受精能力最强时间是排卵后 24 小时。精子进入女性生殖道内可存活 2～3 日，月经来潮后 6 小时行内膜活检，可以分析内膜是否有分泌反应。紧急避孕药一般在无保护性生活后 3 日（72 小时）内服用，有效率达到 98%。

【X 型题】

49. ABCDE

[解析] 取出宫内节育器的情况有计划再生育或已无性生活不再需避孕者；放置期限已满需更换者；围绝经期停经半年后或月经紊乱；拟改用其他避孕措施或绝

育者；有并发症及副作用，经治疗无效；带器妊娠。

50. DE

[解析] ABC 均为近期并发症，远期并发症多为宫颈粘连、宫腔粘连。

51. ABC

[解析] 人工流产禁忌证：生殖道炎症；各种疾病的急性期；全身情况不良，不能耐受手术；术前两次体温在 37.5℃ 以上。

52. ABCDE

[解析] 子宫穿孔的发生与手术者操作技术及子宫本身情况（子宫畸形、哺乳期妊娠子宫、剖宫产后瘢痕子宫再次妊娠）有关。

53. ABCDE

[解析] 口服避孕药物为雌孕激素复合制剂，可以改变内源性的激素分泌，出现月经的改变，类早孕的反应，食欲亢进，水钠潴留导致体重增加，极少数妇女可以出现面部色素沉着，所以以上均可能是避孕药物的副反应。

二、名词解释

1. 指手术时患者因疼痛或局部刺激出现恶心呕吐、心动过缓、心律不齐、面色苍白、头晕、胸闷、大汗淋漓，严重者甚至出现血压下降昏厥、抽搐等迷走神经兴奋症状。

2. 使用药物而非手术终止早孕的一种方法，常用的药物有米非司酮配伍米索前列醇。

3. 无防护性性生活后或避孕失败后几小时或几日内，妇女为防止非意愿妊娠的发生而采用的避孕方法称为紧急避孕法。

4. 指放置 IUD 时损伤宫壁或者放置时间过长，导致部分器体嵌入子宫肌壁。

5. 从月经生理角度看，在排卵的前后 4~5 日内为易受孕期，其余时间不易受孕故称为安全期，采用安全期进行性生活（而不用药具）来避孕成为安全期避孕，但此方法并不可靠，不宜选用。

三、填空题

1. 阴道不规则出血

2. 带铜宫内节育器　药物缓释宫内节育器

3. 局部组织对异物的反应而干扰受精卵着床　铜离子及局部炎症反应对精子和胚胎的毒性作用　与活性物质有关

4. 嵌顿或断裂　下移或脱落　异位　带器妊娠　感染

5. 雌激素　孕激素

6. 放置宫内节育器　口服紧急避孕药

7. 米非司酮　米索前列醇

8. 吸宫不全　子宫穿孔　人工流产综合反应　漏吸　感染　羊水栓塞　远期并发症

9. 阴茎套　宫内节育器

四、简答题

1. 局部组织对异物的反应而干扰受精卵着床；铜离子及局部炎症反应对精子和胚胎的毒性作用；活性 IUD 的避孕机制还与活性物质有关。

2. 节育器嵌顿或断裂；节育器下移或脱落；节育器异位；带器妊娠；感染。

3. ①抑制排卵：负反馈抑制下丘脑，使 GnRH、FSH、LH 分泌减少；②阻碍受精：改变宫颈黏液的性状；③阻碍着床：改变子宫内膜形态和功能，不利于受精卵着床。

4. 类早孕反应；月经过少或闭经；不规则阴道流血；体重及皮肤变化；个别妇女服药后出现头痛、复视、乳房胀痛等。

5. （1）严重心血管疾病、血栓性疾病不宜应用，如高血压病、冠心病、静脉栓塞等。

（2）急、慢性肝炎或肾炎。

（3）恶性肿瘤、癌前病变。

（4）内分泌疾病：如糖尿病、甲状腺功能亢进症。

（5）哺乳期不宜使用复方口服避孕药，因雌激素可抑制乳汁分泌。

（6）年龄 >35 岁的吸烟妇女服用避孕药，增加心血管疾病发病率，不宜长期服用。

（7）精神病患者。

（8）有严重偏头痛，反复发作者。

6. 无防护性性生活后或避孕失败后几小时或几日内，妇女为防止非意愿妊娠的发生而采用的避孕方法称为紧急避孕法。常用的紧急避孕方法有放置宫内节育器或口服紧急避孕药。

7. ①吸宫不全；②子宫穿孔；③人工流产综合反应；④漏吸；⑤感染；⑥羊水栓塞；⑦远期并发症，如宫颈粘连、宫腔粘连、慢性盆腔炎、月经失调、继发性不孕。

8. （1）新婚夫妇：首选复方短效口服避孕药。男用阴茎套也是较理想的避孕方法。

（2）哺乳妇女：阴茎套是哺乳期选用的最佳避孕方式，也可选用宫内节育器。

（3）生育后的妇女：各种避孕方法（宫内节育器、皮下埋植剂、复方口服避孕药、避孕针、阴茎套等）均适用，根据个人身体状况进行选择。

（4）围绝经期妇女：可采用阴茎套。原来使用宫内节育器无不良反应可继续使用，至绝经后半年取出。

9. ①月经干净 3～7 日；②人工流产后可以立即放置；③产后 42 日恶露已净，会阴伤口愈合，子宫恢复正常；④剖宫产术后半年放置；⑤含孕激素 IUD 在月经第 3 日放置；⑥自然流产于转经后放置；⑦哺乳期放置应排除早孕；⑧性交后 5 日内放置为紧急避孕方法之一

10. ①术后休息 2 日，1 周内忌重体力劳动，2 周内忌性交及盆浴，保持外阴清洁；②术后第一年 1、3、6、12 个月进行随访，以后每年随访 1 次，特殊情况随时就诊；③随访内容包括妇科检查 IUD 尾丝及超声检查 IUD 位置。

第三十五章　妇女保健

一、选择题

【A 型题】

1. 最易受外界不良因素影响而发生夭折、先天急性或遗传性疾病的胎龄为
   A. 16 周内　　　　　　　B. 20 周内
   C. 28 周内　　　　　　　D. 13 周内
   E. 24 周内

2. 育龄期妇女增补叶酸主要是预防什么
   A. 预防胎儿畸形　　　　B. 预防妇女心脏病
   C. 预防胎儿贫血　　　　D. 提高妇女食欲

3. 高危妊娠是指
   A. 对孕妇有较高危险性的妊娠
   B. 对胎儿有较高危险性的妊娠
   C. 对新生儿有较高危险性的妊娠
   D. 对孕妇、胎儿有较高危险性的妊娠

E. 对孕妇、胎儿及新生儿有较高危险性的妊娠

【X 型题】

4. 围产期保健包括
   A. 生育期保健　　　　　B. 孕前保健
   C. 妊娠期保健　　　　　D. 产褥期保健
   E. 哺乳期保健

5. 妇女保健统计指标包括
   A. 妇女病普查普治的常用统计指标
   B. 孕产期保健指标
   C. 计划生育统计指标
   D. 高危孕妇发生率
   E. 计划生育率

（李志凌）

【参考答案及解析】

一、选择题

【A 型题】

1. D

[解析] 最易受外界不良因素影响而发生夭折、先天畸形或遗传性疾病的时期为妊娠早期，即 13 周内。14～27 周末为中期妊娠，该期应注意妊娠早期各种影响因素对胎儿是否有损伤，同时预防妊娠晚期并发症等。

2. A

[解析] 育龄期妇女补充叶酸可预防胎儿神经管畸形。

3. E

[解析] 高危妊娠对孕产妇及胎婴儿有较高危险性，可能导致难产或危及母婴者，称高危妊娠。

【X 型题】

4. BCDE

[解析] 围产期保健是指一次妊娠从孕前、妊娠前、妊娠期、分娩期、产褥期、哺乳期为孕产妇和胎儿及新生儿的健康所进行的一系列保健措施。

5. ABC

[解析] 妇女保健统计指标包括：妇女病普查普治的常用统计指标；孕产期保健指标；计划生育统计指标。

第三十六章　妇产科常用特殊检查

一、选择题

【A 型题】

1. 恶性畸胎瘤增高的是
   - A. 碱性磷酸酶
   - B. 癌胚抗原
   - C. 乳酸脱氢酶
   - D. α-酸性糖蛋白
   - E. α-胚胎抗原

2. 了解子宫内膜周期性变化最可靠的诊断依据是
   - A. 血清雌激素测定
   - B. 宫颈黏液检查
   - C. 尿雌二醇测定
   - D. 基础体温测定
   - E. 诊断性刮宫

3. 妊娠 19 周 Down 综合征关键的检查是
   - A. 母血 AFP、β-hCG、E 测定
   - B. 母血 PAPP-A 测定
   - C. 羊水 AFP 测定
   - D. 羊水染色体检查
   - E. B 超观察胎心、颈后皮肤厚度

4. 经腹壁羊膜穿刺羊水染色体检查宜在
   - A. 妊娠 34 周后
   - B. 妊娠 16~22 周
   - C. 妊娠 18~22 周
   - D. 妊娠 6~8 周
   - E. 妊娠 28 周后

5. 患者，女，48 岁。放置宫内节育器（IUD）10 年，不规则阴道流血 3 个月。妇科检查：宫颈光滑。宫颈细胞学检查无异常。首选处理方法为
   - A. 止血药治疗
   - B. 抗感染治疗
   - C. 取出 IUD+诊断性刮宫术
   - D. 取出 IUD+抗感染治疗
   - E. 人工周期治疗

6. 患者，女，58 岁。绝经 6 年，妇科查体时发现宫颈肥大，行宫颈刮片，结果为巴氏Ⅲ级。此病人应最早做哪种检查
   - A. 阴道 B 超
   - B. 宫颈活检
   - C. 宫颈管搔刮术
   - D. 诊断性刮宫
   - E. 宫腔镜

【B 型题】
   - A. 妇科三合诊检查

   - B. 子宫颈刮片细胞学检查
   - C. 阴道镜检查
   - D. 宫颈多点活检和宫颈管刮术病检
   - E. 碘试验

7. 确定宫颈癌临床分期必要的检查为

8. 宫颈不典型增生、原位癌或浸润癌最有鉴别诊断价值的检查为

9. 宫颈癌普查筛选首要方法为

10. 确诊宫颈癌的方法为

   - A. 阴道分泌物悬滴检查
   - B. 子宫输卵管碘油造影
   - C. 宫颈刮片检查
   - D. 宫颈黏液检查
   - E. B 超检查

11. 诊断早期宫颈癌采用

12. 间接测定卵巢功能的方法是

13. 检查有无滴虫感染采用

14. 测定输卵管功能的方法是

15. 诊断子宫肌瘤采用

   - A. 月经来潮前或来潮 6~12h 内刮宫
   - B. 分段诊断性刮宫
   - C. 月经周期第 5 天刮宫
   - D. 先用抗生素控制感染，再刮宫
   - E. 急诊刮宫

16. 证实或排除子宫内膜癌

17. 不孕症了解卵巢功能

18. 不全流产

   30 岁女性。因月经量增多，经期延长 1 年就诊。

19. 下列哪项体检与其主诉有密切关系
   - A. 宫颈前唇有两个 1 cm×0.5 cm 大小的赘生物
   - B. 子宫体孕 2 个月大小，软
   - C. 子宫体孕 8 周大小，硬，外形不规则
   - D. 左附件有囊性肿块
   - E. 后穹窿触及痛性结节

20. 应进一步做哪些检查
    A. B 超检查　　　　　B. 宫颈刮片细胞学检查
    C. 血常规　　　　　　D. 阴道内取分泌物做镜检
    E. 胸部平片

21. 如近一周出现接触性出血，此时最合适的检查是
    A. 染色体检查
    B. 阴道内取分泌物做镜检
    C. 取后穹窿处白带做细菌培养+药物试验
    D. 宫颈黏液涂片看其结晶情况
    E. 宫颈刮片细胞学检查

【X 型题】

22. 经腹壁羊膜穿刺术的操作，并发症有
    A. 母体损伤　　　　　B. 损伤胎儿、胎盘及脐带
    C. 羊水渗漏　　　　　D. 流产或早产
    E. 宫内继发感染

23. 绒毛活检应严格掌握适应证是因为
    A. 流产率高　　　　　B. 羊膜绒毛膜炎
    C. 胎盘出血　　　　　D. 可能导致胎儿畸形
    E. 操作困难，成功率低

24. 患者，女，37 岁。妊娠 18 周，曾生育 1 胎先天性愚型儿，可行下列哪些检查
    A. 羊膜穿刺染色体检查
    B. 羊膜镜检
    C. 胎盘绒毛活检染色体检查
    C. 经皮脐静脉穿刺胎儿染色体核型分析
    D. B 超

25. 诊断性刮宫的适应证包括
    A. 子宫内膜癌　　　　B. 宫颈癌
    C. 不孕症　　　　　　D. 功能失调性子宫出血
    E. 宫腔内组织残留

26. 以下不是输卵管通液术适应证为
    A. 内节育器嵌顿
    B. 探寻异常子宫出血原因
    C. 了解输卵管通畅情况
    D. 月经中、后期了解有无排卵，探寻不孕症原因
    E. 子宫内膜异位症分期

二、填空题

1. 功血行诊断性刮宫时，为了确定排卵或黄体功能，应在_____刮宫；如怀疑子宫内膜脱落不全应在_____刮宫；不规则流血者_____刮宫。

2. B 超监测卵泡发育，一般从月经周期第_____天开始监测卵泡大小，正常卵泡每日增长_____，排卵前卵泡约达_____。

3. 经皮脐静脉穿刺取血术应用于临床的主要目的是_____、_____。

4. 腹腔穿刺分为_____、_____两种途径。

5. 月经周期中 FSH 正常值为_____，LH 为_____。

三、简答题

1. 检查卵巢功能的主要方法有哪些？

2. 产前诊断的常用方法有哪些？

四、病例分析题

患者，女，29 岁。下腹剧痛，伴头晕、恶心 2 小时，于 2017 年 11 月 5 日急诊入院。平素月经规律，4～5/35 天，量多，无痛经，末次月经 2017 年 9 月 17 日，于 10 月 20 日开始阴道出血，量较少，色暗且淋漓不净，4 天来常感头晕、乏力及下腹痛，2 天前曾到某中医门诊诊治，服中药调经后阴道出血量增多，但仍少于平时月经量。今晨上班和下午 2 时有 2 次突感到下腹剧痛，下坠，头晕并昏倒，遂来急诊月经 14 岁初潮，量中等，无痛经。25 岁结婚，孕 2 产 1，末次生产 4 年前，带环 3 年。既往体健，否认心、肝、肾等疾患。

查体：T36℃，P 102 次/分，BP 80/50mmHg，急性病容，面色苍白，出冷汗，可平卧。心肺无异常。外阴有血迹，阴道畅，宫颈光滑，有举痛，子宫前位，正常大小，稍软，可活动，轻压痛，子宫左后方可及 8cm×6cm×6cm 不规则包块，压痛明显，右侧（-），后陷凹不饱满。

实验室检查：尿妊娠（±），Hb 90g/L，WBC 10.8×10⁹/L，Plt 145×10⁹/L。B 超：可见宫内避孕环，子宫左后 7.8cm×6.6cm 囊性包块，形状欠规则，无包膜反射，后陷凹有液性暗区。

（李志凌）

【参考答案及解析】

一、选择题

【A 型题】

1. E

[解析] 恶性畸胎瘤又称未成熟畸胎瘤，可有 α-胚胎抗原（甲胎蛋白，AFP）增高。碱性磷酸酶由肝和成骨细胞分泌，故肝和成骨细胞肿瘤可增高。癌胚抗原是

胎儿胃肠道产生的一组糖蛋白，多见于胃肠道肿瘤。乳酸脱氢酶升高见于肝癌和恶性淋巴瘤。α-酸性糖蛋白主要见于肺癌患者。

2. E

[解析] 了解子宫内膜周期性变化最可靠的诊断依据是诊断性刮宫。通过刮取子宫内膜活组织检查，作出病理学诊断。

3. D

[解析] 羊水染色体检查是产前诊断的一种方法，多在妊娠16～20周期间进行。通过羊膜穿刺术，采取羊水进行检查，用于胎儿染色体及先天性代谢疾病的产前诊断，是 Down 综合征的关键检查。

4. B

[解析] 羊膜腔穿刺用于产前诊断的孕周多在孕16～22周，此时胎儿的胎体、四肢等都已发育完成，故更不会造成胎儿畸形。

5. C

[解析] 因患者处于绝经过渡期，且子宫异常出血，应排除子宫颈癌、子宫内膜癌，又因患者宫内还放有IUD，故首选处理方法是取出IUD+诊断性刮宫术明确诊断。

6. B

[解析] 老年女性，宫颈刮片结果为巴氏Ⅲ级，考虑为宫颈癌。在宫颈外口鳞-柱状交接处或特殊病理处取材。可疑子宫颈癌者选3点、6点、9点、12点四处取材，为提高取材准确性，可在阴道镜检查指引下行定位活检，或在宫颈阴道部涂以碘溶液选择不着色区取材。

【B型题】

7. A；8. D；9. B；10. D

[解析] ①妇科三合诊检查能更清楚地了解宫颈旁、宫骶韧带及直肠受累情况，判定临床分期。②宫颈刮片检查巴氏Ⅲ级或Ⅲ级以上。阴道镜检查时反复可疑阳性或阳性，疑有宫颈癌或慢性非特异性炎症需进一步明确诊断，做宫颈多点活检和宫颈管刮术病检。③子宫颈刮片细胞学检查为最简单的宫颈上皮内瘤变的辅助检查方法，可发现早期病变，故为宫颈癌普查筛选首要方法。

11. C；12. D；13. A；14. B；15. E

[解析] ①宫颈刮片检查是早期发现宫颈癌的重要方法。②在卵巢性激素的影响下，宫颈黏液会发生周期性变化。故宫颈黏液检查可间接反映卵巢的功能。③诊断有无感染的方法是阴道分泌物检查，用悬滴法在显微镜下找到活动滴虫即可诊断。④输卵管畅通术是测定输卵管是否通畅的方法，其中一种方法即为子宫输卵管碘油造影。⑤以上诊断方法中只有 B 超适用于子

宫肌瘤的诊断。

16. B；17. A；18. E

[解析] ①子宫异常出血或排液，需为证实或排除子宫内膜癌及宫颈管癌，应进行分段诊刮，不探宫腔，先刮宫颈管一周，然后进宫腔，刮取子宫内膜分别送病理。②不孕症了解卵巢功能，应该在月经来潮前或来潮6～12h内刮宫。③不全流产常因阴道出血急诊就诊，如不及时处理，可造成大出血，甚至出血性休克，所以常需急诊刮宫，清除宫腔残留物，达到止血目的。

19. C；20. A；21. E

[解析] ①子宫肌瘤可表现为月经量增多、经期延长或周期缩短。肌瘤逐渐生长，当其使子宫增大超过 3 个月妊娠子宫大小或为位于宫底部的较大浆膜下肌瘤时，常能在腹部扪到包块，清晨膀胱充盈时更为明显。包块呈实性，可活动，无压痛。②超声检查为目前最为常用的辅助诊断方法。它可显示子宫增大，形状不规则，肌瘤数目、部位、大小及肌瘤内部是否均匀或液化、囊变等。③如出血接触性出血，怀疑宫颈癌，所以要进行宫颈刮片细胞学检测。

【X型题】

22. ABCDE

[解析] 经腹壁羊膜穿刺术，如果操作不当可以多种并发症。比如：母体腹壁损伤、子宫损伤、羊水栓塞、胎盘早剥、早产或流产、羊水渗漏、宫内感染等。

23. ABD

[解析] 取绒毛活检，技术熟练的成功率可达97%。但有时会有母体细胞沾染。约有 5%流产率。羊膜绒毛膜炎的发生率约为 0.3%。个别病例报道有胎儿肢体发育的缺陷。因此，妊娠早期的绒毛活检要严格掌握适应证。

24. ADE

[解析] 羊膜腔穿刺术是最常用的侵袭性产前诊断技术。医生可以通过抽取羊水得到胎儿的皮肤、肠胃道、泌尿道等的游离细胞，利用这些游离细胞进一步分析胎儿的染色体是否异常。先天愚型多与染色体异常有关，经皮脐静脉穿刺胎儿染色体核型分析可以确诊此疾病。B超是确诊先天愚型的常规检查。羊膜镜检通过观察羊膜内羊水情况判断胎儿宫内安危，胎盘绒毛活检染色体检查在妊娠10～13周进行。

25. ACD

[解析] 诊断性刮宫的适应证是：①子宫异常出血，须排除子宫内膜器质性病变者。②月经失调如功能失调性子宫出血或闭经，须了解子宫内膜的变化及其对性激素的反应等。③不孕症须了解有无排卵者。④怀疑

有子宫内膜结核者，宫内组织残留应进行清宫术。

26. ABDE

二、填空题

1. 月经前期或月经来潮 6h 内　月经来潮第 5 日　随时

2. 10　1.6mm　20mm

3. 对胎儿进行产前诊断　宫内治疗

4. 经腹　经阴道后穹窿

5. 5～20U/L　5～25U/L

三、简答题

1. 1）基础体温测定：孕酮通过体温调节中枢使体温升高，基础体温在正常月经周期中显示为双相型，即月经周期后半期的基础体温较前半期升高 0.4～0.6℃，提示卵巢有排卵和黄体形成。

2）阴道脱落细胞检查：观察表、中、底层细胞的百分比，表层细胞的百分比越高反映雌激素水平越高。卵巢早衰患者的涂片出现不同程度的雌激素低落或持续雌激素轻度影响。

3）宫颈黏液结晶检查：雌激素使宫颈黏液稀薄，拉长，出现羊齿状结晶，羊齿状结晶越明显，提示雌激素作用越显著。若涂片见成排椭圆体，提示在雌激素作用的基础上，已受孕激素影响。

4）子宫内膜活组织检查：刮取子宫内膜作病理检查，可了解卵巢功能和不孕妇女的内膜情况。如为分泌期内膜，说明有排卵；如为增殖期内膜，则无排卵；有腺体增生时，则应考虑为子宫内膜增殖症；如在月经第 5 天增殖期、分泌期内膜同时存在，则应考虑为黄体萎缩不全。

5）血性激素测定：如 FSH 高、雌孕激素低，提示卵巢功能不正常或衰竭；如睾酮高，提示可能有多囊卵巢综合征等。

6）B 超监测卵泡发育：自月经周期第 10 天开始检测卵泡大小，正常卵泡每日增长 1.6mm，排卵前卵泡约 20mm。

2. 1）观察胎儿结构：利用超声检查、胎儿镜检查等，观察胎儿结构有无畸形。

2）染色体核型分析：利用羊水、绒毛、胎儿细胞培养，检测胎儿染色体疾病。

3）基因检测：利用胎儿 DNA 分子杂交、限制性内切酶、聚合酶链反应技术等，检测胎儿基因的核苷酸序列，诊断胎儿基因疾病。

4）检测基因产物：利用羊水细胞、绒毛细胞或血液，进行蛋白质、酶和代谢产物检测，诊断胎儿神经管缺陷、先天性代谢疾病等。

四、病例分析题

（1）诊断：①异位妊娠破裂出血；②急性失血性休克。

（2）诊断依据：①有突发下腹痛，伴有急性失血和休克表现；②有停经史和阴道不规则出血史；③宫颈举痛，子宫左后可触及包块；④B 超可见囊性包块，后陷凹有液性暗区。

（3）鉴别诊断：①卵巢滤泡或黄体囊肿破裂；②外科急腹症：急性阑尾炎、穿孔；③内科腹痛：急性肠炎、菌痢；④卵巢肿瘤蒂扭转；⑤急性盆腔炎。

（4）进一步检查：①后穹窿穿刺；②尿常规、粪常规、凝血常规；③必要时内镜超声协助。

（5）治疗原则：①输液，必要时输血，抗休克；②开腹探查，清洗腹腔，左输卵管切除。

第三十七章　妇产科内镜

【同步习题】

一、选择题

【A 型题】

1. 关于羊膜镜检查的适应证，下列哪项不正确
   A. 高危妊娠　　　　　B. 胎儿窘迫
   C. 胎盘功能减退　　　D. 可疑过期妊娠
   E. 胎膜早破

2. 胎儿镜检查的时间正确的是
   A. 妊娠 13～15 周　　B. 妊娠 14～16 周
   C. 妊娠 15～17 周　　D. 妊娠 16～18 周
   E. 妊娠 18～20 周

3. 下列哪个亚群的 HPV 阳性者为阴道镜检查的适应证
   A. 16　　　　　　　　B. 53
   C. 56　　　　　　　　D. 58
   E. 以上均不正确

4. 下列哪项不是宫腔镜检查的禁忌证
   A. 活动性子宫出血者
   B. 急性或亚急性生殖道感染者
   C. 确诊妊娠
   D. 宫颈、宫腔恶性肿瘤
   E. 以上均不正确

5. 下列说法错误的是
   A. 严重妊娠高血压疾病、妊娠合并血小板减少、凝血功能异常疾病者不宜行胎儿镜检查
   B. 阴道镜无法观察宫颈管，但是通过宫颈管搔刮术和病理检查，可提高宫颈癌前病变和早期浸润癌的诊断准确率
   C. 宫腔镜是诊疗子宫内膜异位症的金标准
   D. 患者术后应鼓励早期下床活动，预防血栓形成
   E. 有性生活史的患者才能放置举宫器

6. 下列哪项不是腹腔镜手术的绝对禁忌证
   A. 严重心肺肝肾功能不全者
   B. 凝血功能障碍
   C. 腹腔内大量出血
   D. 盆腔肿块过大，包括超过脐水平
   E. 腹腔内广泛粘连

【B 型题】
   A. 光滑呈粉红色，醋酸白试验上皮不着色，碘实验阳性
   B. 镜下呈微小乳头状，醋酸白试验后呈葡萄状，涂碘不着色
   C. 毛细血管丰富，形态规则，呈树枝状，由化生上皮环绕柱状上皮形成葡萄状小岛，在化生上皮区内可见针眼状的凹陷为腺体开口，或被化生上皮遮盖的潴留囊肿（宫颈腺囊肿），醋酸白实验后化生上皮与圈内的柱状上皮界限明显，涂碘后，碘着色深浅不一
   D. 均匀分布的小微血管点

7. 正常宫颈血管的阴道镜下征象是

8. 正常鳞状上皮的阴道镜下征象是

9. 正常柱状上皮的阴道镜下征象是

10. 正常转化区上皮的阴道镜下征象是

   A. 5%葡萄糖液　　　B. 0.9%生理盐水液
   C. 1%氯化纳液　　　D. 1%甘露醇
   E. 5%甘露醇

11. 使用单极电切或电凝时，膨宫液选用

12. 使用双极电切或电凝时，膨宫液选用

13. 对于合并糖尿病的患者，膨宫液选用

二、名词解释

1. 胎儿镜（fetoscope）

2. 阴道镜（colposcope）

3. 碘试验

4. 醋酸白试验

三、填空题

1. 妇科内镜是用冷光源探视镜头经人体自然腔道或人造孔道探视人体管、腔或器官内部的窥视系统，主有辅助诊断的_____，有对病变进行治疗的_____。

2. 妇产科内镜有_____、_____、_____、_____和_____。

3. 胎儿镜检查时间：妊娠_____周，羊水量较多，胎儿也较小，便于观察胎儿外形。妊娠_____周，

羊水也增多,脐带较粗,可行脐血取样及胎儿宫内手术。

4. 阴道镜分为_____和_____。

5. 阴道镜检查一般在月经干净_____天内进行,宫腔镜最佳手术时间是在月经干净后_____天内。

6. 腹腔镜手术时,需采取头低臀高体位,并倾斜_____,使肠管滑向上腹部,以暴露盆腔手术野。

7. 一般腹部大手术当天禁食,术后_____天肛门排气后进流食以后逐日改为半流质和普食;阴道手术后_____小时进流质,术后_____天可进半流质。

8. 术后留置导尿管同开腹手术,如全子宫切除和阴道前后壁修补术留置_____天,广泛性全子宫切除和盆腔淋巴清除术留置_____天。

四、简答题

1. 简述胎儿镜的适应证和禁忌证。

2. 简述胎儿镜的临床应用价值。

3. 简述阴道镜的适应证和禁忌证。

4. 简述阴道镜的临床应用价值。

5. 简述腹腔镜有哪些可能的术后并发症?

(王泽华)

【参考答案及解析】

一、选择题

【A 型题】

1. E

[解析] 胎膜早破不是羊膜镜检查的适应证。

2. C

[解析] 妊娠 15～17 周,羊水量较多,胎儿也较小,便于观察胎儿外形。妊娠 18～22 周,羊水也增多,脐带较粗,可行脐血取样及胎儿宫内手术。妊娠 22 周后,羊水透明度较差,对观察胎儿图像有影响。

3. A

[解析] HPV DNA 检测 16 或 18 高危阳性者为阴道镜检查适应证。

4. E

[解析] 宫腔镜检查的禁忌证包括:活动性子宫出血(因为出血影响手术野清晰度,但是对于子宫瘢痕妊娠处电凝止血可以考虑);急性或亚急性生殖道感染者;近 3 个月有子宫穿孔或子宫切开手术者;确诊妊娠;宫颈、宫腔恶性肿瘤(膨宫液的流动会诱发肿瘤细胞播散和种植,坏死组织容易导致脏器损伤和穿孔、出血);生殖道结核、未经适当抗结核治疗者;宫腔过度狭小或宫颈过窄者,容易诱发穿孔损伤;严重心、肺、肝、肾疾患,代谢性酸中毒难以耐受手术者;术前测体温高于 37.5℃,不能排除感染暂缓检查或手术。

5. C

[解析] 腹腔镜是诊疗子宫内膜异位症的金标准,而非宫腔镜。

6. D

[解析] 腹腔镜的绝对禁忌证包括:严重心肺肝肾功能不全;凝血功能障碍;绞窄性肠梗阻;大的腹壁疝或膈疝;腹腔内广泛粘连;弥漫性腹膜炎;腹腔内大量出血。相对禁忌证包括:盆腔肿块过大,包括超过脐水平;妊娠>16 周;晚期卵巢癌。

【B 型题】

7. D; 8. A; 9. B; 10. C

11. A; 12. B; 13. E

[解析] 记忆题。使用单极电切或电凝时,膨宫液体必须选用非导电的 5% 葡萄糖液,双极电切或电凝则选用 0.9% 的生理盐水,后者可减少过量低渗液体灌注导致的过度水化综合征,对合并糖尿病的患者可选用 5% 的甘露醇膨宫。

二、名词解释

1. 胎儿镜(fetoscope)检查是用直径 0.5～2mm 光纤内镜,从孕妇腹壁穿刺套管针,经子宫壁穿入羊膜腔,观察胎儿外形、采集脐血或对胎儿进行宫内手术治疗的有创检查。

2. 阴道镜(colposcope)检查是将充分暴露的阴道和宫颈表面光学放大 10～40 倍,直接观察这些部位的血管形态和上皮结构,以发现与癌变有关的异型上皮、异型血管,对可疑部位行定位活检,提高疾病确诊率。

3. 碘试验是用复方碘溶液棉球浸湿宫颈,富含碘原的成熟鳞状上皮细胞被碘染成棕褐色,称碘实验阳性;柱状上皮、未成熟化生上皮、角化上皮及不典型增生上皮不含碘原,涂碘后均不着色,称碘试验阴性。

4. 醋酸白试验是用 3% 醋酸棉球浸湿宫颈表面,数秒后使宫颈柱状上皮肿胀、发白,呈葡萄状改变,鳞-柱状上皮处更清楚。上皮内癌时,细胞含蛋白质较多,涂醋酸后蛋白质凝固,上皮变白。

三、填空题

1. 诊断内镜　手术内镜

2. 胎儿镜　阴道镜　宫腔镜　腹腔镜　输卵管镜

3. 15～17　18～22

4. 光学阴道镜　电子阴道镜

5. 3～10　3～7

6. 15°～25°

7. 1～2　6　1

8. 5　14

四、简答题

1. 适应证：①可疑胎儿外观畸形；②抽取留取脐血；③某些遗传病的诊断；④胎儿表皮组织活检。

   禁忌证：①严重妊娠期高血压疾病、妊娠合并血小板减少、凝血功能异常等疾病等容易出血者；②先兆流产或早产者；③宫内感染不能除外者；④合并严重内外科疾病者。

2. 胎儿镜的临床应用主要有：①宫内诊断；②宫内取材活检；③留取脐血；④胎儿宫内治疗；⑤基因精准治疗。

3. 适应证：①液基细胞学检查提示 LSIL、HSIL、ASCUS 伴高危型 HPV DNA 阳性者；②HPV DNA 检测 HPV16 或 HPV18 高危阳性者；③宫颈锥切术前确定切除病变范围；④妇科检查怀疑宫颈病变者；⑤可疑外阴、阴道上皮内瘤变，阴道腺病，阴道恶性肿瘤；⑥宫颈、阴道及外阴病变治疗后复查和评估；⑦子宫切除术后阴道顶端息肉的治疗；⑧反复发作的外阴阴道炎；⑨性交出血者；⑩外阴皮肤色素改变者；⑪取材不满意或化验检查不满意的会诊或确诊。禁忌证：①外生殖器有急性、亚急性感染者；②外生殖器有破口或挫伤者；③生殖道活动出血期间；④近 3 天有阴道受侵入者，如性交、妇检、阴道冲洗上药以及宫颈刷片或刮片或诊刮术等；⑤月经期间；⑥妊娠期阴道镜检查需谨慎，应征求孕妇和家属同意签字，告知风险并权衡利弊后才行阴道镜检查。

4. （1）阴道镜在妇产科临床对于宫颈、阴道和外阴病变早期诊断，追踪随访治疗效果，进一步研究肿瘤的病因、发病机制和发生发展的病理过程等均有临床价值。

   （2）阴道镜无法观察宫颈管，但是通过宫颈管搔刮术和病理检查，可提高宫颈癌前病变和早期浸润癌的诊断准确率达 92%，便于癌症早期治疗，提高患者的存活率，改善患者的预后。

   （3）电子阴道镜在妇产科临床上不仅可以消融或切除赘生物，还可以鉴别一些良性病变，以避免不必要的活检，如炎症、息肉、孕妇子宫颈肥大增生、假性湿疣等。

5. （1）出血性损伤：包括腹膜后大血管损伤、腹壁血管损伤、手术野出血。

   （2）脏器损伤。

   （3）与气腹相关的并发症：包括皮下气肿、气胸和气体栓塞等。

   （4）其他并发症：腹腔镜手术中电凝、切割等能量器械引起的相应并发症。